De food factor

We dragen dit boek op aan iedereen die de wonderbaarlijke kracht van een optimale micronutriëntenstatus heeft ervaren of op het punt staat te ervaren.

Abonneer u nu op de Karakter Nieuwsbrief.
Ga naar www.karakteruitgevers.nl;
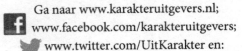www.facebook.com/karakteruitgevers;
www.twitter.com/UitKarakter en:
* ontvang regelmatig informatie over de nieuwste titels;
* blijf op de hoogte van speciale aanbiedingen en kortingsacties;
* én maak kans op fantastische prijzen!
www.karakteruitgevers.nl biedt informatie over al onze boeken, Nova Zembla-luisterboeken en softwareproducten.
Kijk op www.karakteruitgevers.nl/errata voor eventuele aanpassingen of aanvullingen op deze titel.

Jayson Calton en Mira Calton

De food factor

Breng in 28 dagen de micronutriënten in je lichaam in balans

Verlies kilo's en geef je energieniveau een boost!

Karakter Uitgevers B.V.

Oorspronkelijke titel: *The Micronutrient Miracle. The 28-Day Plan to Lose Weight, Increase Your Energy, and Reverse Disease.*
First Published by Rodale Books.

© 2015 Jayson Calton, PhD, and Mira Calton, CN

© 2016 Karakter Uitgevers B.V., Uithoorn
Vertaling: Janine Langeveld
Opmaak binnenwerk: ZetSpiegel, Best
Omslagontwerp: Villa Grafica
Omslagbeeld: Shutterstock

ISBN 978 90 452 0650 9
NUR 443

De diëten en informatie in dit boek zijn bedoeld ter informatie en niet ter vervanging van het persoonlijk advies van een arts of diëtist. Raadpleeg uw huisarts voordat u begint met afvallen.
Voor meer informatie over het dieet of de producten verwijzen wij naar de website: www.caltonnutrition.com/

Deze uitgave is met de grootst mogelijke zorgvuldigheid samengesteld. Noch de maker, noch de uitgever stelt zich aansprakelijk voor eventuele schade als gevolg van eventuele onjuistheden en/of onvolledigheden in deze uitgave.

Niets uit deze uitgave mag worden openbaar gemaakt en/of verveelvoudigd door middel van druk, fotokopie, microfilm of op welke andere wijze dan ook zonder voorafgaande schriftelijke toestemming van de uitgever.

Inhoud

Inleiding	7
Hoofdstuk 1: Micronutriëntdeficiëntie: de stille pandemie die ons moe, dik en ziek maakt	27
Hoofdstuk 2: Wat het 28-daagse Food Factor-programma je kan brengen	66
Hoofdstuk 3: Je voorraadkast opschonen	96
Hoofdstuk 4: Sta jezelf niet langer in de weg!	140
Hoofdstuk 5: Het nieuwe boodschappen doen: zo veel mogelijk micronutriënten in je karretje	186
Hoofdstuk 6: Slim supplementeren	237
Hoofdstuk 7: Het algemene 28-daagse Food Factor-programma	272
Hoofdstuk 8: Het programma aanpassen voor specifieke gezondheidsproblemen	325
Hoofdstuk 9: Overheerlijke recepten	398
Conclusie	459
Dankwoord	463
Noten	465
Register	483

Inleiding

Hoe de Food Factor je leven zal veranderen

Ken je dat, dat de mensen die het moeilijkst te overtuigen zijn van wat dan ook vaak je eigen familieleden zijn? Hoeveel jaar ervaring je op een bepaald gebied ook hebt, jij bent wel de laatste bij wie ze te rade zullen gaan. Je kunt je onze verbazing dan ook wel voorstellen toen onze zwager Craig, een 44-jarige televisieproducent, ons op een zaterdagmiddag opbelde en ons om raad vroeg om van zijn hoge bloeddruk af te komen. Craig vertelde dat hij al meer dan tien jaar last had van een hoge bloeddruk en zelf al had geprobeerd meer op zijn voeding te letten en meer te bewegen als hij daar de gelegenheid toe had. Zijn drukke werkzaamheden stonden dit echter vaak in de weg en zijn aandoening was helaas onverbeterd gebleven. Zijn huisarts had hem gezegd dat zijn hoge bloeddruk waarschijnlijk erfelijk bepaald was en dat als hij daar al tien jaar last van had, het onwaarschijnlijk was dat verandering van dieet of lichaamsbeweging ook maar iets zou kunnen helpen. 'Gisteren zei hij me zelfs dat ik direct aan de medicijnen moest,' vertelde Craig. 'Maar ik wil helemaal niet aan de medicijnen op m'n vierenveertigste. Kunnen jullie me niet helpen?'

Helpen? We deden niets liever. We konden niet wachten om Craig op ons Food Factor-protocol te zetten, vooral omdat hij net vader was geworden van onze twee prachtige nichtjes, Chloe en Halle. We legden Craig uit dat zijn hoge bloeddruk waarschijnlijk werd veroorzaakt door een tekort aan bepaalde micronutriënten en dat hij deze essentiële voedingsstoffen zou moeten aanvullen om zijn aandoening te verhelpen. We e-mailden hem meteen een gedetailleerd overzicht van wat hij de komende 28 dagen precies zou moeten doen en wachtten vervolgens af.

Een paar weken lang vernamen we niets meer van hem. Toen de telefoon op een vrijdagmiddag overging, renden we er tegelijk heen om het schermpje te checken of het Craig was, wat inderdaad het geval was. 'Jullie hadden gelijk,' zei hij, 'en mijn dokter kan het niet geloven!' 'Vertel, wat is er gebeurd?' riepen we uit. 'Ik heb de afgelopen vier weken precies gedaan wat jullie me opdroegen en nu net bij de dokter bleek mijn bloeddruk perfect te zijn, precies 120/80,' antwoordde hij. 'De assistente heeft het zelfs twee keer gecheckt. Jullie hebben me overtuigd, die micronutriënten van jullie werken echt.' We feliciteerden Craig en droegen hem op precies zo door te gaan, zodat zijn aangevulde micronutriënten op peil zouden blijven en zijn bloeddruk onder controle zou blijven. Het doet ons genoegen te kunnen melden dat Craig daar gehoor aan gaf en dat zijn bloeddruk vier jaar later nog steeds uitmuntend is.

Heb jij een verhoogde bloeddruk of ken je iemand die dat heeft? Volgens de Amerikaanse Centers for Disease Control and Prevention, hebben 67 miljoen Amerikanen,[1] of een op de drie volwassenen, last van hoge bloeddruk. In Nederland is de verhouding ongeveer gelijk. Hoge bloeddruk wordt ook wel de 'stille moordenaar' genoemd, omdat het doorgaans geen waarschuwingssignalen of symptomen geeft en een verhoogd risico geeft op een hartaandoening of beroerte (het behoort zowel in de Verenigde Staten als in Nederland tot de top drie van belangrijkste doodsoorzaken). Bovendien kost hoge bloeddruk de Amerikanen ongeveer honderd miljard dollar aan gezondheidszorg, medicijnen en gemiste werkdagen. Het goede nieuws is dat uit de medische en voedingswetenschap is gebleken dat hoge bloeddruk volledig te voorkomen en omkeerbaar is, zoals Craig en vele anderen hebben bewezen.

Craig hoefde zijn dieet niet te veranderen, zijn favoriete voedsel niet op te geven of elke dag te sporten om zijn positieve resultaat te behalen. Hij volgde eenvoudigweg het voedings- en supplementenplan dat we hem hadden verstrekt en paste de kernideeën van ons Food Factor-programma in zijn levensstijl in, waarna hij al snel en bijna moeiteloos weer controle over zijn gezondheid kreeg.

Een persoonlijk begin

Mensen vragen ons altijd waardoor we zo gepassioneerd zijn geraakt over micronutriënten. Het is tenslotte niet het meest opwindende onderwerp op aarde. De reden dat we ons nu bezighouden met het onderrichten van de wonderen van een optimale micronutriëntenstatus, is een verhaal van tragedie, ware liefde, avontuur en, uiteindelijk, anderen helpen. Het begon allemaal in 2001 op een koude ochtend in Manhattan.

Mira's verhaal

Hallo, mijn naam is Mira Calton. Toen ik dertig werd, veranderde mijn hele leven. Tot voor dat moment leek alles me voor de wind te gaan. Ik runde mijn eigen bedrijf in public relations vanuit mijn wolkenkrabberappartement in New York. Ik was door mijn cliënten in de modebranche naar de laatste mode gekleed en de hele dag druk met persberichten schrijven, contact zoeken met tijdschriftredacteuren en de hele stad door crossen van televisiestudio naar filmset. Mijn avonden waren gevuld met restaurantopeningen en filmpremières om promotie te maken voor de cliënten die ik vertegenwoordigde.

Daar kwam abrupt een einde aan toen ik niet langer kon ontkennen wat zich in mijn lichaam afspeelde. Ik had de pijn in mijn heupen en onderrug al bijna een jaar genegeerd. Ik had de terugkerende aanvallen van ongemak geweten aan mijn hectische levensstijl en vele uren op stiletto's. Op die donkere winterochtend moest ik de feiten echter onder ogen zien. Ik werkte al meer dan een maand vanuit huis, niet langer in staat om cliënten te bezoeken of bij openingen aanwezig te zijn, omdat ik volledig in de greep was van de pijn.

Ik maakte een afspraak met mijn dokter, iets wat ik al een hele tijd probeerde uit te stellen, en op die dag stortte mijn hele leven ineen.

Ik weet eigenlijk niet wie er verbaasder was: mijn dokter of ik. We herhaalden allebei vol ongeloof dezelfde woorden: 'Hoe kan dit nu mogelijk zijn?' In mijn papieren schort op de onderzoekstafel gezeten kreeg ik te horen dat ik een vergevorderd stadium van osteoporose had. Mijn botten hadden de conditie van een tachtigjarige vrouw. Het ergste van alles was dat mijn dokter dacht dat dit nooit meer zou verbeteren. Ik leek gedoemd te zijn een leven lang medicijnen met een groot aantal negatieve bijwerkingen te slikken, die er op zijn best voor zouden zorgen dat mijn botten niet verder achteruit zouden gaan.

Niet langer in staat om mijn beroep uit te oefenen of voor mezelf te zorgen, was ik gedwongen mijn bedrijf te verkopen dat ik met zo veel hard werken had opgebouwd. Ik verhuisde naar Florida om bij mijn zus te gaan wonen en als je mij kent weet je dat het geen gemakkelijke opgave voor me is om van anderen afhankelijk te zijn. Als je echter bijna volledig aan bed bent gekluisterd, geeft dat je heel veel tijd om na te denken. *Wat had ik gedaan dat mijn lichaam er zo aan toe was? Wat kon ik nu doen om mijn lot te keren? Was er iets wat ik mogelijk zou kunnen doen om mezelf gezond en sterk te maken en mijn vergevorderde osteoporose om te keren?*

Nadat ik vele maanden had besteed aan het onderzoeken van de nadelige bijwerkingen van de medicijnen die ik voorgeschreven had gekregen, besloot ik het advies van mijn dokter niet op te volgen en van de medicijnen af te zien. In plaats daarvan nam ik mijn gezondheid in eigen hand en ging op zoek naar een alternatieve, natuurlijke behandelingswijze. Ik nam me vastberaden voor een gezonder dieet te vinden, actiever te zijn, langer te slapen en alternatieve theorieën te onderzoeken over de omkering van osteoporose. Na enkele jaren realiseerde ik me echter dat mijn pogingen weinig succesvol waren.

Niet lang daarna nam mijn lot een andere wending. Ik had het geluk dat er een voedingsarts met meer dan tien jaar klinische ervaring op mijn pad kwam, die bereid was de gezondheid van mijn botten vanuit een compleet andere hoek te bekijken.

Jaysons verhaal

Hallo, mijn naam is Jayson Calton. Toen ik Mira voor het eerst ontmoette was ik geschokt om te horen dat zo'n jonge, levendige vrouw aan zo'n vergevorderde vorm van osteoporose leed. Toen ze me vertelde dat ze de medicijnen die haar dokter haar had voorgeschreven had geweigerd te slikken en in plaats daarvan op zoek was naar een alternatieve, natuurlijke behandeling voor haar aandoening, was ik direct geïntrigeerd.

Ik vertelde Mira dat ik al veertien jaar werkzaam was in het veld van de nutritionele geneeskunde en duizenden cliënten met allerhande aandoeningen en ziekten had geholpen met behulp van mijn unieke koolhydraatarme (ketogene) dieetprogramma, dat bestond uit natuurlijke, onbewerkte voeding en supplementatie met micronutriënten (vitamines en mineralen). Hoewel een groot deel van mijn werk in het begin gericht was geweest op gewichtsverlies, meldden cliënten soms ook dat hun cholesterolwaarden waren gezakt en dat ze van hun chronische hoofdpijn waren verlost. Op het moment dat ik Mira ontmoette, hadden al duizenden cliënten ervaren dat er naast hun gewichtsverlies ook verbetering of genezing van meer dan twintig verschillende aandoeningen was opgetreden. In feite had bijna elke cliënt dit effect in meer of mindere mate ervaren. Om die reden geloofde ik dat ik haar zou kunnen helpen een manier te vinden haar aandoening om te keren.

Hoewel mijn succesvolle dieet- en bewegingsprogramma onderdeel waren van mijn aanvankelijke aanbevelingen voor Mira, wist ik dat dit protocol op zichzelf niet voldoende zou zijn. Mira was een speciaal geval. Ernstige tekorten aan micronutriënten hadden een belangrijke rol gespeeld bij het tot stand komen van haar gevorderde staat van osteoporose, dus we moesten de oorzaak van haar tekorten achterhalen en er vervolgens voor zorgen dat haar lichaam de vitamines en mineralen die nodig waren om haar botten weer op te bouwen, op zou nemen. Hierdoor was ik genoodzaakt mijn aandacht te verleggen van de macronutritionele kant van voeding (koolhydraten, vetten en eiwitten), waarop ik mij het grootste deel van mijn carrière had gericht, en me meer te verdiepen in de essentiële micronutriënten zelf.

Samen brachten we nauwgezet in kaart welke specifieke eet- en leefgewoonten mogelijk hadden bijgedragen aan haar ziekte. Mira was geschokt om erachter te komen dat haar dagelijkse vetarme muffin en zwarte koffie als ontbijt, spinaziesalade als lunch en Chinese afhaalmaaltijd als avondeten elk op hun eigen wijze hadden bijgedragen aan haar micronutriënttekorten. Het overgrote deel van het voedsel dat ze at, was in feite micronutriëntarm en zat boordevol zogenaamde *lege calorieën*, voedingsmiddelen die beroofd zijn van hun essentiële, gezondheidsbevorderende vitamines en mineralen en daarom 'leeg' zijn. Ze kreeg een overdaad aan deze lege calorieën binnen, maar slechts heel weinig van de vitamines en mineralen die haar lichaam nodig had.

Ook haar stadse leven was niet bevorderlijk voor haar gezondheid. Zoals zo veel stadsbewoners werden haar dagen gekenmerkt door stress, overmatige cafeïne- en alcoholconsumptie, inademing van uitlaatgassen, weinig slaap, excessief sporten en regelmatig diëten. Deze levensstijl en omgeving saboteerden nog verder het vermogen van haar lichaam om de benodigde micronutriënten voor gezondheid en vitaliteit op te nemen.

We veranderden Mira's eetgewoonten door micronutriëntarme voedingsmiddelen te vervangen door micronutriëntrijke alternatieven. We elimineerden een groot deel van haar slechte leefgewoonten, begonnen met een oefeningenprogramma met gewichten en, misschien belangrijker nog, ontwikkelden en implementeerden een zeer specifiek behandelingsprotocol voor het aanvullen van haar micronutriënten. Langzaamaan begon Mira zich beter te voelen. We wisten echter dat alleen een nieuwe DEXA-scan, de gebruikelijke test om de botdichtheid te meten, ons de informatie en het bewijs zou kunnen verschaffen waarop we hadden gehoopt. Toen Mira een afspraak met haar dokter had voor de uitslag van de test ging ik met haar mee. Het nieuws had niet beter kunnen zijn: binnen twee jaar was Mira's vergevorderde osteoporose volledig genezen.

Ons succes werpt nieuwe vragen op

Zoals je je kunt voorstellen, waren we door het dolle heen. De vele uren die we hadden besteed aan het doorploegen van wetenschappelijke onderzoeken op zoek naar informatie over de rol die voeding en leefgewoonten spelen in de oorzaak, voorkoming en genezing van ziekten, en met name deficiëntieziekten, hadden hun vruchten afgeworpen. Honderden door gerenommeerde universiteiten uitgevoerde studies en onderzoeksartikelen van gevestigde instellingen en overheidsinstanties leken allemaal meer te wijzen naar eet- en leefstijlfactoren als belangrijkste oorzaken van onze moderne ziekten en minder vaak naar erfelijke componenten. Het leek erop dat we iets heel belangrijks hadden ontdekt en we wilden dit idee heel graag verder onderzoeken om te zien waarheen het ons zou leiden. Ons intensieve onderzoek en wederzijdse respect had ons naast de genezing van osteoporose nog iets anders moois opgeleverd: na vele maanden van nauw met elkaar samenwerken waren we ook nog verliefd geworden op elkaar. (We zeiden toch dat dit een liefdesverhaal was!)

Geïnspireerd door ons succes in het omkeren van Mira's osteoporose en nu werkend als een koppel, richtten we onze volledige aandacht op het onderzoeken van micronutriëntdeficiënties. We wilden er alles over weten, hoeveel het voorkwam, zowel in de Verenigde Staten als wereldwijd, de specifieke eet- en leefgewoonten die het risico op het oplopen van tekorten konden verhogen en, misschien wel het belangrijkste, welke veelvoorkomende aandoeningen en ziekten naast osteoporose door de medische wetenschap als deficiëntieziekten waren aangemerkt.

Zouden de eet-, leef- en supplementatieprotocollen die we hadden gebruikt om Mira's gezondheid te verbeteren ook ingezet kunnen worden voor de voorkoming of genezing van andere aandoeningen? Zouden anderen die aan osteoporose of osteopenie leden kunnen veranderen van bewegingsbeperkte mensen met broze botten en voortdurende pijn in pijnvrije mensen met sterke botten door louter goede voeding, levensstijl en supplementatie? Zou een vergevorderd stadium van een ziekte zonder medicijnen vertraagd, voorkomen of zelfs genezen kunnen worden? Ons onderzoek naar micronutriëntdeficiëntie voerde ons op een geweldige reis, een zoektocht naar kennis die vele jaren en vele kilometers zou beslaan.

Dieper graven: het Calton Project

In 2005 trouwden we en begonnen we aan een zesjarige expeditie rond de wereld met slechts één doel voor ogen: culturen over de hele wereld, zowel stedelijke als rurale, observeren om te ontdekken hoe verschillende dieet- en leefgewoonten de algehele gezondheid beïnvloeden. We waren niet langer tevreden met eenvoudigweg onderzoeken lezen die door gerenommeerde instellingen en universiteiten waren uitgevoerd met betrekking tot de relatie tussen eetpatronen en gezondheid. In plaats daarvan wilden we bij mensen uit verschillende culturen aan tafel schuiven om samen te eten en ze vragen te stellen om te proberen opnieuw te leren wat de moderne mens was vergeten over de helende kracht van de juiste voeding en het ziekte veroorzakende vermogen van nutritionele tekorten. We zouden in de voetsporen treden van Weston A. Price, die in de jaren dertig van de vorige eeuw de diëten en gezondheid van inheemse volkeren had onderzocht. Wij wilden onze kennis uit de eerste hand verkrijgen en deze afzetten tegen de manier waarop we in Amerika en de rest van de wereld eten om te onderzoeken hoe je optimale gezondheid kunt bereiken.

We noemden dit avontuur naar meer dan 135 landen over alle zeven continenten het Calton Project. Onze zoektocht naar een nieuw perspectief op voeding voerde ons van de Sepik-rivier in de laaglanden van Papoea Nieuw-Guinea naar de hoogvlakten van de Andes in Peru en de Himalaya in Tibet. Onze waarnemingen en interviews in een dergelijke diversiteit aan culturen leverde ons een uniek algemeen inzicht op in voeding en in het vermogen van voeding om ziekte te voorkomen én te veroorzaken.

De bevindingen die we tijdens het Calton Project opdeden, gecombineerd met ons onophoudelijke, nauwgezette onderzoek van gerenommeerde onderzoeksstudies, hebben uiteindelijk tot één conclusie geleid: de voornaamste oorzaak van bijna alle hedendaagse meest ondermijnende aandoeningen en ziekten is gelegen in een 'stille' pandemie die te voorkomen is. We hebben het hier over ziekten als kanker, osteoporose, hartziekten, diabetes, alzheimer en obesitas, om er maar een paar te noemen. Het is dezelfde pandemie die Craig zijn hoge bloeddruk en Mira haar gevorderde osteoporose had bezorgd. Het wordt micronutriëntdeficiëntie genoemd en wij geloven dat het een van de meest wijdverbreide en gevaarlijke aandoeningen van de 21e eeuw is.

Bezoek TheCaltonProject.com voor verhalen en foto's van onze expeditie.

Wat is de Food Factor?

Als je gezonder zou willen zijn dan ooit, ziektevrij, vol energie en voorbestemd om een lang en bruisend leven te leiden, wat zou je dan eten? Dat is een goede vraag, vind je niet? Zou je, laten we zeggen, een vetarm plantaardig dieet volgen? Of wat te denken van een paleo- of oerdieet bestaande uit voedingsmiddelen die onze voorouders aten? Of zou je misschien een ketogeen dieet volgen en vetrijke, koolhydraatarme voedingsmiddelen eten? Wat als we je zouden vertellen dat het dieet dat je kiest er niet toe doet, dat de sleutel tot een lang, gezond en energiek leven iets heel anders is?

Wat we je op het punt staan te onthullen zal de manier waarop je naar voeding kijkt voorgoed veranderen, dus zorg ervoor dat je goed oplet. De informatie die we hier met je willen delen is precies dezelfde informatie die we aan onze cliënten geven.

Het geheim is niet gelegen in de hoeveelheid koolhydraten, vetten of eiwitten die je tot je neemt.

Noch wordt het bepaald door het dieetprofiel dat je volgt.

In feite is er niet één enkele dieetfilosofie of magische verhouding van voedingsmiddelen die je gezond zal houden.

Op onze reizen hebben we groepen geobserveerd uit totaal verschillende gebieden van de wereld die optimaal gezond waren en zeer uiteenlopende eetgewoonten hadden. Van een koolhydraatarm dieet tot een koolhydraatrijk dieet en van een meer plantaardig dieet met slechts één of twee keer per week vlees tot een dieet dat bijna volledig uit vlees bestond met slechts heel weinig plantaardige voedingsmiddelen. Natuurlijk, verschillende diëten kunnen je gezondheid op verschillende manieren beïnvloeden, en het kan een krachtig hulpmiddel zijn, maar het simpelweg volgen van een specifiek dieet is niet voldoende om optimale gezondheid te bewerkstelligen. Daarnaast is er nog iets anders, het ontbrekende puzzelstukje dat alles verandert.

Je zult ondertussen waarschijnlijk wel geraden hebben dat we het over micronutriënten hebben. Het woord *micronutriënten* klinkt misschien ingewikkeld, maar het is slechts een overkoepelende term voor iets waar je al bekend mee bent, vitamines, mineralen, essentiële vetzuren en aminozuren. Je kunt ze zien als 'het goede spul' in voedsel dat ons lichaam iedere dag nodig heeft om een optimale gezondheid te verkrijgen en te behouden. Ze worden *micro*nutriënten genoemd omdat je lichaam ze slechts in *micro*- of heel kleine hoeveelheden nodig heeft. Dit in tegenstelling tot *macro*nutriënten, zoals koolhydraten, vetten en eiwitten, die ons lichaam in de vorm van calorieën als energie gebruikt. Deze zijn in *macro*-, oftewel veel grotere hoeveelheden nodig.

Je kunt macronutriënten in wezen zien als de bestanddelen in voedsel die de energie en bouwstoffen bieden voor ons lichaam en micronutriënten als op zichzelf staande bestanddelen in datzelfde voedsel die de 'werkers' bieden om het lichaam te laten functioneren. Het mineraal magnesium is bijvoorbeeld betrokken bij meer dan driehonderd essentiële stofwisselingsreacties in het lichaam. Het is vereist voor de transmissie van spieractiviteit en zenuwimpulsen, temperatuurregulatie, ontgiftingsreacties en de vorming van gezonde botten en tanden. Het is ook betrokken bij de synthese van DNA en RNA en energieproductie. Je zult dan ook begrijpen hoeveel verschillende dingen er mis kunnen gaan als je alleen al aan één micronutriënt een tekort hebt.

In onze praktijk als bekende voedings- en leefstijldeskundigen, zijn de wonderbaarlijke resultaten die onze cliënten boeken niet echt een wonder. De kracht van essentiële micronutriënten is in feite zeer goed gedocumenteerd in wetenschappelijke tijdschriften. Het vermogen van het menselijk lichaam om deze micronutriënten aan te wenden om bijna alle aandoeningen en leefstijlziekten waar miljarden mensen ter wereld tegenwoordig mee kampen te voorkomen en te genezen is wat wij een waar wonder vinden.

Beïnvloedt micronutriëntdeficiëntie jouw gezondheid?

Een tekort aan micronutriënten kan een breed scala aan aandoeningen en ziekten veroorzaken. Beantwoord de onderstaande vragen om te bepalen of tekorten een rol in jouw leven spelen.

- Heb je een sterke behoefte aan bepaald voedsel en last van slapeloosheid, hoofdpijn of verminderde energie?
- Ben je veel afgevallen of aangekomen zonder dat je iets aan je dieet hebt veranderd?
- Ben je recentelijk gediagnosticeerd met osteoporose, een hartziekte, hoge bloeddruk, diabetes of kanker?
- Heb je spijsverteringsproblemen of poreuze darmen (*leaky gut*) of is je verteld dat je een auto-immuunziekte hebt?
- Zijn je nagels niet zo sterk, is je haar niet zo gezond of je huid niet zo stralend als je zou willen?
- Ben je ontevreden over je huidige lichamelijke en mentale conditie en heb je het gevoel dat je veel beter zou kunnen functioneren?
- Heb je hormonale veranderingen in je lichaam opgemerkt, zoals een verminderd libido, opvliegers of HEK?

- Heb je last van geheugenverlies, wazigheid of depressie of ben je gediagnosticeerd met leeftijdsgebonden maculadegeneratie?

Als je een van deze vragen met ja hebt beantwoord, heb je waarschijnlijk een tekort aan een of meer essentiële micronutriënten. Lees verder om te leren hoe je deze deficiëntie met het 28-daagse Food Factor-programma kunt omkeren

Verborgen honger: de oorzaak van moderne leefstijlaandoeningen en -ziekten

Wist je dat er twee typen honger zijn die je lichaam kan ervaren? De meesten van ons zijn bekend met het eerste type, dat optreedt wanneer je niet voldoende of lange tijd niet hebt gegeten. Je lichaam laat je doorgaans weten dat je deze vorm van duidelijke honger ervaart door het rommelen van je maag en een hongerig gevoel. Het tweede type honger is niet zo duidelijk, het wordt ook wel 'verborgen honger' genoemd en het treedt op wanneer je niet voldoende essentiële micronutriënten tot je hebt genomen. In het verleden zorgde het eten van voedsel voor de verlichting van beide vormen van honger. Dat kwam omdat het voedsel van onze voorouders zowel calorische waarde als overvloedige micronutritionele waarde verschafte. In onze moderne tijd zal het simpelweg eten van meer voedsel verborgen honger echter niet opheffen omdat een groot deel van de hedendaagse voedingsmiddelen steeds minder essentiële vitamines en mineralen bevat. Dit is de reden dat miljarden mensen over de hele wereld, zowel in arme derdewereldlanden als in rijke geïndustrialiseerde landen, aan verborgen honger lijden en dat het op dit moment de meest voorkomende nutritionele stoornis is.

Span het paard niet langer achter de wagen

Het is je wellicht opgevallen dat het Food Factor-programma compleet verschilt met andere dieetprogramma's die je in het verleden hebt geprobeerd. Dat komt omdat onze filosofie van hoe je een optimale gezondheid verkrijgt en behoudt een ommezwaai van 180 graden in het denken vereist. Laten we wel wezen: de meeste gezondheidsprofessionals zijn verwikkeld in wat wij de 'macronutriëntenoorlog' noemen. Ze ruziën over het feit of een koolhydraatarm dieet beter is dan een vetarm dieet, of je meer eiwitten moet eten, of je meer of minder moet eten en of calorieën wel of niet van belang zijn. Soms maken ze zelfs ruzie over het kiezen van de juiste voedingsmiddelen voor je bloedgroep.

Het is een woud van tegenstrijdigheden waarin je gemakkelijk kunt verdwalen, zodat je verward en gefrustreerd achterblijft. Het is een oorlog die ik (Jayson) maar al te goed ken en waarin ik zelf actief verwikkeld was toen ik Mira voor het eerst ontmoette. Maar zoals we al eerder zeiden, hebben we uiteindelijk geleerd dat het dieet dat je kiest, het aantal calorieën dat je eet en of je bloedgroep O of B hebt niet de belangrijkste factoren voor je gezondheid zijn. We zeggen zelfs altijd dat je dieetvoorkeur boven voldoende micronutriënten stellen hetzelfde is als het spreekwoordelijke paard achter de wagen spannen.

Het is een feit dat tekorten aan specifieke micronutriënten tot specifieke aandoeningen en ziekten leiden. Neem bijvoorbeeld osteoporose, dit komt door een tekort aan een zeer specifieke lijst van vitamines en mineralen die iedereen nodig heeft om sterke botten te ontwikkelen en te behouden. Dus als iemand een paleodieet volgt en tekorten heeft aan de botopbouwende mineralen calcium en magnesium en de vitamines D en K, loopt deze persoon het risico osteoporose te ontwikkelen. Een ander die echter een veganistisch dieet aanhoudt, maar tekorten aan dezelfde micronutriënten heeft, zal ook de deur openzetten voor osteoporose. Welke dieetfilosofie je aanhangt, is volkomen irrelevant.

Waar het op neerkomt is dat geen enkel dieet op zichzelf je kan behoeden voor een deficiëntieziekte. Als je een tekort hebt aan een van de essentiële micronutriënten, ongeacht je dieet, loop je een risico. Het heeft dus geen zin om het dieet dat je kiest de basis te laten vormen van je voedingsfilosofie. Als je daarentegen een optimale micronutriëntenstatus als voornaamste dieetdoel neemt, verandert dit alles. Door ons Food Factor-protocol te volgen en het spreekwoordelijke paard (optimale micronutriëntenstatus) voor de spreekwoordelijke wagen (dieetvoorkeur) te spannen, waar het hoort, kun je de deur naar deficiëntieziekten sluiten en elk dieet volgen waar je zin in hebt.

Kym Hermann,
voedingsconsulente gespecialiseerd in micronutriënten,
zegt het zoals het is.

'Een van de dingen die ik bespeur is dat veel mensen zo veel tijd besteden aan zich zorgen maken over macronutriënten dat ze niet beseffen dat ook de kwaliteit van hun voedsel van belang is. Ik heb te veel cliënten gezien die gefocust zijn op de perfecte balans van calorieën en macronutriënten, zonder zich te realiseren wat werkelijk van belang is, en daardoor extreem micronutriëntdeficiënt zijn. Het resultaat? Ziekte, auto-immuunziekten, schildklieraandoeningen, depressie en niet in staat zijn om gewicht te verliezen. Ik zou wel op de top van een berg willen gaan staan en de mensen toeroepen: "Word wakker! Het zijn de micronutriënten die tellen!"'

Alle wegen leiden naar Rome

Dat lees je goed. Het Food Factor-programma staat je toe om elk type dieet dat je verlangt te volgen. We gaan je niet vertellen dat je een magere gegrilde kippenborst met gestoomde groente moet eten terwijl je liever een sappige cheeseburger met friet zou eten. Geweldig nieuws, vind je niet? Je vraagt je misschien af hoe dit mogelijk is. Laten we het als volgt bekijken: je hebt ongetwijfeld weleens de uitdrukking 'Alle wegen leiden naar Rome' gehoord, toch? De Romeinen waren zo slim om al hun wegen strategisch aan te leggen, als spaken van een wiel die vanuit Rome in alle richtingen leidden. Dit garandeerde dat als je lang genoeg een van deze wegen volgde, je uiteindelijk weer in Rome terechtkwam, waar Romeinse belastinginners toegangstol konden innen.

Laten we Rome nu eens zien als optimale gezondheid, een plek waar we allemaal proberen terecht te komen, en alle verschillende dieetfilosofieën als de verschillende wegen eromheen. Naar het noorden loopt de Vegetarismestraat, naar het zuiden de Paleostraat, enzovoort. Hoewel al deze diëten je naar optimale gezondheid kunnen leiden, moet je voordat je wordt binnengelaten tol betalen en de enige valuta die je lichaam accepteert is een optimale micronutriëntenstatus. Als je niet je bewijsbriefje bij je hebt waarop staat dat je over een toereikende hoeveelheid micronutriënten beschikt, kom je er niet in.

Om je te helpen je doel van optimale gezondheid te behalen, hebben we drie stappen bepaald die je hiertoe moet zetten. Deze drie stappen zijn dezelfde, ongeacht welke dieetfilosofie (spaak in het wiel) je ook op je zoektocht volgt. Het Food Factor-programma zal je op je reis begeleiden door:

1. **Je te leren over te schakelen op micronutriëntrijke voedingsmiddelen.** Deze essentiële eerste stap zal je lichaam vullen met de vitamines en mineralen die het nodig heeft om optimaal te functioneren. De spaak die je volgt op je reis zal bepalen uit welk spectrum aan voedingsmiddelen je zult kiezen. Degenen die de veganistische weg volgen zullen niet voor rundvlees kiezen als bron van vitamine A, noch zal iemand die een paleodieet volgt zuivel als voornaamste bron van vitamine D kiezen, deze voedingsmiddelen passen niet in de dieetvoorschriften van deze betreffende spaken. Ongeacht je dieetprofiel zullen we je in deze belangrijke eerste stap helpen

bepalen welke voedingsmiddelen de hoogste gehalten aan micronutriënten bevatten.

2. **Je te helpen je eigen micronutriëntdepletie omlaag te brengen.** Zou je verbaasd zijn te leren dat je misschien zonder het te weten je eigen micronutriëntdepletie veroorzaakt? Toch is het waar. Enkele van je dagelijkse eet- en leefgewoonten kunnen er mogelijk voor zorgen dat je je vitamines en mineralen sneller verbruikt, waardoor je een tekort oploopt of de micronutriënten die je via je voedsel binnenkrijgt niet op kunt nemen. In deze tweede stap leer je om deze micronutriëntdieven te herkennen die je beroven van de uitmuntende gezondheid die je verdient.

3. **Je te instrueren over de ABC's.** Nee, we hebben het niet over het alfabet. We hebben het over slim supplementeren en hoe je de vier belangrijkste gebreken van de meeste hedendaagse supplementen kunt vermijden. Dit is de derde en laatste stap om ervoor te zorgen dat je over voldoende micronutriënten beschikt en een buitengewone gezondheidstransformatie kunt bewerkstelligen.

Klinkt tamelijk eenvoudig, nietwaar? Het pad dat je volgt is aan jou. Je voedingsopties zijn jouw keuze. Je neemt simpelweg drie reuzenstappen op de spaak waarop je je al bevindt. Het programma is zelfs nog persoonlijker toegespitst dan dit. We zullen je de benodigde hulpmiddelen geven om het programma dusdanig aan te passen dat het je gezondheidsproblemen rechtstreeks aanpakt. Je kunt ervoor kiezen om je te richten op het bereiken van je gewenste gewicht, het reguleren van je bloeddruk, het verhogen van je botdichtheid of het verbeteren van een lange lijst met aandoeningen of ziekten. Omdat geen twee mensen precies hetzelfde zijn, zal je Food Factor-programma uniek op jou zijn afgestemd.

Ziekte omkeren en genezen en andere wonderbaarlijke resultaten

De meeste medici en voedingsdeskundigen zijn het erover eens dat genen een heel kleine rol spelen in het bepalen van je algehele gezondheid. Zelfs kanker, een van de dodelijkste ziekten ter wereld, kan slechts in 5 tot 10 procent van alle gevallen aan genetische afwijkingen worden toegeschreven.[2] Dit is fantastisch nieuws omdat dit betekent dat de overige 90 tot 95 procent van de gevallen veroorzaakt wordt door omgevings- en leefstijlfactoren, zoals dieet, vervuiling, stress, rookgedrag en alcoholconsumptie, die je micronutriëntniveaus elk rechtstreeks beïnvloeden, zoals je in het Food Factor-programma zult leren. Dit betekent dat van de circa 1 miljoen Amerikanen en meer dan 10 miljoen mensen wereldwijd die dit jaar met kanker zullen worden gediagnosticeerd, maar liefst 950.000 Amerikanen en 9,5 miljoen mensen wereldwijd deze afschuwelijke realiteit wellicht hadden kunnen voorkomen door slechts een paar simpele veranderingen in levensstijl en dieet. Wij zullen je laten zien hoe je deze veranderingen kunt bewerkstelligen.

'Je bent wat je eet en elke dag bewijst de wetenschap de geldigheid van deze eenvoudige, doch krachtige uitspraak. We kunnen de ware macht die je over je eigen gezondheid hebt niet genoeg benadrukken. Je gezondheid is niet hetzelfde als je leeftijd. Je leeftijd beweegt zich in één richting van het moment dat je geboren bent tot het moment waarop je sterft. Je gezondheid is als een golf, je kunt jong en in goede gezondheid zijn of je kunt jong en in slechte gezondheid zijn. Evenzo kun je een gezonde 65-jarige of een ongezonde 65-jarige zijn. Je kunt je leeftijd niet veranderen (hoewel een klein leugentje af en toe geen kwaad kan), maar je kunt wel bepalen of je een leven zult leiden met een sterk, gezond lichaam en dito geest, surfend op de toppen van de golven of dat je door een dodelijke stroom naar beneden wordt gezogen met een zwak lichaam dat medicijnen behoeft.

Iets anders om in gedachten te houden is dat voorkoming van ziekte net zo belangrijk is als het genezen van ziekte. Wij benadrukken doorgaans de verhalen van cliënten die wonderbaarlijke veranderingen hebben ondergaan en een ondermijnende of dodelijke aandoening of ziekte hebben weten om te keren, maar de duizenden cliënten die het Food Factor-programma hebben gebruikt als een manier om deze aandoeningen en ziekten in de eerste plaats te voorkomen verdienen echter evenveel lof en aandacht.

Hoeveel zou het je waard zijn om je hele leven gezond te blijven, geen kanker of hartziekte te krijgen, een scherpe, heldere geest en sterk lichaam te behouden, niet het slachtoffer van diabetes te worden en dagelijks insuline te moeten spuiten? Wat zijn je plannen voor de toekomst? Misschien droom je er wel van op een dag met pensioen te gaan en eindelijk die plek te bezoeken die je altijd al had willen bezoeken of een wereldreis te maken? Heb je erover nagedacht of je gezondheid van invloed zal zijn op deze plannen? Zul je gezond genoeg zijn om door de straten van die mooie stad te lopen of die lange reis per boot te maken? We denken vaak niet na over wat een ongelooflijk geschenk een goede gezondheid eigenlijk is, maar uiteindelijk is het misschien wel het grootste geschenk dat je jezelf en je dierbaren kunt geven.

Je kunt je gezondheid in eigen hand nemen, en het 28-daagse Food Factor-programma zal je stap voor stap precies laten zien hoe je dat kunt doen. Door toe te werken naar een optimale micronutriëntenstatus, zul je de deur sluiten voor tientallen mogelijke aandoeningen en ziekten die je dromen zouden kunnen verhinderen. Dit programma kan een ziekte letterlijk in de kiem smoren voordat deze zich manifesteert. Maar dat is niet alles. Niet alleen zul je over meer energie beschikken, je zult ook een helderder geest hebben en er beter uitzien en je beter voelen dan ooit. Op de volgende pagina vind je drie extra voordelen waar je misschien nog niet aan gedacht hebt.

Het Food Factor-programma zal je helpen om:

1. **Niet slechts een gewoon, maar een buitengewoon leven te leiden, en langer te leven.** Een optimale micronutriëntenstatus kan je helpen tijdens het ouder worden te floreren, niet slechts te overleven. Zou jij niet die zeventigjarige willen zijn die nog

voetbalt met zijn kleinkinderen of die tachtigjarige die de hele nacht door danst tijdens een cruise op de Middellandse Zee? Wij zouden dat wel willen! Niet alleen zal gezond en sterk blijven ervoor zorgen dat je zult kunnen genieten van alles wat het leven te bieden heeft, maar uit onderzoek is bovendien gebleken dat het innemen van micronutriëntsupplementatie je leven kan verlengen. In een in *The American Journal of Clinical Nutrition* gepubliceerde studie uit 2009 stelden onderzoekers vast dat degenen die multivitamines slikten jonger DNA hadden, wat neerkwam op een langere levensduur van ongeveer 9,8 jaar.[3] Niet gek!

2. **Niet te zwichten onder de last van torenhoge ziektekosten.** Laten we wel wezen: ziek zijn is niet alleen onprettig, maar ook duur. In een studie uit 2013 stelden onderzoekers dat 'er zowel door zorgverzekeringsmaatschappijen als consumenten aanzienlijk kan worden bespaard door supplementen te slikken die een aantoonbaar en substantieel effect hebben op het risico van geldverslindende ziekte gerelateerde gebeurtenissen.'[4] Ze toonden aan dat supplementatie met slechts drie micronutriënten, B_6, B_9 (foliumzuur) en B_{12}, voor mensen die het risico liepen op of leden aan een coronaire hartziekte duizenden ziekenhuisopnamen en operaties zou voorkomen. Na het berekenen van de cijfers kwamen de onderzoekers uit op een kostenbesparing van 1,52 miljard dollar per jaar, een cumulatieve vermijding aan gezondheidskosten van alleen al 12,12 miljard dollar van 2013 tot 2020 in de Verenigde Staten. Stel je eens voor hoeveel geld je zou kunnen besparen als we de ziektevoorkomende kracht van alle essentiële micronutriënten zouden aanwenden.

3. **Een goed voorbeeld voor de volgende generatie te zijn.** Kinderen kijken altijd naar hun ouders en grootouders om te leren hoe ze hun leven moeten leiden, hoewel ze het niet vaak zullen toegeven. Jouw gezondheidsgewoonten kunnen boekdelen spreken. Laat de volgende generatie door middel van je daden zien dat je gezondheid een prioriteit is.

Dus waar wacht je nog op? Het is tijd dat je uitvindt welk wonder jou te wachten staat. Door het Food Factor-programma te volgen, kun je de gezondheid bereiken die je verdient. Net als Craigs bloeddruk vanzelf omlaag ging en Mira's osteoporose genas, kun jij een transformatie ervaren die uniek is voor jou. We weten dat het programma voor jou zal werken en kijken ernaar uit je op je weg naar uitmuntende gezondheid te begeleiden. Laten we dus van start gaan!

1

Micronutriëntdeficiëntie: de stille pandemie die ons moe, dik en ziek maakt

Micronutriëntdeficiëntie is de meest wijdverbreide en gevaarlijke aandoening van de 21e eeuw. Deze uitspraak vormt de basis van onze voedingsfilosofie. Tamelijk schokkend, vind je niet? En het is ook niet slechts een theorie. In dit hoofdstuk zullen we systematisch bewijzen dat deze uitspraak waar is. We zullen beginnen met je de gepubliceerde statistieken te laten zien die onze bewering ondersteunen dat micronutriëntdeficiëntie de meest wijdverbreide aandoening van de 21e eeuw is en als een wereldwijde pandemie moet worden beschouwd. Vervolgens zullen we factoren die eraan hebben bijgedragen dat de wereldbevolking zo deficiënt is geraakt onderzoeken. We zullen je ook laten zien hoever we zijn afgedwaald van het dieet en de levensstijl van onze voorouders en hoe dit ons een dieet heeft opgeleverd dat niet langer onze gezondheid ondersteunt. Tot slot zul je leren wat de gevaarlijke gevolgen van deze wijdverspreide deficiëntie zijn.

Hoewel je gedeprimeerd kunt raken door het lezen van dit hoofdstuk, vragen we je toch om bij ons te blijven en door te lezen. Het zal de moeite waard zijn. Je kunt het belang van dit programma en de wetenschappelijk bewezen gezondheidsvoordelen die je kunt bereiken door je micronutriënten op een optimaal peil te brengen niet volledig begrijpen voordat je de toestand van micronutriëntdepletie waarin je je mogelijk bevindt en hoe deze je gezondheid negatief kan beïnvloeden volledig begrijpt.

De meest wijdverbreide aandoening van de 21e eeuw

We zullen beginnen met bewijs te leveren voor de stelling dat micronutriëntdeficiëntie de meest wijdverbreide en gevaarlijke aandoening van de 21e eeuw is door de feiten te bekijken die ons tot de conclusie deden komen dat het de meest wijdverbreide aandoening is. (Het gevaarlijkste onderdeel van deze stelling zullen we verderop in dit hoofdstuk bespreken.) Laten we met het volgende feit beginnen: volgens statistieken die door het Amerikaanse ministerie van landbouw (USDA) zijn gepubliceerd, krijgt 96 procent van de Amerikanen niet voldoende micronutriënten via hun voeding binnen, gebaseerd op de gemiddelde aanbevolen hoeveelheid.[1] Anders gezegd: minder dan 4 procent van alle Amerikanen van 2 jaar of ouder heeft een voedingspatroon dat voldoet aan de minimale vereiste hoeveelheden van essentiële vitamines en mineralen die nodig zijn om gezond te blijven. Met circa 317 miljoen mensen in de Verenigde Staten betekent dit dat er meer dan 304 miljoen mannen, vrouwen en kinderen zijn die op dit moment aan een of andere micronutriëntdeficiëntie lijden.

Laat dit getal eens goed tot je doordringen: 304 miljoen mensen. Hoewel dit cijfer op zich al zorgwekkend is, wordt het, geloof het of niet, nog erger. Laten we voordat we je laten zien hoeveel erger, enig perspectief werpen op de omvang van dit aantal door de 304 miljoen mensen die aan een micronutriëntdeficiëntie lijden te vergelijken met de statistieken van andere aandoeningen, zoals hartkwalen, kanker, osteoporose en diabetes. Er worden vast meer mensen door deze welbekende ziekten getroffen dan door een micronutriëntdeficiëntie, waarvan de meeste mensen niet eens weten dat deze bestaat.

Laten we met hartkwalen beginnen. Het blijkt dat een hartkwaal, die elke 33 seconden een leven eist, in de Verenigde Staten de belangrijkste doodsoorzaak voor zowel mannen als vrouwen is. Naar schatting treft deze dodelijke ziekte iets meer dan 80 miljoen Amerikanen.[2] Hoewel we deze vernietigende statistieken op geen enkele wijze willen bagatelliseren, betekent dit dat bijna *vier keer zo veel mensen* aan micronutriëntdeficiëntie dan aan een hartkwaal lijden.

Kanker is een andere ziekte die voortdurend in het nieuws is, en terecht. De statistieken laten zijn dat er elk jaar ongeveer 1,7 miljoen nieuwe kankergevallen in Amerika bij komen en dat we een kans van 40,8 procent hebben om deze verschrikkelijke ziekte ergens in ons leven te ontwikkelen. Volgens het Amerikaanse nationale kankerinstituut (NCI) leeft echter minder dan 13,5 miljoen Amerikanen met kanker.[3]

Osteoporose, de ziekte die een einde aan Mira's PR-carrière maakte en haar voor haar leven invalide had kunnen maken, neemt zowel onder vrouwen als mannen steeds meer toe. Het aantal Amerikanen dat op dit moment echter aan osteoporose lijdt of vanwege een lage botmassa een risico op deze aandoening loopt, wordt op 40 miljoen geschat.[4] Diabetes, de zevende doodsoorzaak in de Verenigde Staten, ten slotte, treft volgens het Amerikaanse diabetesfonds (ADA) iets meer dan 29 miljoen Amerikanen.[5]

De meesten van ons kennen ten minste één persoon die door een van deze verwoestende en levensbedreigende ziekten is getroffen. Misschien heb je zelfs weleens een donatie geschonken of voor een organisatie gewerkt die een einde aan deze verwoestende aandoeningen probeert te maken (wij wel). Als je echter naar het aantal mensen kijkt dat op dit moment een hartkwaal, kanker, osteoporose of diabetes heeft, komt dit – *samen* – neer op een totaal van 162,5 miljoen mensen. Om dit in perspectief te plaatsen: als je het aantal mensen dat op dit moment met een van de meest voorkomende en dodelijke ziekten is gediagnosticeerd – waaronder alle soorten hartkwalen, alle typen kanker, osteoporose (inclusief degenen die risico lopen op osteoporose) en beide typen diabetes – bij elkaar optelt, is het totaal iets meer dan de helft (53 procent) van de 304 miljoen mensen die op dit moment een micronutriëntdeficiëntie heeft. Dit maakt micronutriëntdeficiëntie tot de meest wijdverbreide aandoening van de 21e eeuw.

Van slecht nieuws tot erger

Neem nu even de tijd om de Amerikaanse statistieken over adequate vitamines- en mineraleninnamen in onderstaande tabel te bestuderen.

Tabel 1.1
Percentage van de Amerikaanse bevolking van 2 jaar en ouder met adequate micronutriëntinname op basis van de gemiddelde behoefte.

Micronutriënt	Percentage	Micronutriënt	Percentage
Vitamine A	46,0	Vitamine B_{12}	79,7
Vitamine C	51,0	Fosfor	87,2
Vitamine D	4,0*	Magnesium	43
Vitamine E	13,6	Selenium	89,5
Vitamine B_1 (thiamine)	81,6	IJzer	91,5
Vitamine B_2 (riboflavine)	89,1	Zink	70,8
Vitamine B_3 (niacine)	87,2	Koper	84,2
Vitamine B_6	73,9	Calcium	30,9
Vitamine B_9 (foliumzuur)	59,7	Kalium	7,6

Bron: FBAFAK (nationaal gezondheidsonderzoek) 1999-2004
*Vitamine D-gegevens uit het FBAFAK 2003-2006

Wat vond je van deze cijfers? Misschien waren de percentages op het eerste gezicht niet zo slecht als je had gedacht. Als je echter nauwkeuriger gaat kijken, wordt het beeld al snel minder rooskleurig. Herinner je je de statistieken nog die we eerder in dit hoofdstuk met je deelden over de 96 procent van de Amerikanen die niet de essentiële micronutriënten uit hun voedsel verkrijgen die nodig zijn om hun basisgezondheid te bewaren? Laten we dan nu eens naar Vitamine D kijken: volgens het USDA, de Amerikaanse overheidsinstantie die verantwoordelijk is voor het publiceren van de statistische uitkomsten van het nationale gezondheidsonderzoek (het NHANES), krijgt slechts 4 procent van de totale Amerikaanse bevolking boven 2 jaar voldoende hoeveelheden binnen van vitamine D, een essentiële vetoplosbare vitamine waarvan is aangetoond dat een tekort eraan het risico op kanker, alzheimer, diabetes, multiple sclerose en osteoporose, om maar een paar ziekten te noemen, aanzienlijk verhoogt. De tabel laat bovendien zien dat slechts 7,6 procent van de bevolking voldoende kalium binnenkrijgt, een essentieel mineraal waarvan is aangetoond dat een tekort eraan het risico op hypertensie, osteoporose, nierstenen en een beroerte verhoogt. Heb je vitamine E opgemerkt? Deze essentiële vitamine en krachtige antioxidant heeft slechts een adequaatheidscijfer van 13,6 procent. Dus 96 procent van de Amerikaanse bevolking heeft een tekort aan vitamine D, meer dan 92 procent heeft een tekort aan kalium en bijna 9 van de 10 Amerikanen heeft een tekort aan vitamine E. Ook laten de USDA-gegevens zien dat meer dan 7 van de 10 Amerikanen een tekort hebben aan calcium, een belangrijk mineraal dat essentieel is voor gezonde botten en tanden, bloedstolling, spiersamentrekking en zenuwfuncties. Verder is te zien dat ongeveer 5 van de 10 Amerikanen een tekort hebben aan vitamine A, vitamine C en magnesium, waarvan voldoende hoeveelheden absoluut vereist zijn om een basisgezondheid te behouden. Van de 18 micronutriënten in deze tabel hadden álle Amerikanen in bepaalde mate een deficiëntie, wat betekent dat er geen enkel micronutriënt was waar alle Amerikanen volgens de minimale overheidsnormen voldoende aan hadden. Waarom? Zou het kunnen zijn dat de normen te hoog zijn ingesteld? Laten we hier eens naar kijken.

Hoewel het feit dat 96 procent van de Amerikanen (304 miljoen) niet de minimaal vereiste hoeveelheid aan essentiële micronutriënten haalt al tamelijk ernstig lijkt, zullen we je nu aantonen in welk opzicht de statistieken eigenlijk veel ernstiger zijn. Het is tijd om je ogen nog verder te openen en te zien hoe ernstig de micronutriëntdeficiëntie van de Amerikanen eigenlijk is. Hiertoe moeten we je eerst bijbrengen hoe micronutriënten worden gemeten door je kennis te laten maken met de vaak verwarrende acroniemen en afkortingen van voedingsrichtlijnen. Het USDA heeft de adequaatheidscijfers uit tabel 1.1. op pagina 30 gebaseerd op iets wat ze de Estimated Average Requirement, of EAR, (gemiddelde behoefte) noemen. De EAR wordt gedefinieerd als de hoeveelheid van een micronutriënt die naar verwachting aan de vereiste behoefte van 50 procent van de mensen van 2 jaar en ouder voldoet.

Hmm. Waarom zou de overheid gegevens willen gebruiken die

slechts de adequaatheidscijfers van de helft van de bevolking weergeven? Zou het niet logischer zijn om de adequaatheidscijfers te baseren op de hoeveelheid van elk micronutriënt die aan de basisbehoeften van iedereen zou tegemoetkomen? Er is zelfs een acroniem dat deze behoefte weergeeft. Het wordt de Reference Daily Intake, of RDI, (adequate inname – AI) genoemd. Hiermee wordt de dagelijkse inname van een bepaald micronutriënt aangegeven die nodig is om deficiëntieziekten te voorkomen bij bijna alle (97 tot 98 procent) gezonde individuen in elke levensfase en van elk geslacht. In eerste instantie lijkt dit misschien een onbetekenend detail, maar laten we eens nader bekijken hoe het verwisselen van de EAR met de RDI van invloed is op de *feitelijke adequaatheidscijfers* van een specifiek micronutriënt.

Welk verschil een acroniem kan maken

Om te zien hoe het veranderen van EAR naar RDI werkelijk van invloed is op de adequaatheidscijfers zullen we een klein experiment doen. Kijk nog eens naar de adequaatheidscijfers van het USDA voor B_{12} in tabel 1.1 op pagina 30. Laten we dit gemakshalve naar boven afronden van 79,7 naar 80 procent. Daarnaast heb je nog drie belangrijke gegevens nodig om dit experiment te kunnen uitvoeren.

1. De EAR voor B_{12} is 2 mcg.
2. De RDI voor B_{12} is 6 mcg.
3. De gemiddelde door de onderzoeksdeelnemers ingenomen hoeveelheid B_{12} was ongeveer 5,1 mcg.

Merk op dat de hoeveelheid om een toereikende EAR te bereiken veel lager is dan die voor een toereikende RDI. Als de adequaatheidscijfers waren berekend met de RDI's als basislijn – de hoeveelheid die als voldoende wordt beschouwd om te voldoen aan de behoeften van bijna alle (97 tot 98 procent) gezonde individuen – zouden de cijfers er heel anders uitzien. Laten we de cijfers eens uittekenen om te zien hoe groot het verschil precies is.

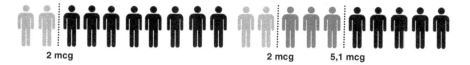

| 2 mcg | 2 mcg | 5,1 mcg |

1 2 van de 10 mensen (20 procent) kwamen niet aan de toereikende AAJ (2 mcg) voor B_{12}.

2 De gemiddelde hoeveelheid B_{12} die door de onderzoeksdeelnemers werd ingenomen was 5,1 mcg. We kunnen zien dat volgens deze gelijke verdeling ongeveer 5 van de 10 mensen minder dan 5.1 mcg B_{12} binnenkregen.

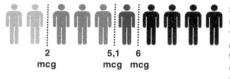

2 mcg   5,1 mcg   6 mcg

3 Als 2 van elke 10 onderzoeksdeelnemers niet aan de AAJ-vereiste van 2 mcg voor B_{12} voldeden, dan kunnen we als we het diagram aanpassen door de vereiste 6 mcg van de JBA toe te voegen zien dat 6 van de 10 mersen (60 procent) niet aan een toereikende JBA (6 mcg) voor B_{12} voldeden. Dit zou betekenen dat slechts 4 van de 10 Amerikanen (40 procent) toereikende B_{12}-waarden hadden.

Begint het al iets duidelijker te worden? Tamelijk schokkend, vind je niet? De USDA-statistieken die gebruikmaken van de lagere EAR-norm hebben ons mogelijk een vals gevoel van veiligheid gegeven door te melden dat 80 procent van de mensen voldoende hoeveelheden B_{12} via hun voedsel binnenkrijgt. Als we echter de hogere RDI-vereisten voor B_{12}-inname gebruiken, die bijna alle Amerikanen in aanmerking neemt, zou het adequaatheidspercentage snel tot een weinig indrukwekkende 40 procent dalen. Hoewel ons eenvoudige experiment zonder verdere informatie op geen enkele manier de feitelijke toereikendheidscijfers kan bepalen, geloven we dat deze cijfers een redelijke schatting geven. Omdat de RDI slechts 97 tot 98 procent van de bevolking dekt, zouden de adequaatheidscijfers zelfs nog enkele procenten lager uit kunnen vallen. Zelfs als we een foutmarge van 10 tot 20 procent aanhouden, komt nog steeds 50 procent van de bevolking niet aan de minimale aanbevolen dagelijkse hoeveelheid, een niveau dat veel gezondheidsdeskundigen als het nutritionele equivalent van het minimumloon beschouwen. Hoewel de RDI-niveaus mogelijk voldoende zijn om een deficiëntieziekte te voorkomen, zijn ze bij lange na niet voldoende om optimale gezondheid te bereiken.

Tabel 1.2
Een vergelijking van adequaatheidscijfers voor vitamine B_{12}

B_{12}-adequaatheidscijfer op basis van de AAJ	80%
B_{12}-adequaatheidscijfer op basis van de JBA	40%
Adequaatheidscijfer rekening houdend met een foutmarge van 10-20 procent op basis van de JBA	32-48%

Daarnaast laat het USDA-adequaatheidsoverzicht zien dat 7,6 procent van de mensen voldoende kalium, 46 procent voldoende vitamine A en 79,7 procent voldoende B_{12} in het lichaam heeft, maar waar wordt getoond hoeveel mensen toereikende waarden hebben van al deze drie of zelfs alle achttien micronutriënten? Deze essentiële informatie wordt hier niet gegeven en je kunt niet anders concluderen dan dat deze waarden veel lager zullen liggen. Waar het op neerkomt, is dat als je je eenmaal realiseert hoe micronutriëntdeficiënt we eigenlijk zijn, de hopeloze realiteit van onze situatie akelig helder wordt. We bevinden ons midden in een micronutriëntdeficiëntiepandemie en de overgrote meerderheid van de mensen is zich daar niet van bewust. Voor het geval je nog steeds niet overtuigd bent, dit is wat enkele gezondheidsdeskundigen over dit onderwerp te zeggen hebben.

Volgens *New York Times* bestsellerauteur en arts Mark Hyman heeft 'maar liefst 92 procent van de mensen een tekort aan een of meer nutriënten volgens de Recommended Daily Allowance (RDA). (…) De RDA-normen [vergelijkbaar met de RDI] geven niet noodzakelijkerwijs de benodigde hoeveelheid voor optimale gezondheid weer.'[6]

Daarnaast kwam tv-arts Mehmet Oz van *The Dr. Oz Show* met de volgende cijfers over de wijdverbreide schaal van micronutriëntdeficiëntie. 'Een studie onder 3 miljoen mensen heeft aangetoond dat minder dan 1 procent van de deelnemers via hun voedsel voldoende essentiële vitamines binnenkreeg. Dit is de reden dat je een multivitamine moet slikken, dit helpt ook hartkwalen, borstkanker en darmkanker te voorkomen.'[7]

De boodschap die je hieruit kunt opmaken is de volgende: volgens enkele gerespecteerde hedendaagse artsen en ongeacht welk acroniem je gebruikt, EAR of RDI, is nu bijna iedereen in Amerika micronutriëntdeficiënt, wat de voornaamste oorzaak is van bijna elke hedendaagse aandoening of ziekte.

Micronutriëntdeficiëntie – een wereldwijd probleem

Micronutriëntdeficiëntie is niet alleen een probleem in de Verenigde Staten. Volgens de Wereldgezondheidsorganisatie (WGO) lijden meer dan 2 miljoen mensen in zowel ontwikkelde als onderontwikkelde landen aan micronutriëntdeficiëntie.[8] Volgens een studie in het tijdschrift *Public Health Reviews* 'heerst er een stille epidemie aan vitamine- en mineralendeficiënties die naast bepaalde risicogroepen alle geslachten en leeftijden treft. Ze veroorzaken niet alleen bepaalde ziekten, maar treden bovendien op als vererende factoren in besmettelijke en chronische ziekten, die een enorme invloed hebben op ziekte- en sterftecijfers en de levenskwaliteit. (...) Deficiëntieziekten hebben betrekking op een groot aantal chronische ziekten, zoals osteoporose, osteomalacie (botverweking), schildklieraandoeningen, dikkedarmkanker en hart- en vaatziekten.'[9]

In een nationaal dieet- en voedingsonderzoek dat in opdracht van de Britse keuringsdienst van waren (Foods Standards Agency) werd uitgevoerd, werden deelnemers gevolgd om te bepalen of ze louter via hun voeding voldoende essentiële micronutriënten binnenkregen om een basisgezondheid te garanderen. Er kwam naar voren dat *iedereen* in bepaalde mate risico liep op micronutriëntdeficiëntie. Uit het onderzoek bleek dat 60 procent van de deelnemers een zinkdeficiëntie en 30 procent een calciumdeficiëntie had. Er bleek ook dat de gemiddelde inname van selenium, een micronutriënt waarvan is aangetoond dat het kankerremmend- en vruchtbaarheids- en ontgiftingsbevorderende eigenschappen heeft, slechts op 50 procent lag van de Reference Nutrient Intake (RNI) – het Britse equivalent van de RDI. Daarnaast bleek dat meer dan de helft (51 procent) van de deelnemende vrouwen een tekort had aan vitamine B_9 (foliumzuur) – een essentiële vitamine die het risico op spina bifida (open ruggetje) bij pasgeborenen verkleint. Tienermeisjes bleken het meest deficiënt te zijn: 97 procent had een magnesiumtekort, 76 procent een calciumtekort, 72 procent een zinktekort en 52 procent een vitamine B9-tekort.[10]

In China, zelfs in gebieden in subtropische klimaatgordels en een overvloedig aantal zonuren, zoals Shanghai, is een vitamine D-tekort een groot probleem aan het worden. Een onderzoek uit 2012 heeft zelfs aangetoond dat het vitamine D-niveau van 84 procent van de mannen en 89 procent van de vrouwen niet aan de minimaal vereiste hoeveelheden voldeed. Volgens de onderzoekers zorgt dit er mogelijk voor dat een groot percentage van de bevolking niet alleen risico loopt op botgerelateerde aandoeningen, maar ook op diabetes, kanker, multiple sclerose en andere auto-immuunziekten, hart- en vaatziekten, en infectieziekten.[11] Hoewel ze in een van de zonnigste gebieden ter wereld wonen, heeft volgens de International Osteoporosis Foundation (IOF) ook 90 procent van de bevolking van de Verenigde Arabische Emiraten een vitamine D-tekort.[12]

De deficiëntiecijfers blijven bovendien wereldwijd stijgen. In 1987 schatte de WGO dat een vitamine A-tekort slechts 39 landen trof. Dit getal is gestegen tot 45 landen en in 2005 nog eens tot 122 landen. Dit betekent dat hoewel steeds meer landen ter wereld ontwikkeld raken, het aantal landen met een ernstig vitamine A-tekort de afgelopen achttien jaar bijna verdrievoudigd is.[13]

Bovendien is Engelse ziekte, een kinderziekte die in het Victoriaanse tijdperk een epidemie aan kromme benen en vergroeide ruggengraten veroorzaakte, in het 21e-eeuwse Groot-Brittannië met een schokkende comeback bezig. Volgens de Britse nationale gezondheidsdienst (NSH) zorgt vitamine D-deficiëntie ervoor dat het aantal kinderen met Engelse ziekte een hoge vlucht neemt, tot een verviervoudiging van het aantal gevallen in de afgelopen tien jaar. Om dit probleem aan te pakken werd aangekondigd 'dat het hoofd van de gezondheidsdienst nu adviseert dat alle kinderen vanaf 6 maanden tot 5 jaar vitamine D-supplementen moeten innemen om een tekort en de latere gezondheidsgevolgen daarvan te voorkomen.'[14]

Al deze cijfers wijzen erop dat Amerika niet alleen staat in deze pandemie aan micronutriëntdeficiënties. We proberen geen paniek te zaaien, we kunnen echter niet genoeg benadrukken hoe ernstig de situatie is. Denk er maar eens over na. Dit betekent dat ongeacht in welk land je woont er een grote waarschijnlijkheid bestaat dat je micronutriëntdeficiënt bent. Denk nu eens aan je familie en vrienden. Ook zij zijn waarschijnlijk micronutriëntdeficiënt. Het is noodzakelijk dat wij, als een wereldwijde gemeenschap, micronutriëntdeficiëntie gaan erkennen als de stille wereldwijde pandemie die het is. Door de realiteit van deze deficiëntie te belichten, hopen we dat mensen in staat zullen zijn de factoren die deze depletie veroorzaken te herkennen en de benodigde maatregelen hiertegen zullen nemen, voordat het te laat is.

De verminderde kwaliteit van goed voedsel

Hoe zijn we nu eigenlijk met z'n allen in deze situatie beland? Wat is er gebeurd met simpelweg een gebalanceerd dieet en alle essentiële micronutriënten die we nodig hebben binnenkrijgen via het voedsel dat we eten? Is dit tenslotte niet wat onze voorouders deden? Dit zijn goede vragen die bovendien elk jaar relevanter worden. Het antwoord is dat onze voorouders gedurende het grootste deel van de geschiedenis overleefden en floreerden door eenvoudigweg het voedsel te eten dat de natuur hun bood en daarmee de natuur in haar oneindige wijsheid de gelegenheid gaven hen te voeden en sterk en gezond te houden. Verse, onbewerkte lokale groente, vlees, vis, fruit, eieren, zuivelproducten en natuurlijke geperste oliën boden de essentiële voeding die onze voorouders nodig hadden om hun gezondheid te bewaren èn hen te beschermen tegen een overvloed aan aandoeningen en ziekten waar we nu dagelijks aan lijden.

Toen veranderde er iets. Kleine groepen en stammen die alleen datgene jaagden of verzamelden wat ze voor een paar mensen nodig hadden, begonnen groter te worden. Er was meer voedsel nodig, zodat mensen ongeveer tienduizend jaar geleden begonnen landbouw te bedrijven om de voedselproductie te verhogen. Meer voedsel betekende meer mensen, dus zowel de boerenbedrijven als de bevolking bleven groeien. Driehonderd jaar geleden (ongeveer 1700 n. Chr.) leefden er ruwweg 610 miljoen mensen op aarde. Tegenwoordig moeten er dagelijks zeven miljard hongerige magen worden gevoed.[15] Met vijf baby's die elke seconde worden geboren en slechts twee mensen die elke seconde sterven, zullen er over ongeveer tien jaar 8,5 miljard hongerige magen te voeden zijn. Om deze reden moeten boeren over de hele wereld elke hulpbron die ter beschikking staat benutten om een zo hoog mogelijke opbrengst te garanderen, wat ertoe heeft geleid dat er tegenwoordig meer voedsel dan ooit wordt geproduceerd. Dit voedsel heeft echter nog maar weinig gemeen met het voedsel waarmee onze voorouders zich nog maar driehonderd jaar geleden voedden, vooral wat het micronutriëntgehalte ervan betreft.

Het is simpelweg een feit dat zieke grond voor zieke planten, zieke dieren en zieke mensen zorgt. Vergis je niet, niet alleen ligt de bodem over de hele wereld op zijn sterfbed, we staan mogelijk ook op het punt dat er letterlijk niets van over zal zijn. 'Een ruwe berekening van de huidige cijfers van bodemdegradatie wijst erop dat we ongeveer zestig jaar aan vruchtbare bovenlaag over hebben,' volgens John Crawford, bodemdeskundige en hoogleraar aan de universiteit van Sydney. 'Zo'n 40 procent van de bodem die wereldwijd voor landbouw wordt gebruikt, is uitgeput of ernstig uitgeput – waarvan het laatste betekent dat 70 procent van de bovenlaag, de laag die planten in staat stelt te groeien, verdwenen is. Door de verschillende landbouwmethoden die de bodem van koolstof beroven en hem minder gezond en armer aan nutriënten maken, gaat er tussen tien en veertig keer meer bovenlaag verloren dan op natuurlijke wijze kan worden hersteld. Zelfs de goed onderhouden landbouwgrond in Europa, die er in vergelijking met Amerika misschien florissant bijligt, gaat met onherstelbare hoeveelheden verloren.'[16]

Dit is geen grap. Betrouwbare wetenschappers van over de hele wereld zijn het erover eens dat onze bodem in ernstige problemen verkeert en dat een van de grootste problemen misschien wel mineraaldeficiëntie is. Hoewel het menselijk lichaam bepaalde vitamines, zoals vitamine K en D, zelf kan aanmaken, kan geen enkel organisme – menselijk noch dierlijk – zelf een mineraal in welke hoeveelheid dan ook produceren! Waar het op neerkomt, is dat we onze essentiële mineralen uit ons voedsel of een supplement moeten halen, anders krijgen we ze gewoonweg niet binnen.

De afgelopen tien jaar is het mineralengehalte in de bovenlaag over de hele wereld afgenomen. Tijdens de Conferentie van de Verenigde Naties over Milieu en Ontwikkeling in 1992, de zogenaamde Aarde-top, werd bekend gemaakt dat landbouwgronden in Noord-Amerika, Zuid-Amerika, Azië, Afrika en Europa in de afgelopen honderd jaar op alarmerende schaal armer aan mineralen zijn geworden. Onderzoekers hebben ontdekt dat de bodem in Azië en Europa respectievelijk 76 en 72 procent minder mineralen bevat, terwijl landbouw- en veeteeltgebieden in Noord-Amerika met een mineralendepletie van maar liefst 85 procent de hoogste uitputtingscijfers lieten zien.[17]

Het schokkendste van deze cijfers is dat de Amerikaanse regering al bijna tachtig jaar van dit probleem op de hoogte is. Kijk maar eens naar de volgende uitspraak uit een artikel dat senator Duncan Fletcher in 1936 aan het Congres presenteerde.

'Het alarmerende feit is dat ons voedsel – fruit, groente en granen – dat nu op miljoenen hectaren land wordt verbouwd dat niet langer voldoende mineralen bevat ons laat verhongeren – hoeveel we er ook van eten! (...) 99 procent van de Amerikaanse bevolking heeft een deficiëntie in deze mineralen en een duidelijke deficiëntie in een van de voornaamste mineralen leidt zonder meer tot ziekte. (...) We weten dat vitamines complexe chemische substanties zijn die onmisbaar zijn in voeding en dat ze elk belangrijk zijn voor de normale functie van speciale structuren in het lichaam. Aandoeningen en ziekten worden veroorzaakt door vi-

taminedeficiënties. Men realiseert zich over het algemeen echter niet dat vitamines verantwoordelijk zijn voor de toewijzing van mineralen aan het lichaam en dat ze in afwezigheid van mineralen hun functie niet kunnen vervullen. Bij een gebrek aan vitamines kan het systeem nog enig gebruik van mineralen maken, maar bij een gebrek aan mineralen zijn vitamines nutteloos.[18]

We willen geen samenzwering suggereren dat boeren of overheidsinstanties doelbewust onze bodem uitputten om ons ziek te maken. Dat is niet wat wij geloven. Wat we echter wel weten is dat boeren betaald worden voor een maximale opbrengst per hectare, niet voor een maximale voedingswaarde. In de jaren 1930 werden maïsopbrengsten van drie ton per hectare als tamelijk goed beschouwd, maar tegenwoordig forceren sommige boeren hun landbouwgrond om opbrengsten van twaalf ton of meer per hectare te produceren. Boeren worden vanwege economische redenen gedwongen hun gewassen sneller te laten groeien en worden financieel niet beloond voor een hoger micronutriëntgehalte van een gewas. 'De focus lag steeds op het telen van gewassen met een hoge opbrengst die op verarmde grond kunnen overleven, dus het is nauwelijks een verrassing te noemen dat 60 procent van de wereldbevolking een tekort aan voedingsstoffen, zoals ijzer, heeft. Als het niet in de bodem zit, zit het niet in ons voedsel,' stelde professor Crawford. 'Moderne tarwevarianten bevatten bijvoorbeeld de helft minder micronutriënten dan oudere rassen en dit geldt grotendeels ook voor fruit en groente.'

In 1914 bevatte een appel bijvoorbeeld nog 13,5 mg calcium, 28,9 mg magnesium en 4,6 mg ijzer. Volgens door het USDA in 1992 uitgevoerde metingen leverde onze verarmde bodem appels op die slechts 7 mg calcium (48,15 procent minder), 5 mg magnesium (82,7 procent minder) en 0,18 mg ijzer (96 procent minder) bevatten. Dat was al in 1992. Als we nagaan dat het al meer dan twintig jaar is geleden dat deze metingen werden uitgevoerd, zal onze huidige appel, als de afnamecijfers hetzelfde zijn gebleven, nu 61 procent calcium, 100 procent magnesium en 100 procent ijzer hebben verloren.[19]

Het lijkt erop dat zelfs de atmosfeer tegen ons is gekeerd

Hoewel het verlies aan mineralen in de bodem al een slechte zaak is, moeten we helaas mededelen dat het verhaal nog erger wordt. In een schokkende studie uit 2014 werd duidelijk dat verhoogde atmosferische kooldioxideconcentraties een negatief effect hebben op C3-planten (waartoe rijst, tarwe, sojabonen, rogge, haver, gierst en aardappels behoren) doordat hierdoor de koolhydraatconcentraties toenemen en de eiwit- en mineralenconcentraties afnemen. Net als andere planten zetten deze gewassen, die meer dan twee van elke vijf calorieën die mensen consumeren bieden, kooldioxide (of CO_2) uit de lucht om in suikers en andere koolhydraten. Vanaf de Industriële Revolutie heeft de toename van CO_2 in de atmosfeer er zelfs voor gezorgd dat de aanmaak van suikers en koolhydraten in C3-planten met maar liefst 46 procent is toegenomen. Het is ook bekend dat hogere CO_2-niveaus voor lagere eiwitconcentraties in C3-planten zorgen, maar het effect dat CO_2 op de mineralenconcentratie had was grotendeels onbekend. De leider van het onderzoek, Irakli Loladze, ontdekte echter dat verhoogde CO_2-niveaus inderdaad de algehele concentratie van 25 mineralen in C3-planten gemiddeld met 8 procent verlagen.[20] 'Deze reductie van nutritionele waarde in planten kan diepgaande effecten op de menselijke gezondheid hebben: een dieet dat deficiënt is in mineralen en andere nutriënten kan ondervoeding veroorzaken, zelfs als iemand voldoende calorieën tot zich neemt. (...) Diëten die arm zijn aan mineralen (...) leiden tot groeiachterstand bij kinderen, een verminderd vermogen om infecties af te weren en meer moeder- en kindsterften bij de geboorte. (...) Deze veranderingen dragen mogelijk bij aan het toenemende overgewicht van tegenwoordig, omdat mensen steeds meer zetmeelhoudende plantaardige voedingsmiddelen nuttigen en meer eten om de verminderde hoeveelheid mineralen in gewassen te compenseren,' betoogt hij.

De trieste realiteit is dat ons voedsel niet alleen mineraaldeficiënt is omdat de mineralen niet meer in even grote hoeveelheden in de bodem zitten als in het verleden, maar ook omdat onze huidige door

CO_2-overladen atmosfeer ervoor zorgt dat de planten zelf minder van deze mineralen opnemen. Begrijp je nu dat het voedsel dat we tegenwoordig allemaal eten heel anders is dan dat van onze voorouders? Het bevat minder van de essentiële mineralen en eiwitten die we allemaal nodig hebben om gezond te blijven en bevat hogere gehalten aan suikers en andere koolhydraten.

Meer redenen waarom je voedsel niet meer vergelijkbaar is met dat van je voorouders

Herinner je je de lijst met voedingsmiddelen nog die onze voorouders mogelijk aten – de verse, onbewerkte lokale groente, fruit, eieren, vlees, vis, zuivelproducten en natuurlijk geperste oliën? Merk op dat deze lijst geen van de volgende items bevat:

- bewerkte verpakte voedingsmiddelen of iets uit een ander land of werelddeel;
- genetisch gemodificeerde, bespoten groente en fruit;
- vlees en zuivel met hormonen en antibiotica van opgesloten dieren die genetisch gemodificeerd voedsel toegediend krijgen;
- in gevangenschap gekweekte, genetisch gemodificeerde vis gevoed met genetisch gemodificeerd visvoer;
- eieren van legbatterijkippen gevoed met genetische gemodificeerd voer;
- genetisch gemodificeerde oliën die zijn verhit, gebleekt en gehydrogeneerd waardoor giftige transvetten zijn ontstaan.

Ons huidige voedsel voert een hopeloze strijd tegen verminderde mineraalgehalten in de bodem en almaar stijgende CO_2-niveaus, maar ook tegen genetisch gemodificeerde organismen (GGO's), wereldwijde distributie, intensieve veehouderij en voedselbewerkings- en bereidingsmethoden, wat er allemaal voor zorgt dat de weinige micronutriënten die nog over zijn nog verder worden uitgeput.

Genetisch gemodificeerde organismen (GGO's)

De genetische modificatie van organismen (het creëren van GGO's) vindt plaats in een laboratorium en omvat het kunstmatig invoegen van genetisch materiaal van bacteriën, virussen, insecten, dieren en zelfs mensen in het DNA van voedselgewassen of dieren om hun resistentie tegen plaagdieren te vergroten, ze beter bestand te maken tegen weersveranderingen, de oogst te verhogen en de rijpingstijd te verkorten. GGO's zijn om velerlei redenen een controversieel onderwerp, maar waar niet vaak over wordt gepraat, is het gevaar van het eten van dit soort voedsel in relatie tot micronutriëntdeficiëntie Recente statistieken laten zien dat meer dan 80 procent van de verpakte voedingsmiddelen in de Verenigde Staten GGO's bevat.[21] Hoewel het misschien moeilijk voor te stellen is hoe dat mogelijk is, is het eigenlijk een wonder dat 20 procent van het voedsel nog geen GGO's bevat, gezien het feit dat 94 procent van alle soja, 90 procent van het koolzaad, 88 procent van de maïs, 100 procent van de suikerbieten, 80 procent van de Hawaïaanse papaja en meer dan 10.000 hectaren aan courgette en flespompoenen met GGO-zaden worden geteeld.

Op welke wijze dragen GGO's nu eigenlijk bij aan de heersende micronutriëntdeficiëntiepandemie? Sommige GGO-gewassen zijn genetisch veranderd zodat ze bestand zijn tegen het onkruidbestrijdingsmiddel glyfosaat, beter bekend onder de merknaam Roundup. Misschien heb je hier weleens van gehoord. Dit is de reden waarom GGO-gewassen vaak 'Roundup Ready' worden genoemd. Glyfosaat doodt onkruid door zich te hechten aan of een verbinding aan te gaan met de essentiële mineralen die deze planten voor hun overleving nodig hebben, waardoor ze van hun micronutriënten worden beroofd. Het probleem is dat glyfosaat hetzelfde doet bij de 'Roundup Ready'-gewassen zelf. Vervolgens doen deze micronutriëntarme gewassen hetzelfde bij de mensen en dieren die deze gewassen eten.

Dit is wat Don Huber, een GGO-deskundige en emeritus hoogleraar in plantpathologie aan de Purdue-universiteit over het onderwerp te zeggen had: 'Ik heb twintig jaar lang onderzoek naar glyfosaat gedaan. (...) Glyfosaat doodt onkruid door een verbinding aan te gaan met essentiële nutriënten die de plant nodig heeft om zich tegen schadelijke invloeden te verdedigen. (...) Micronutriënten als mangaan, koper, kalium, ijzer, magnesium, calcium en zink zijn essentieel voor de menselijke gezondheid. De beschikbaarheid van al deze mineralen kan door glyfosaat worden verminderd; met glyfosaat behandelde planten bevatten minder minerale voedingsstoffen. We zien een afname in nutriëntkwaliteit (in voedselgewassen). (...) Het [Roundup Ready] gen zal de micronutriëntefficiëntie van zink en mangaan met 50 procent verminderen. (...) Als we doorgaan met het ongelimiteerde gebruik van glyfosaat is het slechts een kwestie van tijd voordat we nog ernstiger negatieve gevolgen zullen zien.'[23]

Verontrustend genoeg is glyfosaat volgens het Amerikaanse Ministerie van Binnenlandse zaken 'het bestverkochte onkruidbestrijdingsmiddel ter wereld, dat in meer dan negentig landen en op meer dan honderdvijftig gewassen wordt gebruikt.' Begrijp je nu dat dit zelden genoemde aspect van GGO's een zeer negatief effect kan hebben op je vermogen om voldoende essentiële micronutriënten tot je te nemen? Je hoeft je echter geen zorgen te maken, het Food Factorprogramma laat je zien hoe je GGO's, die tevens in talloze supermarktproducten verstopt zitten, kunt vermijden.

Ons nieuwe wereldwijde voedselsysteem en onze intensieve landbouw en veeteelt

Laten we nu eens kijken naar wereldwijde distributie en intensieve landbouw en veeteelt, twee andere moderne realiteiten die ons voedsel van micronutriënten beroven. Totaallandbouwer Joel Salatin zegt in zijn boek *Folks, This Ain't Normal*: 'In 1945 werd 40 procent van alle in de Verenigde Staten geconsumeerde groente in achtertuinen gekweekt.'[24] Tegenwoordig behoren dit soort achtertuinen grotendeels tot het verleden. In plaats daarvan wordt het grootste deel van het voedsel (fruit, groente, vlees en pluimvee) in intensieve landbouw- en veeteeltbedrijven vele staten verderop of zelfs in andere landen geteeld, en legt het vaak afstanden van duizenden kilometers af voordat het op je bord belandt. Een rapport van het Leopold Center for Sustainable Agriculture van de universiteit van Iowa vermeldt dat de gemiddelde aardappel bijvoorbeeld een afstand van 1900 kilometer aflegt voordat deze in de winkel ligt. Evenzo legt een tomaat 2500 kilometer en een wortel een micronutriëntkostende afstand van 2900 kilometer af voordat deze op tafel komt.[25] Daarnaast blijkt uit de database van het economische onderzoeksbureau van het USDA dat een gemiddelde Amerikaanse maaltijd uit ingrediënten uit ten minste vijf landen *buiten* de Verenigde Staten bestaat. Het USDA schat dat jaarlijks 39 procent van het fruit, 12 procent van de groente, 40 procent van het lamsvlees en 78 procent van vis en schaaldieren uit andere landen wordt geïmporteerd.[26] Deze micronutriëntkostende factor is niet beperkt tot de Verenigde Staten alleen. De afgelopen veertig jaar is de wereldbevolking verdubbeld en het voedsel dat tussen landen wordt verscheept verviervoudigd. In het Verenigd Koninkrijk maakt voedsel bijvoorbeeld een 50 procent langere reis dan twintig jaar geleden.[27]

Dit zou geen probleem zijn, ware het niet dat de micronutriëntgehalten in ons voedsel in hoge mate beïnvloed worden door hitte, lucht en licht. Dit betekent dat gedurende elke minuut die je voedsel aan de hete temperaturen van een vrachtwagen of vrachtschip of aan het fluorescerende licht in de supermarkt wordt blootgesteld kostbare micronutriënten verloren gaan die we nu juist voor een goede gezondheid nodig hebben. Bovendien worden fruit en groente vaak geplukt of geoogst voordat ze volledig rijp zijn om ervoor te zorgen dat ze er 'vers' uitzien als ze na transport in de schappen belanden en beter bestand zijn tegen de butsen en beschadigingen die kunnen optreden tijdens het mechanisch oogsten en het vervoer over lange afstanden. Dit is ook van invloed op de algehele micronutriëntgehalten van het voedsel. Het Center for Health and the Global Environment van de Harvard School of Public Health zegt hierover het volgende: 'Hoewel een vrucht of gewas na de oogst nog volledig op kleur kan komen, geldt dit niet voor de voedingswaarde.'[28] Het vitamine C-gehalte in tomaten zal bijvoorbeeld na de oogst nog iets toenemen, maar ze zullen nooit hetzelfde micronutriëntgehalte bevatten als wanneer ze aan de plant gerijpt zouden zijn. Als je in aanmerking neemt dat tomaten een kwart van de totale groenteconsumptie in Amerika uitmaken, is dat een heleboel vitamine C die we allemaal mislopen. Dan heb je ook nog de smaak van deze micronutriëntarme voedingsmiddelen. Heb je ooit weleens in een rode, ogenschijnlijk sappige, verrukkelijk uitziende tomaat of aardbei gebeten om tot je schok te ontdekken dat deze naar niets smaakte? Dat komt omdat micronutriënten deels verantwoordelijk zijn voor smaak! Als we micronutriënten kwijtraken, raken we de essentie van het voedsel zelf kwijt – we raken de ziel ervan kwijt. Dit is de reden dat we willen dat je tijdens het 28-daagse programma natuurlijk gerijpte, lokaal verbouwde groente eet, en dit geldt ook voor fruit. Je totale micronutriëntinname zal niet alleen enorm toenemen, maar je voedsel zal ook veel smaakvoller zijn.

Consumptiedieren

Zoals je tot dusver hebt gezien, heeft de intensieve landbouw en veeteelt grote invloed gehad op de manier waarop ons voedsel wordt geproduceerd en waar het aan wordt blootgesteld, maar ook op het voer dat we consumptiedieren toedienen en de omgeving waarin deze worden gehouden. Zoals je misschien wel kunt raden, kunnen deze onnatuurlijke voeders en omgevingen ook nadelige effecten hebben op de micronutriënten in de burgers, visfilets en 'verse' eieren die door miljoenen mensen worden gegeten.

We hopen dat je het volgende weet: koeien horen gras te eten. Dat weet iedereen, toch? Maar kennelijk heeft iemand dat vergeten te vertellen aan de veeteeltbedrijven die hier in Amerika en andere delen van de wereld verantwoordelijk zijn voor het fokken van het merendeel van het vee. Deze koeien grazen namelijk niet langer vrij rond, waardoor ze de kans zouden krijgen een natuurlijk dieet van groen gras te eten. In plaats daarvan staan ze hutjemutje bij elkaar in hokken met smerige vloeren vol mest en zijn ze gedwongen een dieet van genetisch gemodificeerde maïs en soja te eten. Dat is nog niet alles: volgens Randy Shaver, hoogleraar aan de faculteit der Zuivelwetenschappen van de universiteit van Wisconsin, krijgt vee in de intensieve veeteelt vaak tot 2,5 kilo muffe chocola en bijna 1 kilo snoep per koe per dag toegediend omdat dit goedkoop is en een hoog vetgehalte bevat. Hoewel deze praktijk lagere voedingskosten oplevert, zorgt het ook voor vlees dat kunstmatig hoog is aan vet en laag aan vitamine E, bètacaroteen, omega 3-vetzuren en geconjugeerd linolzuur (CLA), een gezond vet dat het vermogen heeft kanker te bestrijden en vet af te breken.[29] *Holy cow!*

Helaas vergaat het kippen en vissen niet veel beter. Legbatterijkippen die de hele dag binnen zitten en geen toegang hebben tot natuurlijk zonlicht en open weiden waar ze in de modder naar insecten kunnen pikken, leggen micronutriëntarme eieren. Volgens de nationale voedingsdatabase van het USDA bevatten weide-eieren twee keer meer omega 3-vetzuren, vier keer meer vitamine D, twee derde meer vitamine A, drie keer meer vitamine E en zeven keer meer bètacaroteen. Uit een andere studie in *The British Journal of Nutrition* kwam naar voren dat weide-eieren 170 procent meer B_{12} en 150 procent meer B_9 (foliumzuur) bevatten dan commerciële legbatterij-eieren.[30]

Wist je dat bijna 90 procent van de geconsumeerde zalm gekweekt is?[31] Sinds wanneer is dit aan de gang? Deze vissen worden gekweekt in zogenaamde 'visfarms' en helaas worden de fouten die in veeteeltbedrijven op het land worden gemaakt ook hier gemaakt. Zeeluizen zijn bijvoorbeeld een groot probleem in deze visfarms en hoewel zalmen carnivoor zijn, krijgen deze vissen visvoer met GGO-maïs en -soja toegediend en zijn sommige farms zelfs zo laag gezonken dat ze deze dieren varkens- en geitenmest te eten geven, dat vaak ook nog met salmonella is besmet. Het resultaat is zieke, micronutriëntarme vissen die niet eens meer de natuurlijke oranje kleur hebben waar ze om bekend staan, maar in plaats daarvan kunstmatig gekleurd moeten worden om er smakelijker uit te zien. Wilde zalm kan tot 380 procent meer omega 3 bevatten dan kweekzalm volgens de nationale voedingsdatabase van het USDA. Bovendien is de verhouding van omega 3 ten opzichte van omega 6 in kweekvis veel minder gezondheidsbevorderend. Terwijl de verhouding van omega 3 tot omega 6 in wilde cohozalm 15,3 tot 1 (optimaal) is, is aangetoond dat gekweekte cohozalm een veel minder optimale verhouding van slecht 3 tot 1,32 bevat.

Voedselbewerking: zeg maar dag tegen je micronutriënten

Oké, laten we dan nu onze blik eens richten op de laatste moderne voedselpraktijk die we in dit hoofdstuk zullen behandelen en dat is een omvangrijke: voedselbewerking en kookmethoden. Het volgende is misschien iets waar je nog nooit bij hebt stilgestaan: wist je dat alles wat je met voedsel doet in bepaalde mate ten koste gaat van het micronutriëntgehalte ervan? Toch is het zo. Telkens wanneer je het snijdt, in dobbelsteentjes hakt, pelt, bakt, in de magnetron gooit, stoomt, frituurt, maalt, kookt, roerbakt of wat je verder nog maar kunt bedenken, stel je je voedsel bloot aan hitte, lucht of licht. Zoals je je wellicht nog herinnert, kunnen deze drie factoren de hoeveelheid micronutriënten in ons voedsel in ernstige mate verminderen. Zelfs zoiets gewoons als een appel in partjes snijden heeft een negatief effect. Hierdoor wordt namelijk een groter oppervlak van de appel aan deze elementen blootgesteld, en hoe langer de stukken hieraan blootstaan, hoe meer micronutriënten verloren gaan. Geen van deze dingen vermindert trouwens iets aan de calorische waarde van het voedsel. Alleen de micronutriënten worden aangetast en hoewel onze voorouders hun voedsel ook in bepaalde mate bewerkten en kookten, gaan moderne fabrikanten daar veel verder in.

Het is doorgaans tamelijk gemakkelijk om bewerkte voedingsmiddelen in de supermarkt te herkennen. Als het in een doos, zak of fles wordt verkocht, is de kans groot dat de fabrikant ermee 'geknutseld' heeft. Ontbijtgranen, chips, crackers, frisdrank, vruchtensap, smeerkaas, snoep, pasta en zelfs vleeswaren zijn tegenwoordig bewerkt. Er zijn echter nog andere voedingsmiddelen die door methoden die misschien niet zo voor de hand liggen van hun essentiële micronutriënten worden beroofd. Zuivelproducten bevatten bijvoorbeeld bijna altijd melk die gepasteuriseerd, of erger nog, ultra gepasteuriseerd is. Pasteurisatie is een verhittingsmethode die de melk 'schoonmaakt' en de houdbaarheid verlengt. Het probleem is dat hiermee ook de vriendelijke bacteriën in de melk worden gedood en veel belangrijke vitamines en mineralen verloren gaan. Ongepasteuriseerde, natuurlijke, rauwe melk bevat bijvoorbeeld:

- tot 60 procent meer vitamine B_1 (thiamine) en B_6 dan gepasteuriseerde melk;
- tot 100 procent meer B_{12};
- tot 30 procent meer vitamine B_9 (foliumzuur);
- hogere calcium- en fosforgehalten.

En alsof pasteurisatie nog niet erg genoeg was: heb je weleens van bestraling gehoord? Bestraling wordt vaak 'koude pasteurisatie' genoemd, omdat het net als pasteurisatie wordt gebruikt om voedsel 'schoon te maken', alleen wordt hierbij in plaats van hitte straling gebruikt! Omdat de Food Safety Modernization Act die president Obama in 2010 ondertekende de bestraling van alle fruit en groente stimuleert, zullen we in de nabije toekomst heel wat meer bestraling zien. Hoe slecht is bestraling nu eigenlijk? Heel slecht! Om te beginnen is bestraling het proces waarbij voedsel wordt blootgesteld aan straling om micro-organismen, bacteriën, virussen of insecten die zich mogelijk in het voedsel bevinden te vernietigen, iets waar onze voorouders zich absoluut niet druk over maakten.

Hoeveel straling? O, niet zo veel, slechts het equivalent van 33 tot 150 miljoen keer meer straling dan bij een röntgenfoto van de borst wordt ingezet. Deze gigantische stralingsdosis verstoort vervolgens de structuur van alles wat er doorheen gaat, door het DNA, de vitamines, mineralen en eiwitten van een voedingsmiddel te vernietigen en vrije radicalen te produceren. Vrije radicalen zijn atomen, moleculen of ionen met een oneven aantal elektronen die op zoek gaan naar een ontbrekend elektron en gezonde cellen aanvallen die op hun beurt dan ontregeld en beschadigd raken. Er is aangetoond dat ze een rol spelen bij vele degeneratieve ziekten, zoals hartkwalen, dementie, kanker en grauwe staar. Terwijl Amerika zich voorbereidt om het aantal voedingsmiddelen dat zal worden bestraald aanzienlijk te verhogen, heeft het Europese Parlement al in 2003 haar eerdere goedkeuring ingetrokken en ervoor gestemd om specerijen, gedroogde kruiden en smaakmakers 'als enige voedingsmiddelen toe te staan bestraald te worden tot voldoende wetenschappelijk onderzoek heeft uitgewezen dat bestraling veilig is voor de gezondheid.'[33]

De andere bijwerking van bestraling is dat het voedsel langer houdbaar wordt, waardoor voedsel dat ouder is dan de natuurlijke houdbaarheidsdatum er nog steeds vers en knapperig uitziet. Maar net als het Oscar Wilde-personage Dorian Gray, wiens jeugdige uiterlijk niet overeenkwam met zijn rottende, eeuwenoude binnenste, kan ook bestraald voedsel in de schappen van de supermarkt ons lange tijd verleiden zonder zijn ware aard te onthullen. Al die tijd blijft dit vers uitziende voedsel micronutriënten verliezen, lang nadat niet-bestraalde voedingsmiddelen al zouden zijn bedorven en weggegooid. Volgens arts Joseph Mercola, eigenaar van een van 's werelds meest vooraanstaande websites over natuurlijke gezondheid, 'vernietigt bestraling vitamines, nutriënten en essentiële vetzuren, waaronder tot wel 95 procent van het vitamine A-gehalte in kip en 86 procent van het vitamine B-gehalte in haver.'[34]

Dus wat betekent dit voor degenen die het geluk hebben om in Amerika te wonen of voor voedsel dat vanuit Amerika wordt ingevoerd? De meest vooraanstaande voedselwaakhond in Groot-Brittannië, The Food Commission, heeft bijvoorbeeld de volgende waarschuwing afgegeven: 'Bestraling van voedsel kan tot verlies van nutriënten leiden. (...) Dit wordt nog eens verergerd door de langere houdbaarheidsdatum van bestraald voedsel (...) wat ertoe kan leiden dat voedsel dat uiteindelijk door de consument wordt gegeten niet veel meer dan 'lege calorieën' bevat. Dit is een potentiële bedreiging voor de gezondheid van consumenten op de lange en korte termijn.'[35]

We begrijpen dat dit allemaal nogal overweldigend kan zijn, maar we kunnen niet genoeg het belang benadrukken dat je weet hoe micronutriëntdeficiënt het overgrote deel van ons voedsel werkelijk is. Dit betekent echter niet dat alles verloren is. De wetenschap dat voedsel arm is aan nutriënten plaatst je in de unieke positie dat je het belang ervan inziet dat je het meest micronutriëntrijke voedsel (of rijke voedingsmiddelen, zoals we ze later zullen noemen) moet kiezen dat er verkrijgbaar is. Deze voedingsmiddelen verhogen je micronutriëntgehalte doordat je hiermee GGO's, voedsel dat van ver komt, in onnatuurlijke omgevingen gehouden en onnatuurlijk gevoerde dieren, bewerkt voedsel en bepaalde kookmethoden vermijdt of uit je dieet schrapt. Het Food Factor-programma bevat een overdaad aan deze vitamine- en mineraalrijke voedingsmiddelen en later, in hoofdstuk 5, zullen we je alle hulpmiddelen verschaffen die je nodig hebt om de voedingsmiddelen te kiezen met het hoogste aantal micronutriënten per hap.

De eerste wet van de voedingswetenschap

Nu we je hebben bewezen dat micronutriëntdeficiëntie de meest wijdverbreide aandoening van de 21e eeuw is, is het tijd om je te laten zien waarom we geloven dat micronutriëntdeficiëntie ook de gevaarlijkste aandoening van ons tijdperk is.

Het volgende is een wetenschappelijk feit: micronutriënten zijn zo krachtig dat zelfs een tekort aan slechts een ervan je dood kan betekenen. Dit is de waarheid. Neem bijvoorbeeld scheurbuik (een tekort aan vitamine C), beriberi (een tekort aan vitamine B_1 of thiamine) en pellagra (een tekort aan vitamine B_3 of niacine): deze ziekten hebben wereldwijd aan talloze miljoenen mensen het leven gekost, tot de medische wetenschap ontdekte dat deze niet veroorzaakt werden door een bacteriële infectie, zoals men eerder vermoedde, maar het directe gevolg waren van een tekort aan een enkel micronutriënt. Een artikel getiteld 'Achievements in Public Health, 1900-1999: Safer and Healthier Foods' van de Centers for Disease Control and Prevention werpt enig licht op de voortschrijdingen in de voedingswetenschappen en zegt het volgende:

Voedingswetenschappen stonden aan het begin van de eeuw ook nog in de kinderschoenen. Het concept dat mineralen en vitamines nodig waren om ziekten die door tekorten in het dieet veroorzaakt werden te voorkomen, was onbekend. Van terugke-

rende deficiëntieziekten, zoals Engelse ziekte, scheurbuik, beriberi en pellagra, werd gedacht dat het infectieziekten waren. Rond 1900 identificeerden biochemici en fysiologen eiwitten, vet en koolhydraten als de basisnutriënten in voedsel. In 1916 leidden nieuwe gegevens tot de ontdekking dat voedsel vitamines bevatte en dat het gebrek aan 'vitale vitamines' ziekte zou kunnen veroorzaken.[36]

In 1912 namen twee van de meest vooraanstaande onderzoekers van die tijd als hypothese aan dat er een relatie bestond tussen micronutriëntdeficiënties en ziekten. Na het bestuderen van de effecten van tekorten op ziekten, publiceerden de wetenschappers Casimir Funk en Sir Frederick Hopkins de *Vitamin Hypothesis of Disease*, waarin werd gesteld dat bepaalde ziekten door een gebrek aan specifieke vitamines in het dieet werden veroorzaakt.

Wat we willen dat je nu, zo'n honderd jaar later, begrijpt, is dat er niets veranderd is ten aanzien van de veroorzaking van ziekten. Hoewel veel mensen willen geloven dat onze moderne aandoeningen en ziekten verschillen met die uit het verleden en dat onze huidige epidemieën van kanker, osteoporose, blindheid, hartfalen, diabetes, dementie en obesitas (om er maar een paar te noemen) worden veroorzaakt door iets meer dan een micronutriëntdeficiëntie, is dit niet het geval. Duizenden door vakgenoten beoordeelde studies uit de afgelopen eeuw laten zien dat deze ziekten in het overgrote deel van de gevallen niet besmettelijk of erfelijk waren, maar door een tekort aan essentiële micronutriënten werden veroorzaakt.

Gedreven door onze passie voor de ware kracht van micronutriënten publiceerden we in 2012, precies honderd jaar na *Vitamin Hypothesis of Disease* van Funk en Hopkins, een nieuwe hypothese die niet alleen de oorzaak van de meest voorkomende aandoeningen en ziekten van deze tijd aanwijst, maar ook een realistische en vol te houden methode ter voorkoming en genezing ervan biedt. We noemen dit de *hypothese van optimale micronutriëntenstatus voor gezondheid*. Deze luidt als volgt:

Als een aandoening of ziekte rechtstreeks aan een micronutriëntdeficiëntie kan worden toegeschreven, kan deze worden voorkomen en/of omgekeerd door een aanhoudend toereikend peil van de micronutriënten waaraan een tekort is.

Onze hypothese verschilt in die zin met die van Funk en Hopkins dat deze alle micronutriënten (niet alleen vitamines) omvat en – misschien wel het belangrijkste – op de mogelijkheid wijst ziekten door middel van een aanhoudend toereikend peil van micronutriënten te voorkomen en te genezen. Dit is de reden waarom het Food Factorprogramma slechts één doel heeft: het bereiken en behouden van een optimale micronutriëntenstatus. Door te bepalen aan welke micronutriënten je mogelijk een tekort hebt en welke aandoeningen die je op dit moment hebt er mogelijk door veroorzaakt (zouden kunnen) worden en vervolgens de benodigde stappen te zetten om deze micronutriënttekorten aan te vullen, zet het 28-daagse programma je op het pad naar het voorkomen van toekomstige ziekten of het omkeren van willekeurig welke aandoening waar je op dit moment aan lijdt.

Binnen elke wetenschappelijke discipline streven theoretici ernaar een universele waarheid te vinden. In de natuurkunde heb je bijvoorbeeld de wet van behoud van energie, die stelt dat energie niet gecreëerd noch vernietigd kan worden, maar wel van vorm kan veranderen. Op het terrein van de voedingswetenschappen is het heel moeilijk om een universele waarheid te vinden, maar we geloven wel dat die bestaat. We willen introduceren wat we de wet van een optimale micronutriëntenstatus voor optimale gezondheid noemen. Deze luidt als volgt:

Een optimale micronutriëntenstatus is een vereiste voor een optimale gezondheid.

Het is niet ingewikkeld of bijzonder poëtisch, maar wij geloven dat het waar is. Als essentiële micronutriënten, zoals hun naam al impliceert, essentieel zijn, kan niets anders dan een optimale micronutriëntenstatus het lichaam voorzien van wat het nodig heeft om de functie uit te voeren waarvoor het deficiënte micronutriënt essentieel is. Kortom: zonder optimale micronutriëntenstatus geen optimale gezondheid, net als in ons 'alle wegen leiden naar Rome'-verhaal. Het goede nieuws is echter dat je door deze wet te begrijpen en tijdens je gepersonaliseerde 28-daagse programma naar een optimale micronutriëntenstatus in je lichaam toe te werken, je je gezondheid in eigen hand neemt en de setting voor het optreden van een wonder in je leven creëert.

Micronutriëntdeficiëntie staat gelijk aan ziekte

Op dit punt zeg je misschien tegen jezelf: Als dit allemaal waar is, waarom schreeuwen de gezondheidsinstanties dit dan niet van de daken? Waarom zouden dan niet duizenden onderzoeksartikelen micronutriëntdeficiëntie als belangrijkste oorzakelijke factor voor hedendaagse ziekten aanwijzen? Ik heb nooit één bewijs uit betrouwbare bron gezien die stelt dat het enige wat ik hoef te doen om ziekte te voorkomen, eenvoudigweg het binnenkrijgen van voldoende micronutriënten is. Houd je dan maar stevig vast, want wij gaan je dat bewijs nu leveren.

Laten we beginnen met een uitspraak van Robert H. Fletcher en Kathleen M. Fairfield, allebei arts en opstellers van de richtlijnen voor *The Journal of the American Medical Association*: 'Onvoldoende inname van vitamines is kennelijk een oorzaak van chronische ziekten. Recent onderzoek heeft aangetoond dat suboptimale [beneden de norm] niveaus van vitamines, zelfs ver boven de niveaus die deficiëntiesyndromen veroorzaken, risicofactoren zijn voor chronische ziekten, zoals cardiovasculaire ziekten, kanker en osteoporose. Een groot gedeelte van de bevolking loopt derhalve duidelijk een verhoogd risico.'[37]

Zoals je dus kunt zien is de American Medical Association (AMA) zich terdege bewust van het feit dat micronutriëntdeficiëntie een risicofactor is voor moderne ziekten en dat een groot deel van de bevolking in de risicogroep valt, maar de ware vraag is: hoe groot is deze risicofactor? Zou een optimale micronutriëntenstatus het ontbrekende puzzelstukje kunnen zijn waarnaar we allemaal hebben gezocht? Hier volgen enkele onderzoeken van verschillende vooraanstaande instituten die het verband tussen een groot aantal verschillende aandoeningen en ziekten en micronutriëntdeficiëntie benadrukken.

In een in het wetenschappelijke tijdschrift *Proceedings of the National Academy of Sciences* gepubliceerde studie kwamen onderzoekers tot de conclusie dat congestief hartfalen (door een breed scala aan oorzaken) een sterke correlatie heeft met significant lage bloed- en weefselwaarden aan het belangrijke micronutriënt co-enzym Q10 (CoQ10). Uit de studie kwam naar voren dat de ernst van hartfalen correleert met de ernst van CoQ10-deficiëntie en de conclusie luidde dat 'CoQ10-deficiëntie mogelijk een belangrijke, zo niet de enige oorzaak is van cardiomyopathie [hartziekte].'[38]

Michael Holick, MD, van de Boston University School of Medicine, merkt in zijn studie over vitamine D en zonlicht op dat vrouwen die een tekort aan vitamine D hebben, 253 procent meer risico lopen om darmkanker te ontwikkelen en 222 procent meer risico lopen om borstkanker te ontwikkelen. Hij suggereert dat vitamine D-gehalten in het bloed op het moment van de diagnose van borstkanker een accurate voorspelling vormen voor de overlevingskansen van de betreffende vrouw.[39] Een andere studie, uitgevoerd door het Mount Sinai Hospital in Toronto, Canada, toonde aan de vrouwen met lage vitamine D-niveaus op het moment dat ze met borstkanker worden gediagnosticeerd 94 procent meer kans hebben dat de kanker zich uitzaait en 73 procent meer kans hebben om binnen tien jaar na de diagnose te overlijden.[40]

In een in *The European Journal of Neurology* gepubliceerd artikel kwamen de onderzoekers tot de conclusie dat personen met verhoogde homocysteïne-niveaus door een vitamine B_{12}-tekort twee keer zo veel risico liepen om de ziekte van Alzheimer te ontwikkelen.[41] In het grootste onderzoek dat ooit is uitgevoerd met betrekking tot het verband tussen vitamine D-niveaus en dementie, gepubliceerd in het tijdschrift *Neurology*, concludeerden de onderzoekers dat personen met lage vitamine D-niveaus mogelijk twee keer zo veel risico lopen om alzheimer te ontwikkelen ten opzichte van personen met voldoende vitamine D in hun lichaam.[42] In door het Arizona Cancer Center en de Cornell-universiteit uitgevoerde studies werd aangetoond dat het totale sterftecijfer door kanker met 50 procent werd verminderd bij personen die dagelijks 200 mcg selenium innamen. De kans om prostaatkanker te ontwikkelen werd met maar liefst 74 procent, dikkedarmkanker met 58 procent en longkanker met 48 procent verlaagd.[43]

Uit een in *The Lancet* gepubliceerde studie bleek dat vitamine E-supplementatie het risico op een myocardiaal infarct (hartaanval) met 77 procent doet afnemen bij patiënten met een bestaand defect aan de kransslagader.[44] In een in 2014 gepubliceerde studie in *The American Journal of Clinical Nutrition* kwamen onderzoekers bovendien tot de conclusie dat een dagelijks dosis van slechts 800 IE (internationale eenheden) van vitamine D_3 het risico op hartfalen met 25 procent verminderde.[45]

In 2011 beoordeelden onderzoekers van de afdeling verloskunde en gynaecologie aan de universiteit van Auckland, Nieuw-Zeeland, meer dan dertig studies over de correlatie tussen verminderd vruchtbare mannen en supplementatie met antioxidanten. Ze ontdekten dat antioxidanten, zoals vitamine C en E en zink, onvruchtbaarheid verminderden en de kans op conceptie meer dan verviervoudigden.[46] En vruchtbaarheidsonderzoeken gericht op vrouwen hebben zelfs nog betere resultaten laten zien. In een recent Brits onderzoek was 100 procent van de eerder onvruchtbare vrouwen die aan het onderzoek deelnamen in staat om zwanger te raken en een kind te krijgen na een dagelijkse supplementatie met 200 mcg selenium en 400 mg magnesium.

Vitamine K, dat alleen in dierlijke bronnen wordt aangetroffen en in het Amerikaanse dieet vaak afwezig is, kan het optreden van hartfalen verminderen door calcium uit je aderen en in je botten te houden. Onderzoekers van het Medisch Centrum aan de Erasmus Universiteit in Rotterdam onderzochten meer dan zeven jaar lang 4807 mannen en vrouwen en kwamen tot de conclusie dat supplementatie met vitamine K de gezondheid van hart en vaten bevorderde door de calciumophoping in de hartslagader met 50 procent te verminderen en het risico op een cardiovasculair falen met maar liefst 50 procent te verlagen. Volgens een studie uit 2012 door de Harokopio-universiteit in Athene, Griekenland, bleek dat vitamine K_2 bovendien ook gunstig is voor de botten en positieve veranderingen in de botmassa in gang zet door calcium toe te staan zijn juiste werk te doen.[48, 49]

Uit een wetenschappelijke beoordeling van zeven gerandomiseerde, gecontroleerde onderzoeken uit 2013 kwam naar voren dat een gemiddelde van 101.028 cardiovasculaire defecten per jaar vermeden zouden kunnen worden als alle volwassenen in de Verenigde Staten van 55 jaar of ouder die gediagnosticeerd waren met een coronaire hartziekte supplementatie in de vorm van B_6, B_9 (foliumzuur) en B_{12} in beschermende hoeveelheden zouden innemen.[50]

Dat is alles bij elkaar heel veel bewijs en dit wijst allemaal naar het feit dat een gebrek aan essentiële micronutriënten het risico op een groot scala aan aandoeningen en ziekten, waaronder hartfalen, kanker, alzheimer, onvruchtbaarheid en osteoporose, kan verhogen. Als je nu denkt aan micronutriëntdeficiënt zijn, komt er dan een woord in je op? Wat dacht je van gevaarlijk? Het klinkt in ieder geval gevaarlijk, vind je niet? Micronutriëntdeficiëntie is de gevaarlijkste aandoening ter wereld, omdat is aangetoond dat het een oorzakelijke factor is van bijna alle aandoeningen en ziekten die we allemaal proberen te vermijden.

Samengevat: omdat micronutriëntdeficiëntie in bijna iedere volwassene en ieder kind op aarde een rol speelt en het leven beïnvloedt van bijna het dubbele aantal mensen dat op dit moment is gediagnosticeerd met een van de meest voorkomende en dodelijke aandoeningen en ziekten van tegenwoordig, waaronder hartfalen, kanker, osteoporose en diabetes, is het absoluut de meest *wijdverbreide* aandoening van de 21e eeuw. Omdat een deficiëntie in essentiële micronutriënten het risico op het ontwikkelen van een de slopende hedendaagse ziekten verhoogt, is micronutriëntdeficiëntie ook de *gevaarlijkste* aandoening waar we mee te maken hebben. Gezien het ondersteunende onderzoek dat we in dit hoofdstuk hebben gepresenteerd, denken we dat we zonder enige twijfel hebben bewezen dat de uitspraak waarop we onze voedingsfilosofie hebben gebaseerd inderdaad correct is: micronutriëntdeficiëntie is de meest wijdverbreide en gevaarlijke aandoening van de 21e eeuw.

> ## Mark Hyman,
> **arts en voorzitter van het Institute for Functional Medicine,**
> ## zegt het zoals het is.
>
> '[Tegenwoordig] veroorzaakt vitaminedeficiëntie geen acute ziekten, zoals scheurbuik of Engelse ziekte, maar wel wat we "lang-latente deficiëntieziekten" noemen. Hiertoe behoren aandoeningen als blindheid, osteoporose, hartkwalen, kanker, diabetes, dementie en meer.
> Het opmerkelijke is dat de meeste conventionele artsen het wat vitamines en mineralen betreft volkomen bij het verkeerde eind hebben. (...) Artsen nemen over het algemeen alleen hun toevlucht tot vitamines als medicijnen niet werken. Ze zouden de vitamines als eerste moeten voorschrijven. (...) Stel je een medicijn voor dat in een kleine dosis, zonder toxiciteit en met een succespercentage van 100 procent binnen enkele dagen of weken een dodelijke ziekte zou kunnen genezen. Een dergelijk medicijn bestaat niet en zal nooit bestaan. Maar dat is wel de kracht en de potentie van nutriënten.'[51, 52]

De micronutriëntdeficiënties ontdekken die mogelijk je gezondheid beïnvloeden

We hebben je het grote plaatje laten zien, maar nu is het tijd om de weg te plaveien om je eigen 'micronutriëntwonder' te bewerkstelligen. Het is tijd om een lijst op te stellen van de specifieke micronutriënten waar jij, persoonlijk, speciale aandacht aan zou moeten besteden terwijl je dit programma doorloopt. We noemen dit je persoonlijke micronutriëntdeficiëntielijst. Je lijst zal even uniek zijn als jij, aangezien de aandoeningen, ziekten of kwalen waar je nu aan lijdt, zullen bepalen aan welke micronutriënten je een tekort hebt. Je doel gedurende het Food Factor-programma zal zijn om een optimale micronutriëntenstatus te bereiken, door extra aandacht te besteden aan de specifieke micronutriënten op je persoonlijke lijst.

Om te beginnen moet je eerst je huidige gezondheidsstatus beoordelen om te bepalen aan welke micronutriënten je mogelijk een tekort hebt. Hiertoe willen we dat je tabel 1.3 op pagina 60-62 bekijkt en een vinkje (✓) naast de aandoening of ziekte plaatst waar je op dit moment aan lijdt. Als je bijvoorbeeld last hebt van allergieën, plaats je een vinkje in het vakje achter allergieën. Als je ook last hebt van angst- en paniekaanvallen plaats je een extra vinkje in het vakje achter angst/paniek, en zo verder. Het aantal vinkjes wordt bepaald door het aantal aandoeningen op de lijst die je hebt of regelmatig ervaart. Als je bijvoorbeeld eens in de zoveel jaar een keer verkouden bent, vink je het vakje achter 'verkoudheden' niet aan, maar als je ieder jaar één of meerdere keren verkouden bent, doe je dit wel. Wees zo nauwkeurig mogelijk.

Achter elke aandoening zie je een tweede vakje met de namen van de micronutriënten waarvan de wetenschap heeft aangetoond dat ze gunstig zijn voor het voorkomen en behandelen van de betreffende aandoening. Dit zijn de specifieke micronutriënten waarop je je wilt focussen om een optimaal peil te bereiken en je gezondheid te verbeteren. Nadat je in tabel 1.3 alle vakjes hebt aangevinkt die op jou van toepassing zijn, ga je naar tabel 1.4 op pagina 62-63 en geef je daarin aan hoe vaak elk micronutriënt voorkwam achter een aandoening of ziekte die je hebt aangevinkt.

Als vitamine A bijvoorbeeld in de groep micronutriënten van slechts een van de aandoeningen waarachter je een vinkje hebt geplaatst voorkwam, noteer je in tabel 1.4 een 1 achter vitamine A. Als vitamine A echter voorkwam in de groep micronutriënten van drie aandoeningen waarachter je een vinkje hebt geplaatst, noteer je in tabel 1.4 een 3 achter vitamine A. Neem de tijd en wees zo nauwkeurig mogelijk. Als je dit schema volledig hebt ingevuld, zul je snel kunnen bepalen welke micronutriëntdeficiënties mogelijk ten grondslag liggen aan een groot aantal van je huidige aandoeningen en ziekten.

Tabel 1.3
Aandoeningen en belangrijkste micronutriënten ter preventie en behandeling

Aandoening	Micronutriënten ter preventie en behandeling	✓ indien aandoening aanwezig
Acne	A, B_1, B_2, B_3, B_5, B_6, B_7, B_9, B_{12}, C, E, zink	
ABEB	B_6, B_9, magnesium, zink, omega 3, carnitine	
Allergieën	A, B_5, B_6, C, E, calcium, magnesium, selenium, zink, omega 6 (ADA)	
Alzheimer/dementie	A, B_1, B_2, B_6, B_9, B_{12}, choline, C, D, E, chroom, koper, silicium, zink, omega 3, alfa-liponzuur, carnitine	
Angst/paniek	A, B_1, B_2, B_3, B_5, B_6, B_7, B_9, B_{12}, choline, C, D, E, calcium, chroom, koper, jodium, ijzer, magnesium, kalium, selenium, zink, omega 3, carnitine	
Artritis	B_1, B_2, B_3, B_5, B_6, B_7, B_9, B_{12}, C, D, borium, calcium, magnesium, silicium, omega 3, omega 6 (ADA)	
Astma	A, B_6, B_9, choline, C, D, E, magnesium, selenium, silicium, zink, omega 3, carnitine, CoQ10	
Autisme	A, B_1, B_6, B_9, B_{12}, C, D, magnesium, zink, carnitine	
Beroerte	C, D, kalium	
Blindheid/ nachtblindheid	A	
Bloedarmoede	B_9, B_{12}, koper, ijzer	
Cardiovasculaire ziekte/hartkwaal	B_1, B_2, B_3, B_6, B_9, B_{12}, C, D, E, K, calcium, chroom, koper, magnesium, kalium, selenium, silicium, zink, omega 3, omega 6 (ADA), CoQ10	
Carpaletunnel- syndroom	B_6	

Chronische vermoeidheid	B_1, B_2, B_3, B_5, B_6, B_7, B_9, B_{12}, C, D, E, jodium, ijzer, magnesium, carnitine
Cognitieve stoornis	A, B_1, B_2, B_6, B_9, B_{12}, choline, C, D, E, chroom, koper, silicium, zink, omega 3, alfa-liponzuur, carnitine
Constipatie	B_1, C, E, magnesium
Depressie	A, B_2, B_6, B_7, B_9, B_{12}, C, D, E, calcium, chroom, jodium, ijzer, magnesium, selenium, silicium, zink, omega 3, carnitine
Diabetes type 1	B_3, B_7, D, K, zink, carnitine
Diabetes type 2	B_3, B_5, B_6, B_7, C, D, E, K, chroom, magnesium, mangaan, zink, alfa-liponzuur
Fibromyalgie	B_1, D, magnesium, selenium, silicium, zink, CoQ10
Grauwe staar	B_1, B_2, C, E, selenium, silicium
Hiv	B_3, selenium, silicium, zink
Hoog cholesterol	B_3, B_5, E, chroom, koper
Huidontsteking/ eczeem	A, B_3, B_7, C, E, zink
Hypertensie (hoge bloeddruk)	B_6, B_9, C, D, E, calcium, chroom, magnesium, kalium, selenium, silicium, omega 3, omega 6 (ADA), alfa-liponzuur, carnitine, CoQ10
Immunoglobuline A nefropathie (nieraandoening)	Omega 3
Jicht	B_6, zink
Kanker	A, B_1, B_3, B_9, B_{12}, C, D, E, K, calcium, jodium, molybdeen, selenium, silicium, omega 3
Maagzweren	B_{12}, C
Maculadegeneratie	A, luteïne, E, zink, omega 3
Migraine/hoofdpijn	B_2, B_3, B_9, B_{12}, ijzer, magnesium, CoQ10
Nierstenen	A, B_6, D, calcium, magnesium, kalium
Obesitas	A, B_3, B_6, B_{12}, D, E, K, calcium, chroom, jodium, ijzer, magnesium, kalium, zink, omega 3, alfa-liponzuur, CoQ10
Ontstekingen (aandoeningen die eindigen op -itis)	B_2, B_3, B_5, B_6, B_7, C, D, E, magnesium, mangaan, zink, omega 3, alfa-liponzuur
Onvruchtbaarheid (man)	A, B_9, B_{12}, C, D, E, koper, mangaan, selenium, silicium, zink, carnitine, CoQ10

Onvruchtbaarheid (vrouw)	B_6, B_9, B_{12}, C, D, E, koper, magnesium, selenium, silicium, zink
Osteoporose/ osteopenie	A, B_9, B_{12}, D, K, borium, calcium, koper, fluoride, magnesium, mangaan, fosfor, kalium, silicium, zink, omega 3, omega 6 (ADA)
Overgangsklachten	B_6, C, E, magnesium, zink, omega 3
HEK	B_6, E, magnesium, zink, omega 3
Psoriasis/huidziekten	A, E, selenium, silicium, omega 3, CoQ10
Regelmatig blauwe plekken	A, C, E, zink
Rusteloze benen	IJzer
Schildklierproblemen	A, B_1, B_2, B_3, B_5, B_6, B_7, B_9, B_{12}, C, D, E, jodium, ijzer, mangaan, kalium, selenium, silicium, zink, omega 3
Schizofrenie	Omega 3
Slapeloosheid	A, B_1, B_3, B_6, B_9, B_{12}, D, E, calcium, magnesium, zink
Spataderen	C, E, koper
Spierpijn en -kramp	B_1, B_2, B_3, B_5, B_6, B_7, B_9, B_{12}, E, calcium, magnesium, kalium
Toevallen/epilepsie	B_6, B_7, magnesium
Verkoudheden	C, D, zink
Zwak immuunstelsel/ vaak ziek	A, B_1, B_2, B_3, B_5, B_6, B_7, B_9, B_{12}, C, D, E, koper, ijzer, fosfor, selenium, silicium, zink

Tabel 1.4
Je persoonlijke micronutriëntdeficiëntielijst

Micronutriënt	Aantal keer vermeld na aangevinkte aandoening	Micronutriënt	Aantal keer vermeld na aangevinkte aandoening
Vitamine A		Chroom	
Luteïne		Koper	
Vitamine B_1 (thiamine)		Jodium	

Vitamine B$_2$ (riboflavine)	IJzer
Vitamine B$_3$ (niacine)	Magnesium
Vitamine B$_5$ (pantotheenzuur)	Mangaan
Vitamine B$_6$ (pyridoxine)	Fosfor
Vitamine B$_7$ (biotine)	Kalium
Vitamine B$_9$ (foliumzuur)	Selenium
Vitamine B$_{12}$ (cobalamine)	Silicium
Choline	Zink
Vitamine C	Omega 3
Vitamine D	Omega 6
Vitamine E	Alfa-liponzuur
Vitamine K	Aminozuren (carnitine)
Borium	CoQ10
Calcium	

Heb je een patroon ontdekt? Heb je van bepaalde in tabel 1.4 genoemde micronutriënten een heel hoog getal genoteerd? Dit is je persoonlijke micronutriëntdeficiëntielijst en aan de micronutriënten met de hoogste scores heb je waarschijnlijk het grootste tekort. Aan deze micronutriënten wil je gedurende het programma dan ook speciale aandacht besteden. Tijdens het doorwerken van de hoofdstukken in dit boek zul je steeds naar deze lijst terugkeren. Terwijl je je huidige eet- en leefgewoonten en supplementen onderzoekt om te bepalen of deze mogelijk bijdragen aan specifieke micronutriënttekorten, zullen we je laten zien hoe je op elk van deze gebieden eenvoudige aanpassingen kunt doorvoeren zodat je deze tekorten snel en gemakkelijk kunt verminderen of zelfs opheffen. Daarnaast zul je je persoonlijke micronutriëntdeficiëntielijst gebruiken om te bepalen op welke micronutriënten je je moet focussen wanneer je je menukeuzes voor het Food Factor-programma maakt. Kort samengevat: je persoonlijke lijst zal je in staat stellen om je te focussen op de vitamines en mineralen die het gunstigst voor je zijn. Hoe meer gefocust je bent, hoe gemotiveerder je zult zijn en hoe groter de kans is dat je je doel, een optimale micronutriëntenstatus, bereikt.

Mijn persoonlijke micronutriëntwonder: Jeff R.

Soms komen er mensen in je leven wanneer je ze het meest nodig hebt. Hoe noemen ze dat, goddelijke interventie? Dat gebeurde toen ik Mira en Jayson ontmoette terwijl ik in Punta Cana op huwelijksreis was. We raakten aan de praat, waardoor mijn interesse voor de Food Factor-leefstijl (want het is niet alleen een dieet, het is een leefstijl) werd gewekt. De week daarop zou ik namelijk een reconstruerende operatie aan mijn enkel ondergaan en daarna zes weken aan bed gekluisterd zijn. Ik was bang dat ik 10 tot 15 kilo zou aankomen omdat ik niet aan lichaamsbeweging zou kunnen doen en de hele dag alleen maar zou liggen en snoepen. Daar kwam bij dat ik sowieso al wat gezetter was dan ik zou willen.

Nadat ik het met mijn vrouw had besproken, besloot ik om het ketogene Food Factor-protocol uit te proberen. Als ik niet of slechts 2,5 kilo zou afvallen, zou dat nog altijd beter zijn dat 15 kilo aankomen. Ook mijn vrouw veranderde haar eetgewoonten, omdat we het erover eens waren dat het gemakkelijker zou zijn om het samen te doen. Het was werkelijk een wonder, want ik kwam geen gram aan, hoewel ik zes weken moest liggen. Sterker nog, ik viel 10 kilo af, zonder ook maar iets aan lichaamsbeweging te doen.

Nu ben ik in totaal 25 kilo afgevallen. Mijn tailleomvang is van 112 naar 97 centimeter geslonken en ook rond mijn nek ben ik zo'n 5 centimeter kwijt. Mijn vrouw zegt dat ik niet meer snurk en ik merk dat ik veel beter slaap. Ik kan me op mijn werk beter concentreren en voel me gewoon de hele tijd goed! De mist in mijn hoofd is opgetrokken en ik voel me helderder dan ooit. We drinken elke dag onze Triple Threat-shake waaraan we gewoon onze Nutreince-multivitamine toevoegen (de chocoladevariant is trouwens verrukkelijk). We doen onze boodschappen tegenwoordig op de boerenmarkt waar we biologische groente en biologisch vlees kopen. Ik ben me nu zeer bewust van de chemische stoffen in doorsneeproducten in de supermarkt en wil me daar verre van houden. Als iets meer dan drie ingrediënten bevat die ik niet eens kan uitspreken, dan neem ik het niet. We genieten echt van deze manier van eten en leven! Ik vind het heerlijk om te koken en ik heb creatieve manieren gevonden om van de meest saaie dingen iets lekkers en supergezonds te maken. We houden ervan om mensen te ontvangen en vinden het geweldig om vrienden en familie te zien genieten van heerlijke recepten waarvan ze misschien niet eens beseffen hoe voedzaam en natuurlijk ze zijn.

Mijn vrouw noemt me een alles-of-niets-mens. Ik ga voor de jackpot of ik ben totaal niet geïnteresseerd en dit was een pokerspel waarvan ik blij ben dat ik me erin heb gestort! En dan te bedenken dat het allemaal op onze huwelijksreis begon.

2

Wat het 28-daagse Food Factor-programma je kan brengen

Net als vele andere cliënten voor hen, wilden Stacy en Mark het Food Factor-programma samen doorlopen. Net als vele anderen voor hen zaten ze nu vol vragen tegenover ons in onze praktijk. Wat ze vooral wilden weten, was wat het 28-daagse Food Factor-programma zou kunnen doen aan Stacy's tot wanhoop drijvende snoeplust, stemmingswisselingen en slapeloosheid en tegelijk aan Marks recentelijk gediagnosticeerde prediabetes en het feit dat zijn broekriem zijn laatste gaatje had bereikt. Hoewel ze vertrouwen in het programma hadden, omdat we eerder Marks moeder hadden geholpen haar cholesterolpeil te verlagen en van de statines af te komen, begrepen ze nog niet helemaal hoe het volgen van hetzelfde programma persoonlijke en ogenschijnlijk heel andere gezondheidsvoordelen zou kunnen opleveren.

Om dit waarlijk geweldige fenomeen te begrijpen, zetten we onze 'orkestvergelijking' (zie pagina 67-68) uiteen. We leggen uit dat elk micronutriënt als het ware een afzonderlijk instrument in een orkest is en dat alle instrumenten (of micronutriënten) die voor een specifiek muziekstuk vereist zijn aanwezig moeten zijn om het muziekstuk te kunnen spelen zoals het bedoeld is (vergelijkbaar met het lichaam dat een specifieke essentiële functie uitvoert, zoals botopbouw of hormoonproductie). Wanneer een of meerdere instrumenten (micronutriënten) ontbreken, is het orkest (lichaam) niet in staat om het stuk succesvol te spelen (de specifieke essentiële functie uit te voeren) en zal dit leiden tot een ondermaatse uitvoering (aandoening of ziekte).

Jouw orkest van micronutriënten

De houtblazers of essentiële vitamines

Wateroplosbaar	Vetoplosbaar
Vitamine B_1 (thiamine)	Vitamine A
Vitamine B_2 (riboflavine)	Vitamine D
Vitamine B_3 (niacine)	Vitamine E
Vitamine B_5 (pantotheenzuur)	Vitamine K
Vitamine B_6 (pyridoxine)	
Vitamine B_7 (biotine)	
Vitamine B_9 (foliumzuur)	
Vitamine B_{12} (cobalamine)	
Choline	
Vitamine C (ascorbinezuur)	

De slagwerkers of essentiële vetzuren (EFA's)

Omega 3	Omega 6
↓	↓
AHA	BAA
↓	↓
BBA	BADA
	↓
	AA
	↓
	BA

De strijkers of essentiële mineralen

Macromineralen

Calcium	Kalium
Chloor	Natrium
Magnesium	

Sporenmineralen	
Borium	Mangaan
Chroom	Molybdeen
Koper	Selenium
Fosfor	Silicium
Jodium	Zink
IJzer	

De koperblazers of essentiële aminozuren

Essentieel	Voorwaardelijk essentieel
Histidine	Arginine
Isoleucine	Cysteïne
Leucine	Glutamine
Lysine	Tyrosine
Methionine	Glycine
Fenylalanine	Ornithine
Threonine	Proline
Tryptofaan	Serine
Valine	

Net als een standaardorkest over het algemeen uit vier secties bestaat, houtblazers, koperblazers, slagwerkers en strijkers, speelt het menselijk lichaam zijn liefelijke muziek door middel van vier specifieke typen micronutriënten: vitamines, mineralen, essentiële vetzuren en aminozuren. Net als in een orkest bestaat elk van de vier secties uit vergelijkbare, maar heel verschillende instrumenten.

Tot de strijkinstrumenten behoren bijvoorbeeld de viool, gitaar, sitar, elektrische basgitaar, viola, cello, harp, dubbele basgitaar, rebab, banjo, mandoline, ukelele en iets wat een bouzouki wordt genoemd, het kenmerkende strijkinstrument in Griekse muziek. Ze creëren allemaal muziek via de trilling van snaren. Hoewel ze dat kenmerk met elkaar gemeen hebben, is het geluid dat ze produceren totaal verschillend. Toen Beethoven zijn 'Ode aan de vreugde' voor de viool componeerde, ging hij er niet van uit dat elk strijkinstrument de etherische aard van de melodie zou kunnen vertolken, zeker niet een banjo of elektrische basgitaar. Omdat elk strijkinstrument een unieke klank voortbrengt, zijn ze niet uitwisselbaar.

Hetzelfde geldt voor mineralen. Alle mineralen bevinden zich in de aarde en het water. Planten produceren geen mineralen; ze moeten ze tijdens hun groei uit de bodem extraheren. Dat is wat alle mineralen met elkaar gemeen hebben. Net als de instrumenten die we net hebben genoemd, zijn ze echter niet uitwisselbaar. Calcium bijvoorbeeld, een van de essentiële mineralen, is vereist voor de samentrekking van spieren, terwijl zink, een ander essentieel mineraal, de reuk- en smaakzintuigen ondersteunt. Als je lichaam een tekort heeft aan calcium, kan zink er niet voor zorgen dat je spieren zich samentrekken. Andersom, als je lichaam een tekort heeft aan zink, kan calcium niet helpen bij de perceptie van smaken of geuren.

We gaven Stacy en Mark nog een voorbeeld door uit te leggen dat net als alle instrumenten in de houtblaassectie muziek maken door lucht (wind) door een buis te blazen die ooit van hout was gemaakt, ook vitamines een gemeenschappelijk kenmerk hebben. Vitamines bevinden zich niet in aarde of water. Ze worden aangemaakt door de planten en dieren die we consumeren. Hoewel sommige houtblaasinstrumenten, zoals de hobo of de klarinet, daarnaast gebruikmaken van rietjes om muzikale trillingen voort te brengen, hebben andere, zoals de fluit of piccolo geen rietje. Ook de vitaminefamilie kan op basis van kenmerken worden onderverdeeld. Vitamines kunnen vet- of wateroplosbaar zijn. De vetoplosbare vitamines, A, D, E en K, worden met behulp van galzuren in het lichaam opgenomen en kunnen in substantiële hoeveelheden in je lichaamsvet en lever worden opgeslagen tot ze nodig zijn. Alle andere vitamines zijn wateroplosbaar, wat betekent dat ze niet goed in het lichaam kunnen worden opgeslagen (met uitzondering van B_{12}). Wateroplosbare vitamines worden vervoerd door de bloedbaan en als het lichaam ze niet gebruikt, worden ze via de urine afgevoerd; ze worden niet net als vetoplosbare vitamines opgeslagen voor het geval er een tekort aan is. Wat we hiermee nogmaals wilden duidelijk maken, was dat de ene vitamine niet de andere kan vervangen. Hun functies zijn even uniek als de tonen van een instrument. Vitamine A helpt bijvoorbeeld tegen nachtblindheid, terwijl vitamine B_9, ook wel foliumzuur genoemd, helpt om spina bifida bij pasgeboren baby's te voorkomen.

We pauzeerden even om hun gezichtsuitdrukking te peilen, maar Mark en Stacy leken het tot zover te kunnen volgen, dus we vervolgden ons verhaal. We legden uit dat als er voor een muziekstuk bijvoorbeeld een trombone, fluit, cello en viool nodig zijn en de viool en fluit ontbreken, het niet uitmaakt hoeveel andere cello's of trombones tijdens de voorstelling aanwezig zijn. De muziek zal nooit klinken zoals hij behoort te klinken. Het zou ook niet uitmaken of in plaats daarvan een tuba en een xylofoon aanwezig zouden zijn, omdat alleen de viool en de fluit het juiste geluid voor het muziekstuk kunnen produceren.

Stacy en Mark knikten tegelijkertijd met hun hoofd om aan te geven dat ze het begrepen. We vertelden ze verder dat als er voor een essentiële lichaamsfunctie calcium, magnesium, vitamine K en zink is vereist en het lichaam een tekort heeft aan calcium en zink, de lichaamsfunctie dan niet naar behoren kan worden uitgevoerd, hoeveel magnesium, vitamine K of ander micronutriënten ook aanwezig zijn, en dat dit de deur zal openzetten naar aandoeningen en ziekten in de toekomst.

Aan de hand van dit voorbeeld legden we uit dat zodra alle essentiële instrumenten (micronutriënten) beschikbaar zijn, het orkest (lichaam) weer op de juiste manier het muziekstuk (de lichaamsfunctie) kan uitvoeren waar het eerst niet toe in staat was. De ondermaatse uitvoering (aandoening of ziekte) die zichzelf door het tekort manifesteerde zal vervolgens enorm verbeteren of geheel genezen. Vervolgens legden we hun onze hypothese van optimale micronutriëntenstatus voor gezondheid uit, die we al vele malen eerder aan vele andere mensen hadden verteld, zowel in privéconsults als in de wereldwijde media. In het kort komt het erop neer dat het lichaam door een tekort aan essentiële micronutriënten niet in staat is om vereiste taken uit te voeren en dit kan, na verloop van tijd, tot een ernstige aandoening of ziekte leiden. Andersom zorgt een optimale micronutriëntenstatus ervoor dat het lichaam over de essentiële micronutriënten beschikt die het nodig heeft om belangrijke taken uit te voeren of een deficiëntieziekte te voorkomen of te helen.

Stacy's oplichtende ogen en de glimlach op Marks gezicht vertelden ons dat ze allebei begonnen te begrijpen wat de potentiële gezondheidsbevorderende kracht was van een optimale micronutriëntenstatus en hoe het 28-daagse Food Factor-programma unieke resultaten zou kunnen bieden. Ze begrepen dat ongeacht welk micronutriënttekort ze hadden, ons programma een compleet orkest in hun lichaam zou creëren, waarmee elke lichaamsfunctie perfect zou kunnen worden uitgevoerd.

Toen kwam de onvermijdelijke vraag: 'Dus als we dit programma van jullie volgen... wat voor soort dieet hoort daar dan bij? Wie van ons beiden heeft het geluk zijn of haar favoriete voedsel te mogen eten?' Stacey vertelde ons dat ze de voorkeur gaf aan een vetarm, eiwitrijk dieet. Haar trainer in de sportschool had haar verteld dat dit het beste was voor het opbouwen van droge spiermassa. Mark wilde daarentegen een koolhydraatarm dieet proberen. Hij had in het verleden het Atkinsdieet gevolgd en het eten van burgers en kipvleugels sprak hem wel aan. Het paar stelde ons vragen over vet-, koolhydraat- en eiwitpercentages en ging een tijdje door over eerder gevolgde dieetprogramma's waarbij ze alles, tot aan de laatste korrel rijst, af moesten meten. We gaven hetzelfde antwoord dat we al duizenden keren eerder onder vergelijkbare omstandigheden hadden gegeven: 'Jullie kunnen elke dieetstijl volgen die jullie willen.'

Hierop volgden de gebruikelijke stilte en lege blikken en we legden uit dat het 28-daagse Food Factor-programma niet op een bepaalde dieetfilosofie (zoals vet- of koolhydraatarm eten) is gebaseerd, maar door iedereen kan worden gevolgd, ongeachte het type dieet dat iemand aanhangt. Stacy kon dus haar favoriete vetarme, eiwitrijke maaltijden eten en Mark kon op zijn koolhydraatarme burgers en kipvleugels leven. Zolang ze maar de drie eenvoudige richtlijnen van ons 28-daagse programma zouden volgen, waren ze volledig vrij in hun dieetkeuze.

Welkom bij de nutrivore leefstijl

Zit je meer op één lijn met Stacy en geef je de voorkeur aan een vetarm, eiwitrijk dieet? Of windt het idee van kipvleugels en burgers eten en tegelijk afvallen je evenals Mark meer op? Ongeacht welk type dieet je kiest, het 28-daagse programma zal zijn werk voor je doen. Dit komt omdat een tekort aan vitamines, mineralen, essentiële vetzuren en aminozuren funest is voor iedereen, of je nu een veganistisch, vegetarisch, vetarm, oer/paleo-, mediterraan of koolhydraatarm dieet aanhangt. Het aanvullen van je essentiële micronutriënten tot een toereikend niveau is dan ook voor iedereen het doel.

Omdat deze nieuwe denkwijze in feite zo uniek is, hebben we een nieuwe term bedacht om de persoon die dit doel omarmt te beschrijven. Wat je dieetfilosofie ook is, we willen je persoonlijk uitnodigen je bij deze groep van gezondheidsbewuste visionairs aan te sluiten. Door dit boek te lezen en met het 28-daagse Food Factor-programma te beginnen, mag je je officieel een *nutrivoor* noemen.

Wat een nutrivoor precies is? Nutrivoren zijn mensen die, net als jij, hebben besloten hun gezondheid in eigen hand te nemen en deze niet langer op de bodem van een potje voorgeschreven medicijnen te zoeken of hun genen de schuld te geven. Eenvoudig gezegd is een nutrivoor iemand die erkent dat micronutriëntdeficiëntie gelijk staat aan een slechte gezondheid en ziekte en dat een optimale micronutriëntenstatus de basis is voor optimale gezondheid, ongeacht wat iemands dieetvoorkeur is.

Daarnaast zijn nutrivoren milieubewust en tolerant ten aanzien van de dieetvoorkeuren van anderen. Onze missie is om iedereen van een kernovertuiging ten aanzien van voedsel te voorzien die voor alle mensen, ongeacht hun dieetfilosofie, geldt, namelijk dat een optimale micronutriëntenstatus het vermogen heeft om gezondheid te bevorderen en ziekte te voorkomen. Hiermee hopen we een werkbare omgeving te creëren waarin we kunnen stoppen met ruziemaken, vechten en met de vinger wijzen, wat ons tot nu toe heeft verhinderd om de groeiende vloedgolf aan chronische aandoeningen en ziekten waarmee alle landen wereldwijd worden overspoeld te remmen, te stoppen of te genezen. We hopen dat de mensheid in de nabije toekomst op basis van respect, geduld en een waarlijk inzicht in de rol die micronutriënten in het voorkomen en genezen van hedendaagse chronische aandoeningen en ziekten spelen een eeuw van optimale gezondheid zal ingaan.

De realiteit is dat de gezondheidsbevorderende kracht van micronutriënten het potentieel heeft om in deze eeuw talloze ziekten te voorkomen en te genezen, maar alleen als we er gebruik van maken. We zullen je daarom de exacte stappen leren om hun kracht aan te wenden en daarmee mogelijk je gezondheid te transformeren. We weten dat je het kunt. Het beste deel is dat de drie stappen die we je gaan leren eigenlijk heel eenvoudig zijn. Je hoeft de dingen die je lekker vindt niet te laten staan of je leven anders in te richten. Het enige wat je moet doen, is je focus verleggen. Het is tijd om de kleine dingen te laten tellen. Het is tijd om zo veel mogelijk micronutriënten binnen te krijgen!

Stap 1:
Overschakelen op voedsel met een hoge voedingswaarde

Je doel is om zo veel mogelijk micronutriënten via je voedsel binnen te krijgen. De reden hiervoor is dat voedsel je eerste verdedigingslinie tegen micronutriëntdeficiëntie is. In het Food Factor-programma wordt de kwaliteit van het voedsel echter niet afgemeten aan het feit of het plantaardig, dierlijk, koolhydraatarm of vetarm is, maar worden voedingsmiddelen beoordeeld op hun vermogen om je hun inherente micronutriënten te leveren. In hoofdstuk 1 heb je geleerd dat bepaalde omgevingsfactoren de micronutriënten in je voedsel hebben uitgeput. Of je nu een appel of een ei eet, als nutrivoor is je doel om de meest verse producten met het hoogste gehalte aan micronutriënten te kiezen en ernaar te streven om nutriëntarm voedsel, zoals voedsel dat lange afstanden heeft afgelegd of zwaar is bewerkt en weinig tot geen voedingswaarde meer heeft, te vermijden. Terwijl je je in hoofdstuk 3 op het Food Factor-programma begint voor te bereiden, laten we je zien hoe je alle voedingsmiddelen die je van micronutriënten beroven (we zullen dit *arme voedingsmiddelen* noemen) uit je voorraadkast kunt verwijderen, zodat je je keuken in hoofdstuk 5 opnieuw kunt inrichten met voedingsmiddelen die je met elke hap het hoogste gehalte aan micronutriënten zullen geven (we zullen dit *rijke voedingsmiddelen* noemen).

Micronutriëntrijke voedingsmiddelen kun je binnen elke dieetfilosofie vinden. Hierdoor kun je het programma volgen terwijl je gewoon het voedsel eet dat je lekker vindt en nooit het gevoel hebt dat je iets mist. Je persoonlijke Food Factor-programma zal even uniek zijn als jij.

Stap 2:
Micronutriëntdepletie terugdringen

Ervoor kiezen om rijke voedingsmiddelen (die de meeste micronutriënten bevatten) te eten, is een fantastische eerste stap, maar niet meer dan dat: een eerste stap. Je gezondheid hangt af van je bereidheid om kleine, maar strategische veranderingen in je leven door te voeren. Niemand anders kan het voor je doen. Nutrivoor zijn brengt met zich mee dat je je leven onder de loep neemt en de gewoonten bepaalt die de obstakels vormen op je weg naar gezondheid.

In de volgende hoofdstukken zul je leren dat zelfs enkele 'gezonde' voedingsmiddelen en leefgewoonten je van micronutriënten kunnen beroven en zullen we je aanmoedigen om voor de hand liggende slechte gewoonten, zoals roken en veel koffie of alcohol drinken, te beperken. Daarnaast zul je leren welke andere toxische factoren in je leven je gezondheid extra kunnen belasten, zodat je gangbare, alledaagse producten door betere alternatieven kunt vervangen. Naast pesticiden en chemische toevoegingen in je voedsel, gaat het hierbij ook om talloze toxines die je in zaken als tandpasta, shampoo, deodorant, schoonmaakmiddelen en zelfs pannen en voorraaddozen aantreft.

Maak je nu nog niet druk over alle details en wees niet bang dat we van je zullen verwachten heel veel veranderingen door te voeren. Sommige dingen zijn mogelijk te moeilijk om meteen te veranderen.

Deze tweede stap gaat in feite over bewustzijn. Uiteindelijk beslis jij welke leefgewoonten en producten je tijdens je eerste 28 dagen wilt veranderen. Onthoud echter: hoe minder factoren je in je leven hebt die de micronutriënten in je lichaam uitputten, hoe groter de kans is dat je een optimale micronutriëntenstatus bereikt.

Stap 3:
Slim supplementeren: de ABC's kennen

In hoofdstuk 1 heb je kennisgemaakt met de wereldwijde schaal waarop micronutriëntdeficiëntie voorkomt en geleerd hoe onze bodem en moderne landbouwmethoden ons letterlijk van onze essentiële micronutriënten beroven. Je hebt ook geleerd hoe het menselijk lichaam vatbaar wordt voor ziekten en aandoeningen wanneer het in de greep van verborgen honger is. Hoewel 'overschakelen op voeding met een hoge voedingswaarde' (de eerste stap) en 'het terugdringen van je micronutriëntdepletie' (de tweede stap) je zeker een heel eind in de richting van je doel van een optimale micronutriëntenstatus zullen brengen, wil je er misschien liever van *verzekerd* zijn dat dit het geval is. Wij in ieder geval wel en dat maakt de derde stap absoluut essentieel.

Een multivitamine van goede kwaliteit is slechts een supplement en geen vervanging voor een gezond dieet en een gezonde levensstijl. De taak van een multivitamine is om je de minimale vereiste hoeveelheid micronutriënten te verschaffen en je tegen tekorten te beschermen wanneer je dieet en dagelijkse handelingen niet altijd even optimaal zijn. Net als het kiezen van een goede auto- of levensverzekering, kan het kiezen van een multivitamine van goede kwaliteit een ingewikkelde opgave zijn. Je wilt de polis (of multivitamine) vinden die de beste en meest complete dekking biedt. In hoofdstuk 6 zullen we je onze faalveilige richtlijnen geven om een slimme keuze in supplementen te maken en zullen we dit net zo gemakkelijk voor je maken als het leren van het ABC, dat wil zeggen de ABC's voor optimale supplementatie.

Door bij het kopen van supplementen gebruik te maken van de

ABC's, zul je de gereedschappen in handen hebben om de vier belangrijkste gebreken die we in de meeste gangbare multivitamines hebben ontdekt te vermijden. Het vermijden van deze valkuilen zal ervoor zorgen dat het product dat je kiest door je lichaam kan worden opgenomen en gebruikt. Weg met multivitamines en andere supplementen die je geld letterlijk door het toilet spoelen. We zullen je van de benodigde kennis voorzien om multivitamines van de hoogste kwaliteit te kopen, die je het beste op weg kunnen helpen naar je persoonlijke optimale micronutriëntenstatus.

Streven naar een optimale micronutriëntenstatus is de hoeksteen van de nutrivore leefstijl. Door onze simpele uit drie stappen bestaande methode te gebruiken om je micronutriënten gedurende je 28-daagse programma op een optimaal peil te brengen, open je de deur naar fantastische uitkomsten.

Welke wonderen kun je verwachten?

Hoe hoop je je eigen gezondheid te transformeren? In het vorige hoofdstuk vroegen we je enkele van de aandoeningen en ziekten aan te geven waar je op dit moment aan lijdt. Daarnaast vroegen we je je persoonlijke micronutriëntdeficiëntielijst op te stellen om te bepalen welke specifieke micronutriënten mogelijk een rol in deze deficiëntiekwalen spelen. Of het nu gaat om een ernstige ziekte, zoals osteoporose of hartfalen, of een hinderlijke aandoening, zoals slapeloosheid of broze nagels, door de micronutriënten die aan je aandoeningen ten grondslag liggen op een optimaal peil te brengen, verschaf je je lichaam de gereedschappen om je gezondheid met elke stap die je zet te verbeteren. Heel waarschijnlijk zul je zelfs gezondheidsverbeteringen beginnen te zien in gebieden van je leven die je niet eens had aangevinkt of opgemerkt.

Cliënten vragen ons altijd wat ze gedurende deze 28 dagen kunnen verwachten. Ons antwoord zal je misschien verrassen: we vertellen ze dat we het eigenlijk niet weten. Niet omdat we geen deskundigen zijn in micronutriënttherapieën, maar omdat we niet precies weten welke wonderen zich specifiek zullen voltrekken. Als we onze cliënten voor het eerst ontmoeten, weten we niet aan welke micronutriënten ze mogelijk een tekort hebben. Daarom kunnen we niet altijd de verbazingwekkende resultaten voorspellen die ze na 28 dagen zullen ervaren. De waarheid is dat we vaak net zo verrast zijn door de verbazingwekkende resultaten als zijzelf, zoals het geval was met onze cliënte Mabel.

Het verhaal van Mabel

Mabel was een vrouw van in de vijftig. Ze stond op het punt te trouwen en veel van haar vriendinnen benijdden haar om haar leven dat haar over de hele wereld voerde. Mabel was echter niet gelukkig. Ze had weinig energie en sliep vaak lang waardoor ze niet mee kon met de vroege uitjes die haar verloofde bedacht. Ze was met haar 1 meter 62 niet al te groot en langzaam maar zeker was ze steeds dikker geworden. Ze kwam bij ons met de wens om voor haar huwelijk af te vallen, een verzoek dat we tamelijk vaak van toekomstige bruiden krijgen.

Na ons eerste persoonlijke consult zetten we Mabel op het Food Factor-programma, in de wetenschap dat dit haar zou helpen om het slankere lichaam uit haar jeugd terug te krijgen. Omdat Mabel voortdurend onderweg was, hielden we daarna regelmatig een Skype-sessie om haar voortgang te bespreken. Door onze vele gesprekken wisten we dat ze succes had, maar toen we haar uiteindelijk weer in levenden lijve zagen, waren de resultaten werkelijk fenomenaal.

Ze was door het programma 15 kilo afgevallen en dit had een grote impact op haar kleine postuur. Ze was prachtig. Maar er was nog iets anders. Ze leek levendiger, lichter en vol energie. Ze vertelde dat ze veel meer energie had gekregen en dat het programma haar omtoverde in de vrouw die ze graag wilde zijn en die haar verloofde graag wilde leren kennen. Ze werd iedere ochtend om 7.00 uur uitgerust wakker, een tijdstip dat vroeger ondenkbaar zou zijn geweest. Ze maakte 's ochtends een wandeling en vergezelde haar verloofde maar al te graag op tochtjes en expedities tijdens hun reizen. We waren verrukt om deze onverwachte bonus die ze had ervaren te zien. Maar er was nog iets anders veranderd aan Mabel. We konden er alleen onze vinger niet op leggen. Toen drong het tot ons door. Mabel had een enorm gevoel voor stijl. Haar kleding en accessoires waren altijd perfect op elkaar afgestemd en haar persoonlijke stijlkenmerk waren haar brillen geweest. Ze moet er tientallen hebben gehad. Haar hoekige monturen pasten altijd perfect bij haar outfit en vandaag was de eerste keer dat we haar zonder bril zagen. Toen we hier een opmerking over maakten, sprong deze kleine powervrouw bijna uit haar stoel.

De afgelopen paar maanden had Mabel opeens hoofdpijn gekregen tijdens het lezen. Ze had ons niet willen verontrusten, dus ze had een afspraak met haar opticien gemaakt zonder het ons te vertellen. Hij had haar ogen getest en had toen besloten ze opnieuw te testen omdat hij de resultaten niet kon geloven: ze kreeg hoofdpijn van haar bril omdat ze deze niet langer nodig had. Mabel had haar slechte ogen, waar ze al haar hele leven last van had, volledig genezen. Ze had nooit bedacht dat haar beperkte zicht het gevolg was van een levenslange deficiëntie aan een specifiek micronutriënt. Door het driestappenprogramma van uitsluitend rijke voedingsmiddelen eten, micronutriëntrovende leefgewoonten uitbannen en slim supplementeren aan de hand van ons specifieke afvalprotocol, was Mabel nu een slankere, gelukkigere en energiekere vrouw met een perfect gezichtsvermogen.

Dus welke onverwachte wonderen zul jij ervaren? Voor Mabel waren het onbeperkte energie en betere ogen; voor jou zullen het misschien beter slapen, een schonere huid of verminderde artritis zijn. Een feit is dat ook jou verbazingwekkende en onverwachte resultaten te wachten zullen staan. Alleen de tijd zal leren op welke manier een optimale micronutriëntenstatus je gezondheid, en je leven, zal veranderen. Over tijd gesproken, het is belangrijk om in gedachten te houden dat er mogelijk jaren van tekorten aan vooraf zijn gegaan voordat de aandoeningen die je nu ervaart aan de oppervlakte kwamen. Hoewel micronutriënten wonderen kunnen verrichten, willen we dat je realistische verwachtingen hebt. Mabel raakte tijdens haar eerste 28 dagen nog geen 15 kilo kwijt en kreeg ook nog geen betere ogen. Micronutriëntdeficiënties manifesteren zich bij iedereen anders. Wat kan Mabel je leren nu we op het punt staan samen met dit 28-daagse programma te beginnen? Verwacht het onverwachte!

Testen of niet testen: dat is de vraag

Tijdens een latere afspraak vertelde Mabel ons dat ze wenste dat ze eerder had geweten dat ze slechte ogen had omdat haar lichaam specifieke micronutriënten miste. Ze dacht dat dit haar duizenden dollars aan de opticien en brillen had kunnen besparen en bovendien was ze tijdens haar jeugd gepest met de bril. Ze vroeg ons waarom niet meer artsen op micronutriënten testten. Het leek haar een eenvoudige oplossing die haar veel ellende had kunnen besparen. We legden uit dat sommige artsen wel op enkele micronutriënten testen en dat naarmate de gezondheidsbevorderende kracht van vitamines en mineralen steeds meer door de wetenschap wordt aangetoond, steeds meer artsen op micronutriëntdeficiënties beginnen te testen. De tests die echter doorgaans worden uitgevoerd, *serumtests* genoemd, beperken zich vaak tot alleen ijzer, vitamine D, vitamine B_{12}, calcium en magnesium.

Er zijn echter enkele problemen aan dit type tests verbonden. Ten eerste weten we door een bloedwaardenanalyse van deze vijf micronutriënten nog steeds niets over de meer dan twintig andere essentiële vitamines en mineralen waarop niet is getest. Ten tweede geven deze tests niet altijd het volledige plaatje omdat serumtests alleen de hoeveelheid micronutriënten in het genomen bloedmonster kunnen meten, wat blijkt uit het volgende voorbeeld.

Darcie, een 47-jarige veganist, nam via Facebook contact met ons op. Ze wilde ons laten weten dat ze door de informatie die ze had opgedaan door ons te volgen en ons boek *Naked Calories* te lezen haar twijfels had gehad over de laboratoriumuitslagen van haar huisarts. Darcie, die al 25 jaar een veganistisch dieet volgde en een fanatieke triatleet was, was voor haar jaarlijkse onderzoek naar haar huisarts gegaan. Na het uitvoeren van de bloedtests, vertelde haar arts haar dat haar vitamine D-peil heel laag was, maar dat haar calciumwaarden perfect waren. Doordat ze van ons had geleerd dat er voedingsmiddelen en leefgewoonten zijn die je beroven van calcium (waarover we je in de komende hoofdstukken nog meer zullen vertellen) en ze zich realiseerde dat haar dieet een hoog gehalte aan deze micronutriëntrovers bevatte en tevens inzag dat haar veganistische dieet haar niet veel calcium bezorgde, begon Darcie zich af te vragen hoe het mogelijk was dat de calciumwaarden in haar bloed op een optimaal peil waren.

Ze herinnerde zich ook van ons dat sommige voedingsmiddelen ervoor kunnen zorgen dat calcium uit de botten wordt getrokken. De resultaten maakten haar nieuwsgierig naar haar botsterkte en Darcie besloot een DEXA-scan aan te vragen om de mineralendichtheid in haar botten te bepalen en daarmee op osteoporose te testen. De resultaten waren verbijsterend. Deze ogenschijnlijk gezonde, atletische vrouw bleek osteoporose en degeneratieve scoliose te hebben! Ze was er ook achter gekomen dat ze niet langer 1 meter 72 was, maar 1 meter 69. Als Darcie de calciumwaarden in haar bloed niet in twijfel had getrokken, zou dit tekort nog lange tijd onopgemerkt zijn gebleven en haar waarschijnlijk in een veel ernstiger toestand hebben gebracht.

Zoals je dus ziet, kunnen serumtests, de algemene bloedtests die door huisartsen worden uitgevoerd, valse calciumuitslagen geven. Dit is om nog meer redenen problematisch. Uit een in 2009 door de universiteit van Oxford uitgevoerd onderzoek kwam naar voren dat hoewel de B_{12}-serumwaarden van sommige patiënten normaal leken te zijn, ze toch een B_{12}-tekort konden hebben als hun lichaam niet voldoende transcobalamine II produceerde (eiwitten in de speekselklieren die als taak hebben vitamine B_{12} tegen maagzuur te beschermen).[1] Dus ook hier kan de bloedtest van iemand uitwijzen dat hij of zij over voldoende B_{12} beschikt terwijl diegene toch een B_{12}-tekort heeft, wat tot vermoeidheid, geheugenproblemen en hart- en vaatziekten kan leiden.

Een derde probleem met serumbloedtests is dat het resultaat kan variëren afhankelijk van hoeveel ontstekingen in het lichaam aanwezig zijn. Volgens een studie in *The American Journal of Clinical Nutrition* uit 2012, kan een betrouwbare klinische analyse van de micronutriënten in het plasma (het bloed) alléén worden uitgevoerd als de mate van ontsteking in het lichaam bekend is. Dit komt omdat het peil van verschillende vitamines en mineralen tot wel 40 procent daalt wanneer er van een ontsteking sprake is. Lage waarden geven dan ook niet noodzakelijkerwijs een tekort aan.[2] Als je lichaam bijvoorbeeld bezig is een infectie te bestrijden, kan dit een ontstekingsreactie oproepen waardoor de micronutriëntwaarden in je bloed lager zullen lijken. Hoewel dit van tijdelijke aard kan zijn, kan dit ervoor zorgen dat je meer tekorten lijkt te hebben dan werkelijk het geval is, waardoor je misschien overweegt een megadosis aan aanvullende micronutriënten tot je te nemen (niet goed) of andere drastische maatregelen te nemen. Waar het op neerkomt is dat serumtests in ieder geval in dit soort omstandigheden te kort kunnen schieten.

Zoals je begrijpt zijn serumtests dus niet de uitgelezen tests om de status van je micronutriënten te controleren. In veel gevallen is het echter een goed uitgangspunt, zolang je deze test maar niet als ultieme waarheid beschouwt en uitsluitend hierop vertrouwt. Bestaat er dan een betere test? Wij zouden willen dat er naar een breder spectrum aan micronutriënten wordt gekeken, zodat er een completere analyse valt te maken. Daarnaast zouden we een test willen die de micronutriënten op geheel nieuwe wijze meet, een test die bijvoorbeeld had aangegeven dat Darcie een tekort aan calcium had. We hebben een verrassing voor je. Die technologie is beschikbaar en kan werkelijk enig licht schijnen op het feit of je lichaam over de juiste hoeveelheid micronutriënten beschikt en of je lichaam ze op de juiste wijze aanwendt. Deze geavanceerde manier van testen die we onze cliënten vaak aanraden wordt een nutritionele analyse genoemd, en wordt door SpectraCell Laboratories met behulp van gepatenteerde technologie uitgevoerd.

Net als een serumtest begint het allemaal met een prik van de naald en het afnemen van bloed. Traditionele serumtests controleren echter alleen de hoeveelheid specifieke micronutriënten in het monster, terwijl SpectraCell een methode gebruikt, essentiële stofwisselingsanalyse genoemd, die niet alleen simpelweg de aanwezige hoeveelheid in het monster meet, maar ook hoe goed een micronutriënt zijn werk doet. Het is een zeer ingewikkeld gepatenteerd proces, maar hiermee kan SpectraCell de functionaliteit van een specifiek micronutriënt in een cel meten. Deze informatie is veel belangrijker dan de metingen die uit een serumtest naar voren komen en geeft een veel nauwkeuriger schatting van de status van een micronutriënt. De reden waarom onze cellen dat micronutriënt namelijk gebruiken is om een van de levensnoodzakelijke functies uit te voeren. Deze test wordt helaas niet meer vanuit Nederland uitgevoerd, wel kun je eventueel een zelftestkit op hun website bestellen.

De perfecte keuze voor onze calculerende cliënten

We kennen allemaal wel iemand, of misschien ben je zelf zo iemand, die graag de precieze cijfers van iets wil weten en de voortgang meet door die cijfers te analyseren. We noemen deze cliënten, die trouwens vaak de meest succesvolle zijn, onze 'calculerende cliënten'. Deze mensen voelen zich het beste wanneer dingen precies zijn en vinden het dan ook fijn om nauwkeurige eetdagboeken, gewichtsoverzichten en bloeddrukmetingen in te leveren. Voor deze groep mensen is een in cijfers uitgedrukt overzicht van hun gezondheidsverbeteringen of precieze gewichtsverlies een grote motivator om het programma voort te zetten. Ben jij een van die mensen? Zou het voor jou motiverend zijn om verbeteringen in het peil van specifieke micronutriënten precies bij te houden? Als jij in deze categorie past, zou een nutritionele analyse voordat je aan het Food Factor-programma begint een goed idee voor je zijn. Als je een bloedanalyse laat uitvoeren voordat je van start gaat en dit een paar maanden later herhaalt, zul je kunnen zien welke vooruitgang je hebt geboekt in de richting van een optimale micronutriëntenstatus.

> In het Micronutrient Miracle Motivation and Resource Center op mymiracleplan.com zijn diverse micronutriëntanalyses verkrijgbaar.

Hoewel veel van onze cliënten ervoor kiezen een micronutriënttest te laten uitvoeren en deze te gebruiken om hun voortgang te meten, is dit geen verplichting voordat je aan het programma begint. Sommige mensen vinden bloed afnemen doodeng. Anderen besteden de kosten van een test liever aan een betere kwaliteit voedsel of hoogwaardige supplementen. Hoe dan ook, een dergelijke test is eerder een extra dan een vereiste. Dit betekent echter niet dat je geen enkele test hoeft uit te voeren voordat je aan het 28-daagse Food Factorprogramma begint, alleen geen bloedtest.

De persoonlijke micronutriënttoereikendheidsanalyse

Je hebt in het vorige hoofdstuk al geleerd dat er statistisch gezien een hoge kans bestaat dat je een tekort hebt aan bepaalde micronutriënten vanwege de verarming van de bodem door intensieve landbouw, GGO's, wereldwijde voedseldistributie, intensieve veeteelt en ons moderne voedselverwerkingssysteem, dat de weinige micronutriënten die ons voedsel nog bevat nog verder uitput. Maar het verhaal eindigt hier niet. Ieder individu draagt op de een of andere manier zelf bij aan het ontstaan of herstellen van deze tekorten door de keuzes die hij of zij dagelijks maakt qua eet-, leef- en supplementatiegewoonten. Om je te helpen de micronutriëntkostende gewoonten in je leven te bepalen (en te veranderen) hebben we een persoonlijke micronutriënttoereikendheidsanalyse ontwikkeld.

> Je kunt deze exacte analyse ook gratis in het Micronutrient Miracle Motivation and Resource Center op onze website (mymiracleplan.com) uitvoeren en ons het rekenwerk laten doen. Of je kunt ervoor kiezen om onze geavanceerde Micronutriënt Matrix-test te doen. Deze bevindt zich ook op onze website, maar deze is niet gratis. De Micronutriënt Matrix-test is een gedetailleerder diagnose-instrument dat je gebruik van voorgeschreven

en vrij verkrijgbare medicijnen, je eetgewoonten, de toestand van je huid en je huidige inname van multivitamines of supplementen onderzoekt om je te helpen bepalen aan welke specifieke micronutriënten je mogelijk een tekort hebt. De test geeft ook aan welke aandoeningen je door deze tekorten mogelijk kunt ontwikkelen. Veel cliënten geven de voorkeur aan de Micronutrient Matrix-test in plaats van een bloedtest om hun huidige micronutriëntenstatus te analyseren omdat deze test zowel de aanwezige micronutriënten als de mogelijke risico's op het ontwikkelen van tekorten in aanmerking neemt.

Het eerste wat we doen wanneer een cliënt aan ons programma wil beginnen, is hem of haar dezelfde micronutriënttoereikendheidsanalyse afnemen die we jou in dit boek aanbieden. Het maakt niet uit of die cliënt al een bloedtest heeft laten doen. Wij maken een andere analyse. We kijken naar je dieet-, leef- en supplementatiegewoonten in combinatie met informatie over je huidige gezondheidsstatus om te bepalen op welke gebieden je de meeste verbetering behoeft. Het enige wat je hoeft te doen is de vragen eerlijk beantwoorden. Maak je niet druk over je score. Zelfs als je deze keer niet zo'n hoge score hebt als je zou willen, zul je als je de analyse aan het einde van je 28-daagse programma opnieuw uitvoert en alles hebt geïmplementeerd wat we je hebben geleerd, onder de indruk zijn van je score. De test is misschien niet zo wetenschappelijk als een bloedanalyse, maar biedt een goed inzicht in de waarschijnlijkheid of je tekorten hebt of niet en zal je de kennis verschaffen om alle aspecten van je gezondheid te verbeteren. Hoe meer je over jezelf en je micronutriëntniveaus leert, hoe beter uitgerust je zult zijn om af te vallen, beter te slapen, je snoepbehoefte kwijt te raken en ziekten te voorkomen.

Tijd om te testen!

Je dieet	Vaak	Soms	Nooit
1. Ik eet lokaal voedsel.			
2. Ik eet biologisch voedsel.			
3. Ik eet mijn voedsel rauw.			
4. Ik koop het merendeel van mijn voedsel in de supermarkt.			
5. Ik schil mijn fruit en groente.			
6. Fruit, groente, kaas en vlees kunnen enkele dagen in mijn koelkast of de winkel liggen voordat ik ze eet.			
7. Ik ga meer dan twee keer per week uit eten.			
8. Ik eet graangevoerd rundvlees en kaas, eieren en boter uit de supermarkt.			
9. Ik eet conserven- of diepvriesgroente.			
10. Ik eet chips, patat, tortillachips, noten of andere zoute snacks.			
11. Ik eet snoep (zachte, harde, of andere uit suiker bestaande dingen).			
12. Ik eet kliekjes.			
13. Ik eet wit brood, zachte broodjes of traditionele pasta.			
14. Ik drink koolzuurhoudende frisdranken.			
15. Ik gebruik producten met een hoog glucose-fructosesiroopgehalte (waaronder kant-en-klare dressings en ketchup).			
16. Ik eet bakwaren van geraffineerde bloem (muffins, croissants, cakes, koekjes, crêpes, quiches).			
17. Ik eet spinazie, boerenkool, zoete aardappels, rabarber of bonen.			
18. Ik eet volkorenbrood, maïs, bonen, granen (inclusief ontbijtgranen) of soja-eiwitten.			
19. Ik eet noten, appels, wortels, zaden (inclusief lijnzaad) of havervlokken.			
20. Ik drink gepasteuriseerde melk uit de supermarkt.			

	Vaak	Soms	Nooit
21. Ik drink alcohol (bier, wijn of sterkedrank).			
22. Ik drink koffie, thee of cafeïnehoudende dranken.			
23. Ik drink cafeïnehoudende frisdranken of energiedrankjes.			
24. Ik drink fruitsappen of sportdrankjes gezoet met suiker of verrijkt met glucose-fructosesiroop.			

Je levensstijl	Vaak	Soms	Nooit
25. Ik heb stress in mijn leven.			
26. Ik gebruik voorgeschreven medicijnen (inclusief de pil en medicijnen voor erectieproblemen).			
27. Ik gebruik aspirines of andere vrij verkrijgbare pijnstillers en koortsdempers (inclusief paracetamol en ibuprofen).			
28. Ik gebruik zuurremmers of laxeermiddelen.			
29. Ik rook sigaretten, sigaren of pijp of woon (of verblijf een groot gedeelte van de dag) bij iemand die dat doet.			
30. Ik koop gangbare vochtinbrengende crèmes, tandpasta, shampoo en schoonmaakmiddelen bij de supermarkt of drogist.			
31. Ik leef in een grote of zwaar vervuilde stad.			
32. Ik ben lichamelijk actief op een sportschool, thuis of buiten (lopen, fietsen, zwemmen).			
33. Ik sla maaltijden over.			
34. Ik volg een koolhydraatarm, vetarm, paleo-, oer-, mediterraans, medisch voorgeschreven of caloriebeperkend dieet.			
35. Ik eet ten minste 23.566 calorieën per dag. (Drieëntwintigduizendvijfhonderdzesenzestig calorieën) Dit is geen typefout! We zullen dit in hoofdstuk 4 uitleggen.)			
36. Ik eet vijf porties fruit en vijf porties groente per dag.			

37. Ik gebruik vetverbranders, vochtafdrijvers of eetlustonderdrukkers.			
38. Ik heb een operatie ondergaan om me te helpen af te vallen. (Kruis 'nooit' aan voor nee, 'vaak' voor ja.)			
39. Ik eet vegetarisch, veganistisch of glutenvrij.			
40. Ik bereid maaltijden van tevoren en zet ze in de koelkast of vries ze in om op een later tijdstip op te eten.			

Je huidige gezondheidsstatus	Vaak	Soms	Nooit
41. Ik voel me lethargisch.			
42. Ik heb type 2 diabetes of ben gediagnosticeerd met prediabetes. (Kruis 'nooit' aan voor nee, 'vaak' voor ja.)			
43. Mijn huisarts heeft me een waarschuwing gegeven over mijn verhoogde cholesterolwaarden. (Kruis 'nooit' aan voor nee, 'vaak' voor ja.)			
44. Mijn bloeddruk is te hoog. (Kruis 'nooit' aan voor nee, 'vaak' voor ja.)			
45. Ik voel me depressief of gespannen.			
46. Er is me verteld dat ik een lage botdichtheid heb of dat ik het risico daarop loop. (Kruis 'nooit' aan voor nee, 'vaak' voor ja.)			
47. Ik ben op dit moment te dik of obees. (Kruis 'nooit' aan voor nee, 'vaak' voor ja.)			
48. Ik ben op dit moment te mager. (Kruis 'nooit' aan voor nee, 'vaak' voor ja.)			

Je supplementatiegebruik	Vaak	Soms	Nooit
49. Ik slik dagelijks multivitamine/mineraalsupplementen in pil- of capsulevorm.			
50. Ik gebruik een vloeibaar multivitaminesupplement waarbij gebruik is gemaakt van anti-concurrentietechnologie.			

Tijd om je score te berekenen!

Stap 1: Kijk naar uitspraak 1, 2 en 3. Als je 'vaak' hebt aangekruist, geef jezelf dan een applaus en tel 10 punten op bij je score voor elke keer dat je 'vaak' heb aangekruist. Tel 5 punten op voor elke keer dat je 'soms' hebt aangekruist. Tel geen punten op als je 'nooit' hebt aangekruist. TOTAAL_____

Stap 2: Trek 5 punten af voor elke keer dat je 'vaak' hebt aangekruist voor uitspraak 4 tot en met 34. Trek 3 punten af voor elke keer dat je 'soms' hebt aangekruist. Trek geen punten af als je 'nooit' hebt aangekruist. TOTAAL_____

Stap 3: Kijk naar uitspraak 35. Tel 100 punten op als je 'vaak' hebt aangekruist. Tel 50 punten op als je 'soms' hebt aangekruist. Doe niets als je 'nooit' hebt aangekruist. TOTAAL_____

Stap 4: Kijk naar uitspraak 36. Tel 10 punten op als je 'vaak' hebt aangekruist. Tel 5 punten op als je 'soms' hebt aangekruist. Doe niets als je 'nooit' hebt aangekruist. TOTAAL_____

Stap 5: Trek 5 punten af voor elke keer dat je 'vaak' hebt aangekruist voor uitspraak 37 tot en met 46. Trek 3 punten af voor elke keer dat je 'soms' hebt aangekruist. Trek geen punten af als je 'nooit' hebt aangekruist. TOTAAL_____

Stap 6: Kijk naar uitspraak 47 en 48 Doe niets als je 'nooit' hebt aangekruist. Als je op een van de vragen 'vaak' hebt aangekruist, trek je 20 punten af. TOTAAL_____

Stap 7: Kijk naar uitspraak 49. Tel 10 punten op als je 'vaak' hebt aangekruist. Tel vijf punten op als je 'soms' een multivitamine in pil- of capsulevorm inneemt. Trek 10 punten af als je 'nooit' hebt aangekruist. TOTAAL_____

Stap 8: Als je uitspraak 50 met 'vaak' hebt beantwoord, feliciteren we je! Tel 100 punten op bij je score. Je bent waarschijnlijk een zeer geïnformeerde supplementenconsument. We zullen je in hoofdstuk 6 vertellen waarom dit belangrijk is. Als je 'soms' hebt aangekruist, tel je 50 punten op en probeer je vaker een multivitaminepil of –capsule in te nemen. Doe niets als je 'nooit' hebt aangekruist. TOTAAL_____

Stap 9: Tel alle totalen van stap 1 tot en met 8 bij elkaar op.
EINDTOTAAL_____

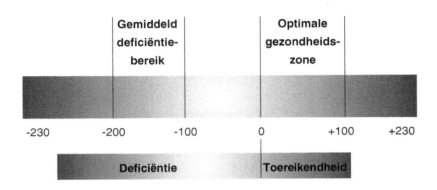

Een momentopname van je toereikendheidspeil

Als je een negatieve score had:

Je score geeft aan dat je niet over voldoende micronutriënten beschikt. Maak je echter geen zorgen als je een lage, of zelfs een héél lage score hebt. Als dit het geval is, verheug je dan, want hoe lager je score, hoe meer je kunt verbeteren. Door dit boek te lezen, zul je onze geheimen leren om je micronutriënttekorten op een optimaal peil te brengen en je gezondheid drastisch te verbeteren.

Elk volgend hoofdstuk in dit boek zal je meer inzicht geven in de details van de analyse die je zojuist hebt uitgevoerd en voortbouwen op het vorige, zodat je uiteindelijk het grotere plaatje begrijpt van hoe je eet-, leef- en supplementatiegewoonten van invloed zijn op je persoonlijke optimale micronutriëntenstatus en uiteindelijk je gezondheid. Ons doel is om je score in de optimale gezondheidszone te krijgen, waar je zonder twijfel snelle, drastische resultaten zult zien die een leven lang kunnen duren. Vergeet niet om de analyse na afloop van de 28 dagen nogmaals te doen. Als je het programma precies zo uitvoert als we aangeven, zullen je score en toereikendheidspeil enorm verbeteren. We geloven in je!

Als je een score tussen 0 en 100 had:

Bravo! Je bevindt je in de optimale gezondheidszone en we feliciteren je daarmee. Je score geeft aan dat je goede keuzes maakt en micronutriëntrijke voedingsmiddelen van hoge kwaliteit eet (misschien heb je *Rich Food, Poor Food* al gelezen). Je hebt waarschijnlijk al een paar micronutriëntrovende leefgewoonten opgegeven en gebruikt een evenwichtig samengestelde multivitamine. (Misschien gebruik je zelfs onze gepatenteerde Nutreince-multivitamine.)

Ons doel is om je score in de optimale gezondheidszone te houden. Misschien weet je niet eens wat je goed hebt gedaan of hoe het kan dat je zo'n hoge score hebt. Door ons Food Factor-programma te volgen zul je erachter komen welke 'gezonde gewoonten' je hier gebracht hebben, zodat je daarmee door kunt gaan. Je zult ook waardevolle informatie krijgen over hoe je je score zelfs nog hoger kunt krijgen. Dit is een geweldige uitgangsbasis. Je toereikendheidspeil betekent dat je snelle, drastische resultaten zult zien die een leven lang kunnen duren.

Als je een hogere score dan 100 had:

Je hebt meer punten gescoord dan de 100 die nodig zijn voor onze optimale gezondheidszone. Hoewel het erop lijkt dat je veel van de dagelijkse micronutriëntrovers vermijdt, mis je misschien ook enkele van de positieve gezondheidsvoordelen van deze rovers. Misschien herinner je je bijvoorbeeld uitspraak 32 nog waarin we je vroegen naar het niveau van je lichamelijke activiteit. Je moest punten aftrekken als je lichamelijk actief was. De voordelen van lichaamsbeweging wegen echter vele malen zwaarder dan de micronutriënten die je er misschien mee uitput.

Sneaky van ons, vind je niet? Hoewel sommige van de gezondere gewoonten in feite bijdragen aan een lager micronutriëntenpeil, willen we al deze gewoonten niet opgeven. Terwijl je verder leest in dit boek, zul je leren dat hoewel veel van onze leefstijlkeuzes, of 'gezonde gewoonten' je van micronutriënten beroven, ze ook gezondheidsvoordelen bieden die niet over het hoofd moeten worden gezien en je zou kunnen overwegen om ze weer in je dagelijks leven in te passen. Ons doel is om je score in de optimale gezondheidszone te krijgen (tussen 0 en 100), waarin je lichaam op opwindende, onverwachte en wonderbaarlijke manieren kan transformeren.

Klaar voor de start, af!

Tot nu toe hebben we je de redenen verteld waarom een optimale micronutriëntenstatus zo belangrijk is. Je begrijpt nu dat je door een nutrivoor te worden zelf verantwoordelijkheid voor je gezondheid neemt en je tegen de meest wijdverbreide en gevaarlijke aandoening van de 21e eeuw wapent: micronutriëntdeficiëntie. Je hebt zelf onderzocht welke gezondheidsproblemen in je leven je misschien zou kunnen helen door je micronutriënten op een toereikend peil te brengen en je hebt aan de hand van je persoonlijke micronutriënttoereikendheidsanalyse je eigen eet-, leef- en supplementatiegewoonten geanalyseerd om je een momentopname te geven van waar je je op dit moment op onze deficiëntie-/toereikendheidsschaal bevindt. Je bent nu klaar om enkele belangrijke veranderingen in je leven door te voeren.

We weten dat je zult slagen, omdat we je gedurende het hele proces zullen begeleiden. Dit is in feite een goed moment om ons Micronutrient Miracle Motivation and Resource Center te verkennen en je op te geven voor ons gratis 28-daagse programma, waarbij je persoonlijk begeleid wordt en kortingsbonnen, bonusmateriaal en dagelijkse tips en motivatie zult ontvangen. Het zal net zijn alsof je ons als je persoonlijke voedingsconsulenten aan je zijde hebt en dit zal je snel op de weg naar succes brengen, dus vergeet niet om je aan te melden op mymiracleplan.com! Maar voordat je met ons programma begint, willen we je van de benodigde instrumenten en kennis voorzien. Met andere woorden: we willen er zeker van zijn dat je voorbereid bent op succes. Voorbereiding is belangrijk voor elke grote reis en dat geldt ook voor je 28-daagse Food Factor-programma. Het is nu tijd om aan het voorbereidende werk te beginnen, zoals micronutriëntarme voedingsmiddelen uit je voorraadkast verwijderen en de planken opnieuw inrichten met micronutriëntrijke producten. Je zult ook moeten bepalen zonder welke micronutriëntrovende leefgewoonten je niet kunt leven en van welke je afscheid kunt nemen. Tot slot wil je alvast alle supplementen in huis halen die je nodig hebt om gedurende je 28-daagse programma je micronutriënten op peil te brengen. Geen zorgen, op de volgende twee pagina's hebben we alles wat je nodig hebt om je goed voor te bereiden op een rijtje gezet. Volg eenvoudigweg de tijdbalk en je zult van succes verzekerd zijn.

Als het voorbereidende werk eenmaal is gedaan, is het tijd voor de start! Gewapend met heerlijke recepten die speciaal zijn ontwikkeld om je gezondheidsprobleem aan te pakken, zal je 28-daagse reis je beginnen te transformeren op manieren die je nooit voor mogelijk had gehouden. Verwacht het onverwachte! Laten we nu je voorraadkast gaan opschonen. Wie weet wat je er zult aantreffen, dit gaat leuk worden!

Je Food Factor-programmaplanner

Klaar voor de start, af!

Je kunt het onderstaande schema als checklist gebruiken zodat je er zeker van bent dat je klaar bent om met het Food Factor-programma te starten. Het schema biedt je een tijdlijn en beschrijft alle dingen die je moet doen om goed beslagen ten ijs te komen. Misschien heb je tijdens het lezen van dit boek al enkele taken uitgevoerd. Als dit echter niet het geval is, volgen hieronder de taken die je mogelijk wilt overwegen in de week voor je startdag.

7 dagen voor je startdag

Takenlijst

1. Zorg ervoor dat je dit boek van begin tot eind hebt gelezen. Je kunt ten slotte niet de BEJ's elimineren als je niet weet waar ze zich verbergen of REL beoefenen als je niet weet wat dat betekent.
2. Ga naar het Micronutrient Miracle Motivation and Resource Center op mymiracleplan.com en meld je aan voor je gratis persoonlijk begeleide 28-daagse programma. Dit zal ons in staat stellen om je behalve dagelijks tips die we niet meer in dit boek kwijt konden ook waardevolle kortingsbonnen voor rijke voedingsmiddelen, kortingen op Calton Nutrition-producten en een heel scala aan video's en downloads te sturen om je te helpen het programma succesvol te doorlopen.
3. Schaf alle supplementen en producten aan die je nodig hebt om aan het programma te beginnen. Zorg dat je in ieder geval de volgende zaken in huis hebt:
    a. Een multivitamine (zie pagina 268)
    b. Proteïnepoeder (zie pagina 221)
    c. Een vetbron (zie pagina 225)
    d. Omega 3 (zie pagina 300)
    e. Een aanvullend supplement, indien aangegeven als je een specifiek protocol gebruikt (zie hoofdstuk 8)
4. Bekijk de tien trucs om huishoudelijke toxines te verminderen op pagina 171 e.v. Bepaal welke producten je wilt vervangen door non-toxische, gezonde alternatieven en koop een van de aanbevolen non-toxische merken. Zodra je de vervangende producten hebt aangeschaft, verwijder je de toxische producten uit je huis.
5. Optioneel: schaf een weegschaal aan die je lichaamsvet kan meten (zie pagina 294).
6. Optioneel: ben je een 'calculerende cliënt'? Schaf in het Micro-

nutrient Miracle Motivation and Resource Center de nutritionele analyse aan en maak een afspraak voor een bloedanalyse. Je kunt er ook voor kiezen om de online Micronutriënt Matrix-test te doen (zie het kader op pagina 83). Deze geavanceerde micronutriëntenanalyse zal je een beter inzicht geven in je huidige micronutriëntenpeil en in de aandoeningen en ziekten die eventuele tekorten op dit moment of in de toekomst kunnen veroorzaken.

5 tot 7 dagen voor je startdag

Takenlijst

1. Schoon je voorraadkast op aan de hand van de richtlijnen in hoofdstuk 3.
2. Neem een kijkje in het Micronutrient Miracle Motivation and Resource Center op mymiracleplan.com voor online shoppingtips en -kortingen om het programma gemakkelijker en leuker te maken. Vroeg bestellen garandeert dat je speciale producten die je via internet bestelt ruim op tijd in huis hebt.

2 tot 5 dagen voor je startdag

Takenlijst

1. Zorg ervoor dat je een bewegingsplan hebt opgesteld. Op welke dagen ga je je Zero Movement Training-cardiowork-out doen? Met welke One Set To Failure-gewichtstrainingsoefeningen ben je van plan te beginnen op de vier daarvoor ingeruimde dagen?
2. Bekijk het menu voor de eerste week. Beslis of je het algemene 28-daagse Food Factor-programma of een van de specifieke gezondheidsprotocollen gaat volgen. Vervang eventuele voedingsmiddelen of recepten die je niet lekker vindt door andere

en maak een boodschappenlijstje met micronutriëntrijke voedingsmiddelen.
3. Bepaal welke ontstressende activiteiten je wilt doen. Bekijk de video's in het Micronutrient Miracle Motivation and Resource Center om deze heilzame technieken te leren.
4. Druk vanaf mymiracleplan.com de lijst met veertien veilige en twintig te vermijden voedingsmiddelen af en neem deze mee op je winkelexpedities.

1 tot 2 dagen voor je startdag

Takenlijst

1. Het is tijd om boodschappen te gaan doen. Vul je koelkast met alle rijke voedingsmiddelen die je nodig hebt om de maaltijden te creëren die je micronutriënten zullen aanvullen. Zorg ervoor dat je alles op je boodschappenlijstje in huis hebt.
2. Week of kiem de noten, zaden of granen die je van plan bent de eerste week te gebruiken, tenzij je ze al geweekt of gekiemd hebt gekocht.
3. Maak van tevoren de KCAFFQFat-kruidenoliën, boters, pesto's, mayonaise en KCAFFQFat-dressings die je gedurende het programma wilt gebruiken (zie pagina 405 tot 410). Je kunt je boters en pesto's in ijsklontjesbakjes invriezen om de bereidingstijd van je maaltijden te verkorten.

3

Je voorraadkast opschonen

Ben je klaar voor de start? Onze eerste stap is bedoeld om ervoor te zorgen dat jij succesvol zult zijn. Op dit moment heb je waarschijnlijk een heleboel producten in je keuken staan die de kans dat je de komende 28 dagen over voldoende micronutriënten zult beschikken in de weg kunnen staan. Hoewel je sommige ervan gemakkelijk zult kunnen herkennen omdat de micronutriëntrovende ingrediënten op het etiket staan vermeld, verbergen andere schadelijke stoffen zich mogelijk op minder voor de hand liggende plekken. Maak je gereed voor je eerste reuzenstap naar een optimale micronutriëntenstatus. Het is tijd om over te schakelen op rijke voedingsmiddelen. Dus laten we de arme voedingsmiddelen, de obesogenen, wegdoen en je dagelijkse micronutriëntrovers elimineren. (Geen zorgen, we zullen al deze termen nog uitleggen.)

Het is moeilijk om afscheid te nemen

Net zoals het normaal is om gehecht te raken aan de collega's die we dagelijks op kantoor zien, is het normaal om gehecht te raken aan de vertrouwde producten die je wekelijks in huis haalt. Die zak met je favoriete chips of dat pak met onweerstaanbare koekjes dat op de een of andere manier altijd in je winkelwagentje belandt, kan een vriend voor je zijn die je na een dag hard werken heel graag wilt zien of een vertrouwde schouder zijn om op uit te huilen na een ruzie met een geliefde. Sommige vrienden steunen je echter niet altijd op de manier waarop je dat zou willen en dan zul je de vriendschap opnieuw moeten bezien. Is het een gezonde relatie? Is deze oude vriend wel goed voor je?

Afscheid nemen van een oude vriend kan heel moeilijk zijn, maar we vragen je eerlijk te zijn wanneer je de producten evalueert waarmee je vriendschap hebt gesloten en die je in je huis hebt uitgenodigd. Zoals je in dit hoofdstuk zult leren, hebben veel van deze producten mogelijk meer van je genomen dan ze hebben teruggegeven. In tegenstelling tot andere boeken die de gezondheid van een voedingsmiddel beoordelen op basis van het calorieën-, natrium- of vetgehalte, is onze definitie van gezondheid gebaseerd op het effect ervan op ons micronutriëntenpeil. Met andere woorden: of een voedingsmiddel bijdraagt aan je vermogen om een optimale micronutriëntenstatus te bereiken of dit doel juist in de weg staat.

Begin zo vroeg mogelijk met dit opschoonproces, misschien een week voor je werkelijke startdatum. Dit zal je voldoende tijd geven om te beslissen welke voedingsmiddelen je nog naar binnen wilt schrokken voordat het programma begint en welke je weg wilt geven aan bijvoorbeeld je collega's of een plaatselijke voedselbank. We adviseren je om een grote vuilniszak te pakken en deze letterlijk vol te proppen met alle ongewenste arme voedingsmiddelen die je tegenkomt. Hoe je dit uiteindelijk aanpakt, is echter jouw keuze. We hebben cliënten die sommige dingen gewoon achter in de koelkast zetten. We raden je dit echter niet aan omdat veel mensen eenvoudigweg niet over de wilskracht beschikken om oude vrienden te negeren als ze ons begroeten. We willen het liefst dat je arme voedingsmiddelen uit je huis verwijdert. Uit het oog, uit het hart, zoals het gezegde luidt.

Dit is misschien niet mogelijk voor degenen onder jullie die gezinsleden of huisgenoten hebben die niet samen met jou het programma volgen. Daarop zeggen we: 'Waarom niet?' We juichen het toe als het hele gezin deze fantastische reis samen onderneemt. Ouders zijn vaak verbaasd over de veranderingen die ze in hun kind zien, aangezien hun ooit zo hyperactieve kind, gewend aan een dieet boordevol kunstmatige kleurstoffen en micronutriëntrovende ingrediënten bijna van de ene op de andere dag kalmer wordt en zich opeens ergens op kan concentreren. Daarnaast hebben stellen die ervoor hebben gekozen de Food Factor samen te ervaren, uitmuntende resultaten gemeld, vaak met heilzame neveneffecten waarop ze nooit gerekend hadden, zoals het geval was met Winona en Rock (zie kader).

Als je familie en vrienden nog steeds geen zin hebben om met je mee te doen, raden we je aan een gedeelte van de koelkast én de voorraadkast de komende 28 dagen voor jezelf te claimen. Wees duidelijk tegen degenen met wie je je huis deelt. Vertel ze dat je hun steun gedurende dit programma zou waarderen en dat de beste manier waarop ze je kunnen helpen is ervoor te zorgen dat je geclaimde ruimte een 'niet-aanraken-zone' is, zodat je voedingsmiddelen op geen enkele wijze worden verstoord. Wacht vervolgens gewoon af, we willen wedden dat je eten er zo goed uit zal zien en dat je resultaten zo indrukwekkend zullen zijn dat ze uiteindelijk mogelijk toch beslissen met je mee te doen!

Ons persoonlijke micronutriëntwonder: Winona en Rock Keim

Mijn naam is Winona Keim. Ik ben een 62-jarige getrouwde vrouw, moeder van drie kinderen en oma van acht kleinkinderen. Mijn man Rock is de op een na jongste van zes broers en zussen en ik ben de op een na jongste van vijf broers en zussen. We zijn de énigen in onze familie die geen medicijnen gebruiken. We kunnen de Caltons niet genoeg bedanken voor wat ze doen. Hun kennis heeft ons geholpen gezond te blijven en ook nog af te vallen!

Ik zou willen dat ik de precieze dag nog wist, maar dat is niet zo. Wat ik me nog wel herinner is mijn reactie. Op een ochtend, nadat ik net was opgestaan, mijn lieve echtgenoot een kus had gegeven en me met een kop koffie voor het ochtendjournaal had geïnstalleerd, zei Rock tegen me dat hij me iets wilde laten zien. Hij had een fragment uit *Fox News* opgenomen waarin Jayson en Mira Calton over hun boek *Rich Food, Poor Food* vertelden.

Ik kon mijn oren niet geloven over de ingrediënten die in ons voedsel zitten! Ik nam niet eens de moeite het hele item af te kijken. Ik ging rechtstreeks naar mijn keukenkastjes en begon alle etiketten te lezen. Ik gooide een hele lading voedsel weg en vroeg me zelfs af of we nog wel iets te eten over zouden hebben.

Die dag veranderde ons leven voorgoed. We begonnen met Jayson en Mira te werken en leerden etiketten te lezen en rijke voedingsmiddelen te eten. Ik dacht altijd dat we gezond aten, maar nu is dat echt zo! Al ons eten koken of bakken we zelf met gezonde, rijke voedingsmiddelen. In het begin vroeg ik me af of het niet moeilijk zou zijn een omslag te maken, maar dit bleek heel gemakkelijk te zijn. Sinds we met het Food Factor-programma begonnen zijn, eten we geen vlees meer uit de supermarkt, alleen nog wildvlees. Ik maak zo veel mogelijk zelf.

Maar het laatste wat ik had verwacht, gebeurde eigenlijk al vrij snel, zo snel dat ik dacht dat ik ziek was! Ik begon af te vallen. We hadden dit programma totaal niet gezien als een afvalprogramma, maar eenvoudigweg als een gezondheidsprogramma. Ik was al jaren zo'n 10 kilo te zwaar en Rock had overgewicht doordat hij door een paar blessures niet voldoende bewoog. Maar we raakten allebei behoorlijk veel gewicht kwijt. Toen we merkten dat we onze armen weer om elkaar heen konden slaan gaf ons dat een nog grotere kick, omdat ik me weer een heel klein beetje sexyer begon te voelen! Op dit moment is Rock 12 kilo afgevallen en ik 10. Ik draag nu kledingmaat small in plaats van large en moet mijn broeken nu vijf maten kleiner kopen. Het allerleukste is dat ik deze winter niet mijn extra 'speklaag' van 7 kilo ben aangekomen.

Mensen waren verbaasd als ze me zagen en vroegen zich af wat ik had gedaan. Ik vertel het ook nog eens over het hele internet! Dank jullie wel, Jayson en Mira, voor alles wat jullie doen. Dank jullie wel voor het delen van jullie kennis en het openen van mijn ogen. Ik bid tot God dat hij de ogen en oren van alle mensen zal openen om jullie wijze woorden te zien en te horen!

De filosofie van rijke en arme voedingsmiddelen

Je doel is om tijdens het opschonen van je voorraadkast te bepalen welke voedingsmiddelen je weg naar een optimale micronutriëntenstatus de komende 28 dagen zouden kunnen belemmeren. Om je met deze evaluatie te helpen, hebben we de filosofie van rijke en arme voedingsmiddelen gecreëerd. We definiëren voedingsmiddelen als rijke voedingsmiddelen als ze helpen je micronutriëntenpeil te verhogen en als ze natuurlijk, onbewerkt of minimaal bewerkt zijn en een hoog gehalte aan micronutriënten en weinig tot geen problematische ingrediënten bevatten die een risico voor je gezondheid kunnen vormen. Arme voedingsmiddelen daarentegen zijn zwaar bewerkt en bevatten weinig tot geen micronutriënten, maar wel vaak problematische ingrediënten, zoals dagelijkse micronutriëntrovers (DMR's), heimelijke dieven die je van vitamines, mineralen en essentiële vetzuren beroven. (We zullen de DMR's later in dit hoofdstuk bespreken.) Gedurende het 28-daagse Food Factor-programma is je doel om zo veel mogelijk rijke voedingsmiddelen te eten en je verre te houden van arme voedingsmiddelen.

De slechtste arme voedingsmiddelen elimineren

Sommige voedingsmiddelen zijn slechter voor je dan andere, dus we zullen de allerslechtste van het stel eerst aanpakken. De drie arme voedingsmiddelen waarvan we willen dat je ze de komende 28 dagen volledig elimineert zijn suiker, tarwe en soja.

Zet de suiker aan de kant

Suiker is absoluut een van onze minst favoriete ingrediënten in de supermarkt, en daar hebben we verschillende redenen voor. Een recent onderzoek dat door de Wall Street-bank Credit Suisse is uitgevoerd, heeft de bittere waarheid over wereldwijde suikerconsumptie aangetoond. Uit het onderzoek bleek dat suiker wereldwijd 17 procent van het dieet uitmaakt. De gemiddelde dagelijkse consumptie wereldwijd is 17 theelepels (68 gram), wat 45 procent hoger is dan dertig jaar geleden. In de Verenigde Staten, die boven aan de lijst staan, ligt het cijfer nog veel hoger: Amerikanen krijgen gemiddeld 40 theelepels (160 gram) per dag of 1,5 kilo suiker per week binnen.[1, 2, 3] In 2014 erkende de Wereldgezondheidsorganisatie (WGO) de niet zo zoete gevaren van suiker en beveelt mensen over de hele wereld sindsdien aan de consumptie van suiker tot 5 procent van hun dieet te beperken. Dit betekent dat een van de meest gerespecteerde wereldwijde gezondheidsorganisaties denkt dat 5 procent of 25 gram de maximale hoeveelheid suiker is die je dagelijks tot je zou moeten nemen. Wist je dat een blikje frisdrank gemiddeld 40 gram bevat? Dat is bijna de dubbele hoeveelheid van wat als veilige dosis voor een volwassene wordt beschouwd, om nog maar te zwijgen over hoe schadelijk een dergelijke hoeveelheid suiker voor een kind zal zijn.

Waarom staat suiker nu eigenlijk boven aan onze lijst van gevaarlijke arme voedingsmiddelen? In dit programma komen micronutriënten op de eerste plaats, weet je nog? En suiker is misschien wel een van de grootste obstakels op je weg naar een optimale micronutriëntenstatus, omdat het de micronutriënten in je lichaam kan uitputten en ervoor kan zorgen dat de opname van micronutriënten wordt geblokkeerd. Daarnaast is er, in tegenstelling tot andere micronutriëntrovende ingrediënten die we later zullen bespreken, geen enkel bewijs dat geraffineerde witte suiker enige voordelen voor de gezondheid of voeding voor je lichaam oplevert.

De hunkeringscyclus

Terwijl de zoete smaak van suiker misschien lekker is, is de uitputtende werking ervan op calcium, magnesium, chroom en koper dat niet, vooral als je de negatieve neveneffecten van het oplopen van een tekort in deze essentiële mineralen in aanmerking neemt. Daarnaast wordt ook vitamine C door suiker aangetast. Omdat ze uit vergelijkbare chemische structuren bestaan, concurreren vitamine C en glucose (een type suiker) met elkaar om je cellen binnen te gaan. Zelfs licht verhoogde bloedsuikerniveaus kunnen de opname van vitamine C verhinderen en een zwakker immuunsysteem veroorzaken. Bekijk de onderstaande tabel om een beter idee te krijgen van de hoeveelheid aandoeningen en ziekten waar je suikerconsumptie toe zou kunnen leiden.

Tabel 3.1
Micronutriëntenverlies door suiker[4]

Micronutriënt	Wat het doet	Symptomen en problemen
Vitamine C	Beschermt je tegen hart- en vaatziekten, kanker, gewrichtsziekten, grauwe staar en algemene verkoudheden; helpt bij de aanmaak van collageen en elastine, beide noodzakelijke elementen voor je botmassa, huid, tandbeen, bloedvaten en pezen; beschermt tegen zuurstofgerelateerde schade aan cellen (vrije radicalen); vereist voor vetsynthese; heeft antivirale en ontgiftende eigenschappen; helpt bij wondgenezing	Onvermogen om wonden te genezen; regelmatige infecties, verkoudheden of griep; longproblemen; snel blauwe plekken; gevoelige, gezwollen gewrichten; gebrek aan energie; bloedend tandvlees; bloedneuzen; angst; tandbederf; vet rond de buikzone
Calcium	Vereist voor bot- en tandformatie, samentrekking van spieren, bloedstolling en zenuwoverdracht; vermindert het risico op darmkanker, voorkomt hypertensie	Osteoporose, osteomalacie, osteoartritis, Engelse ziekte, spierpijn of -kramp, tandbederf, risico op darmkanker, hoge bloeddruk, HEK, behoefte aan suiker en zout, botpijn, verdoofdheid of getintel in ledematen, slapeloosheid

Chroom	Ondersteunt de insulinefunctie, verhoogt de vruchtbaarheid, vereist voor koolhydraten/vetstofwisseling, essentieel voor groei/ontwikkeling van de foetus, helpt verhoogde cholesterol en triglyceride-waarden verlagen	Metaboolsyndroom, insulineresistentie, verminderde vruchtbaarheid, diabetes, obesitas, hypoglycemie, koude handen, hart- en vaatziekten, hoog cholesterol, koud zweet, noodzakelijk voor regelmatige maaltijden
Koper	Vereist voor botformatie, energieproductie, haar- en huidkleur en smaakgevoeligheid; betrokken bij het genezingsproces; ondersteunt het ijzertransport, helpt bij stofwisseling van verschillende vetzuren	Osteoporose, bloedarmoede, kaalheid, diarree, algemene zwakte, beperkte ademhalingsfunctie, myelopathie, verminderd huid- en haarpigment, verminderde weerstand tegen infectie, verhoogd DBD-cholesterol, overeten, vermoeidheid, lage lichaamstemperatuur
Magnesium	Betrokken bij 300 essentiële stofwisselingsreacties; noodzakelijk voor spieractiviteit en zenuwimpulsen; reguleert de temperatuur en bloeddruk; essentieel voor ontgifting; helpt sterke botten en tanden te creëren	Behoefte aan suiker, misselijkheid, overgeven, vermoeidheid, krampen, verdoofdheid, tintelingen, toevallen, hartspasmen, persoonlijkheidsveranderingen, verhoogd hartritme, hypertensie, defect aan de kroonslagader, osteoporose, astma, constipatie, slapeloosheid, depressie

Hunker je naar zoet voedsel en merk je dat één hap tot een tweede en vervolgens een derde leidt? Als je hierop ja hebt geantwoord, ben je niet de enige. Volgens het Monell Chemical Senses Center in Philadelphia heeft zelfs 'bijna iedereen voedselhunkeringen. (...) Meer dan 100 procent van de jonge volwassen vrouwen en zo'n 70 procent van de jonge mannen meldt het afgelopen jaar een of meer voedselhunkeringen te hebben gehad.'[5] Dit is een belangrijk feit omdat ongecontroleerde hunkeringen een van de belangrijkste redenen zijn waarom mensen hun dieet niet volhouden. Onderzoekers hebben ontdekt dat 'voedselhunkeringen een duidelijk afgescheiden fenomeen van honger zijn.' Maar als die gierende trek in een bak ijs die je midden in de nacht wakker maakt geen honger is, wat is dan de oorzaak ervan? Zou je geloven dat het een tekort aan een specifiek micronutriënt is?

Zoals je in bovenstaande tabel kunt zien, kunnen je calcium- en magnesiumwaarden dalen als je suiker tot je neemt. Raad eens wat onderzoekers hebben ontdekt dat er gebeurt wanneer deze niveaus laag zijn? Je krijgt trek in suiker! Dit is de reden waarom de ene hap tot de volgende en weer een volgende leidt. Met elke hap, nemen je calcium- en magnesiumwaarden nog verder af, waardoor je trek in suiker nog meer toeneemt. Je innerlijke 'zoetmonster' schreeuwt luider en luider en er zijn maar twee manieren om hem het zwijgen op te leggen. De eerste is dat je het pad van deficiëntie en overgewicht verder afloopt door steeds meer suiker te eten (wat je met elke hap meer kans geeft om osteoporose en andere deficiëntieziekten te ontwikkelen) of je kunt de cyclus helemaal doorbreken door eenvoudigweg te zorgen dat je over voldoende calcium en magnesium beschikt. Zo eenvoudig is het eigenlijk.

> **Mijn persoonlijke micronutriëntwonder: Evelyn Mann**
>
> Ik werk al meer dan een jaar met de Caltons. Het begon allemaal toen ik hun tweede boek, *Rich Food, Poor food*, had gelezen nadat mijn schoonmoeder aan darmkanker was gestorven. Ik vond het lezen van etiketten altijd veel te ingewikkeld en om eerlijk te zijn, las ik ze helemaal niet. Het lezen van dat boek gaf

me de sleutel in handen om etiketten te begrijpen en leerde me hoe belangrijk het is dat het voedsel dat ik eet de benodigde micronutriënten bevat. Ik nam zelf de eerste stap en begon rijke voedingsmiddelen te eten en suiker en tarwe uit mijn dieet te schrappen. Het was een wonder. Ik was verbaasd dat mijn behoefte aan suiker binnen een paar weken volkomen verdwenen was. Mijn behoefte aan een nachtelijke bak ijs was er eenvoudigweg niet meer. Nooit meer midden op de avond naar de winkel rennen om ijs te halen.

Ik moest echter nog meer doen. Ik had last van enorme hoofdpijn en was gediagnosticeerd met een cyste in mijn eileider. Ik nam contact op met Mira en Jayson en begon aan mijn eigen Food Factor-programma. Ik supplementeerde ook met Nutreince, hun multivitaminedrank, en binnen tien dagen waren de hoofdpijnen verleden tijd. Kon het zo zijn dat ik steeds hoofdpijn had vanwege een gebrek aan voldoende vitamines en mineralen? Daar lijkt het in ieder geval wel op. Het grootste wonder was nog wel dat ook mijn cyste verdween. Mijn gebeden, en die van mijn familie en vrienden, waren verhoord.

Behalve dat ik niet meer hunkerde naar zoet, geen hoofdpijn meer had en mijn cyste kwijt was, realiseerde ik me dat ik nog iets anders kwijt was. Ik was zonder daar moeite voor te doen 5 kilo kwijtgeraakt. Mijn man was zo onder de indruk dat hij met me mee ging doen en ik merkte direct dat hij veel meer energie had. (Wie zou niet een man met meer energie willen?) Ik vond het geweldig! Nu volgen ook mijn broer en zijn vrouw het programma en ze vinden het geweldig. Ze hebben meer energie en hun gezichtsvermogen is duidelijk verbeterd. Ik wist dat ik mijn kennis moest delen, dus ik begon dat wat ik van de Caltons had geleerd in de kerk te onderwijzen. Ik ben vele malen getuige geweest van de vreugde van anderen als ze vertelden dat ze minder pijn en ontstekingen hadden door deze levensstijl aan te nemen die gericht is op het verkrijgen van voldoende micronutriënten.

Maar er is nog meer goed nieuws. Niet alleen zal de trek in suiker met deze ene gemakkelijke stap verdwijnen, als iemand naar zoute snacks hunkert, zoals pretzels of chips, blijkt uit onderzoek dat ook deze trek zal verdwijnen. De onderzoekers van Monell stelden vast dat hunkeringen naar zout ook door een tekort aan calcium worden veroorzaakt.[6] Ze ontdekten dat wanneer je een zoute snack neemt, het natriumgehalte ervan tijdelijk het calciumgehalte in je bloed verhoogt, waardoor het lichaam denkt dat het calciumtekort is opgeheven. Je hunkering naar zout is dan misschien tijdelijk gestild, maar het door de botten afgescheiden calcium leidt tot een verergerd calciumtekort, nog meer trek in zout en mogelijk ook meer trek in suiker!

Het Food Factor-programma wil je uit de 'hunkeringscyclus' halen en jou en je wilskracht de controle teruggeven. Ten eerste zullen eventuele calcium- of magnesiumtekorten door het eten van rijke voedingsmiddelen en door slim te supplementeren volledig worden opgeheven. Geen tekorten betekent geen hunkeringen. Daarnaast zul je door het vermijden van suiker ook vermijden dat je een nog groter tekort aan micronutriënten oploopt, wat je zal helpen de vicieuze hunkeringscyclus te doorbreken en het zoetmonster voorgoed de mond te snoeren.

Glucose-fructosesiroop: een siroop waar je verre van moet blijven

Suiker heeft een zoet broertje waarvan we ook willen dat je het uit je leven bant. Dit is glucose-fructosesiroop, ook bekend als HFCS (high fructose corn syrup), glucose-fructosestroop, glucosesiroop en fructosesiroop, dat wordt gemaakt uit geraffineerd maïsmeel. De populariteit van glucose-fructosesiroop is sinds de jaren zeventig van de vorige eeuw met maar liefst 472 procent toegenomen omdat het fabricageproces ervan goedkoper werd dan het produceren van suiker.[7]

Hoewel het al erg genoeg is dat dit monocultuurgewas (maïs) de micronutriënten in de bodem uitput, is dit niets vergeleken met de micronutriëntuitputtende effecten die dit ingrediënt op je lichaam heeft. Er is aangetoond dat fructose een negatief effect heeft op de calcium-, chroom-, magnesium-, zink- en koperwaarden in het lichaam. Hoe meer fructose je tot je neemt, hoe meer je lichaam een tekort aan deze micronutriënten ontwikkelt. Hoeveel fructose zit er eigenlijk in glucose-fructosesiroop verstopt? Een in 2010 in *The International Journal of Obesity* gepubliceerde studie deed enig licht schijnen op het ware fructosegehalte in 23 gangbare gezoete drankjes. Hoewel glucose-fructosesiroop specifiek omschreven wordt als een 'mengsel dat 42 of 55 procent fructose bevat' (het ingrediënt dat je micronutriënten uitput), ontdekten onderzoekers dat veel frisdranken tot wel 65 procent aan fructose bevatten.[8, 9] Hoe hoger de hoeveelheid fructose, hoe groter het risico dat je van micronutriënten wordt beroofd. Om het nog erger te maken: in 2014 ontdekten voedselfabrikanten dat mensen hun producten door de vermelding van glucose-fructosesiroop op het etiket steeds vaker links lieten liggen. Dus wat deden ze? Ze creëerden een nieuw product om dit stigma te omzeilen. HFCS-90 is de naam van deze nieuwe boosdoener, wat simpelweg als 'fructose' op etiketten wordt vermeld en uit 90 procent fructosesiroop bestaat. Deze nieuwe zoetstof, die in talloze producten zit waarvan geclaimd wordt dat er geen glucose-fructosesiroop in zit, zorgt ervoor dat elke hap zelfs een nog groter gehalte aan micronutriëntrovende fructose bevat.

Zes extra redenen om suiker en siroop aan de kant te zetten

Als micronutriëntuitputting en overeten nog niet genoeg zijn om je te overtuigen, hebben we hier nog zes redenen om suiker en glucose-fructosesiroop uit je dieet te elimineren.
1. **Het is hoogstwaarschijnlijk genetisch gemodificeerd (GGO).** Als je aan suiker denkt, wat komt er dan in je op? Stel je je een suikerrietplantage voor? Als dat het geval is, moeten we je helaas de trieste realiteit van 21e-eeuwse suiker meedelen. De waarheid is dat 55 procent van de suiker die op etiketten wordt vermeld afkomstig is van het sap van een suikerbiet, en

suikerbieten zijn (in de Verenigde Staten) helaas 100 procent genetisch gemodificeerd.[10, 11] En aangezien ook maïs (in de Verenigde Staten) in 88 procent van de gevallen genetisch is gemodificeerd, maakt dit de zaak niet veel beter als je glucose-fructosesiroop op het etiket vermeld ziet staan.[12] (Zie pagina 191-193 voor meer over de gevaren van AA'ès.)

2. **Suiker is een verslavende drug.** Onderzoekers in Bordeaux, Frankrijk, hebben aangetoond dat 'intense zoetheid een groter effect heeft dan cocaïne.'[13] Inderdaad, je gummibeertjes zijn verslavender dan cocaïne. Geen wonder dat mensen na één beertje niet kunnen stoppen. Wetenschappers aan de Princeton-universiteit leggen uit dat suiker, net als veel drugssoorten, voor een toevloed aan dopamine (of plezier) in de hersenen zorgt en dat het weglaten van suiker zware drugsachtige ontwenningsverschijnselen kan veroorzaken, 'gekenmerkt door angsten en depressie.'[14]

3. **Suiker kan insulineresistentie veroorzaken.** Als je suiker eet, gaat je bloedsuikerniveau omhoog en scheidt je lichaam het hormoon insuline af om je te helpen dit niveau in balans te brengen. Een dieet dat voor een groot deel uit suiker bestaat, zorgt ervoor dat de cellen ongevoelig of resistent worden voor insuline en insulineresistentie, zoals dit genoemd wordt, kan leiden tot metabool syndroom, obesitas, hart- en vaatziekten en type 2 diabetes.[15] Verrassend genoeg is er niet heel veel suiker voor nodig om deze negatieve effecten waar te nemen. In een studie van de Harvard-universiteit meldden onderzoekers dat het drinken van slechts één gezoet drankje per dag het risico op het ontwikkelen van type 2 diabetes met 83 procent verhoogt.[16]

4. **Suiker kan kanker veroorzaken.** Kanker, een van de voornaamste doodsoorzaken ter wereld, wordt gekenmerkt door ongecontroleerde groei en vermeerdering van cellen. Volgens Lewis Cantley, directeur van het kankercentrum van het Beth Israel Deaconess Medical Center in Boston, wordt maar liefst

80 procent van alle kankers 'aangezwengeld door mutaties of omgevingsfactoren die het effect van insuline op tumorcellen in een vroeg stadium vergroten of nabootsen.'[17] Zoals we zojuist al zeiden, leidt een verhoging in suiker tot een verhoging van insuline. Om deze reden geloven veel wetenschappers dat het hebben van voortdurend verhoogde insulineniveaus (een gevolg van suikerconsumptie) het risico op kanker in hoge mate vergroot.[18,19] Bovendien is uit onderzoek gebleken dat kanker slechts één brandstofbron nodig heeft. Kun je raden wat dit is? Suiker! Suiker verzwakt je immuunsysteem en creëert een gunstige omgeving voor het ontstaan van kanker, maar het biedt ook nog eens de brandstof die de kanker nodig heeft om te groeien.[20]

5. **Suikerinname correleert met hartkwalen.** Godzijdank noemt de wetenschap het beestje eindelijk bij de naam. Jarenlang werd verzadigd vet als boosdoener gezien voor het ontstaan van hartkwalen, wereldwijd de voornaamste doodsoorzaak. Recent is echter de waarheid naar voren gekomen dat suiker, in al zijn vormen, in feite de schuldige is. Volgens een studie uit 2014 in het tijdschrift *JAMA Internal Medicine*, hadden personen die 17 tot 21 procent van hun calorieën uit toegevoegde suiker haalden een hoger risico van 38 procent om te sterven aan een hart- of vaatziekte dan personen die slechts 8 procent van hun calorieën uit de consumptie van toegevoegde suikers tot zich namen.[21]

6. **Suiker verkort je levensduur.** Als je een lang leven wilt leiden, stop dan met het drinken van frisdranken en suikerhoudende drankjes. Uit een in 2014 gepubliceerde studie in *The American Journal of Public Health* werd ontdekt dat telomeren, beschermende stukjes BFA aan het uiteinde van chromosomen, korter waren bij mensen die doorgaans meer suikerhoudende dranken dronken. Kortere telomeren zijn gekoppeld aan versnelde veroudering van BFA en in individuen die dagelijks slechts 350 ml frisdrank dronken, werden veranderingen

> in het BFA aangetroffen die typerend zijn voor cellen die 4,6 jaar ouder zijn. Je zult dus af moeten kicken van je suikerverslaving voordat deze door frisdrank veroorzaakte telomeerverkorting je jaren van je leven kost.[22]
>
> Wauw! Suiker en glucose-fructosesiroop moeten dus de laan uit. Vanwege de micronutriëntrovende effecten van suiker en alle andere aandoeningen en ziekten die het kan veroorzaken, zullen we suiker de komende 28 dagen in de ban doen.

Daarnaast is glucose-fructosesiroop een obesogene factor, een natuurlijke of door mensen gemaakte chemische stof die van invloed is op het regulerende systeem dat je gewicht controleert (endocrien systeem) door het aantal vetcellen te verhogen, het aantal calorieën dat je verbrandt te verlagen en zelfs de manier waarop je lichaam met honger omgaat te veranderen. Uit een studie uit 2013 door de Yale-universiteit kwam naar voren dat vrijwilligers die fructose binnenkregen geen activiteit vertoonden in het gedeelte van de hersenen dat registreert dat je verzadigd bent en daardoor meer honger kregen. Dit komt omdat fructose, in tegenstelling tot suiker, niet tot de afgifte van leptine aanzet, een hormoon dat je hersenen vertelt wanneer je voldaan bent.[23] Om de zaken nog erger te maken, werd door een onderzoek uit 2013 in *The Journal of Clinical Endocrinology & Metabolism* vastgesteld dat dit vererger wordt door het feit dat de met fructose vergeven frisdranken tot een verhoogde circulatie van het hormoon ghreline zorgen, waarvan de primaire taak is om een hongersignaal naar de hersenen te sturen.[24] Dit betekent dat het eten van voedsel met een hoog fructosegehalte, waaronder glucose-fructosesiroop, ervoor zal zorgen dat je lichaam zich niet voldaan en zelfs hongeriger voelt, waardoor mensen meer eten dan ze nodig hebben.

De sinistere suikervervangers

Bedrijven weten dat we aangetrokken worden tot zoet voedsel. Dat is de reden dat chemische voedselfabrikanten miljoenen hebben gespendeerd om suikervervangers te creëren die je zoetbehoefte bevredigen zonder je vetrollen te vermeerderen. Hoewel deze suikervervangers je niet van je micronutriënten beroven, zoals suiker en glucose-fructosesiroop, suggereren wetenschappelijke gegevens dat deze ook schadelijk voor je gezondheid kunnen zijn. Een onderzoek uit 2014 waarschuwt er zelfs voor dat de kunstmatige zoetstoffen sacharine, sucralose en aspartaam, bekend onder merknamen als respectievelijk Sweet'N Low, Splenda en Equal, waarschijnlijk voor een verstoring zorgen van het microbioom, een uitgebreid en mysterieus ecosysteem van bacteriën in onze darmen. Dit is extreem gevaarlijk, omdat deze bacteriologische wereld een fundamentele rol speelt in ons vermogen om ziekten te bestrijden. 57 van de vrijwilligers die deze zoetstoffen slechts één week tot zich namen, vertoonden een significante glucose-intolerantie, een conditie die tot diabetes kan leiden. Ook deze boosdoeners zul je dus moeten dumpen.

Tabel 3.2
Suikervervangers die je moet bannen

Suikervervanger	Ook bekend als
Sucralose	Splenda, Sukrana, SucraPlus, CandyS, Cukren, Nevella en E955 (Europese Unie)
Acesulfaamkalium	Acesulfaam-K, Sunett, Sweet One en E950 (Europese Unie)
Aspartaam	NutraSweet, Equal, AminoSweet, Canderel, Spoonful, Equal-Measure en E951 (Europese Unie)
Neotaam	Newtame en E961 (Europese Unie)
Sacharine	Sweet'N Low, Sugar Twin en E954 (Europese Unie)
Advantaam	De nieuwste (2014) en zoetste loot aan de aspartaam/neotaam-tak

Laat alle suikers hun biezen pakken

Denk niet dat alleen zoete traktaties, zoals frisdranken, cruesli, koekjes en gebakjes, suiker bevatten. Wist je dat smaakmakers, zoals ketchup en mayonaise waarschijnlijk ook boordevol suiker zitten? Zelfs aan sommige tafelzouten wordt suiker toegevoegd. Aan bijna alles, van diepvriespizza's tot soep uit blik en 'gezonde' sappen en yoghurts wordt tegenwoordig suiker toegevoegd. Dit is niet gelogen! Teneinde alle arme voedingsmiddelen uit je huis te bannen, zul je dus de gewoonte moeten ontwikkelen de komende vier weken alle ingrediëntenlijsten zorgvuldig door te nemen.

Maar let op: voedselfabrikanten kunnen heel sneaky zijn door allerlei pseudoniemen op hun verpakkingen te vermelden. Met onderstaande lijst zul je ze echter te slim af zijn. Als je een van deze stiekeme pseudoniemen op het etiket aantreft, moet het voedsel je huis uit, uit de koelkast en voorraadkast en in de weggeef- of weggooizak. De opschoning van je voorraadkast begint nu. Verwijder alle producten uit je koelkast, vriezer en voorraadkast die de onderstaande ingrediënten en/of de sinistere suikervervangers uit tabel 3.2 bevatten. Als je stevia, stevia rebaudiana, xylitol, monniksfruit, loa han (guo of kuo), erythritol, sorbitol, mannitol of kokossuiker zonder de in tabel 3.2 of 3.3 vermelde namen op de verpakking ziet staan, kun je dit product voor nu in je voorraadkast laten staan. In hoofdstuk 5 zullen we verder ingaan op stevia en andere rijke suikervervangers.

Tabel 3.3
De vele namen voor suiker

Laat je niet beetnemen door fabrikanten. Alle volgende pseudoniemen dienen te worden vermeden.

Ahornsiroop	Geëvaporeerd	Maïszoetstoffen
Banketbakkerssuiker	suikerrietsap	Maltodextrine

Bietsuiker	Gekristalliseerd	Maltose
Bruine suiker	suikerrietsap	Melasse
Carobesiroop	Gerstemout	Rauwe suiker
Castorsuiker	Gerstestroop	Rietsuiker
D-mannose	Glucose	Rietsuikermelasse
Dadelsuiker	Glucose-fructosesiroop	Rijststroop
Demerarasuiker	(B Ak)	Stroop
Dextrine	Honing	Sucrose
Dextrose	Invertsuiker	Suikerstroop
Diastase	Karamel	Turbinadosuiker
Diastatische gerst	Kristalfructose	Vruchtensap-
Fructose	Lactose	concentraat
Galactose	Maïsstroop	

Dump de tarwe

Beeld je in dat je in een Italiaans restaurant op je voorgerecht zit te wachten. Je bent in een geanimeerd gesprek met familie of vrienden verwikkeld terwijl de serveerster een mandje warme, verse broodjes op tafel zet. De gistachtige geur prikkelt je smaakpapillen en je doet een greep in het mandje om een stukje af te breken. Als je voorgerecht eindelijk wordt geserveerd, kijk je naar je broodbordje en kom je er tot je schrik achter dat je al twee broodjes naar binnen hebt gewerkt. Klinkt bekend? De verslavende aard van voedsel is tamelijk wonderbaarlijk als je erover nadenkt.

De verslavende aard van tarwe wordt veroorzaakt door het eiwit gliadine dat, wanneer het door het maagzuur en enzymen wordt verteerd, een exorfine wordt, een morfineachtig bestanddeel dat zich aan de morfinereceptoren in je hersenen bindt. In tegenstelling tot andere opiaten die pijn verlichten, veroorzaken deze exorfinen verslavingsgedrag en stimulatie van de eetlust, wat ertoe kan leiden dat je meer dan 400 extra calorieën per dag tot je neemt![25] De serveerster is dus zonder dat ze het weet een drugsdealer door je warme broodjes vol obesitasstimulerende exorfinen voor je neus te zetten.

Hoewel door de gliadine tarwe, net als suiker, een verslavende stof is, willen we je aandacht eigenlijk op de andere micronutriëntrovende bestanddelen van tarwe vestigen. Ten eerste bevat tarwe van nature fytinezuur, dat zich bindt aan calcium, magnesium, koper, mangaan, chroom, ijzer, zink en niacine en daarmee de opname ervan verhindert. Daarnaast versnelt het de vitamine D-stofwisseling, waardoor het lichaam deze belangrijke anti-obesitas vitamine op een sneller tempo opgebruikt. Ten tweede bevat tarwe oxaalzuur dat zich bindt aan calcium, magnesium en ijzer en de opname ervan verhindert. Ten derde bevat tarwe lectines, de natuurlijke zelfverdedigingsmechanismen van een plant. Lectines zijn goed voor planten, maar niet voor mensen. Door hun plakkerigheid hechten ze zich aan de darmwand, en omdat we een schone darmwand nodig hebben om vitamines en mineralen goed te kunnen opnemen, dienen we lectines te vermijden omdat ervan is aangetoond dat ze de opname van micronutriënten verminderen.

Lectines gaan hand in hand met gluten, een ander lastig eiwit in tarwe. Je hebt misschien weleens over gluten gehoord of misschien behoor je tot de 2 à 3 procent van de bevolking die gevoelig voor gluten is. Misschien ben je wel 1 op de 200 Nederlanders die is gediagnosticeerd met coeliakie, een erfelijke aandoening die tot beschadigingen van de darmwand leidt als gluten worden gegeten. Je zou echter ook een van de mensen kunnen zijn die onnodig lijdt aan spijsverteringsproblemen, hoofdpijn, eczeemachtige huidkwalen, een wazig hoofd en vermoeidheid zonder je te realiseren dat de gluten in je voedsel deze aandoeningen veroorzaken.

Lectines en gluten werken samen om je een waar een-tweetje in de maag uit te delen en zo een zogenaamde lekkende darm (ook wel leaky gut syndroom genoemd) te veroorzaken. Een lekkende darm betekent dat er gaatjes in de darmwand zitten. Je darmkanaal hoort een gesloten geheel te zijn, zodat onverteerd voedsel daar blijft, waar het hoort. Wanneer je tarwe tot je neemt, delen lectines de eerste stoot uit door ervoor te zorgen dat je darmwand doordringbaar wordt. Vervolgens delen gluten de tweede stoot uit door de afgifte van zonuline (nee, we hebben deze Starwars-achtige term niet zelf verzonnen) uit te lokken. Het kwaadaardige zonuline beschadigt de darmwand waardoor er gaten kunnen ontstaan.[26]

Als er eenmaal gaten in de darmwand zitten, kunnen lectines en andere deeltjes, zoals gedeeltelijk onverteerde voedselresten en toxines in de bloedbaan 'lekken'. Je lichaam ziet deze ontsnapte deeltjes als onwelkome vreemde indringers en zet de aanval op ze in, wat leidt tot een auto-immunale chaos die de weg vrijmaakt voor aandoeningen als prikkelbaredarmsyndroom, ziekte van Crohn, dikkedarmontsteking, schildklierontsteking, fibromyalgie, chronisch vermoeidheidssyndroom en artritis. De uiteindelijke genadeklap wordt door tarwe uitgedeeld in de vorm van een stof die we amylopectine A noemen en die verantwoordelijk is voor de toename van buikvet (ongezond vet dat zich rond de organen afzet), ook wel een 'broodbuik' genoemd. Deze stof is ook verantwoordelijk voor de hoge bloedsuikerpiek als gevolg van het eten van tarwe. Inderdaad, tarwe! Wist je dat het eten van een snee volkorenbrood een grotere insulinepiek kan veroorzaken dan een candybar?[27] Dit is echt zo. Wat heb je zojuist geleerd over insulinepieken in onze bespreking over suiker? Deze door tarwe veroorzaakte insulinepieken kunnen leiden tot insulineresistentie, obesitas, diabetes, hartkwalen en zelfs kanker.

Schrap alle glutenbooswichten

We hopen dat je nu begrijpt dat alle componenten in tarwe samenwerken om je micronutriënten uit te putten en je risico op een ernstige ziekte vergroten. Dus waar wacht je nog op? De komende 28 dagen willen we dat je de tarwe dumpt, evenals alle andere producten waarin tarwe en zijn belangrijkste sidekick gluten verstopt zitten. In tabel 3.4 op pagina 116 worden de producten vermeld waarin over het algemeen tarwe en gluten verstopt zitten. Lees de lijst met ingrediënten zorgvuldig door. Gelukkig is het veel eenvoudiger geworden om tarwe-ingrediënten op etiketten te herkennen sinds etiketteringsrichtlijn 2000/13/EG is ingesteld (nu vervangen door verordening 1169/2011). Deze verordening vereist dat allergenen, waarvan tarwe er één is, met een onderscheidende typografie op het etiket worden vermeld. Als een product dus een tarwederivaat zoals gemodificeerd zetmeel bevat, moet duidelijk worden aangegeven dat dit van tarwe afkomstig is. Tarwe kan tussen haakjes en/of in een andere typografie in de ingrediëntenlijst of als afzonderlijke vermelding worden aangegeven. Het moet hoe dan ook altijd worden vermeld, zodat je er zeker van kunt zijn dat je over de juiste feiten beschikt als je het etiket leest. Begrijp ons goed. Stop deze producten in je weggooizak. Schrap deze glutenbooswichten!

Tabel 3.4
Waarin gluten verstopt zitten

Biscuitjes of koekjes	Imitatiekrab	Pretzels
Blauwe kazen	Kamut	Roggebrood
(sommige)	(oude graansoort)	Sauzen (vaak
Bloem	Knäckebröd	gebonden met meel)
Bouillonpoeders en	Korstdeeg of taart-	Scones
-blokjes	bodems	Seitan (bevat geen
Brood en broodjes	Kruimeldeeg	gluten, het ís gluten!)
Bruine rijststroop	Matzemeel	Soepen
Bulgur	Moutazijn	(vaak gebonden
Cake en gebak	Moutdranken	met meel)
Chips	(zoals bier)	Sojasaus
Chutneys en pickles	Muesli	Specerijenmengsels
(bereid met mout-	Muffins	Spelt (oude graansoort)
azijn)	Ontbijtgranen	Vlees- en vispasteitjes
Couscous	(de meeste)	Vleeswaren
Dressings (veel)	Oploskoffie	(kunnen vulmiddelen
Drop	Paneermeel	bevatten)
Gebakken bonen	Pannenkoeken	Vullingen
Gehydroliseerd plant-	Pasta	Wafels
aardig eiwit	Patés	Witte peper
Goedkope chocolade-	Pizza	Worstjes
merken	Pompernikkel	Yorkshire pudding

Zeg dat het geen soja is

Op zoek naar een paar mooie '*manboobs*'? Probeer je je stofwisseling te vertragen? Als je een van deze vragen met ja hebt geantwoord, zorg er dan voor dat je soja ín je dieet houdt. Wist je dat het nuttigen van sojaproducten, waaronder sojamelk, sojasaus en zelfs die sojalecithine die op de een of andere manier je proteïneshake of chocoladereep in is geslopen, je geslachtshormonen kan verstoren?[28, 29] Dit zou zowel mannen als vrouwen die dit lezen alert moeten maken. Het is echt zo. Soja bevat isoflavonen, een soort chemische verbindingen die bekend zijn als fyto-oestrogenen, wat van planten afkomstige oestrogenen betekent. Bovendien is aangetoond dat fyto-oestrogenen de effecten van het vrouwelijke hormoon oestrogeen in het lichaam nabootsen.

Voor de dames onder ons: in een onderzoek in *The American Journal of Clinical Nutrition* werd gekeken naar de effecten van soja op de menstruatie en hieruit kwam naar voren dat het eten van sojaproducten de menstruatie significant uitstelde en de cyclus verkortte. Hoewel dit misschien aantrekkelijk klinkt, heeft onderzoek uitgewezen dat het risico op borstkanker hierdoor wordt vergroot.[30] En voor de mannen of vrouwen die de mannelijkheid van hun man belangrijk vinden: uit recent onderzoek is naar voren gekomen dat mannen die 28 dagen lang 56 gram proteïnepoeder op basis van soja tot zich namen een testosterondaling van 19 procent vertoonden. Klinkt logisch vind je niet? Geef een man isoflavonen die oestrogeen, een vrouwelijk hormoon nabootsen, en wat verwacht je dat er dan gebeurt? Deze hormonale disbalans (te veel oestrogeen ten opzichte van testosteron) kan leiden tot potentieproblemen, verminderd lichaamshaar en zelfs gynecomastia, de abnormale vergroting van borstweefsel bij mannen (oftewel *manboobs*). Uit een in 2004 door het National Cancer Institute uitgevoerd onderzoek kwam zelfs naar voren dat mannen die grote hoeveelheden soja (megadoses) eten last kregen van 'tepelafscheiding, borstvergroting en opvliegers'.[31]

Welnu, als de dreiging van borstkanker en *manboobs* nog niet genoeg is, wat dan te denken van gewichtstoename? Testosteron is voor beide geslachten een belangrijk hormoon voor groei, herstel, vorming van rode bloedcellen, gezonde slaapcyclus en immuunfunctie, naast een gezond seksueel functioneren.[32] Lage testosteronniveaus zijn ook gekoppeld aan een lage schildklierfunctie, een ander ongewenst veelvoorkomend neveneffect van sojaconsumptie. Alsof dat nog niet genoeg is, bevat soja goitrogenen, bestanddelen die het functioneren van de schildklier nog meer onderdrukken en de opname van jodium hinderen. Dit kan zorgen voor een vergrote schildklier en dit kan weer leiden tot gewichtstoename, vooral bij de twee op de drie vrouwen die lijden aan borderline hypothyreoïdie (lage schildklierfunctie).

Uit een in 2013 in *The Journal of Clinical Endocrinology & Metabolism* gepubliceerd onderzoek kwam naar voren dat soja de adiponectinegehalten verlaagde, een hormoon dat betrokken is bij het reguleren van het bloedsuiker- en vetniveau.[33] Hierdoor neemt de kans dat je lichaam vet opslaat in plaats van het als brandstof te verbranden toe. Hoewel het opslaan van vet niet gewenst is, kan het aanmaken van extra vetcellen zelfs nog slechter zijn en dat is precies wat soja met je kan doen. Tevens bevat soja twee natuurlijk voorkomende chemische stoffen: genisteïne en daïdzeïne, twee oestrogenen die kunnen aanzetten tot het vormen van vetcellen. Dit betekent dat je soja latte voor je ontbijt je vetrollen voedt. Vanwege al deze veranderingen in je endocriene systeem en spijsvertering die soja veroorzaakt, wordt het als een van die nare obesogenen beschouwd.

O, er is nog één ding dat we je niet willen onthouden: lage testosteronniveaus bij zowel mannen als vrouwen leiden tot een laag libido. Zeg dus maar dag tegen soja als je seksleven je lief is.

De overvloed aan antinutriënten in soja

Naast de talloze negatieve neveneffecten die we zojuist hebben geschetst, bevat dit Aziatische importproduct een overvloed aan antinutriënten die er eenvoudigweg op wachten om je micronutriënten te roven. Ten eerste bevat soja de dagelijkse micronutriëntrovers fytinezuur, oxaalzuur en lectines, waarmee je in het gedeelte over tarwe al hebt kennisgemaakt. Dus die edamame-boontjes (ja, edamame zijn sojabonen) die je in Japanse restaurants als voorgerecht krijgt, verlagen je calcium-, magnesium-, koper-, mangaan, chroom-, ijzer-, zink-, niacine- en vitamine D-waarden. Alleen al de vermindering van botopbouwende micronutriënten (calcium, magnesium, koper, mangaan, zink en vitamine D) die soja veroorzaakt, maakt het tot een ongewenst voedingsmiddel voor iedereen die een optimale botgezondheid wil krijgen of behouden.

Daarnaast bevat soja trypsineremmers, een vierde type antinutriënt. Trypsine is een in de alvleesklier geproduceerd enzym dat nodig is om eiwitten te verteren en de bestanddelen waaruit het is opgebouwd, ook bekend als aminozuren, af te breken. Er is aangetoond dat trypsineremmers de alvleesklier hinderen om de hoeveelheid trypsine te produceren die nodig is voor de normale afbraak van eiwitten in aminozuren. Aminozuren zijn een van de vier typen essentiële micronutriënten. Ze zijn de bouwstenen voor leven, chemische eenheden die de cellen in staat stellen hun structuur te behouden. Ze zijn verantwoordelijk voor een groot aantal functies in het lichaam, waaronder het opbouwen van spieren om je hart te beschermen tot het vervoeren, omzetten en opslaan van micronutriënten (vet, koolhydraten en eiwitten). Zoals je kunt zien, zijn aminozuren essentieel voor een goede gezondheid. Daarom raden we je aan om soja (en andere voedingsmiddelen die een hoge hoeveelheid trypsineremmers bevatten) uit je dieet te elimineren.

Gen-soja, waar je ook kijkt!

Sinds de jaren vijftig is de wereldwijde producties van deze 'koningsboon' vijftien keer hoger geworden. De Verenigde Staten, Brazilië en Argentinië produceren samen circa 80 procent van de wereldwijde sojaproductie.[34] Volgens USDA-statistieken uit 2014 wordt helaas 94 procent van de Amerikaanse soja genetisch gemodificeerd.[35] (Zorg ervoor dat je hoofdstuk 5 leest om je te informeren over alle redenen waarom je GGO's zou moeten vermijden.) Deze nieuwe super goedkope soja zit nu in bijna alle voedingsmiddelen. Je kunt het aantreffen in voor de hand liggende producten, zoals sojasaus en tofuburgers, maar omdat veel boeren GGO-sojameel gebruiken als goedkoop voer voor hun vee, consumeren we er een groot deel van via het vlees dat we eten en de melk die we drinken. Daarnaast maakt sojaolie, vaak als plantaardige olie op etiketten vermeld, 27 procent van de wereldwijde olieproductie uit, waardoor het een van de meest voorkomende oliën op de eettafel vormt. Om soja de komende 28 dagen te kunnen vermijden, zul je de etiketten zorgvuldig moeten lezen. Omdat het net als tarwe een allergeen is, dient het altijd duidelijk op de verpakking te staan vermeld. Pak dus je afvalzak en laat de soja nu z'n biezen pakken.

Tabel 3.5
Waarin soja verstopt zit

Aziatisch voedsel	Eiwitrepen en -shakes	Sojasaus
Bewerkt voedsel	Mayonaise	Tempeh en miso
Chocoladerepen	Plantaardige olie	Teriyakisaus
Dierenvoeding van	Sojalecithine	Theezakjes
niet-biologisch vlees	(let hier goed op!)	Tofoe
Dressings	Sojaproteïnepoeders	Vegetarische burgers

Weg met die obesogenen

Je hebt nu de slechtste arme voedingsmiddelen uit je huis verwijderd. Zoals we al zeiden, worden twee van deze boosdoeners (glucosefructosesiroop en soja) ook als obesogenen beschouwd omdat ze chemische stoffen bevatten die het endocriene systeem verstoren en voor gewichtstoename zorgen. Ze zorgen ervoor dat je steeds dikker wordt door het aantal vetcellen in het lichaam te verhogen, de opslag van vet te bevorderen, je stofwisseling te veranderen waardoor calorieën opgeslagen in plaats van verbrand worden en de hormonen die verantwoordelijk zijn voor trek en voldaanheid direct te beïnvloeden. Zowel glucose-fructosesiroop als soja hebben obesogene en micronutriëntrovende effecten, maar zij zijn niet de enige. We zullen onze aandacht nu richten op een aantal andere obesogenen die je uit je huis moet verbannen, aangezien deze je niet alleen dikker kunnen maken, maar ook de waarschijnlijkheid verlagen om een optimale micronutriëntenstatus te bereiken.

Moordend monosodium glutamate (MSG)

Voedingsfabrikanten vinden het geweldig als je na één portie niet kunt stoppen met het eten van hun product. Voor hen betekent dat kassa. Maar wat betekent dit voor ons? Dit betekent dat er door anderen met je voedsel gerommeld wordt. Het voedsel wordt dusdanig gemanipuleerd dat je er meer van gaat eten. Monosodium glutamate is de uitgelezen toevoeging om dit gewenste effect te bereiken. Wel dusdanig dat deze moordende smaakversterker zich in bijna alle bewerkte en verpakte voedingsmiddelen bevindt. Door MSG veroorzaakte obesitas is in wetenschappelijke kringen zo'n geaccepteerd idee, dat wanneer er voor onderzoeken obese dieren nodig zijn, ze als eerste MSG te eten krijgen. Spaanse wetenschappers hebben ontdekt dat laboratoriumratten die MSG gevoerd kregen 40 procent meer voedsel aten.[36]

MSG treedt op drie verschillende obesitasbevorderende manieren als een obesogene factor op. De meest voor de hand liggende manier is dat het de smaak van elk voedingsmiddel verbetert, waardoor je er nog meer trek in krijgt. Ten tweede is aangetoond dat MSG ons leptineresistent maakt. Onthoud dat leptine het hormoon is dat ervoor zorgt dat je een vol gevoel krijgt. Waarom zou je een snack wegleggen als je hersenen nooit de boodschap krijgen om te stoppen met eten? Ten slotte zorgt MSG ook voor de afscheiding van insuline, het hormoon dat voor de opslag van vet zorgt, waardoor je bloedsuikerspiegel daalt en je sneller honger krijgt.

Dit arme voedingsmiddel vermindert echter ook je micronutriëntwaarden omdat het een *excitotoxine* is. Dit betekent dat het de bloedbreinbarrière kan doorbreken en je cellen dusdanig kan overprikkelen dat ze beschadigd raken of afsterven, waarop hersenschade in diverse gradaties kan optreden en onder andere leermoeilijkheden, de ziekte van Alzheimer, de ziekte van Parkinson en de ziekte van Lou Gehrig kunnen ontstaan of verergeren. Dit is echt waar, en je micronutriëntwaarden betalen de prijs omdat je beschikbare antioxidanten versneld worden opgebruikt om de door MSG veroorzaakte toxiciteit in de hersenen te proberen te herstellen. In plaats van andere belangrijke functies in je lichaam uit te voeren, worden de beschikbare antioxidanten, zoals vitamine C en E en selenium, nu opgeroepen om de schade in de hersenen te herstellen. Bovendien zijn magnesium, chroom en zink allemaal heel belangrijke zenuwcelbeschermers, waardoor ook zij bij de aanwezigheid van MSG versneld worden opgebruikt.[37,38] Kun je je voorstellen hoeveel andere lichaamsfuncties mogelijk niet goed uitgevoerd kunnen worden omdat voedingsfabrikanten MSG aan het recept toevoegen?

Tabel 3.6
De vele namen voor MSG

Laat je niet beetnemen door fabrikanten. Alle volgende pseudoniemen dienen te worden vermeden.

Calciumglutamaat	Ingrediënten vermeld	Natuurlijke smaak-
Carrageen	als gehydroliseerd,	makers (vraag de
Geautolyseerd	eiwitversterkt, ultra	fabrikant voor de
gisteiwit	gepasteuriseerd,	zekerheid wat de
Geautolyseerde gist	gefermenteerd	bron is)
Gehydroliseerd	of enzym	Pectine
maïseiwit	gemodificeerd	Soja-eiwitisolaat
Gistextract	Magnesiumglutamaat	Sojasaus
Gistvoedsel	Monoammonium-	Vleesvervanger
Glutamaat	glutamaat	
Glutaminezuur	Monokaliumglutamaat	Problematisch plastic
Groente-extract	Natriumcaseïnaat	

De laatste obesogenen die we hier bespreken, zullen niet op etiketten vermeld staan, maar de kans is groot dat je deze plastics recentelijk hebt binnengekregen. Wat? Eet je geen plastic? Grote kans van wel! Heel waarschijnlijk behoor je tot de talloze mensen met een detecteerbaar verhoogd bisfenol A (BPA)-gehalte in het lichaam en ftalaten in de urine.[39, 40] Statistieken lijken erop te wijzen dat we niet alleen zijn wat we eten, maar ook wat we aanraken én waardoor dat wat we eten wordt aangeraakt.

BPA en ftalaten zijn synthetische chemische stoffen die oestrogenen in het lichaam nabootsen. BPA zit in herbruikbare drinkbekers, toiletpapier, dvd's, mobiele telefoons, contactlenzen en auto-onderdelen. In de supermarkt kom je er waarschijnlijk mee in aanraking via zijn polycarbonate plastic vorm in waterflessen en zelfs via zijn epoxyvorm in de bekleding van conservenblikken. Het zit zelfs in het thermische papier dat voor kassabonnetjes wordt gebruikt. Ftalaten zitten in voedselverpakkingen, plasticfolie, pesticiden, veel kinderspeelgoed, pvc-buizen, luchtverfrissers, wasmiddelen, verzorgingsproducten en zelfs in farmaceutische producten. Jaarlijks wordt er wereldwijd drie miljard kilo aan BPA en negen miljard kilo aan ftalaatesters gecreëerd, dat is een ongekende hoeveelheid vervuilend plastic![42]

Uit een in 2012 in het tijdschrift *PLoS ONE* gepubliceerd onderzoek kwam naar voren dat BPA ervoor zorgt dat bijna twee keer meer insuline wordt afgescheiden dan nodig is om voedsel af te breken.[42] Hoge insulineniveaus kunnen het lichaam na verloop van tijd ongevoelig maken voor dit hormoon, wat bij sommige mensen tot gewichtstoename en het ontstaan van type 2 diabetes leidt. Een in 2014 in *The Journal of Clinical Endocrinology & Metabolism* gepubliceerd onderzoek heeft uitgewezen dat mannen, vrouwen en kinderen die aan hoge doses endrocrienen verstorende ftalaten worden blootgesteld doorgaans minder testosteron in hun bloed hebben dan mensen die minder aan chemische stoffen worden blootgesteld. Een recent onderzoek onder Amerikaanse mannen liet zien dat verschillende veelvoorkomende ftalatenmetabolieten een statistisch significante correlatie vertonen met een obese buik en insulineresistentie.[43]

Maar ook hier beperkt de schade zich niet alleen tot je tailleomvang. Onderzoek wijst uit dat zowel BPA als ftalaten de calciumopname op celniveau beïnvloeden.[44, 45]

Je weet het nu ondertussen wel: het is tijd om die obesogenen uit je huis te verbannen. Pak ze in en stuur ze weg!

Tabel 3.7
Tips ter preventie van plastics

Hier volgen enkel snelle tips die je kunnen helpen om BHA en ftalaten te vermijden.

1. Zet nooit, maar dan ook nooit plastic bakjes in de magnetron!
2. Zoek naar de kringloopcodes aan de onderkant van plastic bakjes. Sommige, maar niet alle plastic bakjes waarop kringloopcode 3 of 7 staat, kunnen uit BHA bestaan.
3. Gebruik zo min mogelijk ingeblikt voedsel. Kies voor producten in glazen potten of, als het niet anders kan, blikken waarop BHA-vrij staat vermeld.
4. Kies voor voorraadbussen of bewaarbakjes van porselein, glas of roestvrij staal.
5. Doe zoals in vroeger tijden en vraag je slager om je vlees in papier te verpakken om het pvc-folie dat door de meeste supermarkten wordt gebruikt uit je winkelwagentje te houden.
6. Raak kassabonnen niet aan, tenzij absoluut noodzakelijk.

Maak kennis met alle antinutriënten die we DMR's noemen

Als je alles wat je zojuist hebt geleerd in praktijk brengt, zou je huis vrij moeten zijn van alle suiker, tarwe, soja, van MSG vergeven producten, vele plastics en conserven. Hoewel we de vele manieren hebben uitgelegd waarop arme voedingsmiddelen je gezondheid negatief beïnvloeden, zijn het de dagelijkse micronutriëntrovers (DMR's) die erin verborgen zitten die je 28-daagse programma en uiteindelijk je vermogen om een optimale micronutriëntenstatus te bereiken ernstig kunnen hinderen. Deze DMR's zijn als heimelijke dieven die in je voedsel opduiken en de hoeveelheid micronutriënten erin verminderen. Daarom worden ze ook vaak antinutriënten genoemd. Suiker en glucose-fructosesiroop zijn op zichzelf al DMR's. Hun chemische structuur kan je micronutriëntniveaus aanzienlijk verlagen. Tarwe bevat echter een drieslag aan DMR's. Tarwe bestaat uit fytinezuur, oxaalzuur en lectines, drie micronutriëntrovers die je wilt vermijden, terwijl soja aan kop loopt met een viertal: fytinezuur, lectines, oxaalzuur en trypsineremmers.

In hoeveel andere voedingsmiddelen denk je dat deze DMR's verstopt zitten? Zijn er nog meer micronutriëntrovers die op dezelfde manier werken? Moet je ze allemaal en te allen tijde vermijden? Ten eerste zou het vrijwel onmogelijk, of op zijn minst belemmerend zijn, om deze bestanddelen allemaal uit je dieet te verwijderen, aangezien deze DMR's zich in de meeste voedingsmiddelen bevinden. We weten ook niet of we zouden willen dat je al deze voedingsmiddelen zou vermijden. Er bevinden zich namelijk DMR's in enkele van de 'gezondste', meest micronutriëntrijke voedingsmiddelen. Voedingsmiddelen als boerenkool, chiazaad, noten, zoete aardappel en bessen bevatten allemaal DMR's. Sommige DMR's kunnen worden verminderd door de juiste bereidingsmethoden, zodat het voedsel veiliger wordt om te consumeren en je tegelijk de positieve micronutritionele aspecten ervan meepakt. Laten we de DMR's in ons voedsel en ons drinken eens wat nader bekijken.

Fytaten (fytinezuur)

Je hebt al geleerd dat zowel tarwe als soja onze eerste DMR, fytinezuur, bevatten. Fytinezuur heeft een vergelijkbare werking als vezels, in die zin dat het zich aan bestanddelen in je darmkanaal bindt. In tegenstelling echter tot vezels die je cholesterol verlagen door zich te binden aan cholesterolachtige samenstellingen in het darmkanaal, vermindert fytinezuur de opname van micronutriënten door zich te binden aan vitamine B_3 (niacine), calcium, chroom, koper, ijzer, magnesium, mangaan en zink. Daarnaast versnelt fytinezuur de stofwisseling van vitamine D. Zo komen Engelse ziekte, veroorzaakt door een vitamine D-tekort, en osteoporose veel voor onder bevolkingsgroepen die veel fytinezuur consumeren.[45]

Waar zit het in: tarwe en soja zijn de grootste boosdoeners, maar deze hebben we al uit ons dieet geëlimineerd. Andere voedingsmiddelen met een hoog fytinezuurgehalte zijn maïs, peulvruchten, zaden (inclusief lijnzaad en chiazaad), noten, ontbijtgranen, zilvervliesrijst en haver.

Juiste bereiding: door granen, bonen, lijnzaad, noten en chiazaden te kiemen en te fermenteren, wordt het fytinezuur verminderd. Volgens een artikel getiteld *Wise Traditions in Food, Farming, and the Healing Arts,* dat in 2010 in het tijdschrift van de Weston A. Price Foundation werd gepubliceerd, 'wijst onderzoek erop dat we ongeveer 20 procent meer zink en 60 procent meer magnesium uit ons voedsel opnemen als dit geen fytaten bevat.'[47]

Oxalaten (oxaalzuur)

Wist je dat je groene smoothie in de ochtend mogelijk bijdraagt aan osteoporose, hoge bloeddruk of nierstenen? Het is echt zo. De schuldigen zijn de rauwe groene bladgroenten. Net als fytinezuur bindt of chelateert ook oxaalzuur zich aan specifieke micronutriënten in het darmkanaal. Oxaalzuur in je voedsel bindt zich aan het calcium, magnesium en ijzer in datzelfde voedsel (of in het voedsel dat je erbij eet) en blokkeert hun opname. In het geval van spinazie zorgt dit ervoor dat er respectievelijk slechts 2 en 10 procent van de overvloedige hoeveelheid ijzer en calcium resteert en de opname van magnesium met 35 procent afneemt. Het vermogen van oxaalzuur om zich te binden aan calcium laat jaarlijks 1 op de 1000 Amerikanen in het ziekenhuis terechtkomen vanwege nierstenen. 75 procent van alle nierstenen bij patiënten in de Verenigde Staten bestaan uit calciumoxalaat, gekristalliseerd oxaalzuur gebonden aan calcium.[48]

Waar zit het in: voedingsmiddelen die het hoogste gehalte aan oxaalzuur bevatten zijn spinazie, tarwe, boekweit, pindakaas, bieten, bietenloof, snijbiet, noten, rabarber en bonen (verse en gedroogde). Daarnaast zit het in mindere mate in veel andere voedingsmiddelen, zoals boerenkool, zoete aardappel, quinoa, selderij, koolraap, soja, aardappels, okra, tomaten en wortels.

Juiste bereiding: zorg ervoor dat je voedingsmiddelen die rijk zijn aan oxaalzuur kookt. Volgens een onderzoek in *The Journal of Agricultural and Food Chemistry* 'verminderde koken het oplosbare oxaalzuurgehalte met 30 tot 87 procent en was dit effectiever dan stomen (5 tot 53 procent) en bakken (alleen gebruikt voor aardappels, geen vermindering van oxaalzuur).'[49]

Lectines

Lectines zijn het krachtigste wapen waar een plant over beschikt. Geloof het of niet, maar planten willen niet echt dat je ze opeet. Het doel van een plant is zelfbehoud en lectines zijn hun eerste defensielinie. Lectines zijn plakkerige eiwitten die een laag aan de binnenkant van je darmen aanleggen waardoor het moeilijker wordt om micronutriënten goed op te nemen.

Hoewel verlies van micronutriënten onze belangrijkste zorg is, is het ook belangrijk om de andere manieren te begrijpen waarop lectines onze gezondheid negatief kunnen beïnvloeden. Om te beginnen maken lectines ons op twee unieke manieren dik. Ten eerste hechten ze zich aan de insulinereceptoren op vetcellen. Zoals je misschien nog weet, is insuline het hormoon dat voor vetopslag zorgt. Als lectines zich eenmaal gehecht hebben, laten ze nooit meer los, waardoor ze de vetcel tot in het oneindige vertellen om meer vet op te slaan! Om de zaak nog erger te maken, hechten lectines zich ook aan de receptoren van leptine, het hormoon dat je hersenen vertelt wanneer je vol zit, en blokkeren het verzadingseffect. Omdat je geen verzadigd gevoel krijgt, ben je geneigd meer te eten dan je nodig hebt en dat teveel wordt opgeslagen als lichaamsvet. Dat schaaltje lectine bevattende noten bij de borrel lijkt nu opeens niet meer zo onschuldig, vind je niet?[50, 51, 52, 53, 54, 55, 56]

Lectines spelen ook een rol bij het ontstaan van een lekkende darm doordat ze zich aan je darmwand hechten en zich als beitels gedragen door de cellen die de rest van je lichaam tegen het onverteerde voedsel in je darmen beschermen uit elkaar te duwen. Veel voedselallergieën zijn in werkelijkheid reacties van het immuunsysteem op lectines.[57]

Nog steeds niet overtuigd dat deze planten niet te onderschatten zijn? Het type lectine dat zich in rode kidneybonen bevindt is zo gevaarlijk dat slechts vijf rauwe bonen je ernstig kunnen schaden of zelfs doden! En over dodelijke lectines gesproken, het lectine dat zich in castorzaad bevindt, is een van de dodelijkste vergiften voor de mens en werd zelfs in internationale spionagekringen gebruikt. Dit wordt ricine genoemd en een enkele dosis van gezuiverd poeder, in de hoeveelheid van een paar zoutkorrels, kan een volwassen mens doden.

Waar zit het in: lectines zitten in ongeveer 30 procent van het gemiddelde (Amerikaanse) dieet.[58] Voedingsmiddelen die een hoog gehalte eraan bevatten zijn zilvervliesrijst, tarwe, spelt, rogge, gerst, tomaten, peulvruchten, sojabonen, zaden, noten, maïs, aardappels (schil), aubergines, paprika's en chilipepers.

Juiste bereiding: hitte vernietigt enkele lectines, maar niet allemaal. Koken in een hogedrukpan is de enige manier om lectines te vernietigen. Weken met regelmatige verversing van het water of kiemen kan veel lectines uit bonen, rijst en noten verwijderen.

Trypsineremmers

Hoewel trypsineremmers de natuurlijke pesticiden van de plant zijn, eten mensen ze ook, zonder zich te realiseren welke schade ze aan de spijsvertering aanrichten. Trypsineremmers brengen je aminozuren en je vetoplosbare vitamines A, D, E en K en vitamine B_{12} in gevaar omdat ze het vermogen van de alvleesklier om de benodigde enzymen voor een goede vertering aan te maken hinderen.

Ze vormen ook een groot gevaar voor je alvleesklier zelf. Je lichaam reageert op een gebrek aan trypsine (dat 'verhinderd' werd) door het aantal en de omvang van alvleeskliercellen te vergroten. Het innemen van te veel van deze trypsineremmers vormt een overbelasting voor de alvleesklier en kan tot pancreatitis en zelfs alvleesklierkanker leiden, de op vier na voornaamste oorzaak van kankersterfte onder mannen en vrouwen.[59, 60, 61]

Waar zit het in: de meeste door het USDA uitgevoerde onderzoeken die de afgelopen jaren zijn uitgevoerd, hebben gekeken naar trypsineremmers in sojabonen, maar deze antinutriënten bevinden zich ook in andere peulvruchten, naast granen, noten, zaden en groente uit de nachtschadefamilie (aardappels, tomaten en aubergines).[62]

Juiste bereiding: gelukkig zorgt koken ervoor dat de meeste van deze trypsineremmers gedeactiveerd worden. Toen onderzoekers bijvoorbeeld zoete aardappels tot 102 °C verhitten, leidde dit tot een snelle inactivatie van hun trypsineremmers.[63] Hoewel trypsineremmers echter door koken worden verminderd, worden ze niet volledig verwijderd. Gekookte zoete aardappels behielden nog steeds 17 tot 31 procent van hun trypsineremmende activiteit. Rawfoodeters en vegetariërs die regelmatig grote hoeveelheden rauwe soja, bonen en noten eten, krijgen de grootste hoeveelheid van deze antinutriënten binnen.

Fosforzuur

Dit chemische additief dat helpt om de bubbels in koolzuurhoudende dranken te behouden, is een ware calciumrover. Je lichaam streeft ernaar een verhouding van 1 op 1 ten aanzien van calcium en fosfor aan te houden. Wanneer fosforzuur het lichaam binnenkomt, onttrekt je lichaam calcium aan je botten en tanden om deze balans te behouden. Wanneer het fosforzuur vervolgens via je urine het lichaam verlaat, gaat ook de calcium verloren. Dit is echter niet de enige manier waarop calcium verloren gaat. Fosforzuur neutraliseert ook het zoutzuur in je maag terwijl zoutzuur nodig is om voedsel af te breken en micronutriënten op te nemen. Je hebt het al geraden inderdaad: calcium heeft een zure omgeving nodig om goed te kunnen worden opgenomen, net als vitamine B_9 (foliumzuur) en vitamine B_{12}. Ten slotte bindt fosforzuur zich in onze maag aan calcium en magnesium, waardoor onoplosbare zouten ontstaan en nog meer micronutriënten verloren gaan. Als je dus tot de een van de drie Nederlanders met hypertensie (hoge bloeddruk) behoort, een van de 850.000 Nederlanders met osteoporose bent of als je vanwege een lage botmassa tot de risicogroep behoort, houd je dan verre van koolzuurhoudende dranken omdat de onttrekking van calcium en magnesium uit de botten schadelijk kan zijn voor je bloeddruk en gezondheid van je botten.

Waar zit het in: fosforzuur komt het meest voor in koolzuurhoudende dranken, zoals frisdranken, energiedrankjes met bubbels en sommige waters met een smaakje.

Juiste bereiding: deze DMR is gemakkelijk te verminderen en zelfs te elimineren. Er is tenslotte geen enkele noodzaak om deze micronutriëntrovende dranken te drinken.

Alcohol

Herinner je je nog dat we eerder uitlegden hoe trypsineremmers de afscheiding van verteringsenzymen door de alvleesklier verminderen? Alcohol doet hetzelfde, wat ervoor kan zorgen dat aminozuren en in vet oplosbare vitamines verloren gaan. Om het nog erger te maken, kan excessief alcoholgebruik ook de maagwand en darmen beschadigen. Dit kan de opname van vitamines en mineralen die door de spijsverteringsenzymen voor vertering beschikbaar werden gemaakt, zoals vitamine B_1 (thiamine) en vitamine B_9 (foliumzuur) verminderen.

Laat deze informatie echter geen domper op je feestvreugde zijn. Gematigd alcoholgebruik kan een gunstig effect hebben op je gezondheid. Een recent onderzoek aan de universiteit van Oregon heeft uitgewezen dat de consumptie van 19 gram alcohol, ongeveer twee kleine glazen wijn, net zo goed helpt om de botsterkte te behouden als bisfosfonaten, een medicijn dat door honderdduizenden vrouwen wordt gebruikt om het brozer worden van de botten te bestrijden.[64] Finse onderzoekers zijn het daarmee eens. In 2013 stelden ze vast dat vrouwen die meer dan drie alcoholische dranken per week drinken een significant hogere botdichtheid hebben dan vrouwen die geen alcohol drinken.[65] Gematigd alcoholgebruik helpt dus om osteoporose tegen te gaan, maar heeft nog meer voordelige effecten. Uit twee Harvard-onderzoeken kwam naar voren dat het doodsrisico door welke oorzaak dan ook tot wel 28 procent minder was onder mannen en vrouwen die gematigd alcohol dronken dan onder geheelonthouders.[66, 67]

Waar zit het in: bier, wijn, cider, mede en sterkedranken zijn de voornaamste boosdoeners.

Juiste bereiding: in tegenstelling tot andere gefermenteerde voedingsmiddelen, zoals kimchi en zuurkool, waar je darmen 'blij' van worden, zorgt de fermentatie van alcohol ervoor dat micronutriënten minder makkelijk worden opgenomen. Als je alcohol niet op gematigde wijze gebruikt, is het een vijand voor je micronutriënten. Met mate drinken is de enige manier waarop je profijt zult hebben van de positieve levensverlengende effecten ervan.

Cafeïne

Hoewel is aangetoond dat cafeïne je van micronutriënten berooft, met name calcium en ijzer, is dit miniem als je slechts twee kopjes per dag drinkt. Een recent onderzoek heeft uitgewezen dat het calciumverlies ten gevolge van een kop koffie van zo'n 175 ml kan worden rechtgetrokken door te supplementeren met 40 mg calcium, het equivalent van 2 theelepels melk in je koffie.[68] Daarnaast kan je bakkie troost ervoor zorgen dat de opname van non-heemijzer (de voornaamste vorm van ijzer in planten) met 24 tot 73 procent wordt verminderd.[69, 70] De positieve voordelen van cafeïnedranken zijn echter misschien wel vele malen groter dan de geringe depletie van micronutriënten die erdoor veroorzaakt wordt.

Koffie bijvoorbeeld, dat zelfs 300 procent meer vrije radicalen bestrijdende antioxidanten dan zwarte thee bevat, is de voornaamste bron van antioxidanten in een dieet dat hoog is aan rood vlees en suikers. Er is aangetoond dat de antioxidanten in koffie het risico op hartkwalen, depressie, alzheimer, parkinson, type 2 diabetes, beroerte, levercirrose, jicht, dementie en bepaalde typen kanker vermindert. Daarnaast heeft cafeïne positieve voordelen voor broze botten. In een onderzoek uit 2012 dat aan de Society for Experimental Biology werd gepresenteerd, wordt melding gemaakt dat cafeïne 'oudere spieren meer kracht geeft, wat suggereert dat deze stimulant oudere mensen zou kunnen helpen hun kracht te behouden en het aantal gevallen van valpartijen en verwondingen kan verminderen.'[71]

Waar zit het in: cafeïne zit in frisdranken met cafeïne, koffiedranken, thee en chocola en in nog grotere hoeveelheden in energiedrankjes.

Juiste bereiding: kies voor decafeïne-dranken of verminder je consumptie van cafeïnehoudende dranken en voeg melk toe of supplementeer met andere bronnen van calcium en ijzer om het verlies van deze mineralen in balans te brengen.

Tannines

Drink je graag een glas rode wijn bij je biefstuk? Misschien zou het verstandig zijn om deze gewoonte te veranderen, vooral als je bloedarmoede hebt. Het droge, samentrekkende gevoel in de mond dat een cabernet of merlot je geeft, vertelt je dat er tannines, onze volgende antinutriënt, in aanwezig zijn. Net als oxalaten en fytaten, zijn tannines natuurlijke moleculen die zich aan micronutriënten binden, vooral vitamine B_1 en B_9 en de mineralen calcium, magnesium, ijzer en zink, en belemmeren daarmee hun opname. Om deze reden raden Engelse onderzoekers aan om ten minste één uur na het eten te wachten voordat je thee vol tannines drinkt, om het risico op bloedarmoede te verminderen.[72]

Waar zit het in: behalve in koffie, thee en rode wijn zitten deze schadelijke moleculen ook in appels, druiven en bessen (en hun sappen) en rabarber, peulvruchten, linzen, specerijen, gerst (bier), noten en chocolade.

Juiste bereiding: vermijden tijdens de maaltijd als je vatbaar bent voor ijzertekort.

Alles elimineren hoeft nu ook weer niet

Het lijkt wel of DMR's in al ons voedsel verstopt zitten, zelfs in 'gezond' voedsel. Het zijn er inderdaad een heleboel, maar als je echt goed kijkt, zul je zien dat een groot aantal ervan zich in dezelfde voedingsmiddelen ophouden. Sommige voedingsmiddelen, zoals tarwe en soja, heb je al geëlimineerd. Frisdranken en energiedrankjes, die fosforzuur en cafeïne kunnen bevatten, heb je ook geëlimineerd vanwege hun gehalte aan suikers of suikervervangers. Je hebt ook gezien dat bescheiden niveaus van enkele van deze DMR's, zoals alcohol en koffie, ook gezondheidsbevorderende effecten kunnen hebben.

Denk eraan, we zeggen je niet dat je al deze voedingsmiddelen altijd moet vermijden. Alleen omdat een voedingsmiddel een antinutriënt bevat, betekent dat nog niet dat je het onmiddellijk in de afvalzak moet dumpen. Je kunt het mogelijk met mate aan je dieet toevoegen of de richtlijnen voor de juiste bereiding volgen om er een gezondere versie van te maken. We willen bijvoorbeeld niet dat je alle noten schrapt, ook al beroven ze je door hun oxaalzuur, fytinezuur, lectines, tannines en trypsineremmers van micronutriënten. Een klein handje noten bevat enkele geweldige micronutriënten en gezonde vetten. Omdat noten echter al deze vijf DMR's bevatten, willen we dat je alleen noten koopt die aan de juiste bereidingsrichtlijnen voldoen. Dus we willen dat je de komende 28 dagen noten en zaden laat staan, tenzij je ze weekt of kiemt.

Omdat de DMR's alleen verminderd maar niet geëlimineerd worden als je ze op de juiste manier bereidt, willen we bovendien dat je je consumptie van de vetgedrukte voedingsmiddelen in tabel 3.8 (zie pagina 136) beperkt, omdat deze de grootste hoeveelheid antinutriënten bevatten. Gedurende het Food Factor-programma elimineer je in ieder geval suiker, soja en tarwe en probeer je de overige vetgedrukte voedingsmiddelen in de lijst te beperken en de bereidingsrichtlijnen te volgen.

Een patroon ontdekken, je persoonlijke analyse van de DMR's die je binnenkrijgt

Bekijk tabel 3.8 (pagina 136). Bevat deze voedingsmiddelen of dranken die je nu consumeert? Drink je koffie, thee of wijn? Heb je recentelijk spinazie, noten, zoete aardappel of bessen gegeten? Drink je water uit plastic flessen? Dit gedeelte kost je mogelijk enig rekenwerk en misschien 15 tot 20 minuten van je tijd. Maar neem de tijd ervoor en doe het. Het is heel belangrijk om te zien in welke mate deze DMR's van invloed zijn in je leven.

Stap 1: Plaats een vinkje (✓) in de kolom 'Inventarisatie' voor elke dag van de week dat je mogelijk een BPA of een voedingsmiddel dat DMR's bevat uit de lijst consumeert of ermee in contact komt. Wees eerlijk! Als je bijvoorbeeld de eerste DMR, fytaten, doorneemt en bepaalt dat je nu een keer per week tarwe, peulvruchten, lijnzaad en broccoli eet, maar dagelijks noten snackt, moet je jezelf één vinkje geven voor elk van de vier eerstgenoemde voedingsmiddelen en zeven voor noten. Dit zou je een totaal van elf vinkjes voor fytaten opleveren. Je moet het gebruik van elke afzonderlijke DMR in het overzicht inventariseren.

Stap 2: Vul tabel 3.9 (pagina 138) in. Dit is je overzicht van de dagelijkse micronutriëntrovers die je op dit moment binnenkrijgt. Bereken aan de hand van de vinkjes die je in tabel 3.8 hebt genoteerd hoe vaak elk micronutriënt mogelijk wordt aangetast. Als je bijvoorbeeld elf vinkjes achter fytaten hebt geplaatst, moet je elf punten noteren achter alle vitamines en mineralen die door fytaten worden uitgeput. Dit betekent dat je het cijfer 11 achter B_3, D, calcium, chroom, koper, ijzer, magnesium, mangaan en zink plaatst. Noteer voor elke DMR het totaal van elk afzonderlijk micronutriënt die erdoor wordt aangetast. Sommige micronutriënten zul je vaker tegenkomen. Noteer dan simpelweg het tweede totaal achter het eerste. Er kan bijvoorbeeld iets als dit uitkomen:

Calcium: <u>11 6 27 5 3</u>

Stap 3: Tel het totaal voor elke afzonderlijke micronutriënt bij elkaar op. Bijvoorbeeld:

Calcium: 11 + 6 + 27 + 5 + 3 = 52

Stap 4: Het is tijd om je gegevens te analyseren. Ben je verrast door het aantal DMR's dat op dit moment een rol in je leven speelt? Ben je geschokt door de hoeveelheid micronutriënten die je door je huidige gewoonten verliest? Doemen er patronen op in de clusters van micronutriënten die je het meest via DMR's verliest? Merk op welke micronutriënten het meest te lijden hebben onder je huidige gewoonten.

Tabel 3.8
Dagelijkse micronutriëntrovers in voedingsmiddelen en dranken

Dagelijkse micronutriëntrover (oftewel antinutriënt)	Aangetaste micronutriënten	Aanwezig in	Juiste bereiding en richtlijnen	Inventarisatie (Plaats 1 ✓ voor elke weekdag dat je een product consumeert.)
Fytaten (fytinezuur)	B$_3$, D, calcium, chroom, koper, ijzer, magnesium, mangaan, zink	Brood (alle tarweproducten, maïs, peulvruchten, zaden (inclusief lijnzaad en chiazaad), noten, granen (ontbijtgranen), zilvervliesrijst, sojaproducten, haver, vijgen, artisjokken, wortels, aardappels, broccoli, aardbeien, rijst, appels	Verminder fytaten door granen, peulvruchten, zaden en noten te kiemen, te weken of te fermenteren.	
Oxalaten (oxaalzuur)	Calcium, ijzer, magnesium	Spinazie, tarwe, boekweit, pindakaas, bieten, bietenloof, snijbiet, noten, rabarber, peulvruchten (vers of gedroogd), boerenkool, zoete aardappel, quinoa, selderij, koolraap, sojaproducten, aardappels, okra, tomaten, sesamzaad (tahin), wortels	Kook oxalaatrijke groente.	
Lectines	Alle vitamines en mineralen (controleer ze allemaal)	Rijst, tarwe, spelt, rogge, gerst, sojaproducten, overige peulvruchten, zaden, noten maïs, aardappels, tomaten, aubergine, chilipepers, paprika's	Verminder het lectinegehalte door te weken, te kiemen en te fermenteren; ook koken kan het lectinegehalte verminderen, maar geen van deze methoden zal de lectines volledig verwijderen. (Koken in een snelkookpan is het beste.)	
Trypsineremmers	Vetoplosbare vitamines A, D, E en K, aminozuren (carnitine)	Sojaproducten, overige peulvruchten, granen, noten, zaden, groente uit de nachtschadefamilie (aardappels, tomaten en aubergines)	Koken deactiveert de meeste ervan.	

Fosforzuur	Calcium, ijzer, magnesium, mangaan	Frisdranken, koolzuurhoudende energiedrankjes, sommige waters met een smaakje	Volledig elimineren.
Alcohol	A, B_1, B_2, B_3, B_5, B_6, B_7, B_9, B_{12}, C, calcium, chroom, magnesium, fosfor, kalium, selenium, zink, omega 3, omega 6,	Bier, wijn, sterkedrank	Tot twee keer per dag beperken om depletie te verminderen en de gezondheidsvoordelen te benutten; voor sommige specifieke gezondheidsprotocollen kan een lagere hoeveelheid vereist zijn.
Cafeïne	A, B_9, D, calcium	Koffie, thee, frisdrank, energiedrankjes en chocolade	Beperken tot twee koppen per dag en aanvullen met calcium; voor sommige specifieke gezondheidsprotocollen kan een lagere hoeveelheid vereist zijn.
Tannines	B_1, B_9, calcium, ijzer, magnesium, zink	Koffie, thee, rode wijn, vruchtensap, rabarber, peulvruchten (rode), linzen, gerst (bier), noten, specerijen, chocolade, granaatappels, bessen, appels en druiven	Als je vatbaar bent voor ijzertekort, het drinken van tanninehoudende dranken tijdens de maaltijden vermijden.
Suiker en glucosefructosesiroop	C, calcium, chroom, koper, magnesium, zink	Bijna alle voorverpakte producten in de supermarkt onder alle op pagina 112 en 113 genoemde namen	Niet consumeren.
EK A	C, E, chroom, magnesium, selenium, zink,	Bijna alle voorverpakte producten in de supermarkt onder alle op pagina 122 genoemde namen	Niet consumeren.
BHA en ftalaten	Calcium	Bewaarbakjes van plastic en piepschuim, waterflessen, conserven, kassabonnen, veel kinderspeelgoed, pvc-buizen	Wanneer mogelijk vermijden.

Tabel 3.9
Dagelijkse inname micronutriëntrovers

Micronutriënt	Totaal inventarisaties
Vitamine A	
Vitamine B_1 (thiamine)	
Vitamine B_2 (riboflavine)	
Vitamine B_3 (niacine)	
Vitamine B_5 (pantotheenzuur)	
Vitamine B_6 (pyridoxine)	
Vitamine B_7	
Vitamine B_9 (foliumzuur)	
Vitamine B_{12} (cobalamine)	
Choline	
Vitamine C	
Vitamine D	
Vitamine E	
Vitamine K	
Calcium	
Chroom	
Koper	
Jodium	
IJzer	
Magnesium	
Mangaan	
Fosfor	
Kalium	
Selenium	
Zink	
Omega 3	
Omega 6	
Aminozuren (carnitine)	

Ga nu terug naar je persoonlijke micronutriëntdeficiëntielijst (pagina 62-63). Komen de micronutriënten die je door je voeding en drinken uitput overeen met de micronutriënten op deze lijst? Als het antwoord ja is, bedenk dan eens wat het verwijderen van deze antinutriënten uit je dieet voor je gezondheid zou kunnen doen. Gebruik deze informatie als motivatie terwijl je je voorraadkast en koelkast doorspit op zoek naar arme voedingsmiddelen die erop uit zijn je op je weg naar een blakende gezondheid te laten struikelen.

4

Sta jezelf niet langer in de weg!

Zien je keukenkastjes er nogal leeg uit na het opschonen van je voorraad? Ben je enkele sneaky micronutriëntrovende voedingsmiddelen en dranken tegengekomen die een tekort zouden kunnen veroorzaken? Dan is het nu tijd om de spotlights weer op jezelf te richten. Ja, dat lees je goed! Je hebt gezien hoe specifieke voedingsmiddelen in je keuken de optimale hoeveelheid micronutriënten negatief kunnen beïnvloeden, maar we zullen nu evalueren op welke wijze je leefgewoonten hieraan bijdragen. In het vorige hoofdstuk heb je de eerste stap gezet door een nutrivoor te worden en over te schakelen op rijke voedingsmiddelen en je voorraadkast op te schonen. Hoewel deze laatste stap nog uit een tweede deel bestaat, je voorraadkast opnieuw inrichten met rijke voedingsmiddelen (die we in hoofdstuk 5 zullen bespreken), heb je al een groot deel vervuld door de arme voedingsmiddelen uit je keuken te verwijderen.

Nu is het tijd om de tweede stap te zetten om een nutrivoor te worden en je te focussen op het terugdringen van je tekorten. Het is nu tijd om eens goed naar je leven te kijken en verantwoordelijkheid voor je daden te nemen. Verantwoordelijkheid! Hu, wat een eng woord. Maar tenzij we verantwoordelijkheid voor onze daden nemen, zullen we onszelf nooit aanzetten om het beter te doen. Het zal dan altijd aan iets of iemand liggen waarom we onze doelen niet bereiken. Verantwoordelijkheid dwingt ons naar ons eigen aandeel in onze huidige gezondheid te kijken en de veranderingen door te voeren die naar toekomstig succes zullen leiden. Terwijl we deze reis samen voortzetten, willen we dat je je bewust wordt van je persoonlijke leefgewoonten die mogelijk zonder dat je het weet je goede intenties om optimaal gezond te worden hebben verijdeld. Het is tijd eens goed te kijken naar hoe je dieetfilosofie, dagelijkse gewoonten, medicijnen en toxische belasting zorgen voor de extra pondjes die je steeds aankomt en je in je huidige situatie gevangen houden.

Het grote dieetdebat

Een van de vele problemen met voeding in de huidige tijd is dat er zo veel tegenstrijdige dieetfilosofieën bestaan. Als je erover nadenkt, is dat logisch. Mensen zijn erg gehecht aan hun overtuigingen en als je eenmaal besloten hebt een bepaalde dieetfilosofie te volgen, wordt dit een deel van wie je bent. Je doet alle moeite om restaurants te vinden waar ze aan je speciale voorkeuren kunnen voldoen en maakt vaak gemakkelijk contact met anderen die hetzelfde protocol volgen. Misschien bezoek je een speciale Facebook-pagina of forumsite om met mensen met dezelfde dieetovertuigingen van gedachten te wisselen. Dus als je dieetfilosofie wordt aangevallen, kan het niet anders dan dat je in de verdediging schiet.

We zijn vaak getuige van ruzies of verhitte discussies tussen onze collega's, schrijvers en wetenschappers op het gebied van voeding, over welke dieetfilosofie het beste kan worden gevolgd. Uiteindelijk vraagt een van de deelnemers vaak onze mening om te bepalen of we in hetzelfde kamp zitten. Onze reactie is altijd hetzelfde. We zeggen dat ieder individu het recht heeft zijn eigen dieetfilosofie te kiezen, maar dat ze, gebaseerd op ons onderzoek, stuk voor stuk op een essentieel onderdeel tekortschieten. Geen enkele dieetfilosofie biedt de minimale hoeveelheid aan vitamines, mineralen, essentiële vetzuren of aminozuren die we elke dag nodig hebben om over voldoende micronutriënten te beschikken.

Verbaast het je dat geen enkel dieet in een optimale hoeveelheid micronutriënten voorziet? Misschien verbaast het je niet meer nu je weet hoe uitgeput de bodem is, wat voor afstand je voedsel heeft afgelegd en hoeveel antinutriënten zich aan vitamines en mineralen binden en deze aldus onbruikbaar maken. Hoogstwaarschijnlijk hebben andere mensen je verteld, op tv of in je omgeving, dat je slechts een evenwichtig dieet hoeft te volgen om alle benodigde vitamines en mineralen binnen te krijgen. Hoe kunnen ze dat zeggen? Beschikken ze over wetenschappelijk bewijs of onderzoeksgegevens die deze uitspraak ondersteunen? Nee, dat is niet het geval. Wij beschikken over onderzoeksgegevens die juist precies het tegenovergestelde bewijzen.

In een onderzoek dat in *The Journal of the American Dietetic Association* onder de titel 'Problems Encountered in Meeting the Recommended Dietary Allowances for Menus Designed According to the Dietary Guidelines for Americans' werd gepubliceerd, werd een groep diëtisten gevraagd om menu's op te stellen die voldeden aan de aanbevolen dagelijkse hoeveelheid (ADH) van de essentiële micronutriënten en tegelijk 2200 tot 2400 smakelijke calorieën boden. Denk nog eens terug aan de statistieken van het USDA die we eerder met je deelden die lieten zien dat Amerikanen onvoldoende van alle micronutriënten binnenkregen. Deze statistieken waren echter gebaseerd op gemiddelde Amerikanen die een willekeurig dieet volgen, niet op diëten die specifiek zijn ontwikkeld door speciaal opgeleide diëtisten om een optimale micronutriëntenstatus te bereiken. Toen deze diëtisten deze opdracht kregen, zou je denken dat ze het perfecte menu zouden kunnen samenstellen. De trieste waarheid is echter dat ze dat niet konden. Niet één diëtist was in staat aan het doel van het onderzoek te voldoen, zelfs niet als ze speciale software voor het creëren van een gezond dieet gebruikten. Volgens de onderzoekers 'voldeed slechts 11 procent van de menu's aan de ADH voor zink. De helft van de menu's voorzag niet in de ADH voor vitamine B_6 en een derde voorzag niet in de ADH voor ijzer'.[1] Als deze diëtisten geen evenwichtig dieet met optimale micronutriëntwaarden konden samenstellen, hoe groot is dan de waarschijnlijkheid dat jij daar zelf met een gemiddelde maaltijd voor zorgt?

Als een willekeurig dieet niet in voldoende micronutriënten voorziet en getrainde diëtisten ook geen optimaal dieet konden samenstellen, hoe denk je dan dat de hedendaagse populaire dieetboeken het er op dit gebied vanaf brengen? Dat is precies wat wij wilden weten en onderzochten voor Jaysons artikel 'Prevalence of Micronutrient Deficiency in Popular Diet Plans' dat in 2010 in *The Journal of the International Society of Sports Nutrition* werd gepubliceerd.[2]

In dit onderzoek onderzochten we de toereikendheidsniveaus van 27 essentiële micronutriënten volgens de aanbevolen RDI (Reference Daily Intake; adequate inname) in vier populaire dieetprogramma's om te zien of het volgen van een dergelijk dieet een micronutriëntdeficiëntie bij de gemiddelde Amerikaan zou kunnen creëren. Om alle dieetfilosofieën een gelijke kans te geven, namen we het Atkinsdieet (koolhydraatarm), het South Beach-dieet (mediterraans) en het Best Life-dieet (vetarm) onder de loep. Het vierde dieet dat we kozen was het DASH-dieet, een dieetprogramma op medische basis dat is samengesteld door een groep geweldige onderzoekers van enkele vooraanstaande Amerikaanse instituten, zoals Brigham and Women's Hospital, Harvard Medical School, Duke University Medical Center, Johns Hopkins University, Kaiser Permanente Center for Health Research, National Heart, Lung and Blood Institute en het Pennington Biomedical Research Center aan de Louisiana State University. Het belangrijkste van het DASH-dieet is dat het werd gecreëerd om te genezen, niet per se om gewicht te verliezen. Het hele idee waarop het DASH-dieet (DASH staat voor Dietary Approaches to Stop Hypertension) was gebaseerd, was dat je je bloeddruk omlaag zou kunnen brengen door je kalium-, magnesium- en calciumwaarden op een optimaal peil te brengen. Een dieet dat erop is gericht een optimale micronutriëntenstatus te bereiken, zou in ons onderzoek vast en zeker goed scoren. Later besloten we ook nog het oeren het paleodieet toe te voegen, twee van de populairste diëten van dit moment.

Om te bepalen in hoeverre de afzonderlijke diëten in een optimale micronutriëntenstatus konden voorzien, maten we nauwkeurig, tot op de laatste gram zout, de hoeveelheid van elk micronutriënt in de bijbehorende menu's. Nadat we alle berekeningen hadden uitgevoerd, kwam naar voren dat geen enkele van de populaire dieetprogramma's in een optimale status voorzag in alle 27 essentiële micronutriënten die we onderzochten, vitamine A, vitamine B_1 (thiamine), vitamine B_2 (riboflavine), vitamine B_3 (niacine), vitamine B_5 (pantotheenzuur), vitamine B_6, vitamine B_7 (biotine), vitamine B_9 (foliumzuur), vitamine B_{12}, vitamine C, vitamine D, vitamine E, vitamine K, choline, calcium, chroom, koper, ijzer, jodium, kalium, magnesium, mangaan, molybdeen, natrium, fosfor, selenium en zink. Zie tabel 4.1 hieronder voor onze bevindingen.

Tabel 4.1
Onafhankelijk onderzoek naar zes populaire dieetprogramma's

Dieetnaam	% RDI-toereikendheid	aantal micronutriënten van 27 die voldoen aan RDI	Gem. aantal calorieën p/d
Atkins	44%	12	1786
Best Life	56%	15	1793
DAK B	52%	14	2217
Paleo	56%	15	2160
Primal Blueprint	56%	15	1911
South Beach	22%	6	1197
Gemiddeld	**48%**	**13**	**1844**

Uit het onderzoek kwam naar voren dat iemand die een van deze zes populaire dieetprogramma's volgde aan gemiddeld 48 procent van de RDI-norm voldeed en slechts 13 van de 27 essentiële micronutriënten die dagelijks zijn vereist om deficiëntieziekten te voorkomen in voldoende mate binnenkreeg. Deze dieetprogramma's verhongerden hun volgers letterlijk omdat ze meer dan de helft van de micronutriënten die nodig zijn om ziekten te voorkomen niet binnenkregen, zelfs als ze zes maaltijden per dag mochten nuttigen. We merkten echter op dat er grote verschillen zijn tussen het aantal calorieën dat elk programma biedt. Het DASH-dieet bijvoorbeeld voorzag in bijna twee keer zoveel calorieën als het South Beach-dieet, dus het was logisch dat dit dieet in bijna twee keer zoveel vereiste micronutriënten voorzag. Om de calorische verschillen te compenseren, besloten we te bepalen met welk dieet je als eerste je micronutriënten op een optimaal peil zou brengen. Hiertoe verhoogden we de proportionele hoeveelheid van alle ingrediënten in de maaltijden zodat voor alle 27 essentiële micronutriënten aan RDI-toereikendheid werd voldaan. We hebben niets veranderd aan de macronutriëntverhoudingen of menukeuzes, we hebben exact de maaltijden gemaakt zoals ze door elk dieetprogramma werden voorgeschreven, alleen in grotere porties. De resultaten zie je in tabel 4.2 hieronder.

Tabel 4.2
Aantal benodigde calorieën voor 100 procent RDI-toereikendheid in zes populaire diëten

Dieetnaam	Vereiste calorieën voor 100 procent RDI-toereikendheid van alle 27 micronutriënten
Atkins	37.500
Best Life	20.500
DAKB	33.500
Paleo	17.000
Primal Blueprint	14.100
South Beach	18.800
Gemiddeld	**23.566**

Ben je geschokt? Dacht je dat het aantal calorieën om voldoende micronutriënten binnen te krijgen veel lager zou zijn? De waarheid is dat je als je een van deze populaire diëten op de letter volgt gemiddeld 23.566 calorieën per dag zou moeten eten om over voldoende micronutriënten te beschikken. Een dergelijk dieet zou je op geen enkele manier goed doen en we zouden dit nooit aanbevelen. Wat we je met deze studies willen laten zien is dat hoe graag we ook allemaal willen geloven dat een evenwichtig dieet ons alle essentiële micronutriënten verschaft om dagelijks onze gezondheid te bewaren, dit niet waar is. Voor zover wij weten (en geloof ons, we hebben overal gezocht), is er zelfs nog nooit een onderzoek gepubliceerd dat bewijst dat dit mogelijk is. De realiteit is dat een evenwichtig dieet een mythe is. De American Dietetic Association kon geen enkel afdoend menu opstellen, zelfs niet met speciaal daartoe ontwikkelde software. Ook de betrouwbaarste door artsen en diëtisten geschreven dieetboeken waren hier niet toe in staat, ongeacht welke dieetfilosofie ze aanhingen. Dit betekent echter niet dat het onmogelijk is om een optimaal micronutriëntenpeil te bereiken, maar alleen dat we iets harder moeten werken om daar te komen. De tekortkomingen van je specifieke dieetfilosofie zijn daarbij een goed vertrekpunt.

Dieetdoctrines

Wat is een dieetfilosofie precies? Wat maakt een veganist een veganist of het paleodieet het paleodieet? Wanneer je onder de loep begint te nemen waaruit een dieetfilosofie bestaat, realiseer je je dat het in feite op één ding neerkomt: eliminatie. Een veganistisch dieet elimineert alle voedingsmiddelen van dierlijke afkomst, terwijl in het paleodieet zuivel en groente worden geëlimineerd. Elke dieetfilosofie is ontwikkeld om specifieke voedselgroepen te elimineren die niet in hun protocol passen. Wat denk je dat er gebeurt als je voedingsmiddelen elimineert? De vitamines en mineralen die in overvloed in deze geëlimineerde voedingsmiddelen voorkomen worden ook geëlimineerd en dit kan tot bepaalde dieetfilosofieën leiden die een tekort aan specifieke groepen micronutriënten opleveren.

We willen hier niet suggereren dat je een glutenvrij dieet bijvoorbeeld niet zou moeten volgen omdat het arm is aan vitamine A, B-vitamines, calcium, ijzer, magnesium, fosfor en zink. Wij eten zelf zelfs glutenvrij (en jij na het lezen van dit boek ook, als je dit al niet deed). De voordelen van het elimineren van tarwe uit je dieet zijn vele malen groter dan het feit dat uit tarwe bestaande voedingsmiddelen vaak een hoog gehalte aan specifieke micronutriënten bevatten. Wat belangrijk is, is dat je je ervan bewust bent dat dit dieet je mogelijk niet voldoende essentiële vitamines en mineralen levert.

Bewustzijn is de sleutel, zodat je je kunt focussen op het eten van voedsel dat de ontbrekende micronutriënten bevat of een supplement neemt. Omdat je de komende 28 dagen glutenvrij zult eten, zul je er dus voor moeten zorgen dat je voldoende vitamine A, B-vitamines, vitamine D, calcium, ijzer, magnesium, fosfor en zink binnenkrijgt. We willen dat je je specifiek richt op vitamine B_6 en B_9 (foliumzuur) omdat uit studies naar voren is gekomen dat meer dan de helft van de personen die een glutenvrij dieet volgde een tekort aan beide vitamines had.[3]

Als een nutrivoor kun je elke dieetfilosofie volgen die je aanspreekt, zolang je een optimale micronutriëntenstatus maar als belangrijkste doel voor ogen houdt. Volg je een vegetarisch of veganistisch dieet? Als dit het geval is, moet je weten dat hoewel je grote hoeveelheden micronutriëntrijke voedingsmiddelen binnenkrijgt, is aangetoond dat je dieet tekortschiet in het leveren van voldoende hoeveelheden vitamines B_{12} en D, ijzer, calcium, zink en omega 3-vetzuren.[4] Diëten die geen vis, eieren of zeegroente (zeewier) bevatten, leveren niet de essentiële vetzuren, die belangrijk zijn voor cardiovasculaire gezondheid en een goede oog- en hersenfunctie. Veganisten, maar ook vegetariërs die geen zuivel gebruiken, zouden moeten overwegen om een vitamine D-supplement te nemen, omdat zuivel een belangrijke bron van vitamine D is. In het EPIC-Oxford-onderzoek, waarin de nutriënteninname van 33.883 vleeseters (omnivoren) werd vergeleken met 31.546 niet-vleeseters (veganisten) in het Verenigd Koninkrijk, ontdekten de onderzoekers dat het veganistische dieet slechts een kwart van de hoeveelheid vitamine D van het omnivore dieet verschafte.[5] Bovendien bleek uit een in *The American Journal of Clinical Nutrition* gepubliceerd onderzoek dat 73 procent van de veganisten en lacto-ovo vegetariërs (vegetariërs die geen dierlijk vlees, maar wel eieren en zuivel consumeren) een tekort hadden aan vitamine B_{12}, een essentiële vitamine die zich niet in plantaardige bronnen, maar alleen in dierlijke producten bevindt.[6] Een vitamine B_{12}-tekort kan voor verhoogde homocysteïnewaarden zorgen, waardoor vegetariërs en veganisten een hoger risico lopen op hart- en vaatziekten, botbreuken door osteoporose, gedesoriënteerdheid, dementie en stemmings- en motorische stoornissen. Daarnaast eten vegetariërs en veganisten vaak meer peulvruchten, soja, spinazie en granen, die rijk zijn aan fytinezuur, oxaalzuur en andere antinutriënten en voor een nog groter tekort aan micronutriënten kunnen zorgen.

En hoe zit het met het paleodieet en het oerdieet die op dit moment zo populair zijn? Deze diëten gaan ervan uit dat je een betere gezondheid verkrijgt door het voedsel te eten dat ook voor onze voorouders in het paleolithicum beschikbaar was. Je zou verwachten dat een dergelijk dieet, dat zich focust op het eten van verse producten als vlees, vis, eieren, noten, zaden en groente van hoge kwaliteit een grote verscheidenheid aan micronutriënten zou verschaffen, toch? Maar helaas leveren ook het paleo- en oerdieet bepaalde tekorten. Hoewel deze zogenaamde voorouderdiëten de meest micronutriëntrijke dieetfilosofieën zijn die we hebben gevonden, bleken beide diëten, omdat belangrijke voedselgroepen worden vermeden, waaronder tarwe (gluten), peulvruchten en zuivel (voor paleo), een tekort aan belangrijke micronutriënten op te leveren, waaronder calcium, chroom en B_7 (biotine).

Het volgen van een koolhydraatarm dieet betekent dat je een van de drie groepen van macronutriënten (koolhydraten, vetten en eiwitten) bijna helemaal weglaat. Toen het Atkinsdieet werd onderzocht door onderzoekers aan het Children's Nutrition Research Centre of the Royal Children's Hospital in Australië, ontdekten ze dat het significant deficiënt was in vitamine B_2 (riboflavine), vitamine B_9 (foliumzuur), calcium, magnesium en ijzer.[7] Vetarme diëten aan de andere kant, die voorschrijven om bijna alle vet uit het menu te schrappen, geven hun volgers een grote kans om tekorten op te lopen in de essentiële vetoplosbare vitamines A, D, E en K en in calcium en omega 3-vetzuren.

Gewichtsverlies als dieetfilosofie

De meest schadelijke dieetfilosofie, met betrekking tot micronutriëntdeficiëntie, is een strikt dieet volgen om gewicht te verliezen. Veel van deze populaire dieetprogramma's bevelen voorverpakte dieetgeschikte maaltijden aan. Zoals we al eerder vermeldden tijdens onze bespreking van wereldwijde voedseldistributie en voedselbewerking en -bereiding, kan het moderne gemak van bevroren, bewerkt kant-en-klaar voedsel in magnetronbakjes vaak tot een vermindering van micronutriënten leiden. In een in het *Nutrition Journal* gepubliceerd onderzoek werden bijvoorbeeld volgers van het Weight Watchers-protocol geëvalueerd, waaruit 'significante verminderingen' van vitamine B_2 (riboflavine), vitamine B_3 (niacine), kalium, calcium, magnesium, ijzer en zink naar voren kwamen. Andere op gewichtsverlies gerichte dieetfilosofieën proberen eenvoudigweg het aantal calorieën te beperken door minder te eten. Minder voedsel betekent uiteraard minder calorieën en minder micronutriënten. Een onderzoek dat door het nationale instituut van hygiëne in Polen werd gepubliceerd, evalueerde de effecten van een dieet van 1000 calorieën per dag in een groep van 96 patiënten met overgewicht. Deze dieetstijl, die doorgaans voor obesitas wordt voorgeschreven, bood de deelnemers onvoldoende hoeveelheden vitamine A, B_1, B_2, B_3, C en E.[8] Bovendien zijn ook het overslaan van maaltijden en de nieuwe populaire trend van 'intermittent fasting', oftewel onderbroken vasten, geen wijze keuzes als een optimale micronutriëntenstatus je doel is. Deze diëten zorgen voor een aanzienlijke vermindering van het aantal dagelijks ingenomen calorieën en zullen ongetwijfeld tot gewichtsafname (voornamelijk spieren, geen vet) leiden. Maar hoe hoog is de kans dat een dergelijke verhongeringsstrategie van slechts twee maaltijden per dag tot een optimale micronutriëntenstatus leidt, vooral als studies hebben aangetoond dat je zelfs met zes maaltijden per dag niet de kans hebt om dat peil te bereiken? Als je echter een fan bent van onderbroken vasten, maak je dan geen zorgen; we zullen je later laten zien hoe je een micronutriëntrijke vastenperiode in je persoonlijke plan kunt inlassen.

Als niets helpt en gewichtsverlies ogenschijnlijk buiten bereik lijkt, gaan veel gefrustreerde diëters uiteindelijk over tot chirurgische ingrepen als een maagband of maagverkleining. Met deze procedures wordt een deel van de maag van patiënten afgebonden met een bandje of verwijderd, zodat ze niet langer grote porties kunnen eten, maar helaas ook hun micronutriënten niet meer goed kunnen opnemen. Hoewel dit tot een aanzienlijk gewichtsverlies van 50 tot 75 procent kan leiden, gaat er vanwege de slechte absorptie die door het omleggen van een deel van de maag wordt veroorzaakt meer dan alleen calorieën verloren. Tekorten in vitamine B_1, B_9, B_{12} en D en koper en calcium komen heel vaak voor na een dergelijke operatie.[9] Door het tekort aan B-vitamines dat ontstaat kunnen patiënten na de operatie depressief en uitgeput raken, terwijl het gebrek aan calcium ervoor zorgt dat de behoefte aan suiker en zout blijft aanhouden, waardoor uiteindelijk weer gewichtstoename ontstaat.

Zoals je kunt zien, brengt elke dieetfilosofie micronutriënttekorten met zich mee, of het nu gaat om een Standaard Amerikaans Dieet (SAD), wat gebruik werd in het toereikendheidsoverzicht van het USDA in hoofdstuk 1, een van de populaire dieetprogramma's die we hierboven hebben toegelicht of een glutenvrij, vegetarisch, veganistisch, paleo-, oer-, koolhydraatarm-, vetarm-, caloriearm of operatief dieet, zoals een maagband of maagverkleining. Je dieetfilosofie is echter slechts één belemmerende factor in het bereiken van een optimaal micronutriëntenpeil. Laten we onze reis voortzetten en ontdekken welke gebieden in je leven je nog meer kunt verbeteren om je micronutriëntendepletie terug te dringen.

Dagelijkse gewoonten

Je kunt het meest micronutriëntrijke dieet volgen om de kans dat je over voldoende micronutriënten beschikt zo groot mogelijk te maken. Dit is echter slechts één kant van de medaille en daarmee eindigt het verhaal helaas niet. Bij ieder van ons speelt namelijk op de achtergrond nog een andere factor een rol: het zogenaamde dagelijkse leven. Dit eist zijn tol, in de vorm van micronutriënten. Je dagelijkse gewoonten treden op als dagelijkse micronutriëntrovers (DMR's) en kosten je de vitamines en mineralen waarop je dacht te kunnen rekenen, zodat je onverwacht vaak nog verder van je doel van een optimale micronutriëntenstatus verwijderd raakt.

Stress

80 procent van de Amerikanen heeft last van stress en gespannenheid.[10] Dit is echter een wereldwijd probleem: volgens de Wereldgezondheidsorganisatie lijdt meer dan 1,5 procent van de wereldbevolking aan een aan stress gerelateerde stoornis.[11] Het is tegenwoordig zelfs moeilijk voor te stellen dat iemand niet op de een of andere manier door stress wordt beïnvloed. Van files tot vergaderingen, stress ligt overal op de loer. Hoewel yoga, meditatie en lichaamsbeweging heel veel kunnen doen om je kalmer te maken, kunnen de psychologische effecten die door stress worden veroorzaakt diepgaande lichamelijke consequenties hebben. Het is zelfs niet overdreven om te stellen dat stress je leven kan verkorten. Uit studies komt naar voren dat het cumulatieve effect van stress een correlatie heeft met een scala aan verouderingsversnellende aandoeningen en degeneratieve ziekten, waaronder hart- en vaatziekten en verschillende kankers.[12, 13, 14, 15, 16]

Ten tijde van stress treden bepaalde stofwisselingsreacties op die ervoor zorgen dat bepaalde micronutriënten sneller door het lichaam worden verbruikt. De wateroplosbare micronutriënten, zoals de B-vitamines, vitamine C en alle mineralen, worden tijdens stress doorgaans versneld afgescheiden en omdat deze micronutriënten niet in grote hoeveelheden in het lichaam worden opgeslagen, kan heel snel een tekort ontstaan. De B-vitamines staan nu zelfs bekend als antistressnutriënten, omdat er bij aanhoudende stress vaak als eerste een deficiëntie in optreedt.

De vitamines B_1 en B_5 helpen om de gevolgen van stress te bestrijden door ervoor te zorgen dat de bijnieren (de belangrijkste organen die bij de bestrijding van stress betrokken zijn) goed blijven functioneren, terwijl de vitamines B_6 en B_9 je helpen om beter om te gaan met de stress die je ervaart door ondersteuning te bieden bij de vorming van neurotransmitters, chemische stoffen die noodzakelijk zijn om emoties in balans te brengen. Volgens een onderzoek dat door de Mayo Clinic is uitgevoerd en in de *Archives of Internal Medicine* (nu *JAMA Internal Medicine*) werd gepubliceerd, is er geen groot vitamine B-tekort voor nodig voordat je het effect ervan begint te merken. Het onderzoek wees uit dat deelnemers die slechts de helft van de dagelijks vereiste hoeveelheid aan vitamine B_1 (thiamine) toegediend kregen, 'geïrriteerd, depressief, ruziezoekend, non-coöperatief en zorgelijk werden.'[17]

Daarnaast wordt de behoefte aan vitamine C tijdens stressvolle perioden vertienvoudigd, waardoor de voorraad van deze wateroplosbare vitamine snel uitgeput kan raken. Net als voor de B-vitamines geldt, krijg je door een tekort aan vitamine C nu juist een tekort aan het micronutriënt dat je in de eerste plaats kan helpen om de gevolgen van stress te elimineren. Onderzoek wijst uit dat mensen met een hoog vitamine C-gehalte niet de verwachte geestelijke en lichamelijke tekenen van stress vertonen als ze aan acute psychologische uitdagingen worden blootgesteld. Ze herstellen bovendien sneller van stressvolle situaties dan mensen met een laag vitamine C-gehalte in hun bloed. Het komt allemaal neer op de relatie tussen vitamine C en cortisol.

Cortisol, vaak het 'stresshormoon' genoemd, wordt tijdens stressvolle gebeurtenissen door je bijnieren geproduceerd. Het is verantwoordelijk voor de vecht-of-vluchtrespons op stress die ons tot actie aanzet als we gevaar bespeuren.

Inzicht in stressmatig eten

Ben jij een stress-eter? Grijp jij vaak naar een pak koek of een zak chips als je gestrest bent? Hoewel je misschien denkt dat je eet om je emoties of gespannenheid te onderdrukken, willen we dat je weet dat stress en gespannenheid op zich mogelijk lichamelijk verantwoordelijk zijn voor het feit dat je gaat snaaien. Herinner je je onze bespreking van de hunkeringscyclus nog waarin we lieten zien hoe magnesium- en calciumtekorten hunkeringen naar zoet en zout voedsel kunnen veroorzaken? Welnu, stress zorgt ervoor dat deze beide wateroplosbare mineralen snel worden verbruikt, waardoor al snel een tekort ontstaat. Door dit mi-

> neralentekort begin je op momenten van stress nu juist te eten. Weet dus dat het niet komt omdat je een zwakke instelling hebt, maar omdat je een mineralentekort hebt. Zorg ervoor dat je slim supplementeert en zowel de stress als je eetbuien zullen tot het verleden behoren.

Als het lichaam stress ervaart, scheidt het cortisol in de bloedbaan af, waardoor meer trek ontstaat en meer vet in het buikgebied wordt afgezet. Je leest het goed, deze door stress opgewekte steroïde zou heel goed de boosdoener achter je buikvet kunnen zijn. Volgens het tijdschrift *Psychology Today* kan vitamine C 'de afscheiding van cortisol tegengaan'.[18] Volgens onderzoekers aan de universiteit van Maryland kunnen slechts geringe tekorten aan vitamine C de cortisolaanmaak al verhogen.[19] Dus terwijl stressvolle situaties ervoor zorgen dat de bijnieren cholesterol afgeven, wat de boodschap van stress naar alle delen van het lichaam brengt, geven ze ook vitamine C af, dat met alle macht probeert de fysiologische en psychologische stress die je ervaart de kop in te drukken. Humphry Osmond, een voormalig hoogleraar in de psychologie aan de universiteit van Alabama en Abram Hoffer, een voormalig psychiater uit Brits-Columbia, geloven dat vitamine C 'even werkzaam is als Haldol', een medicijn dat wordt voorgeschreven tegen stress.[20]

Als je echter niet voldoende vitamine C in je lichaam hebt, stuurt cortisol de stressboodschap door je hele lichaam. Dit is een andere manier waarop stress je micronutriëntwaarden nog verder naar beneden kan brengen, omdat je immuunsysteem verzwakt wordt doordat langere tijd achtereen te veel cortisol in het lichaam aanwezig is. Dit zorgt ervoor dat je lichaam op nog hogere snelheid immuunversterkende micronutriënten, waaronder antioxidanten, verbruikt.

De laatste manier waarop stress micronutriënten vermindert, is door de vriendelijke bacteriën in je darmen te beschadigen. Een vermindering van het aantal goedaardige organismen in je darmkanaal kan ertoe leiden dat spijsverteringsproblemen optreden en de micronutriënten die je via je voedsel binnenkrijgt niet goed worden opgenomen.

Doet dit je denken aan de hunkeringscyclus waar we je eerder mee kennis hebben laten maken? Als je lichaam gestrest is, verbruikt het in een sneller tempo precies die micronutriënten die je in de eerste plaats kunnen helpen om stress te verlichten. Maar je hoeft niet gestrest te raken over dit gegeven. In een in *Psychosomatic Medicine* gepubliceerde studie werd geconcludeerd dat personen die ten minste 28 dagen een multivitaminesupplement innemen, respectievelijk 65 en 68 procent minder stress en gespannenheid ervoeren.[23] (Hm, 28 dagen?) Dus de volgende keer dat je in de wacht wordt gezet en een computerstem je vertelt dat je beller nummer 73 bent of dat je een lekke band krijgt terwijl je je blèrende kinderen op tijd op school probeert te krijgen, adem je diep in en zeg je tegen jezelf: 'Mijn 28-daagse Food Factor-programma beschermt me.'

Vergeet je omega 3's niet

Recent onderzoek wijst uit dat omega 3-vetzuren een belangrijke rol kunnen spelen in het binnen de perken houden van stress. Helaas voorziet ons Westerse dieet ons niet in voldoende mate in deze essentiële vetten, die voornamelijk in vis, eieren en vlees voorkomen, zodat supplementatie een verstandige keuze is voor iedereen die niet dagelijks vis eet. Een studie in Toyama, Japan, onderzocht hoe DHA, een onderdeel van de omega 3-keten, van invloed was op agressief gedrag onder jongeren. De onderzoekers bewezen dat DHA voorkwam dat de 41 deelnemers aan het onderzoek gefrustreerder raakten, zelfs als ze onder mentale stress werden gezet.[22] Wetenschappers geloven dat omega 3-supplementatie 'de bijnieractiviteit die door mentale stress wordt opgewekt onderdrukt' als de omega 3-spiegel hoog is.[23] Omega 3-supplementatie kan de door stress opgewekte aanmaak van cortisol met 22 procent verlagen.

Een onderzoek aan het Gettysburg College in Pennsylvania bewees hoe krachtig omega 3-vetzuren werkelijk kunnen zijn. De deelnemers die omega 3's in supplementvorm tot zich namen, hadden significant lagere cholesterolwaarden in vergelijking met degenen die een placebo kregen. Dit had tot gevolg dat ze drieënhalf keer meer lichaamsvet verloren, terwijl hun droge spiermassa toenam.[24] Dit is geweldig nieuws: door het toevoegen van de omega 3-vetzuren DHA en EPA aan je dieet of door te supplementeren, kun je nu je cortisolaanmaak tot rust brengen, je stress verminderen en een groot deel van de micronutriëntdepletie die de stress je heeft gekost omkeren (en terwijl je toch bezig bent misschien een paar kilo's kwijtraken en wat extra spiermassa kweken, wat de stofwisseling bevordert!).

Lichaamsbeweging

Als je denkt aan intensieve work-outs en professionele sporters, welke beelden krijg je dan voor ogen? De beelden in tijdschriftadvertenties en tv-reclames die je vaak ziet en die je van die felgekleurde sportdrankjes proberen te verkopen? Je weet wel, die waarin de professionele sporters letterlijk neo-oranje of felblauwe vloeistof uit hun poriën zweten. Man, wat zweten ze. Als jij jezelf uit de naad werkt, zul jij waarschijnlijk ook zweten. Misschien niet in felle kleuren, maar je transpiratie is een bewijs van de zware inspanning die je verricht op de sportschool, in een cardiowork-out of tijdens het wandelen of fietsen op een warme zomerdag. Wat denk je dat je sneller verbruikt naarmate je je harder inspant? Wat vertegenwoordigt die felgekleurde vloeistof? Inderdaad: je micronutriënten (ja, ook elektrolyten zijn micronutriënten!). De hoeveelheid micronutriënten die je verliest hangt bovendien direct samen met de intensiteit en duur van de activiteit die je beoefent. Studies laten zien dat omdat micronutriënten een sleutelrol vervullen in energieomzetting, ze tijdens intensieve lichamelijke activiteit twintig tot honderd keer sneller worden verbruikt dan in rust.[25]

IJzer is een goed voorbeeld van dit 'intensiteit staat gelijk aan verlies'-principe. Intensieve lichaamsbeweging stimuleert een verhoogde aanmaak van rode bloedcellen en bloedvaten, waardoor een grotere behoefte aan ijzer ontstaat. Personen die minder dan 4 uur per week trainen hoeven zich geen zorgen te maken dat ze een ijzertekort krijgen, personen die echter meer dan 6 uur per week intensief sporten, moeten erop letten geen bloedarmoede door ijzertekort te ontwikkelen.[26] Calcium, een ander essentieel mineraal/elektrolyt, kan ook door lichaamsbeweging worden uitgeput. Dit is iets waar vooral cardioliefhebbers op moeten letten die, net als Mira toen ze nog in New York woonde, graag uren zwetend in fitnessruimten en dansstudio's doorbrengen. Als je transpireert, gaat calcium verloren, maar waar denk je dat je lichaam meer calcium vandaan haalt om dit verlies aan te vullen? Inderdaad, het moet calcium aan je botten onttrekken om het te vervangen. Dit betekent dat naarmate jij je harder inspant, je ook je botten kunt verzwakken omdat een groot gedeelte van je calcium via je transpiratie verloren gaat. Het goede nieuws is dat sporters volgens bevindingen die tijdens de bijeenkomst van de Endocrine Society in 2013 werden gepresenteerd een deel van dit botverlies mogelijk kunnen tegengaan door simpelweg verstandig te supplementeren met calcium.[27]

Het calciumklokje tikt!

Als 'je persoonlijke micronutriëntdeficiëntielijst' op pagina 62-63 heeft aangegeven dat je calciumpeil een bron van verontrusting is, volgen hier enkele tips voor je. Neem altijd calciumsupplementen in voordat je intensief gaat trainen. (Voor degenen die Nutreince, onze gepatenteerde multivitamine, gebruiken: de ochtenddosis bevat calcium, dus als je dit vooraf drinkt, ben je daarin voorzien.) Onderzoek heeft uitgewezen dat als je een halfuur voor een workout calciumsupplementen inneemt, het verlies aan calcium uit de botten enigszins wordt gecompenseerd.

IJzer en calcium zijn echter niet de enige mineralen die door lichaamsbeweging worden aangetast. Zowel mannelijke als vrouwelijke sporters hebben in vergelijking met individuen die er een zittende levensstijl op nahouden ook lagere serumzinkwaarden. Studies wijzen bovendien uit dat degenen die trainen zonder rustdagen in te lassen zelfs nog meer zink verliezen.[28] Daarnaast zorgt intensief sporten voor een extra verlies via de urine en transpiratie, waardoor de magnesiumbehoefte met 10 tot 20 procent kan toenemen. Onderzoek van het USDA wijst uit dat een marginaal magnesiumtekort de sportprestaties al kan verminderen en bovendien de oxidatieve stress die door dat sporten ontstaat verhoogt.[29] Intensief sporten is dus niet alleen zwaar voor jou, maar ook voor je lichaam. Dit komt omdat er bij een aerobe activiteit, zoals een cardiowork-out, oxidatieve celbeschadiging optreedt en dit zorgt er op zijn beurt voor dat vrije radicalen worden gevormd. Hoe meer vrije radicalen er zijn, hoe meer celschade optreedt. Dus antioxidanten, zoals vitamine A, C en E, alfa-liponzuur en selenium, zijn extreem belangrijk voor sporters omdat ze geweldige opruimers van vrije radicalen zijn en kunnen helpen om deze celbeschadiging te verminderen. Verminderde oxidatieve stress zorgt er niet alleen voor dat de kans op degeneratieve ziekten, waaronder hartkwalen, dementie, kanker en grijze staar afneemt, maar ook dat de hersteltijd wordt verkort en de sportprestaties verbeteren.

Sporten activeert een nauwkeurig afgestemd samenspel tussen de fysiologische systemen van het lichaam om op het juiste moment de gewenste spiersamentrekkingen van het skelet uit te voeren. Ja, daar is hij weer, dat orkest van essentiële micronutriënten, die allemaal op precies het juiste moment nodig zijn om je tijdens en na lichamelijke inspanningen te ondersteunen. Maar laat je niet misleiden. Hoewel lichaamsbeweging een DMR is die je van een groot scala aan essentiële vitamines en mineralen berooft, zeggen we op geen enkele wijze dat je het zou moeten vermijden. Het is zelfs het tegenovergestelde: we zijn enorme voorstanders van lichaamsbeweging. We geven je geen toestemming om in naam van een optimale micronutriëntenstatus een *couch potato* te worden. In hoofdstuk 7 zullen we je exact vertellen op welke manier je je lichaam in beweging moet brengen om de grootst mogelijke gezondheidsvoordelen te behalen met zo min mogelijk kans op uitputting van micronutriënten. Zoals we al eerder zeiden, zijn er enkele DMR's, zoals koffie en alcohol, waarvan is aangetoond dat ze enkele heel gezonde neveneffecten hebben. Het gaat er dus meer om dat we willen dat je je bewust bent van de manier waarop lichaamsbeweging mogelijk je micronutriënten uitput en daar rekening mee houdt door de juiste voeding en supplementen tot je te nemen.

Roken en vervuiling

Laten we wel wezen, er zijn gewoonten die simpelweg slecht voor je zijn. Laten we het niet mooier maken dan het is. Roken komt je gezondheid op geen enkele manier ten goede. Hoewel je misschien wel gehoord hebt dat roken kanker veroorzaakt, je sneller oud maakt en je tanden en huid ruïneert, heb je misschien nooit geweten dat roken je ook van micronutriënten berooft. Sigarettenrook veroorzaakt een snelle uitputting van vitamine A, C en E. Rook op zich is een oxidant dat vrije radicalen creëert, terwijl de antioxidanten een beschermende rol vervullen door te trachten de schade die deze oxidant (rook) veroorzaakt te herstellen. Nogmaals, we hopen dat je een patroon begint te ontwaren: de micronutriënten die mogelijk in staat zouden zijn de schade die door roken wordt veroorzaakt te herstellen, zijn nu juist de micronutriënten die je met elke trek verbruikt en vermindert. Als je met een roker samenwoont of in een rokerige omgeving werkt, moet je weten dat de rook die je wordt gedwongen in te ademen eenzelfde effect op je gezondheid heeft. Onderzoek aan de Johns Hopkins-universiteit heeft aangetoond dat blootstelling aan rook (meeroken) ook tot een vermindering van concentraties van bepaalde micronutriënten, voornamelijk antioxidanten, kan leiden.[30]

Een slechte luchtkwaliteit is een andere dagelijkse factor die een negatieve invloed kan hebben als je in een grote stad woont. Volgens de EPA (Environmental Protection Agency) treden in de Verenigde Staten jaarlijks ten minste 20.000 premature sterftegevallen op door luchtvervuiling. Wereldwijd kan dit cijfer jaarlijks tot 500.000 oplopen.[31]

De vervuilde lucht die je inademt, veroorzaakt door hoge ozonwaarden, smog en uitlaatgassen, treedt ook als een oxidant op. Gelukkig zijn de longen bedekt met een dunne vloeistoflaag die een reeks antioxidanten bevat die de eerste verdedigingslinie tegen oxidante verontreinigende stoffen vormen. Studies laten zien dat supplementatie met oxidanten ook kan helpen om schade door luchtvervuiling te voorkomen en de EPA adviseert supplementatie voor personen die in grote, vervuilde steden leven.

We willen je uiteraard niet vragen om de komende 28 dagen je familie te verlaten, van baan te veranderen en te verhuizen omdat je een stadsbewoner bent. Omdat je omgeving echter niet zal veranderen, dien je je bewust te zijn van het onvermijdelijke verlies aan micronutriënten dat hierdoor optreedt en dat je behoefte aan antioxidanten daardoor veel hoger is.

Voorgeschreven medicijnen

Is het je opgevallen dat er steeds vaker medicijnen worden voorgeschreven? Ons wel. De kans is zelfs groot dat de meeste mensen die je kent ten minste één medicijn slikken. Volgens een in 2013 uitgegeven rapport door de Mayo Clinic en het Olmstead Medical Center, slikken bijna 7 op de 10 Amerikanen ten minste één voorgeschreven medicijn en slikt meer dan de helft twee medicijnen. Maar liefst 20 procent slikt er vijf of meer. Volgens de Centers for Disease Control and Prevention meldden 1 van de 5 kinderen en 9 van de 10 volwassenen dat ze afgelopen maand ten minste één voorgeschreven medicijn hadden gebruikt.[32]

Hoewel deze medicijnen levensreddend kunnen zijn, valt niet te ontkennen dat het gebruik ervan de afgelopen tien jaar geleidelijk is toegenomen. Sterker nog: op dit moment sterven er meer Amerikanen aan een medicijnenoverdosis dan aan heroïne en cocaïne tezamen.[33] Amerika staat niet alleen in deze pillenslikkende gekte. Volgens een onderzoek uit 2013 krijgt de gemiddelde persoon in het Verenigd Koninkrijk achttien medicijnen per jaar voorgeschreven en meldde ongeveer twee derde van de Australiërs ouder dan 60 jaar dat ze vier of meer medicijnen gebruikten.[34, 35]

Hoewel veel van deze voorgeschreven medicijnen ervoor kunnen zorgen dat je je 'beter voelt', zoals een pleister die een wond afdekt en beschermt, zullen ze het onderliggende probleem waarschijnlijk niet oplossen. Op micronutriëntniveau kunnen ze de zaken nog een stuk erger maken. Het is een feit dat voorgeschreven medicijnen op drie manieren het aantal micronutriënten kunnen verminderen. Ten eerste onderdrukken sommige medicijnen de honger. Dit is het geval bij de medicijnen Ritalin en Adderall, die voor aandachtstekortstoornissen worden voorgeschreven. Zoals we al zeiden met betrekking tot caloriearme verhongeringsdiëten, vermindert een lagere voedselinname de kans dat je alle essentiële micronutriënten binnenkrijgt die je gedurende de dag nodig hebt. Ten tweede hebben andere medicijnen, zoals antipsychotica, antidepressiva en steroïden, precies het tegenovergestelde effect. Ze zorgen ervoor dat de bloedsuiker schommelt, wat er vervolgens voor kan zorgen dat je behoefte krijgt aan simpele koolhydraten, zoals witbrood, pasta en zoete snacks, en deze zitten vaak boordevol suiker en tarwe, twee DMR's die we niet in ons dieet willen. De derde manier waarop voorgeschreven medicijnen onze toereikendheidsniveaus ondermijnen is door de micronutriënten rechtstreeks aan ons lichaam te onttrekken. Met andere woorden: het simpelweg innemen van medicijnen berooft je van specifieke micronutriënten en men denkt dat deze tekorten 30 procent van alle bijwerkingen van medicijnen veroorzaken. Inderdaad, je voorgeschreven medicijn zou weleens een 'antimicronutriëntenpil' kunnen zijn die je zonder dat je het door hebt van essentiële micronutriënten berooft. Na verloop van tijd kunnen deze tekorten ervoor zorgen dat er nieuwe gezondheidsklachten optreden, waarvoor je mogelijk weer nieuwe medicijnen nodig hebt.[36] Laten we eens twee in de Verenigde Staten vaak voorgeschreven medicijnen, Abilify en Crestor, onder de loep nemen om te bekijken hoe ze je micronutriëntniveaus beïnvloeden en je kans op genezing hinderen.

Laten we beginnen met het vaakst voorgeschreven medicijn: het antidepressivum Abilify. Misschien wist je het niet, maar 1 op de 4 vrouwen in de leeftijd van 50 tot 64 gebruikt op dit moment een antidepressivum. Als je in de Verenigde Staten woont, heb je de reclame voor deze pil vast en zeker een keer voorbij zien komen. Je ziet daarin een depressieve vrouw met haar beste vriend, een kleine getekende pil, over straat lopen, maar hij kan haar maar niet opvrolijken. Gelukkig biedt haar dokter haar een remedie voor deze opwindende farmaceutische 'aanvulling', Abilify genoemd. In de reclame voegt zich nu een enorme letter A bij haar en haar pil en met zijn drieën leven ze nog lang en gelukkig. Ten eerste moet je weten dat dit geen primair medicijn is. Dit betekent dat het meest voorgeschreven medicijn in de Verenigde Staten, waarvan de verkoopcijfers jaarlijks meer dan zes miljard dollar bedragen, alleen wordt gegeven aan degenen die al antidepressiva gebruiken die niet aanslaan. Ja, je leest het goed: zes miljard!

Hoewel studies hebben aangetoond dat Abilify depressie vermindert, heeft het ook een hele rits aan ongewenste bijwerkingen, zoals duizeligheid, misselijkheid, overgeven, kwijlen, gewichtstoename, toevallen en verhoogde suïcidale neigingen. Een andere bijwerking die niet vaak wordt vermeld, is dat het je van het essentiële mineraal selenium berooft. Raad eens? Selenium vervult een belangrijke rol bij de stofwisseling in de hersenen. Selenium is zo belangrijk voor de hersenen dat het lichaam de seleniumconcentratie in de hersenen probeert te bewaren, zelfs als er een tekort in de perifere organen aanwezig is. Een lage seleniumtoestand heeft een negatief effect op de psyche en kan samengaan met een verhoogde kans op depressie en andere psychische aandoeningen. Deze medicijnen beroven je dus eigenlijk van het micronutriënt dat je van nature nodig hebt om depressie tegen te gaan.

Een studie in het Verenigd Koninkrijk heeft uitgewezen dat 'hoe lager het seleniumgehalte in het dieet is, hoe meer de symptomen angst, depressie en vermoeidheid worden gemeld' en de onderzoekers ontdekten dat deze kwalen na vijf weken supplementeren met dit ene micronutriënt significant afnamen.[37] Het is ook gebleken dat selenium postnatale depressies vermindert en de stemming verhoogt en klinische depressie vermindert bij oudere patiënten en personen met kanker en hiv.[38] Zoals je dus kunt zien, is het toevoegen van deze selenium stelende dief aan je medicijnencocktail niet verstandig als je doel is om depressie te verlichten. Zou het in plaats van 'feel-good'-micronutriënten te stelen niet beter zijn om er enkele van op natuurlijke wijze binnen te krijgen via je dieet en supplementatie? Onderzoeken hebben bijvoorbeeld uitgewezen dat het twee of meer keer per week eten van selenium- en omega 3-rijk zeevoedsel mogelijk gelinkt kan worden aan een lager depressiepercentage van 50 procent. Het eten van heerlijke zalm klinkt een stuk beter dan het innemen van een medicijn dat je van selenium berooft en suïcidale neigingen stimuleert, vind je niet?[39] Slechts 100 gram wilde zalm bevat zelfs meer dan 50 procent van de RDI voor selenium en 1000 tot 1500 mg omega 3.

> **Meer triest nieuws voor degenen die gelukkig proberen te worden**
>
> Op dit moment gebruikt meer dan 50 procent van de ouderen benzodiazepines, antidepressiva als Xanax, Valium en Klonopin, voor geestelijke gezondheidsproblemen. Uit een Frans onderzoek dat in 2014 in het tijdschrift *BMJ* werd gepubliceerd, bleek dat het gebruik van benzodiazepines gedurende drie maanden of meer de kans op het ontwikkelen van alzheimer met wel 51 procent verhoogde![40, 41] Dit zou geen verrassing moeten zijn, omdat dit type medicijn het lichaam van vitamine B_6, B_9, B_{12} en C en CoQ10 berooft. De B-vitamines werken samen om het homocysteïnepeil te verlagen, wat atrofie kan veroorzaken in het deel van de hersenen dat het meest door alzheimer wordt aangetast. Van CoQ10 en vitamine C is aangetoond dat ze de vrije radicalen die door oxidatieve stress ontstaan bestrijden en er zijn aanwijzingen dat verhoogde oxidatieve stress bij veel alzheimerpatiënten voorkomt. Het innemen van dit type micronutriëntrovende medicijnen zal waarschijnlijk op de korte termijn voor slechts een glimlach en op de lange termijn voor meer neerslachtigheid zorgen.

Het tweede medicijn dat we zullen bespreken is Crestor, dat op dit moment het op vijf na meest voorgeschreven medicijn in de Verenigde Staten is, met verkoopcijfers van iets meer dan 5,25 miljard dollar per jaar. Crestor is geclassificeerd als een statine en wordt vaak voorgeschreven om hoog cholesterol omlaag te brengen. Misschien ken je ook wel enkele andere bekende statines, zoals Lipitor, Levacor, Zocor en Pravachol. Lipitor is trouwens het bestverkochte medicijn ter wereld, met cumulatieve verkoopcijfers van wel 130 miljard dollar.[42] Volgens een rapport van het National Center for Health Statistics gebruikt nu bijna 45 procent van de mensen boven de 65 jaar cholesterolverlagende medicijnen, een cijfer dat sinds 1999 meer dan verdubbeld is. Bijna de helft van de oudere bevolking in Amerika heeft op dit moment last van de bijverschijnselen van dit type medicijn. Om het nog erger te maken, hebben deskundigen van de American Heart Association en het American College of Cardiology recentelijk nieuwe richtlijnen opgesteld voor het uitschrijven van statines. Naar verwachting zullen deze nieuwe richtlijnen tot meer gebruik van statines leiden. Onder de nieuwe richtlijnen komen nu bijna de helft van alle Amerikanen van 40 tot 75 jaar en bijna alle mannen boven de 60 in aanmerking voor het gebruik van statines.[43] De American Academy of Pediatrics beveelt nu zelfs statines aan voor kinderen boven de 8 jaar die een hoge cholesterolspiegel hebben, waardoor de verkoopcijfers nog meer zullen stijgen en dit medicijn nog wijder onder de Amerikaanse bevolking verbreid zal zijn. Denk maar niet dat je de dans ontspringt omdat je niet in de Verenigde Staten woont. Australiërs gebruiken meer cholesterolverlagers dan alle ontwikkelde landen, waar het 40 procent vaker wordt voorgeschreven dan het wereldwijde gemiddelde.[44]

Als zo veel mensen statines gebruiken, wat zou dan het probleem kunnen zijn? Een heleboel blijkt! Ten eerste kwam naar voren uit een in 2015 in *Diabetologia* gepubliceerde studie die gedurende zes jaar de effecten van statines bij meer dan 8000 niet-diabete deelnemers van 45 tot 73 jaar onderzocht dat 'behandeling met statines het risico op type 2 diabetes met 46 procent verhoogde.'[45] Ten tweede kwam uit een in 2015 in het tijdschrift *Movement Disorders* gepubliceerde studie naar voren dat personen die cholesterolverlagende medicijnen (zoals statines) gebruiken meer dan twee keer zoveel kans hebben om parkinson te ontwikkelen als personen die deze medicijnen niet gebruiken.[46] Een ander neveneffect tot slot, dat nog maar net onder de aandacht begint te komen, is spierbeschadiging, wat volgens wetenschappers 'een ernstig probleem' kan zijn. De industrie blijft volhouden dat slechts 2 tot 3 procent van de patiënten spierpijn en -kramp krijgt, maar volgens een studie had 98 procent van de patiënten die Lipitor gebruikten en een derde van de patiënten die Mevacor (een lagere dosering statines) gebruikten last van spierproblemen![47]

Maar hoewel we willen dat je je van deze ernstige bijwerkingen bewust bent, willen we dat je werkelijk begrijpt in welke mate dit scenario je van je micronutriënten berooft. Hier in de Verenigde Staten worden deze effecten die tekorten veroorzaken over het algemeen over het hoofd gezien, terwijl in Canada de volgende waarschuwing op medicijnenpotjes staat: Gebruik van deze statine 'kan tot verminderde hartfunctie leiden bij patiënten met borderline congestief hartfalen'. Waarom? Deze bijwerking treedt op ten gevolge van een CoQ10-tekort. Er bestaat gedegen documentatie dat het hart een bepaalde hoeveelheid CoQ10 nodig heeft voor energieproductie. Om een patiënt met een slecht hart waarvan wordt verondersteld dat dit door een hoge cholesterolspiegel wordt veroorzaakt te behandelen, schrijven artsen statines voor die CoQ10 verminderen, een micronutriënt waarvan bekend is dat het essentieel is voor een goede hartfunctie, zo essentieel in feite dat sommige onderzoeken zelfs suggereren dat congestief hartfalen voornamelijk door een CoQ10-tekort veroorzaakt wordt. Ook hier weer wordt het enige micronutriënt dat absoluut noodzakelijk is voor een gezond hart aan het lichaam onttrokken door de medicatie voor hartkwalen.

We proberen niet te zeggen dat artsen erop uit zijn je schade te berokkenen door je medicijnen voor te schrijven. Dit is wat ze tijdens hun studie hebben geleerd en te horen krijgen van de talloze farmaceutische vertegenwoordigers die hen wekelijks bezoeken. Wat nu als enkele van je gezondheidsklachten veroorzaakt blijken te worden door de medicijnen die je dokter je heeft voorgeschreven? De micronutriëntdepletie die door uitgeschreven medicijnen wordt veroorzaak is uitstekend gedocumenteerd en gedurende de komende 28 dagen willen we je er niet toe aanzetten om je medicijnen te laten staan, maar wel om je bewust te worden van hun micronutriëntrovende bijwerkingen. Apothekers kunnen een grote hulp zijn op dit gebied, omdat zij precies op de hoogte zijn van de antagonisten/concurrenten van medicijnen tot medicijnen en van medicijnen tot micronutriënten. Ons doel is om je te helpen de nutritionele hiaten die je medicijnen mogelijk veroorzaken te vullen. Als bijkomend voordeel zal het creëren van een toereikendheidspeil na verloop van tijd de noodzaak voor deze medicijnen verminderen en zul je mogelijk langzaam maar zeker in staat zijn om het helemaal zonder te doen. Denk eens aan de micronutriëntdepletie die je zult vermijden en de kosten die je zult besparen!

> Vergeet niet om het werkblad aan het einde van dit hoofdstuk (tabel 4.5, beginnend op pagina 178) in te vullen om te bepalen hoe je medicijnen, zowel voorgeschreven als vrij verkrijgbaar, je lichaam van essentiële micronutriënten beroven.

Vrij verkrijgbare medicijnen

Dat je de pillen die je slikt bij een drogist hebt gekocht, wil nog niet zeggen dat je buiten gevaar bent. Waarschijnlijk heb je er nooit over nagedacht dat de medicijnen die zo gemakkelijk verkrijgbaar zijn een gevaar voor je gezondheid zouden kunnen vormen? Helaas wel! Hoewel de meeste Amerikanen voorgeschreven medicijnen slikken, ligt het aantal medicijnen dat over de toonbank gaat vele malen hoger. Deze zonder recept verkrijgbare medicijnen, zoals aspirine, acetaminofen, niet steroïdale anti-ontstekingsmedicijnen (NSAID's), antaciden, laxeermiddelen en H_2-blokkers (een bestanddeel van maagzuurremmers), lijken misschien onschuldig, maar ook zij beroven je van je essentiële micronutriënten op manieren waar je waarschijnlijk nooit over hebt nagedacht.

Laten we eens onderzoeken hoe een eenvoudig geval van brandend maagzuur tot veel ernstiger aandoeningen kan leiden. Een type medicijn dat vaak bij drogisten verkocht wordt om brandend maagzuur te verhelpen, zijn H_2-blokkers. Hiertoe behoren merknamen als Axid, Pepcid, Tagamet, Zantac en andere. Onderzoek geeft aan dat deze medicijnen je lichaam beroven van vitamine B_1, B_9, B_{12} en D en alle volgende mineralen: calcium, koper, ijzer, magnesium, fosfor, kalium en zink.[48, 49] Zie tabel 4.3 hieronder om te zien hoe dit 'onschuldige' vrij verkrijgbare type medicijn mogelijk je gezondheid beïnvloedt.

Tabel 4.3
Micronutriënten die door H_2-blokkers worden aangetast

Aangetaste micronutriënten	Enkele door tekorten veroorzaakte bijwerkingen
Vitamine B_1 (thiamine)	Depressie, hartkloppingen, oogpijn, constipatie, schildklierproblemen, spierpijn
Vitamine B_9 (foliumzuur)	Depressie, haarverlies, vermoeidheid, parodontale aandoeningen, hart- en vaatziekten, slapeloosheid, osteoporose, artritis
Vitamine B_{12}	Depressie, vermoeidheid, hart- en vaatziekten, alzheimer, osteoporose, maagzweren, slapeloosheid, kanker
Vitamine D	Alzheimer, angsten, auto-immuunziekten, depressie, obesitas, kanker, astma, tandbederf, osteoporose
Calcium	Botverlies mogelijk leidend tot osteoporose, botpijn, spierkrampen, onregelmatige hartslag, hypertensie, trek in suiker en zout, slapeloosheid
Koper	Bloedarmoede, veranderingen in haarstructuur, hartbeschadiging, groeiachterstand, verzwakte botten, longziekten

IJzer	Bloedarmoede, verzwakt immuunsysteem, duizeligheid, vermoeidheid, onregelmatige hartslag
Magnesium	Spierkrampen, hartonregelmatigheden, slapeloosheid, hypertensie, diabetes, osteoporose, meer trek in zoet, depressie
Fosfor	Botpijn, geestelijke verwardheid, anorexia, bloedarmoede, zwakke immuniteit, ademhalingsmoeilijkheden, toevallen
Kalium	Eetlustverlies, misselijkheid, sufheid, overmatige dorst, irrationeel gedrag, vermoeidheid, spierpijn, zwakte (vooral in de onderbenen), onregelmatige hartslag
Zink	Eetlust- of smaakverlies, verzwakte immuniteit, groeiachterstand, huidveranderingen, verhoogde vatbaarheid voor infectie

Is het je opgevallen dat veel van de in de lijst genoemde aandoeningen veel erger zijn dan het brandend maagzuur zelf? Nogmaals, vrij verkrijgbare medicijnen hebben dezelfde uitwerking als medicijnen op recept: ze beroven je van essentiële micronutriënten en zetten de deur open voor toekomstige ziekten en aandoeningen die vaak veel erger zijn dan de aandoening waar je vanaf probeerde te komen door het vrij verkrijgbare medicijn te gebruiken. Hoewel deze medicijnen misschien gemakkelijker verkrijgbaar zijn, zijn ze op geen enkele wijze minder schadelijk met betrekking tot de depletie van je micronutriënten.

Sta je in vuur en vlam door je brandend maagzuur?

Stop het branden! Neem eenvoudigweg voor de maaltijd verteringsenzymen in tot de situatie onder controle is. De waarheid is dat brandend maagzuur bijna altijd veroorzaakt wordt door een tekort aan zuur dat benodigd is voor vertering, niet door een teveel. Zuurremmers beroven je niet alleen van je essentiële micronutriënten, maar pakken ook het werkelijke probleem niet aan. Als de aandoening aanhoudt, voeg dan zuur toe door Betaine BAd met peptine in te nemen (verkrijgbaar bij de drogist). Let op: gebruik dit niet in combinatie met aspirine, ibuprofen of andere anti-ontstekingsmedicijnen, aangezien dit de wand van je maag-darmkanaal kan beschadigen.

Toxische belasting

Kijk om je heen. Dit is niet de wereld van onze voorouders. Het is zelfs niet meer dezelfde wereld als waarin onze grootouders of overgrootouders leefden. Niet alleen is onze bodem uitgeput en raakt ons voedsel elke dag meer verarmd aan micronutriënten, maar ook de wereld om ons heen, inclusief het voedsel dat we eten en de voorwerpen waarmee we onszelf omringen, is vol van mogelijk gevaarlijke toxines. Hoe is dit gebeurd? Kortweg: door de industrialisatie. In een poging om ons leven gemakkelijker te maken, hebben we de natuurlijke omgeving van onze voorouders vernietigd en vervangen door een ongezonde door de mens gecreëerde omgeving vol industriële chemische afvalstoffen, dieren die gedwongen worden in onnatuurlijke omgevingen te leven en onnatuurlijk voedsel te eten en producten te gebruiken die wereldwijd worden verkocht en niet of weinig op veiligheid zijn getest. In tabel 4.4 op pagina 170 worden enkele voorbeelden geschetst van toxines die zich in het volle zicht in je koelkast en voorraadkast ophouden. Hoeveel van deze producten die je in de supermarkt koopt en mogelijk aan je gezin te eten geeft bevatten deze drie toxines?

Toxines in huishoudelijke producten

Omdat je iets niet in je mond stopt, wil dat nog niet zeggen dat je het niet binnenkrijgt! Het is echt zo. Je huid neemt voortdurend de zaken op waarmee zij in contact komt en de gemiddelde persoon geeft haar een heleboel om op te slokken. De gemiddelde vrouw gebruikt dagelijks zelfs twaalf schoonheids- en huidproducten die 168 verschillende ingrediënten bevatten. Mannen doen daar niet voor onder met een dagelijks gebruik van zes producten met 85 unieke ingrediënten. Maar wie gebruikt de meeste producten? Het zal je misschien verbazen, maar tienermeisjes (wier kleinere lichaam zich nog steeds hormonaal aan het ontwikkelen is) gebruiken een gemiddelde van zeventien persoonlijke verzorgingsproducten per dag, 40 procent meer dan een volwassen vrouw.[52] Deze getallen zijn slechts het begin met betrekking tot wat je lichaam absorbeert. Denk maar eens aan je afwasmiddel, chemisch behandeld vlekbestendig tapijt, schoonmaakproducten, Tefal-pannen, wasmiddelen, droogtrommeldoekjes en luchtverfrisser waar je dagelijks mee in contact komt. Alles telt bij elkaar op. Volgens het United Nations Environment-programma komen we wereldwijd met 70.000 chemische stoffen in aanraking en worden er jaarlijks 1000 nieuwe chemische stoffen aan toegevoegd. Een groot aantal van deze nieuwe industriële chemische stoffen treedt op als een obesogene factor door je endocriene systeem te verstoren en voor gewichtstoename en hormonale problemen te zorgen, maar wat ze in ieder geval allemaal met elkaar gemeen hebben, is dat ze je toxische belasting verhogen.

Tabel 4.4
Toxines in voedsel en hun gevaren[50]

Toxine	Waar zit het in, hoe vermijd je het	Problemen	Micronutriënten die toxiciteit tegengaan
Lood	Zit in: rijst, proteïnepoeder, sappen en voedingsmiddelen met synthetische nitraten (zoals bacon) Vermijd door: vleesproducten zonder synthetische nitraten te kiezen en je rijst- en sapconsumptie te verminderen. Vraag of de fabrikant van je proteïnepoeder je een laboratoriumanalyse van zware metalen door derden kan laten zien.	Vermoeidheid, hoofdpijn, geïrriteerdheid, geïrriteerde maag, verminderd IQ, lagere aandachtsspanne, groeiachterstand, lees- en leermoeilijkheden, gehoorverlies, geestelijke achterstand, coma, stuiptrekkingen, dood.	Vitamines B_1, B_6, C en E, calcium, ijzer, fosfor, selenium, zink, alfa-liponzuur en quercetine hebben het vermogen om vrije radicalen te vangen en loodionen te binden. Hoewel vitamine D doorgaans voor een verhoogde calcium-, magnesium- en zinkopname zorgt, kan het bij een tekort aan deze mineralen mogelijk voor een verhoogde loodabsorptie in de darmen zorgen. Aangezien lood en ijzer hetzelfde absorptiemechanisme hebben, gaat de opname van lood omhoog als er een ijzertekort aanwezig is.[51]
Kwik	Zit in: vis, vaak de grotere roofvissen, zoals zwaardvis en haai, die gedurende langere tijd de grootste hoeveelheid toxine bevattende kleinere vissen hebben gegeten Vermijd door: kleinere vissen te kiezen.	Zintuiglijke beperking (zicht, gehoor, spraak), verstoorde waarneming, gebrekkige coördinatie, overmatig zweten, abnormaal snellere hartslag, verhoogde speekselvorming, hoge bloeddruk.	Selenium en vitamine C en E.

Arsenicum	Zit in: rijst, sap, proteïnepoeder, voedingsmiddelen met synthetische nitraten, gevogelte uit bio-industrie **Vermijd door:** vleesproducten zonder synthetische nitraten en biologisch gevogelte te kiezen. Vraag of de fabrikant van je proteïnepoeder je een laboratoriumanalyse van zware metalen door derden kan laten zien.	Zenuwbeschadiging, huidschilfers, veranderingen in huidpigmentatie, circulatieproblemen, verhoogd risico op long-, blaas-, nier-, huid- en leverkanker.	Fosfor, selenium, vitamine A en E.

Je lichaam kan slechts op twee manieren met deze toxische belasting omgaan: of de toxine veroorzaakt schade in je lichaam, zoals schildklierproblemen, neurologische schade of zelfs kanker of, in het ideale geval, beschik je over voldoende essentiële micronutriënten zodat een natuurlijke detoxificatie kan plaatsvinden. Het is gebleken dat micronutriënten als natuurlijke ontgifters van het lichaam werken en van invloed zijn op de absorptie en uitscheiding van deze toxische vervuilers. Je kunt je baas misschien niet vertellen dat de luchtverfrisser moet verdwijnen, maar je kunt het obesogene effect ervan verminderen door ervoor te zorgen dat je over voldoende micronutriënten beschikt, vooral de antioxidanten (vitamine A, C, E en alfa-liponzuur) en magnesium, selenium en zink. Zink is in feite een belangrijke immuunversterker en weefselhersteller en is noodzakelijk voor het goed functioneren van vele ontgiftende enzymen om zo de cellen te helpen beschermen tegen vervuilende toxines.

Tien trucs om huishoudelijke toxines te verminderen

Het Food Factor-programma is erop gericht om je micronutriëntdepletie naar beneden te brengen door veranderingen in je dieet en leefstijl aan te brengen. Het is niet bedoeld om je stress te bezorgen.

Als dit je eerste 28-daagse programma is, willen we dat je de veranderingen doorvoert die je kunt. Eerst voeding en supplementatie en daarna veranderingen in je leefstijl en omgeving. Als je echter al boodschappen doet volgens onze filosofie van rijke en arme voedingsmiddelen en klaar bent voor de volgende stap, ga dan meteen aan de slag en vervang je huishoudelijke en schoonheidsproducten voor veiliger non-toxische producten. Voer de veranderingen in je eigen tempo in en onthoud, je kunt altijd morgen met een nieuwe goede gewoonte beginnen! Hier volgen onze tien beste trucs om je op weg te helpen, ongeacht waar je je reis naar een optimale micronutriëntenstatus begint. Opmerking: als je een sterretje (*) achter een product ziet, kun je in ons Micronutrient Miracle Resource Center op mymiracleplan.com een kortingsbon voor dat product vinden.

1. **Ga op zoek naar nieuwe geurproducten.** Dit geldt voor je huis, je auto en je lichaam. We willen dat je alle producten wegdoet waarop 'parfum', 'geur' of 'essence' op het etiket vermeld staat. Geen zorgen, dit betekent niet dat je niet lekker meer kunt ruiken. Natuurlijke essentiële oliën kunnen worden gebruikt om parfums te maken en als je ze in een aromabrander verwarmt, zal de kamer zich algauw met een heerlijke geur vullen, variërend van zoete vanille tot kruidige kaneel of houtachtig eucalyptus. Veilige alternatieven zijn onder andere aromatherapienevels van Aura Cacia* of luchtverfrissers van Sodason. Je kunt ook een lotion proberen als de biologische Creamy Coconut en Key Lime Body Butter van Face Naturals* om de hele dag door een heerlijk ruikende huid te hebben.

2. **Werp een kritische blik op je wasmiddelen.** Je wilt dat je kleren schoon uit de wasmachine komen, toch? Niet bedekt met een laagje irriterende en mogelijk carcinogene stoffen. Bedenk dat je deze kleding waarschijnlijk uren achtereen zult dragen, dus alles wat zich erop bevindt zal uiteindelijk in jou terechtkomen. Vermijd te allen tijde producten met etiketten waarop 'waarschuwing', 'gevaar' of 'giftig' vermeld staat. Laat wasverzachters staan

en gebruik in plaats daarvan ongeveer 500 ml biologische azijn voor de was. Veilige alternatieven zijn onder andere GreenShield Organic*, Dr. Bronner's, Klok en Ecover.

3. **Dump de droogtrommeldoekjes.** Je hebt ze niet nodig en je weet trouwens niet wat erin zit. Dit komt omdat fabrikanten niet verplicht zijn je dit te vertellen. Hoewel de ingrediënten op de verpakking mogelijk slechts als 'bio-afbreekbare kationische verzachters' worden vermeld, voorzie jij je kleren mogelijk van een laagje kamfer, chloroform of ethylacetaat, die allemaal op de lijst met gevaarlijke afvalstoffen van de Environmental Protection Agency staan, of van alfa-terpineol, benzylalcohol of linalool, waarvan bekend is dat ze stoornissen aan het zenuwstelsel veroorzaken. Veilige alternatieven zijn onder andere enkele druppels etherische olie op een nat doekje druppelen voor je de droger start, een drogerbal aanschaffen of zelf een drogerbal van wol maken.

4. **Zeg je traditionele tandpasta vaarwel.** Je mond en de rest van je lichaam zullen je dankbaar zijn voor het kiezen van een product dat geen fluoride, kunstmatige smaak- en kleurstoffen, polysorbaat-80, ethanol, titaniumdioxide, benzoat of benzoïnezuur of sodium lauryl sulfate bevat. Er zijn talloze andere mogelijkheden voor je parelwitte tanden. Veilige alternatieven zijn onder andere tandpasta van Redmond Clay*, Weleda, Dr. Hauschka of de vloeibare tandzeep van Tooth Soap.

5. **Stop met het gebruik van traditionele shampoos en bodylotions.** Ook in dit geval misleiden producten je met hun beloften. Reclames voor bijvoorbeeld Herbal Essences suggereren een frisse en kruidige douche-ervaring, en met *herbal* (kruiden) in de naam kan er toch niets mis mee zijn? De lijst met ingrediënten zal je echter doen sidderen en beven. Hoed je voor parabenen, essences, sodium lauryl sulfate en polyethyleenglycol (vaak als PEG vermeld) in je shampoos en conditioners. Het goede nieuws

is dat de alternatieve 'gezonde' producten zo zacht zijn dat je geld kunt besparen door ze zowel voor je haar als je lichaam te gebruiken. Veilige alternatieven zijn onder andere producten van Urtekram, Weleda, Khadi, John Masters Organics, Annemarie Gianni Skin Care* en Face Naturals*.

6. **Matig je make-up.** Nee, we suggereren niet dat je met een kaal gezicht moet rondlopen. Er zijn tegenwoordig talloze verantwoordelijke merken die zich realiseren dat lood in lippenstift niet likkebaardend is en dat kwik in mascara krankzinnig is. Las af en toe een pauze in en geef je huid de gelegenheid om te ademen en te ontgiften als je thuis of onder dierbaren bent. Als je je een keer wilt opdirken, kies dan merken die je mooi maken van buiten en ervoor zorgen dat je van binnen gezond blijft. Veilige alternatieven zijn onder andere producten van Lavera, Dr. Hauschka, Earth's Beauty, Beauty Without Cruelty (BWC)* en W3LL People*. Sommige bij de drogist verkrijgbare conventionele merken, zoals Revlon Colorbust lipstick, zijn ook acceptabel.

7. **Dump de deodorant.** Het is tijd om die zweetklieren te bevrijden van het oestrogene, en waarschijnlijk kankerbevorderende, aluminium dat een bestanddeel is van de meeste deodoranten. Daarnaast bevatten veel merken ongewenste parabenen, triclosan, steareth, propyleenglycol en talk, stuk voor stuk mogelijke allergenen, om over die ongewenste mysterieuze 'essence' maar weer te zwijgen. Als je voorkeur uitgaat naar natuurlijke kristallen, kies dan voor een spray met Himalayazout, zoals die van Face Naturals. Deze zijn vrij van de aluinkristallen (potassium alum) die de meeste kristalsprays bevatten. Veilige alternatieven zijn onder andere Face Naturals Pink Salt Deodorant Spray of Grapefruit Natural Deodorant Stick*, Sante, Lavera, Weleda, Dr. Hauschka en Arm & Hammer (wat ook goed werkt, is een beetje baksoda van dit laatste merk onder je oksels aanbrengen).

8. **Zet die afwas- en vaatwasmiddelen aan de kant.** Verwijder eerst alle producten uit je huis waarop antibacterieel staat vermeld, omdat is aangetoond dat het belangrijkste ingrediënt triclosan, zelfs in heel lage doses, je endocriene systeem verstoort. Jakkes! Vervolgens kun je je op de andere details richten. Mijd zoals altijd producten met kunstmatige geurstoffen en zoek naar producten met het minste aantal onuitspreekbare chemische stoffen op de verpakking. Veilige alternatieven zijn onder andere Ecover, Klok, Ecodish, Sonett, Bio-D en GreenShield Organic*.

9. **Laat plastic de plaat poetsen.** Zeg je tupperwarebakjes en plasticfolie gedag. Het is tijd na te denken over hoe je restjes veilig kunt bewaren. Schaf glazen voorraadschalen in verschillende maten aan. Controleer of het deksel BPA-vrij, loodvrij, pvc-vrij en ftalaat-vrij is. Niet alleen zul je je blootstelling aan toxines omlaag brengen, maar je zult ook merken dat je voedsel langer vers blijft en dat zal je weer geld besparen. Veilige alternatieven zijn bewaarbakjes van glas met een BPA-vrij deksel, zoals LifeFactory en Wean Green (wij gebruiken Pyrex, MightyNest en Martha Stewart).

10. **Afvoeren die antiaanbakpannen.** Hoewel een Teflon-laag ervoor zorgt dat schoonmaken een makkie is, is er geen gemakkelijke manier om de toxines die je er door binnenkrijgt uit je systeem te verwijderen. Het antiaanbakeffect ontstaat door een type toxines die PFC's (perfluorochemicaliën) worden genoemd en zich niet alleen in je favoriete koekenpan bevinden, maar ook op je regenjas (denk aan Gore-Tex) en popcornhouders, om ervoor te zorgen dat er in de bioscoop geen vet op je schoot morst. De schadelijke PFC's in Gore-Tex of Teflon, die bij 98 procent van de bevolking in het bloed wordt aangetroffen, kunnen vijf tot acht jaar in je lichaam blijven! Er is aangetoond dat ze het risico op kanker, ADHD, hartkwalen, onvruchtbaarheid en obesitas verhogen.[53] Veilige alternatieven zijn onder andere kookgerei van glas, emaille, roestvrij staal en gietijzer. Daarnaast zijn er pannen met

een natuurlijke minerale antiaanbaklaag van Thermolon van het merk GreenPan verkrijgbaar. Wij zijn een grote fan van kookgerei van Xtrema Ceramic. Zoek kleding die behandeld is met Nikwax.

Laat je niet misleiden door marketing!

Producten waarop 'non-toxisch', 'bio-afbreekbaar' en 'milieuvriendelijk' staat vermeld, zijn niet altijd veiliger keuzes. Zelfs 'biologisch' kan je een vals gevoel van veiligheid geven. Er zijn geen wettelijke regels die vereisen dat huishoudelijke producten die worden aangeprezen als zijnde 'natuurlijk' en 'biologisch' deze claims ook waarmaken. Bezoek voor een overzicht van non-toxische keuzes in elke categorie het Micronutrient Miracle Motivation and Resource Center op mymiracleplan.com. We hebben geweldige hulpbronnen die je zullen helpen de producten die je op dit moment gebruikt te beoordelen en veiliger alternatieven te kiezen.

Verantwoordelijkheid nemen voor je daden

Het is nu tijd om je leefgewoonten onder de loep te nemen om te ontdekken op welke wijze ze mogelijk bijdragen aan je huidige toestand van micronutriëntdeficiëntie. We herhalen nogmaals dat we niet willen dat je meteen al je micronutriëntrovende gewoonten opgeeft, maar enkele gewoonten, zoals glutenvrij eten en regelmatig bewegen, raden we ten zeerste aan. Andere DMR's, zoals het wonen in een grote stad, zul je waarschijnlijk niet kunnen veranderen. Deze oefening is alleen bedoeld om je te helpen je bewust te worden van welke micronutriënten je zonder het te weten op het spel zet, zodat je volledig kunt begrijpen waarom het noodzakelijk is om voedsel van hogere kwaliteit en meer micronutriënten te eten en daarnaast te supplementeren om deze hiaten te vullen. Neem de tijd en wees zo nauwkeurig mogelijk. Als je dit overzicht volledig hebt ingevuld, zul je in staat zijn snel te bepalen welke micronutriënten door je huidige leefstijl een ernstig tekort kunnen vertonen.

Stap 1: Om te bepalen hoeveel van je leefgewoonten mogelijk van invloed zijn op het toereikendheidspeil van je micronutriënten, willen we dat je tabel 4.5 op de volgende pagina doorloopt en een vinkje (✓) in de kolom 'Inventarisatie' plaatst voor elke dag van de week waarop je mogelijk met deze DMR's in aanraking komt. Als je bijvoorbeeld drie keer per week sport, geef je jezelf drie vinkjes. Zorg ervoor dat je de aanwijzingen boven aan de categorie opvolgt. Het is de bedoeling dat je het gebruik van elke afzonderlijke DMR in het overzicht inventariseert.

Stap 2: Vul tabel 4.6 op pagina 184 in. Dit is je huidige overzicht van dagelijkse micronutriëntrovers door je leefgewoonten. Bereken aan de hand van de vinkjes die je in tabel 4.5 hebt genoteerd hoe vaak elk micronutriënt mogelijk wordt aangetast. Als je bijvoorbeeld drie vinkjes achter sporten hebt geplaatst, moet je drie punten noteren achter alle vitamines en mineralen die door sporten worden uitgeput. Dit betekent in dit geval dat je een 3 achter de vitamines A, B_2, C en E en de mineralen ijzer, magnesium, mangaan, kalium, selenium, zink, alfa-liponzuur en CoQ10 noteert. Noteer voor elke DMR het totaal van elk afzonderlijk micronutriënt dat erdoor wordt aangetast. Sommige micronutriënten zul je vaker tegenkomen. Noteer dan simpelweg het tweede totaal achter het eerste. Er kan bijvoorbeeld iets als dit uitkomen:

Calcium: 11 6 27 5 3

Stap 3: Tel de totalen van elk afzonderlijk micronutriënt bij elkaar op. Bijvoorbeeld:

Calcium: 11 + 6 + 27 + 5 + 3 = 52

Stap 4: Nu is het tijd om je gegevens te analyseren. Ben je enigszins verbaasd over hoeveel micronutriënten je dieet en leefstijl eigenlijk

kosten? Zelfs gezonde gewoonten, zoals sporten, kunnen je ongemerkt tekorten bezorgen die later tot gezondheidsklachten kunnen leiden. Ons doel is je bewust te maken van je deficiëntie, zodat je verantwoordelijkheid voor je eigen daden neemt en de veranderingen in je leven doorvoert die ertoe zullen leiden dat je een optimale micronutriëntenstatus en uiteindelijk een optimale gezondheid zult bereiken. Kijk in tabel 4.6 op pagina 184 welke micronutriënten mogelijk door je huidige leefgewoonten worden aangetast. Keer vervolgens terug naar pagina 62-63 en loop je persoonlijke micronutriëntdeficiëntielijst nog eens na. Komen de micronutriënten waarin je door je voeding en leefstijl deficiënt bent overeen met de micronutriënten op deze lijst? Als het antwoord ja is, dan hoera! Dit betekent dat je gezondheid door slechts een paar simpele leefstijlveranderingen al enorme verbeteringen kan laten zien.
(wordt vervolgd op pagina 185)

Tabel 4.5
Dagelijkse micronutriëntrovers door leefgewoonten

Dieetprofiel (meerdere profielen mogelijk)	Micronutriënten waaraan vaak een tekort is	Inventarisatie (geef jezelf hier zeven punten, aangezien je dieetprofiel alle zeven dagen van de week hetzelfde blijft)
Veganistisch en vegetarisch	A, B_3, B_9, B_{12}, D, calcium, chroom, koper, jodium, ijzer, magnesium, mangaan, zink, omega 3	
Glutenvrij	A, B_1, B_2, B_3, B_5, B_6, B_7, B_9, B_{12}, D, calcium, koper, ijzer, magnesium, fosfor, zink	
Oer/paleo	B_7, calcium, chroom	
Vetarm	A, D, E, K, calcium, omega 3	
Eiwitrijk	B_6	
Lactosevrij	B_1, D, calcium	
Koolhydraatarm	A, B_6, B_9, calcium, magnesium, kalium, ijzer	
Koolhydraatrijk	B_3, D, calcium, chroom, koper, ijzer, magnesium, mangaan, zink	
Raw food	A, B_{12}, calcium, ijzer	
Natriumarm	Jodium	
Caloriearm	A, B_1, B_2, B_3, C, E	
Weight Watchers of vergelijkbaar	B_2, B_3, calcium, ijzer, magnesium, kalium, zink	

Standaarddieet	A, D, E, K, calcium, jodium, magnesium, kalium, zink, omega 3	
Leefgewoonten Stress	Aangetaste micronutriënten A, B_1, B_2, B_3, B_5, B_6, B_7, B_9, B_{12}, choline, C, D, E, calcium, chroom, koper, jodium, ijzer, magnesium, kalium, selenium, zink, omega 3, carnitine	Inventarisatie (één vinkje voor elke dag van de week)
Lichaamsbeweging	A, B^2, C, E, ijzer, magnesium, mangaan, kalium, selenium, zink, alfa-liponzuur, CoQ10	
Roken	A, B_1, B_6, B_9, C, E, selenium, zink, alfa-liponzuur	
Vervuiling, in een grote stad wonen	A, C, D, E, koper, mangaan, selenium, zink, alfa-liponzuur	
Vrij verkrijgbare medicijnen	Aangetaste micronutriënten	Inventarisatie (één vinkje voor elke keer per week ingenomen)
NSAID's: ibuprofen (Advil, Motrin), naproxen (Aleve, Midol)	B_9, C, ijzer, zink B_9, C, K, ijzer, kalium, zink B_9, C, ijzer, kalium, CoQ10	
Aspirine: Bufferin, St. Joseph, Bayer, Excedrin	B_1, B_9, D, calcium, chroom, koper, ijzer, magnesium, mangaan, fosfor,	
Paracetamol: Tylenol	zink	
Antacida (zuurremmers): Gaviscon, Gelusil, Maalox, Mylanta	A, B_{12}, E, calcium, kalium B_1, B_9, B_{12}, D, calcium, koper, ijzer, magnesium, fosfor, kalium, zink	
Laxeermiddelen: Carter's Little Pills, Correctol, Dulcolax, Feen-A-Mint	A, D, E, K, omega 3, omega 6 Aangetaste micronutriënten	
H_2-remmers/H_2-blokkers: Axid, Pepcid, Mylanta, Tagamet, Zantac	B_1, B_6, C, E, calcium, ijzer, fosfor, selenium, zink, alfa-liponzuur C, E, selenium	
Alli dieetpillen (Orlistat)	A, E, fosfor, selenium	
Toxische zware metalen Lood (zie onverwachte bronnen op pagina 170) Kwik (zie onverwachte bronnen op pagina 170) Arsenicum (zie onverwachte bronnen op pagina 171)	Uitgeputte micronutriënten A, C, E, selenium, zink, alfa-liponzuur	Inventarisatie (één vinkje voor elke dag dat je met een van deze bronnen in aanraking komt)
Huishoudelijke toxines Gebruik van schoonmaakmiddelen en persoonlijke verzorgingsproducten zonder te letten op mogelijke toxines (zie 'Tien trucs om huishoudelijke toxines te verminderen' op pagina 171)		Inventarisatie (één vinkje voor elke dag dat je met een van deze toxines in aanraking komt)

Voorgeschreven medicijnen	Indicaties voor gebruik	Aangetaste micronutriënten[54, 55, 56, 57]	Inventarisatie (één vinkje voor elke keer per week ingenomen)
Opiaten: Hydrocone/ paracetamol (Vicodin)	Pijnverlichting	B_9, C, ijzer, kalium	
Statines: atorvastatine (Lipitor), ezetimibe (Zetia), fluvastatine (Lescol), lovastatine (Mevacor), pravastatine (Pravachol), rosuvastatine (Crestor), simvastatine (Zocor)	Verlaging van cholesterol	A, B_9, B_{12}, D, E, K, calcium, ijzer, magnesium, fosfor, CoQ10	
Galzuurbindende middelen: (Questran, Colestid)	Verlaging van cholesterol	A, B_9, B_{12}, D, E, K, ijzer, fosfor	
ACE-remmers: lisinopril (Prinivil, Zestril), ramipril (Altace), quinapril (Accupril), enalapril (Vasotec)	Hoge bloeddruk	Fosfor, zink	
Thiazidediuretica: hydrochloorthiazide (Esidrix, Hydrodluril, Oretic)	Hoge bloeddruk	D, calcium, magnesium, fosfor, kalium, zink, CoQ10	
Bètablokkers: atenolol (Tenormin, Senorman), carvedilol (Coreg), nadolol (Corgard), metoprolol (Lopressor, Toprol XL)	Hoge bloeddruk, congestief hartfalen	B_1, chroom, CoQ10, D	
Calciumkanaalblokkers: amlodipine (Norvasc), felodipine (Plendil), nifedipine (Procardia, Adalat), nimodipine (Nimotop), nisoldipine (Sular)	Hoge bloeddruk	D	
Vasodilatoren (vaatverwijders): hydralazine (Apresoline)	Hoge bloeddruk	B_6, magnesium, CoQ10	
Antihypertensiva (bloeddrukverlagers): methyldopa (Aldomet)	Hoge bloeddruk	B_{12}	
Lisdiuretica: bumetanide (Bumex, Burinex), ethacrynezuur (Edecrin), furosemide (Lasix), torsemide (Demadex)	Hoge bloeddruk, hartfalen	B_1, B_6, B_9, C, calcium, chroom, ijzer, magnesium, fosfor, kalium, zink	
Kaliumsparende diuretica: amiloride (Midamor), spironolacton (Aldactone), triamtereen (Maxzide, Dyazide, Dyrenium)	Hoge bloeddruk, hartfalen	B_9, calcium, magnesium, fosfor, kalium, zink	

Cardiale glycosiden: digoxine (Lanoxicap, Lanoxin)	Hartfalen, aritmie	B_1, calcium, magnesium, fosfor, kalium
Antistollingsmiddelen: warfarine (Coumadin)	Hart: bloedklonters	K, ijzer
Bisfosfonaten: alendronaat (Fosamax), risedronaat (Actonel), ibandronaat (Boniva), tiludronaat (Skelid)	Osteoporose	Calcium, magnesium, fosfor
Protonpompremmers: lansoprazol (Prevacid), omeprazol (Losec, Prilosec), rabeprazol (Aciphex), pantoprazol (Pantoloc, Protonix), Nexium	Gastro-oesofageale refluxziekte (A&R); ernstige maagzweren	A, B_1, B_9, B_{12}, C, calcium, ijzer, magnesium, zink
Methylxanthinen: theofylline (Accubron, Theobid, Elixicon)	Astma, A&B (chronische obstructieve longziekte)	B_6
ß$_2$-adrenoreceptor-agonisten: albuterol (Salbutamol, Proventil, Ventolin), bitolterol (Tornalate), fluticason/ salmeterol (Advair), isoetharine (Bronkosol, Bronkometer), levalbuterol (Xopenex), metaproterenol (Alupent), pirbuterol (Maxair), salmeterol (Serevent), terbutaline (Brethine)	Astma, A&B	Calcium, magnesium, fosfor, kalium
Corticosteroïden: cortison (Cortone), hydrocortison (Cortef, Hydrocortone), prednison (Deltasone, Meticorten, Orasone, Panasol-S), prednisolon (Delta-Cortef, Prelone, Pediapred), triamcinolon (Aristocort, Atolone, Kenacort), methylprednisolon (Medrol), fluticason (Flonase, Cutivate, Veramyst), beclomethason (Beconase, Qvar, Vancenase, Vanceril)	Ernstige ontsteking, auto-immuunziekte, onderdrukking van het immuunsysteem, astma, allergische rinitis	A, B_6, B_9, B_{12}, C, D, K, calcium, magnesium, fosfor, kalium, selenium, zink, aminozuren (carnitine)

Voorgeschreven medicijnen	Indicaties voor gebruik	Aangetaste micronutriënten[54, 55, 56, 57]	Inventarisatie (één vinkje voor elke keer per week ingenomen)
Sulfonylureumderivaten: glyburide (Diabeta, Glynase, Micronase), glipizide (Glucotrol), glimepiride (Amaryl), chloorpropamide (Diabinese, Insulase)	Diabetes	CoQ10	
Biguaniden: metformine (Glucophage)	Diabetes, prediabetes	B_1, B_9, B_{12}, CoQ10	
Colchicine (Colcrys) Probenecide	Jicht Jicht	A, B_9, B_{12}, D, ijzer, kalium	
Progestagenen: medroxyprogesteron (Depo-Provera, Provera, Amen, Curretab, Cycrin, Prodroxy)	Geboortebeperking	B_2 B_2	
Geconjugeerde oestrogenen: oestrogeen vervangende therapieën (Alora, Cenestin, Climara, Estinyl, Estrace, Estraderm, Estratab, FemPatch, Menest, Ogen, Premarin, Premphase, Prempro, Vivelle); oestrogeen en progesteron bevattende orale contraceptiva (Ovral, Lo/Ovral, Low-Ogestrel)	Hormoonvervangende therapie, geboortebeperking	B_1, B_2, B_3, B_5, B_6, B_9, C, D, calcium, magnesium, mangaan, zink, aminozuren (carnitine)	
Antimalariamiddelen: chloroquine, Primaquine	Malaria	B_2	
Tuberculostatica: isoniazide, ethambutol, pyrazinamide	Tuberculose	B_3, B_6, D, K, zink	
Nucleoside-antimetabolieten: 5-fluorouracil (Efudix, Adrucil, Carac, Fluoroplex)	Kanker	B_1	
Anticonvulsieve barbituraten: carbamazepine (Carbatrol, Epitol, Equetro, Tegretol), primidon (Mysoline), fenytoïne (Di-Phen, Dilantin, Phenytek)	Epilepsie	B_1, B_3, B_6, B_7, B_9, B_{12}, C, D, E, K, calcium	
Levothyroxine (Synthroid, Levoxyl, Levothroid, Unithroid)	Hypothyreoïdie (trage schildklier)	Calcium	
Humaan-immunodeficiëntievirus nucleoside analoog reversetranscriptaseremmers: azidothymidine (ARL), zidovudine (Retrovir)	Hiv	Koper, zink	

Tricyclische antidepressiva: amitriptyline (Elavil), doxepine (Silenor, Zonalon, Prudoxin), desipramine (Norpramin), imipramine (Tofranil, Tofranil-PM), amoxapine (Asendin), protriptyline (Vivactil)	Depressie	B_2, CoQ10
Psychoactieve medicijnen: benzodiazepinen (Valium, Xanax, Ativan, Klonopin); KKJA's (Celexa, Luvox, Lexapro, Prozac, Paxil)	Angst, depressie	B_6, B_9, B_{12}, C, D, omega 3, omega 6, CoQ10, aminozuren
Atypische antipsychotica: clozapine (Clozaril, Fazaclo), aripiprazole (Abilify)	Schizofrenie	Selenium
Fenothiazinen: chloorpromazine, promethazine, thioridazine	Antipsychoticum	B_2, CoQ10
Sulfonamiden of sulfamiddelen: sulfadiazine, sulfamethizol (Thiosulfil Forte), sulfamethoxazol (Gantanol), sulfasalazine (Azulfidine), sulfisoxazol (Gantrisin)	Bacteriële infectie	B_1, B_2, B_7, B_9, B_{12}, C
Macrolide antibiotica: amoxicilline (Amoxil, Trimox), erytromycine (Robimycin), azitromycine (Zithromax), claritromycine (Biaxin)	Bacteriële infectie	B_1, B_2, B_3, B_6, B_7, B_9, B_{12}, K
Aminoglycoside antibiotica: gentamicine (Geromycin), neomycine (Mycifradin, Neo-Fradin, Neo-Tab)	Bacteriële infectie	A, B_6, B_{12}, K, calcium, ijzer, magnesium, kalium
Fluoroquinolone antibiotica: ciprofloxacine (Cipro), enoxacine (Penetrex), gatifloxacine (Tequin), levofloxacine (Levaquin), lomefloxacine (Maxaquin), moxifloxacine (Avelox), norfloxacine (Noroxin), ofloxacine (Floxin), sparfloxacine (Zagam), trovafloxacine (Trovan)	Bacteriële infectie	B_1, B_2, B_3, B_6, B_7, B_9, B_{12}, K, calcium, ijzer, magnesium, zink

Tabel 4.6
Overzicht dagelijkse micronutriëntrovers door leefstijl

Micronutriënt	Totaal inventarisaties
Vitamine A	
Vitamine B_1 (thiamine)	
Vitamine B_2 (riboflavine)	
Vitamine B_3 (niacine)	
Vitamine B_5 (pantotheenzuur)	
Vitamine B_6 (pyridoxine)	
Vitamine B_7 (biotine)	
Vitamine B_9 (foliumzuur)	
Vitamine B_{12} (cobalamine)	
Choline	
Vitamine C	
Vitamine D	
Vitamine E	
Vitamine K	
Calcium	
Chroom	
Koper	
Jodium	
IJzer	
Magnesium	
Mangaan	
Fosfor	
Kalium	
Selenium	
Zink	
Omega 3	
Omega 6	
Alfa-liponzuur	
Aminozuren (carnitine)	
CoQ10	

Het belangrijkste is dat je je door je dieetanalyse (die je aan het eind van hoofdstuk 3 hebt uitgevoerd), je leefstijlanalyse (die je in dit hoofdstuk hebt uitgevoerd) en je persoonlijke micronutriëntdeficiëntielijst nu bewust bent van de micronutriënten waaraan je een tekort hebt en waarop je je gedurende je 28-daagse programma wilt focussen. Je gezondheid ligt in jouw handen en de eerste stap om deze te verbeteren is om je voorraadkast van rijke voedingsmiddelen te voorzien. Dus sla de pagina om en laten we boodschappen gaan doen!

5

Het nieuwe boodschappen doen: zo veel mogelijk micronutriënten in je karretje

Er wordt vaak gezegd dat het gezondste voedsel zich in de periferie van de supermarkt bevindt. Hoewel dit een goed uitgangspunt is, is dit in de moderne supermarkt, vol met misleidende verpakkingen en verwarrende etiketten slechts gedeeltelijk correct. De waarheid is dat er rijke en arme voedingsmiddelen in alle paden van de supermarkt te vinden zijn, ook in de periferie! Hoewel het gros van het voedsel dat je zult kiezen om de menu's voor je 28-daagse Food Factor-programma samen te stellen zich in de periferie van de supermarkt bevindt, zoals je algauw zult merken, valt er als het je doel is de meest rijke voedingsmiddelen met de meeste micronutriënten mee naar huis te nemen, heel veel meer te leren dan het vermijden van de rest van de supermarkt. Maar wees niet bang, je staat op het punt een persoonlijke les te krijgen om in elk pad van de supermarkt veilig en slim boodschappen te doen en ook nog eens tijd en geld te besparen. Hoewel we je hier op geen enkele wijze alle informatie kunnen geven die we in ons boek *Rich Food, Poor Food* hebben gestopt, zullen we je een snelcursus geven zodat je over alle benodigde informatie beschikt om je 28-daagse Food Factor-programma tot een daverend succes te maken. We raden je ten zeerste aan om ook *Rich Food, Poor Food* aan te schaffen. Geloof ons, dit is een informatiebron waar je op je reis naar een optimale micronutriëntenstatus telkens weer naar zult teruggrijpen.

Het is tijd om boodschappen te doen!

Joepie! Je bent eindelijk bij het leuke gedeelte aanbeland. Het is nu tijd om een andere koers te varen en je arme producten die je hebt weggedaan te vervangen door rijke voedingsmiddelen. Dat betekent maar één ding: een winkelexcursie. (En wie is er nu niet gek op winkelen?) In dit hoofdstuk zullen we je meenemen op een begeleide tocht door de supermarkt, waarbij we ons zullen focussen op de groente en fruit, eiwitten en voorraadkastproducten die je nodig zult hebben om de menu's voor je Food Factor-programma samen te stellen. We willen je eraan herinneren dat onze definitie van rijke voedingsmiddelen tweeledig is. Ten eerste is het onze missie om de voedingsmiddelen met het hoogste gehalte aan micronutriënten te vinden, en ten tweede moeten we ernaar streven om problematische ingrediënten of bereidingsvalkuilen te vermijden die je gezondheid onderweg in gevaar kunnen brengen. Houd altijd de arme voedingsmiddelen in gedachten die je hebt weggedaan. Zorg ervoor dat geen van de voedingsmiddelen die je weer in je huis brengt een van de verboden ingrediënten, ook niet onder een van de synoniemen, bevat. Het is tijd om je te leren hoe je rijke voedingsmiddelen herkent die je de grootste micronutriëntenstoot zullen geven, omdat dit de voedingsmiddelen zijn die we in je winkelwagentjes willen zien!

De kans is groot dat deze winkelexpeditie op jacht naar rijke voedingsmiddelen iets anders zal zijn dan je gewend bent. Daarom geven we enkele tips om er zeker van te zijn dat je zult slagen. Ten eerste: geef je zelf voldoende tijd. De meeste mensen die voor het eerst op zoek gaan naar rijke voedingsmiddelen zijn iets langer bezig dan normaal om etiketten te lezen en te bepalen welke keuzes de supermarkt op dat gebied heeft. Een krap schema zal geen bijdrage leveren aan een plezierige of productieve ervaring. Dat geldt ook voor een hongerige maag of een paar dreinende kinderen in je karretje. Zorg er dus voor dat je een dag kiest waarop je alle tijd hebt. Het goede nieuws is dat als je de rijke voedingsmiddelen die je de komende 28 dagen zult gebruiken eenmaal hebt gevonden, je volgende winkelexpedities een stuk sneller zullen gaan. Ten tweede: blijf ontspannen. Als je de winkel binnenkomt en je een beetje overweldigd voelt, geen nood. De ideeën en terminologie die we hebben geïntroduceerd, zullen een stuk duidelijker worden. We willen wedden dat je tegen het einde van het 28-daagse Food Factor-programma langs de schappen zult zeilen en wildvreemden op arme ingrediënten zult wijzen. Dit is een veelvoorkomend trekje bij degenen die recentelijk de Food Factor-leefstijl hebben ontdekt. Onthoud tot slot dat niemand van je verwacht dat je perfect bent, wij weten dat je dat niet bent. We zijn hier om je richtlijnen te geven, geen orders. Ons doel is je te laten zien hoe je de meest micronutriëntrijke voedingsmiddelen kiest en niet om je een schuldgevoel te bezorgen als er een arm voedingsmiddel in je winkelwagentje belandt. Doe eenvoudigweg je best. Zelfs kleine veranderingen kunnen tot wonderbaarlijke resultaten leiden. Met dit alles in gedachten, staat ons nog maar één ding te doen: op pad. Onze eerste stop is de groente- en fruitafdeling.

Opmerking: Als je in dit hoofdstuk een sterretje (*) achter een product ziet staan, kun je in ons Micronutrient Miracle Resource Center op mymiracleplan.com een kortingsbon voor dat product vinden. De rijke voedingsmiddelen die we hier noemen, zijn bovendien slechts een aantal van de producten die we in *Rich Food, Poor Food* vermelden. Voor een gedetailleerde lijst van alle merken en producten die wij kiezen, verwijzen we je naar ons boek *Rich Food, Poor Food*.

Groente en fruit

Vind je het niet geweldig hoe steeds meer winkels hun groente- en fruitafdeling inrichten? Sommige gebruiken zelfs houten kratten en handgeschreven bordjes om je het gevoel te geven dat je je op een markt bevindt. Maar vergis je niet, hoewel de groente- en fruitafdeling een magische plek vol kleurige groente en fruit kan lijken, zitten er ook gevaarlijke arme voedingsmiddelen tussen.

Laten we beginnen met wat we tot dusverre al over micronutriëntwaarden hebben geleerd. Denk eraan, groente en fruit (of andere voedingsmiddelen die getransporteerd worden) verliezen elke minuut van elke kilometer dat ze aan lucht, hitte en licht worden blootgesteld kostbare micronutriënten. Je gaat dus indien mogelijk op zoek naar verse, lokaal gekweekte producten, lokaal wil zeggen binnen een straal van ongeveer 150 kilometer gekweekt.

Lokale producten kiezen kan een grote invloed hebben op de micronutriënten in je groente en fruit. Onderzoek aan de Pennsylvania State University naar het verlies van micronutriënten in spinazie geeft inzicht in hoe belangrijk het is om zo lokaal mogelijk te kopen. Uit het onderzoek kwam naar voren dat wanneer spinazie op 20 °C werd bewaard, het binnen vier dagen 47 procent van zijn vitamine B_9 (foliumzuur) en carotenoïdegehalte kwijt was. Bedenk dan nu eens wat de omstandigheden in de laadruimte van een vrachtwagen zijn: de temperatuur kan er veel hoger oplopen dan 20 °C en hoe warmer het is hoe sneller micronutriënten verloren gaan. De onderzoekers ontdekten ook dat zelfs wanneer de spinazie in een koelkast op 3,9 °C werd bewaard, wat misschien vergelijkbaar is met de temperatuur in een gekoelde vrachtwagen of een koeling in een supermarkt of restaurant, het in circa één week gemiddeld 53 procent van zijn foliumzuur en carotenoïdegehalte verloor.[1]

De truc om ervoor te zorgen dat je alle essentiële micronutriënten die het product je kan bieden binnenkrijgt, is dus om het zo snel mogelijk nadat het geoogst is te kopen en op te eten. Dit was zeventig jaar geleden een stuk gemakkelijker toen veel mensen nog een moestuin hadden, maar afhankelijk van de locatie en het seizoen ben je waarschijnlijk beter af als de supermarkt mijdt en je producten rechtstreeks bij een lokale kweker koopt. Op basis van de landen van herkomst die we op veel van de dozen die aan talloze supermarkten worden geleverd hebben zien staan, is de kans heel groot dat je van de producten van een lokale boer heel wat meer micronutriënten binnenkrijgt. Kinderen vinden het geweldig om de auto vol te laden en naar de boerderij te gaan. Bovendien is het een goede manier om ze te leren waar het voedsel vandaan komt en hoe het groeit. Waar het op neerkomt: lokaal betekent een hogere micronutriëntendichtheid en dat voldoet aan het eerste deel van onze definitie van wat een rijk voedingsmiddel is.

Je hebt waarschijnlijk ook wel gehoord dat het eten van biologische groente en biologisch fruit 'gezonder' is. Maar komt dit overeen met onze definitie van 'gezonder'? Leveren biologische producten ook meer micronutriënten? Met andere woorden: krijg je meer micronutriënten binnen door het eten van bijvoorbeeld een biologische sinaasappel dan van een niet-biologische? Hoewel er verbazingwekkend weinig onderzoeken naar dit ongelooflijk belangrijke aspect zijn uitgevoerd, lijkt het antwoord ja te zijn.

In een in 2008 in *The Journal of the Science of Food and Agriculture* gepubliceerd onderzoek, teelden Spaanse wetenschappers mandarijnen op zowel conventionele als biologische wijze op dezelfde kwekerij en met behulp van dezelfde irrigatiemethoden en boomvariëteiten.[2] Uit het onderzoek kwam naar voren dat er op het oog weinig verschil was tussen de conventionele en biologisch geteelde mandarijnen, hoewel het biologische fruit iets kleiner was.

Het bleek echter dat deze biologisch geteelde mandarijnen sap produceerden dat een diepere kleur en sterkere geur en smaak had, een hoger gehalte aan alle acht bestudeerde mineralen bevatte (in drie gevallen 50 procent of meer), 13 procent meer vitamine C bevatte en een 40 procent hogere concentratie aan vitamine A (bètacaroteen) bevatte.

Uit tot op heden een van de meest ambitieuze pogingen om een antwoord te vinden op deze moeilijk te beantwoorden vraag, waarvan de resultaten in 2014 in *The British Journal of Nutrition* werden gepubliceerd, kwamen bovendien 'statistisch significante, betekenisvolle' verschillen tussen biologisch en conventioneel gekweekte groente en gekweekt fruit naar voren. In deze studie die tot nu toe de meest omvangrijke wetenschappelijke analyse biedt, werden meer dan 340 onderzoeken over de nutritionele verschillen tussen biologische en conventionele producten onderzocht. De conclusie was dat biologische groente en biologisch fruit 19 tot 69 procent meer gezondheidsbevorderende antioxidanten, zoals flavonoïden en carotenoïden bevatten dan conventioneel gekweekte groente en gekweekt fruit.[3]

Dus biologische en lokale producten zullen je micronutriëntgehalten de komende 28 dagen verhogen. Maar voldoen deze producten ook aan het andere deel van onze definitie van rijke voedingsmiddelen? Hoe brengen ze het ervan af met betrekking tot problematische ingrediënten die een risico voor je gezondheid vormen? Als je groente en fruit van een lokale boer of lokale kweker koopt, zijn er drie potentiële gevaren die je wilt uitsluiten voordat je een product koopt: pesticidenresiduen, GGO's (genetische gemodificeerde organismen) en bestraling.

Pesticidenresiduen, GGO's en bestraling

Het eerste potentiële gevaar dat we zullen onderzoeken zijn pesticidenresiduen. Dit is een groot probleem waar de meeste mensen niet over nadenken als ze boodschappen voor hun gezin doen. Hoe gevaarlijk zijn pesticiden eigenlijk? Volgens de EPA (Environmental Protection Agency) 'hebben laboratoriumonderzoeken aangetoond dat pesticiden na verloop van langere tijd gezondheidsproblemen, zoals geboortedefecten, zenuwbeschadigingen, kanker en andere effecten kunnen veroorzaken. Deze effecten zijn afhankelijk van hoe toxisch de pesticide is en hoeveel je ervan consumeert. (…) Vooral baby's en kinderen zijn gevoelig voor de gezondheidsrisico's die pesticiden met zich meebrengen en wel om verschillende redenen: hun organen zijn zich nog aan het ontwikkelen en aan het groeien [en] in verhouding tot hun lichaamsgewicht eten en drinken baby's en kinderen meer dan volwassenen, waardoor ze mogelijk meer bloot worden gesteld aan pesticiden in voedsel en water. (…) Pesticiden kunnen de ontwikkeling van een kind schaden doordat ze de absorptie van belangrijke voedingsstoffen die voor een normale gezonde groei noodzakelijk zijn belemmeren. Daarnaast kunnen pesticiden op nog een andere manier schade berokkenen: als het endocriene systeem van een kind nog niet volledig ontwikkeld is, zal het lichaam de pesticiden namelijk niet volledig afvoeren. Ook zijn er 'kritieke perioden' in de menselijke ontwikkeling waarin de blootstelling aan een toxine de werking van het biologische systeem van een individu permanent kan veranderen.'[4]

Volgens de EPA zijn pesticiden dus een gevaar voor volwassenen die er gedurende langere tijd aan worden blootgesteld en voor kinderen die kwetsbaarder zijn voor een kortere blootstellingsperiode. Drie langdurige cohortstudies lijken erop te wijzen dat bepaalde chemische pesticiden de hersenontwikkeling bij jonge kinderen kunnen verstoren.[5] Voedingsmiddelen als fruit en groente die grote hoeveelheden pesticidenresten bevatten, kunnen vanuit micronutritioneel oogpunt niet alleen de deur openen voor toxische schade, maar je ook van micronutriënten beroven. Vergeet niet dat micronutriënten de natuurlijke ontgifters van je lichaam zijn, zoals we in hoofdstuk 4 hebben besproken. Om toxines te verwijderen, moet je lichaam zijn essentiële micronutriënten gebruiken waardoor ze niet in staat zullen zijn om andere belangrijke lichaamsfuncties uit te voeren.

Gelukkig hebben we ook nog goed nieuws te melden dat illustreert hoe goed biologische producten werkelijk voor je gezondheid zijn. Uit een in het tijdschrift *Environmental Research* gepubliceerd Australisch onderzoek bleek dat wanneer de onderzoeksdeelnemers slechts één week overschakelden op een dieet van ten minste 80 procent biologisch voedsel hun urineanalyses maar liefst 89 procent minder waarneembare organofosfaten bevatten. Onderzoeksleidster Dr. Liza Oates stelde het volgende: 'Onze resultaten tonen aan dat mensen die slechts één week overschakelen op het eten van voornamelijk biologisch voedsel hun blootstelling aan pesticiden in hoge mate kunnen verminderen, waarmee is aangetoond dat een biologisch dieet voor een lagere blootstelling aan pesticiden zorgt.'[6]

Dus als deze individuen in staat waren om in slechts één week aantoonbare pesticidenresiduen in hun lichaam met 89 procent te verlagen door een dieet van ten minste 80 procent biologische producten te eten, bedenk dan eens wat jij zult bereiken als je gedurende je 28-daagse Food Factor-programma uitsluitend biologisch eet of producten vermijdt waarvan bekend is dat ze hoge gehalten aan pesticidenresiduen bevatten. We denken dat je verbaasd zult staan over hoeveel beter je je zult voelen.

Het volgende onderwerp op onze 'te allen tijde vermijden'-lijst zijn GGO's. Hoewel er op dit moment in Nederland nog geen GGO-teelt plaatsvindt, willen we dat je de volgende zeven mogelijk genetisch gemodificeerde gewassen op de groente- en fruitafdeling de komende tijd vermijdt als deze niet-biologisch en geïmporteerd zijn. Dit zijn maïs, papaja, sojabonen (edamame), aardappels, courgette, gele flespompoen en appels. In de Verenigde Staten werden twee van deze zeven, aardappels en appels, alleen al dit jaar goedgekeurd en meer dan dertig andere gewassen worden op dit moment in veldtrials getest. Hiertoe behoren gerst, paprika's, kool, wortels, bloemkool, kersen, chilipepers, koffie, cranberry's, komkommers, lijnzaad, grapefruit, kiwi's, linzen, sla, meloenen, mosterd, haver, olijven, uien, pinda's, peren, erwten, kaki's, ananassen, popcorn, radijs, aardbeien, suikerriet, zonnebloemen, zoete aardappels, tomaten, walnoten en waterkers. We vermijden deze GGO-gewassen echter niet alleen vanwege het gebrek aan veiligheidsgegevens op de lange termijn. We ontwijken ze ook omdat ze met een gevaarlijk glyfosaat, oftewel Roundup, zijn bespoten en daardoor vrijwel geen mineralen bevatten.

Er zijn nog twee redenen om je verre te houden van GGO's. De eerste is dat ze toxisch gezien gewoonweg onveilig zijn. Laboratorium- en epidemiologische onderzoeken bevestigen dat Roundup ernstige gezondheidsgevaren met zich meebrengt, waaronder verstoring van het endocriene (hormonale) stelsel, DNA-beschadiging, geboortedefecten, neurologische stoornissen en kanker. Ja, zelfs kanker. Een in 2015 in *The Lancet Oncology* gepubliceerd onderzoek dat door de IARC (International Agency for Research on Cancer) werd uitgevoerd, stelde dat glyfosaat een 'waarschijnlijk menselijk carcinogeen' is. Enkele van deze schadelijke effecten werden gemeten bij 'realistisch' lage doses, zoals residuen op voedsel, gewassen en vervuild water. Dit wijst erop dat mensen die voedsel eten dat is gemaakt van GGO-gewassen mogelijk gevaarlijke doses van Roundup-residuen binnenkrijgen. Glyfosaat is aangetroffen in de lucht, in regen, in grondwater, in menselijke urine en zelfs in het bloed van vrouwen. Dit is vooral problematisch omdat glyfosaat de placentabarrière kan passeren en mogelijk schade kan berokkenen aan een ongeboren foetus.

De laatste reden waarom je genetische gemodificeerde groente en fruit moet vermijden, voert terug naar onze bespreking van lectines. Lectines, een van de dagelijkse micronutriëntenrovers (DMR's), zijn de natuurlijke pesticiden van een plant. In hoofdstuk 3 hebben we verteld dat deze akelige kleine obesogenen ons beroven van vitamines en mineralen, een poreuze darm veroorzaken en voor gewichtstoename zorgen. Welnu, wanneer wetenschappers een GGO-gewas willen creëren dat sterker is dan de natuurlijke versie van die fruit- of groentesoort en bestand is tegen meer sprays en resistent is tegen meer ziekten en insecten, raad eens wat ze dan doen? Inderdaad, wetenschappers splitsen de lectines om de 'natuurlijke' resistentie van het GGO-gewas tegen schadelijke insecten en schimmels te verbeteren en bijgevolg de obesogene effecten ervan te verhogen.[7]

Oké, het idee is nu wel duidelijk waarschijnlijk: je doel gedurende het 28-daagse Food Factor-programma is om je blootstelling aan pesticidenresiduen en GGO's zo veel mogelijk te beperken en hoewel het kopen van lokale producten je geen zekerheid geeft waar de zaden vandaan komen of hoe ze zijn bespoten, denken we dat je ondertussen waarschijnlijk wel kunt raden hoe je jezelf kunt beschermen. Het antwoord komt neer op twee woorden die nu bekend voor je klinken: Koop biologisch! Biologische producten zorgen ervoor dat je geen toxische pesticidenresiduen binnenkrijgt en garanderen ook dat je voedsel niet genetisch gemodificeerd is en dat zijn micronutritionele waarde niet verloren is door bestraling, de derde en laatste valkuil die je wilt vermijden als je fruit en groente koopt. Een product mag alleen biologisch heten als het aan wettelijke Europese voorschriften voldoet. In Nederland houdt het instituut Skal toezicht op het naleven van deze regelgeving. Zo mogen er geen mogelijk schadelijke of toxische bestrijdingsmiddelen, kunstmest of genetisch gemodificeerde organismen zijn gebruikt. Ook moet het product vrij zijn van kunstmatige groeihormonen (waaronder rBGH (recombinant bovine groeihormoon) en rBST (recombinant bovine somatotropine) en antibiotica. Hierop zullen we later in dit hoofdstuk nog terugkomen als we bespreken hoe je micronutriëntrijke eiwitten kunt kiezen. Daarnaast garandeert een biologisch keurmerk dat je voeding, zowel plantaardig als dierlijk, niet is bewerkt door middel van bestraling, chemische toevoegingen of industriële oplosmiddelen.

Rekening houden met je budget: 14 veilige en 20 te vermijden producten

Hoewel biologisch de koning onder de producten op de groente- en fruitafdeling is, hebben wij geen koninklijke bankrekening en we weten bijna zeker dat ook jij op je geld moet letten. Je zult dus een manier moeten vinden om binnen een realistisch budget veilige, micronutriëntrijke voedingsmiddelen te kopen. Zou het niet geweldig zijn om een of andere lijst te hebben waarop vermeld staat welk fruit en welke groente genetisch gemodificeerd zijn en welke ervan de meeste pesticidenresiduen bevatten, zodat je een afgewogener beslissing zou kunnen nemen waaraan je je zuurverdiende geld uitgeeft?

Dan hebben we een verrassing voor je. We hebben zo'n lijst gemaakt en deze voldoet aan beide zaken. De onderstaande lijst helpt je om alle GGO's op de fruit- en groenteafdeling te vermijden (deze zijn gemarkeerd met een kruisje [†]) en te bepalen welke fruit en welke groente je beter biologisch kunt kopen vanwege de hoge hoeveelheid aan pesticidenresiduen. Daarnaast geeft de lijst aan welke fruit- en groentesoorten weinig resten van bestrijdingsmiddelen bevatten en daarom veilig zijn om niet-biologisch te kopen. Door alleen de voedingsmiddelen uit de veilige lijst niet-biologisch te kopen en alles op de te vermijden lijst biologisch te kopen kun je je blootstelling aan gevaarlijke, micronutriëntrovende pesticidenresiduen met 80 procent verlagen. Geweldig toch?

We hebben de lijst met 14 veilige en 20 te vermijden producten samengesteld zodat iedereen kan bepalen welk fruit en welke groente een veilige keuze zijn in de winkel en als je uit eten gaat. We hebben bovendien een nieuwe categorie toegevoegd die we middelmatig noemen. Hieronder vallen fruit en groente die ergens in het midden zitten, niet zo veilig als ze zouden kunnen zijn, maar ook weer niet zo verschrikkelijk. De producten worden in volgorde van minste pesticiden tot meeste pesticiden vermeld (suikermeloen zou dan de volgende op de veilige lijst zijn en kersen de eerste op de te vermijden lijst). Neem even de tijd om de voedingsmiddelen op elke lijst te bekijken.

14 veilige en 20 te vermijden producten

VEILIG: Als je niet veel te besteden hebt, kies dan deze conventioneel gekweekte producten. Ze worden vermeld in volgorde van best (laagste pesticidegehalte) tot slechtst (hoogste pesticidegehalte).
MIDDELMATIG: Deze worden vermeld in volgorde van best (laagste pesticidegehalte) tot slechtst (hoogste pesticidegehalte).
TE VERMIJDEN: Koop deze producten altijd biologisch en vermijd ze in restaurants, tenzij speciaal vermeld wordt dat ze biologisch zijn (in volgorde van hoogste pesticidegehalte tot laagste pesticidegehalte en inclusief GGO-producten).

Veilig	Middelmatig	Te vermijden
Avocado	Suikermeloen	Appels[t]
Ananas	Watermeloen	Peren
Kool	Tomaten	Nectarines
Doperwten	Sinaasappels	Aardbeien
Uien	Bananen	Druiven
Asperges	Lente-uien	Selderij
Mango	Broccoli	Spinazie
Kiwi	Wortels	Paprika's
Aubergine	Mandarijnen	Komkommers
Grapefruit	Pompoen	Cherrytomaten
Cantaloupe	Frambozen	Sugar snaps
Bloemkool	Sperziebonen	Sojabonen (edamame)[t]
Zoete aardappel	Peren	Aardappels[t]
Champignons	Pruimen	Chilipepers
	Kersen	Boerenkool
		Bosbessen
		Sla
		Courgettes[t]
		Hawaïaanse papaja[t]
		Suikermaïs[t]

Ben je verrast door het feit dat je alle voedingsmiddelen op de te vermijden lijst op regelmatige basis eet, zoals spinazie, sla of courgette? Is het niet schokkend dat veel van de voedingsmiddelen die ouders in de lunchbox van hun kinderen doen, zoals appels, aardbeien en druiven, tot de grootste boosdoeners behoren? Bij de categorie 'Middelmatig' moet je een weloverwogen keuze maken. Als je budget het toestaat, raden we je aan voor biologisch te kiezen. Het is echter fijn om te weten dat je een paar extra keuzes hebt die niet zo zwaar bespoten en vrij van GGO's zijn. De komende 28 dagen willen we dat je zowel thuis als buitenshuis liever kiest voor groente en fruit uit de veilige lijst, zoals asperges of zoete aardappel, dan uit de middelmatige lijst, zoals broccoli of sperziebonen, indien er geen biologische opties beschikbaar zijn. Als er echter niets van de veilige lijst beschikbaar is, kies dan voor iets uit de middelmatige lijst in plaats van de te vermijden lijst. Ga er als je uit eten gaat van uit dat het voedsel niet biologisch is, tenzij dit specifiek op het menu wordt aangegeven.

Diepvriesvoedsel en conserven

Wil je geld besparen? Wie niet? Hier volgt een tip die je tijd en geld bespaart: vergeet niet dat de groente- en fruitafdeling zich ook uitstrekt tot diepvriesvoedsel en conserven. We hebben ontdekt dat er op de verse afdeling misschien niet veel variëteit aan biologisch is, maar dat je op de conserven- of diepvriesafdeling wat meer keuzes hebt, voor minder geld. Als je je zorgen maakt over het micronutriëntgehalte van deze alternatieve opties, hebben we hier enkele gegevens om je bezorgdheid weg te nemen: uit onderzoek blijkt dat ingeblikte en bevroren producten vaak dicht tegen rijpheid aan worden geoogst en vervolgens heel snel worden verpakt, zodat het grootste gedeelte van de micronutriënten nog intact is. Laat het verlies aan micronutriënten door het inblik- of invriesproces je er niet van weerhouden om deze producten te kopen. Uit wetenschappelijke gegevens blijkt dat het micronutriëntgehalte hetzelfde is als op de verse afdeling, omdat 'verse' groente- en fruitproducten er waarschijnlijk een aantal dagen of weken over hebben gedaan om in de supermarkt terecht te komen, waardoor ze een deel van hun micronutriënten zijn kwijtgeraakt. Waar het met betrekking tot de micronutritionele waarde op neerkomt, is dat wanneer je fruit of groente van een lokale boer afkomstig is en je het direct opeet, je beter af bent als je het vers koopt. Maar als de 'verse' groente- en fruitproducten in de supermarkt van ergens ver weg komen, bevatten de ingeblikte of bevroren versie mogelijk evenveel micronutriënten.

Een paar waarschuwingen zijn echter op zijn plaats. Ten eerste kan er aan ingeblikte groente een verraderlijk aspect kleven omdat veel van de blikken in supermarkten tegenwoordig nog steeds met BPA zijn bekleed. Controleer voor de zekerheid daarom altijd of er 'BPA-vrij' op het blik staat vermeld of beter nog, kies voor glazen potten. Lees bovendien de ingrediëntenlijst op blik- en diepvriesproducten goed door om er zeker van te zijn dat de fabrikant er geen arme voedingsmiddelen in heeft gestopt. Vele bevatten suiker (een DMR) en geraffineerd zout (wat indien mogelijk vermeden dient te worden). We zullen de gezondheidsvoordelen van ongeraffineerd zout, een van onze favoriete smaakmakers om over onze micronutriëntrijke groente te strooien, verderop in dit hoofdstuk bespreken. Let erop dat je geïmporteerde bevroren producten biologisch zijn. Waarom? Onderzoeken uit Australië en Denemarken hebben aangetoond dat geïmporteerde bevroren fruit- en groentesoorten een zorgwekkend hoge pesticidegehalte bevatten.[8, 9] Sommige Chileense fruit- en groenteproducten testten zelfs positief op DDT, een van de gevaarlijkste carcinogene pesticiden die ooit gemaakt zijn. Dit maakt het kiezen van biologische varianten in de diepvriesafdeling zelfs nog belangrijker.

Van plan om een bezoekje te brengen aan een boerenmarkt of lokale boerderij om je fruit en groente te kopen? Dan zijn dit de vijf belangrijkste vragen die je wilt stellen.

1. **'Door wie is dit voedsel gekweekt?'** of **'Hebt u dit voedsel zelf gekweekt?'** Hoewel de markt misschien 'lokaal' aanvoelt, kunnen fruit en groente die verkocht worden van ver weg komen. Door deze vraag als eerste te stellen, stel je vast dat het voedsel dat je koopt werkelijk uit de streek komt.

2. **'Is dit voedsel gecertificeerd biologisch?'** Kijk, we weten dat het voor veel lokale boerderijen te duur is om biologisch gecertificeerd te worden. Dit is op zich niet erg. Als ze echter ja antwoorden, vraag ze dan of je hun certificering mag zien.

3. **'Als het niet gecertificeerd biologisch is, hoe is dit fruit of deze groente dan geteeld?'** Hier wil je dat de boer je gedetailleerd vertelt hoe ze plagen op afstand houden, waar ze hun zaad vandaan hebben en hoe ze onkruid onder controle houden. Laat hem zijn zegje doen, maar blijf op je hoede en blijf doorvragen, aangezien er niemand is die controleert of hun claims van 'onbespoten', 'zonder chemische geur-, kleur- en smaakstoffen', 'natuurlijk' of 'biologisch geteeld' waar zijn, behalve jij!

4. **'Kan ik uw boerderij bezoeken?'** Als je ook maar enige zweem van terughoudendheid bespeurt, loop dan weg van de kraam. De boeren zouden trots moeten zijn op wat ze verkopen en hoe ze het verbouwen.

5. **Tot slot: 'Bent u een bedrieger?'** Nee, die vraag kun je niet echt stellen. Er zijn echter een aantal duidelijke aanwijzingen waaraan je kunt merken dat de boer de kluit bedriegt. Ten

eerste, verkoopt deze handelaar fruit en groente van het seizoen, of is hij de enige die fruit en groente van buiten het seizoen, en dus uit het buitenland, verkoopt? Als hij bovendien zegt dat hij zijn gewassen niet bespuit, vraag hem dan hoe hij met onkruid en insecten omgaat. Vraag hem ten slotte of hij weet wat de Skal is. Als de boer probeert zo goed mogelijk biologisch te werk te gaan, zelfs zonder certificering, zou hij op zijn minst moeten weten wat de Skal doet. Dit onafhankelijke instituut houdt toezicht op de hele biologische keten, van telers, fabrikanten, verwerkers, importeurs tot verhandelaars en controleert of ze volgens bepaalde normen te werk gaan.

Ons goed-beter-best-systeem voor groente en fruit

Gedurende je 28-daagse Food Factor-programma willen we dat je onze goed-beter-best-strategie hanteert als je verse, bevroren en ingeblikte groente- en fruitproducten kiest.

GOED: Conventioneel gekweekt, maar zo lokaal mogelijk. Elimineer fruit en groente van de te vermijden lijst (pagina 196), tenzij je biologische versies kunt kopen.
BETER: Biologische versies van fruit en groente op de middelmatige en te vermijden lijst en conventionele versies fruit en groente van de veilige lijst. Koop altijd lokale producten als deze verkrijgbaar zijn.
BEST: Koop alles lokaal en biologisch indien verkrijgbaar.
VERMIJDEN: Voorgesneden producten, diepvriesproducten en blikvoedsel die suiker, citroenzuur, maltodextrine, dextrose en geraffineerd zout bevatten.
GOEDE KEUZES: Biologische diepvriesgroente en -fruit, biologische groente en biologisch fruit uit glas of BHA-vrije blikken.

(Voor een gedetailleerde lijst van alle merken en producten die wij kiezen voor verse, diepvries en ingeblikte fruit- en groenteproducten, verwijzen we je naar ons boek *Rich Food, Poor Food*.)

De beste eiwitten kiezen

We hebben nu alles besproken wat je moet weten om de meest micronutriëntrijke groente- en fruitsoorten te kiezen. We zullen onze weg langs de periferie van de supermarkt nu vervolgen en je laten zien hoe je de beste eiwitten voor je Food Factor-menu kunt kiezen. Hoewel onze veganistische nutrivoren hun eiwitten via gekiemde noten en zaden en plantaardige proteïnepoeders binnen zullen krijgen, zullen de meesten van jullie een vorm van dierlijke eiwitten aan hun menu toevoegen. Net als op de groente- en fruitafdeling valt er heel wat meer te leren over het kiezen van het meest micronutriëntrijke eiwit dan je misschien denkt. Wat is bijvoorbeeld het verschil tussen grasgevoerd en graangevoerd rundvlees, scharrel-, vrije-uitloop- en weidekippen of -eieren, biologische en conventionele zuivel of wild gevangen en gekweekte vis? De informatie die we met je zullen delen op de eiwitafdeling is even belangrijk als wat je zojuist hebt geleerd op de groente- en fruitafdeling met betrekking tot het binnenkrijgen van de juiste micronutriënten om een optimale micronutriëntenstatus te bereiken en te behouden. Laten we van start gaan.

Het is nog niet zo lang geleden dat mensen de slager, melkboer of vishandelaar waar ze hun vlees, zuivel of vis kochten persoonlijk kenden. Helaas is dit tegenwoordig, althans voor de meesten van ons, echter niet meer het geval. Net zoals we je eerder in dit hoofdstuk aangemoedigd hebben om je plaatselijke teler te leren kennen, raden we je ook aan om de namen van de verkopers op de vlees- en visafdeling in je supermarkt te leren kennen. Deze vakmensen kunnen je helpen het beste stuk vlees en het meest verse zeevoedsel te kiezen. Als het echter aankomt op het kiezen van de gezondste, meest micronutriëntrijke bron van eiwit, kunnen wij helpen. We zullen hiervoor hetzelfde goed-beter-best-systeem hanteren dat we ook op de groente- en fruitafdeling hebben gebruikt, alleen dan voor het kiezen van rund-, varkens- of lamsvlees, gevogelte, zeevoedsel, zuivel, eieren en supergezonde organen, zoals hart en lever. (Maak je geen zorgen, je zult niet eens merken dat je deze laatste eet!)

Het beste van de slager

Laten we beginnen op de vleesafdeling, die rundvlees, lamsvlees, wild en geitenvlees omvat. Nee, je hoeft tijdens het Food Factorprogramma geen geit te eten als je dat niet wilt, bovendien zul je er waarschijnlijk voor naar de islamitische slager moeten. Het is echter geen slecht idee om je horizon een beetje te verbreden. Wie weet, vind je lamskoteletten eigenlijk wel lekker! Waar het om draait, of je nu creatief wilt zijn in de keuken of aan je oude favorieten wilt vasthouden, is dat al deze vleessoorten één ding gemeen hebben: ze zijn allemaal afkomstig van herkauwers. Dit zijn dieren die een plantaardig dieet eten en dit verteren door middel van herkauwen, een proces dat bestaat uit kauwen, opbraken en opnieuw kauwen om de spijsvertering te stimuleren. Gedurende de hele menselijke geschiedenis hebben de natuurlijke 'grasgevoerde' diëten van deze herkauwers onze voorouders van verrukkelijk, micronutriëntrijk vlees voorzien. Zoals we echter in hoofdstuk 1 hebben besproken, komt het meeste vlees uit de supermarkt uit de bio-industrie, een soort 'fabrieken' waarin ze worden geproduceerd, vermeerderd en verhandeld. Deze dieren mogen niet vrij rondlopen en buiten grazen, maar staan hun hele leven binnen in minimale ruimten en krijgen een dieet toegediend van (GGO-)granen (waaronder maïs en soja) en worden volgespoten met antibiotica en groeihormonen. Dit is niet alleen niet de manier waarop de dieren leefden waar onze voorouders hun vlees van verkregen, dit vlees heeft ook nog eens volstrekt niet dezelfde voedingswaarde als dat van onze voorouders.

Hoe zorgen we er nu voor dat het vlees dat we eten afkomstig is van dieren die een goed leven hebben gehad en zo veel mogelijk micronutriënten bevat? Als je net als wij van dieren houdt, kun je beginnen met erop te letten of de onderstaande keurmerken op de verpakking staan, die garanderen dat de dieren een diervriendelijk leven hebben gehad. Het goede nieuws is dat hoe gelukkiger de dieren zijn en hoe beter ze behandeld worden, hoe gezonder en micronutriëntrijker ze uiteindelijk worden. Grappig hoe dit werkt, vind je niet? Dit is een win-winsituatie voor alle betrokkenen.

EKO
Een biologisch kenmerk dat garandeert dat het dier naar buiten kon en meer ruimte heeft gehad dan in de gangbare veehouderij, gezond biologisch voer heeft gekregen en geen antibiotica en groeihormonen heeft toegediend gekregen.

Beter Leven
Dit kenmerk is een 3-sterrensysteem van de Dierenbescherming dat op steeds meer verpakkingen van vlees en eieren te vinden is. Hoe meer sterren, hoe diervriendelijker.

Scharrelkeurmerk
Scharrelvlees komt van dieren die een goed leven hebben. De regels zijn echter minder streng dan voor het EKO-keurmerk, maar ook scharreldieren komen buiten en hebben stro of strooisel in de stal, die ruimer is dan in de bio-industrie.

Europees biologisch keurmerk
Voldoet aan dezelfde eisen als het EKO-keurmerk. Beide keurmerken kunnen naast elkaar op het etiket staan.

Met betrekking tot de micronutritionele waarde van je vlees en zuivel, is de belangrijkste factor echter of het dier grasgevoerd is geweest. Grasgevoerd vlees kun je over het algemeen echter niet in de supermarkt kopen, hiervoor zul je naar een gespecialiseerde boer moeten of via internet moeten bestellen. Uit onderzoek blijkt dat het traditionele grasdieet vele malen superieur is ten aanzien van een granendieet als het op essentiële micronutriënten aankomt. Uit een gezamenlijk onderzoek van het USDA en de Clemson-universiteit kwam bijvoorbeeld naar voren dat grasgevoerd rundvlees in vergelijking met graangevoerd rundvlees hogere gehalten aan calcium, magnesium, thiamine, riboflavine en kalium bevat, 400 procent meer vitamine A en E bevat en tot wel vier keer rijker is aan omega 3-vetzuren die je hart gezond houden. Daarnaast bleek dat grasgevoerd rundvlees een gezondere verhouding van omega 3- en omega 6-vetzuren bevat (dat wil zeggen: grotere hoeveelheden omega 3 dan omega 6) en 300 tot 400 procent meer geconjugeerd linolzuur, een gezond vet waarvan is aangetoond dat het antikanker eigenschappen heeft en gunstig is voor de vetstofwisseling. Laat je niet in de maling nemen door misleidende verpakkingen. Soms staan er foto's of tekeningen van vrolijk rondscharrelende dieren op verpakkingen, terwijl er geen enkele garantie is dat de dieren ook daadwerkelijk zo leven als op de afbeelding. Wil je vlees, eieren of zuivel kopen van dieren die een beter leven hadden, kijk dan altijd of een van de eerder genoemde keurmerken op de verpakking staat. Het logo van Pure Graze, dat in Amerika veel gebruikt wordt, garandeert bovendien dat het dier 100 procent grasgevoerd is geweest.

Pure Graze
Garandeert 100 procent gras- en kruidengevoerde producten van dieren die niet op stal staan, het jaar rond grazen en geen antibiotica of krachtvoer krijgen.

Hoewel biologisch vlees ook vaak deels grasgevoerd is, worden deze dieren in de meeste gevallen in stallen afgemest met krachtvoer. Krachtvoer bestaat uit graan en soja, wat voor de dieren moeilijk te verteren is. Als je voor biologisch kiest, weet je in ieder geval zeker dat dit geen GGO-gewassen zijn. Daarnaast garandeert biologisch dat het vlees vrij is van antibiotica en hormonen. Hoewel je door biologisch vlees en zuivel te kiezen dus in ieder geval je toxische belasting verlaagt, is het niet gegarandeerd dat je hiermee dezelfde micronutriëntwaarden binnenkrijgt als met grasgevoerde vlees- en zuivelproducten. Ga voor de allerbeste optie op zoek naar vlees dat zowel biologisch als grasgevoerd is.

We weten wat je nu misschien denkt: dit gaat me een lieve duit kosten, of er is helemaal geen biologisch, grasgevoerd vlees of zuivel in mijn supermarkt te krijgen. Wij begrijpen dit volledig. Ons doel is je de weg te wijzen naar een optimale micronutriëntenstatus en je bewust te maken van de veiligste, meest micronutriëntrijke keuzes die verkrijgbaar zijn. We zijn ons ervan bewust dat niet iedereen evenveel te besteden heeft en ook dat er in de meeste supermarkten geen biologische grasgevoerde vlees- en zuivelproducten van goede kwaliteit te vinden zijn. Hiervoor zul je over het algemeen het internet op moeten. Je zult op dit gebied weloverwogen beslissingen en keuzes moeten maken. Het is onze ervaring dat je vaak sneller verzadigd bent met kleinere porties micronutriëntrijk vlees van hoge kwaliteit. Dit komt omdat het verlangen naar meer voedsel vaak niet voortkomt uit het feit dat je niet voldoende calorieën tot je hebt genomen, maar eerder door de verborgen honger naar essentiële micronutriënten. Aangezien deze micronutriëntrijkere voedingsmiddelen van hoge kwaliteit sneller de micronutritionele behoeften van het lichaam vervullen, geven kleinere porties een verzadigder gevoel. Houd dit gedurende je 28-daagse Food Factor-programma in gedachten en onderzoek of dit ook voor jou geldt. Vergeet daarnaast niet hoeveel kosten je bespaart aan alle producten die je normaal in je wagentje laadt, maar die je gedurende het Food Factor-programma laat staan of beperkt, zoals koekjes, ontbijtgranen, frisdranken, vruchtensappen, toetjes, pasta, wijn, bier, chips en brood. Vaak kan het geld dat je op deze producten bespaart het verschil in prijs tussen gangbare rundvlees- en zuivelproducten en de biologische, grasgevoerde varianten ruimschoots compenseren.

Ons goed-beter-best-systeem voor vlees van herkauwers en varkens

Gedurende je 28-daagse Food Factor-programma willen we dat je onze goed-beter-best-strategie hanteert als je rundvlees, varkensvlees en andere eiwitbronnen kiest.
GOED: Diervriendelijk vlees dat vrij is van hormonen en antibiotica. Kies biologisch indien verkrijgbaar.
BETER: Kies grasgevoerd vlees of vlees van weidevarkens.
BEST: Kies biologisch grasgevoerd vlees of vlees van weidevarkens.
VERMIJDEN: Synthetische nitraten, dextrose, suiker, 'smaakstoffen' (meestal suiker en EK A) en de waarschijnlijk carcinogene conserveringsmiddelen B BA/B BL.
GOEDE KEUZES: Pure Graze, Vlees van de Woeste Grond, Schotse Hooglanders, Wild Rundvlees, Wellbeef, Natuurvlees.
Op internet zijn nog meer adressen te vinden, zoek op grasgevoerd vlees voor een bedrijf bij jou in de buurt.

(Voor een zeer gedetailleerde lijst van alle merken en producten die wij kiezen voor varkens-, lams- en rundvlees, verwijzen we je naar ons boek *Rich Food, Poor Food*.)

Dien een verzoek om rijke voedingsmiddelen in als deze niet in de supermarkt verkrijgbaar zijn

Als er geen biologische of grasgevoerde opties in je plaatselijke supermarkt verkrijgbaar zijn, dien er dan een verzoek toe in. In sommige gevallen kunnen ze het voor je bestellen. Of zoek op internet naar een bedrijf bij jou in de buurt dat vlees van hoge kwaliteit levert. Je grasgevoerde vlees- en zuivelproducten rechtstreeks bij de boer kopen, is misschien nog wel de goedkoopste manier om jou en je gezin van micronutriëntrijke eiwitbronnen te voorzien. Wijzelf gaan naar lokale boeren waar we biologische, grasgevoerde vleesproducten en zuivel en weide-eieren kunnen kopen tegen een fractie van de prijs die je in de winkel zou betalen. Als je genoeg ruimte in je vriezer hebt, is dit de goedkoopste optie die we hebben gevonden.

Zuivel zonder zorgen

Het is je misschien opgevallen dat we het op de vleesafdeling ook steeds over zuivel hebben. Waarom? Als je erover nadenkt, komt zuivel van koeien en soms zelfs van geiten. De regels voor de vleesafdeling gelden dus ook voor de zuivelafdeling. Dit betekent dat het ook hier belangrijk is om voor biologisch en grasgevoerd te kiezen. Op de zuivelafdeling is er echter een aantal andere bewerkingsprocessen waar we het over moeten hebben.

Veel mensen hebben te horen gekregen dat ze een zuivelallergie hebben. Hoewel dit voor een klein percentage daadwerkelijk het geval kan zijn, is onze ervaring dat de meeste mensen in feite gevoelig zijn voor de twee moderne verwerkingsmethoden: pasteurisatie en homogenisatie. Pasteurisatie is een verhittingstechniek die de melk 'zuivert'. Hoewel alle mogelijk gevaarlijke bacteriën die zich in de melk bevinden hierdoor worden gedood, worden echter ook de vriendelijke, goedaardige bacteriën (zoals probiotica) gedood en gaat het natuurlijke micronutritionele gehalte van de melk grotendeels verloren. Melk in zijn 'natuurlijke', ongepasteuriseerde staat zit zelfs boordevol micronutriënten, waaronder vitamine A, B_6, B_{12}, D, K_2, calcium, fosfor, omega 3 en CLA (geconjugeerd linolzuur). In vergelijking met gangbare gepasteuriseerde melk bevat natuurlijke, grasgevoerde rauwe melk:

1. 60 procent meer vitamine B_1 (thiamine) en B_6;
2. meer dan 100 procent meer B_{12};
3. meer dan 30 procent meer vitamine B_9 (foliumzuur);

4. hogere calcium- en fosforgehalten;
5. vitamine K_2 en grotere hoeveelheden CLA en ontstekingsremmende omega 3's.

Het pasteurisatieproces, en vooral ultrapasteurisatie, denatureert of verandert de oorspronkelijke structuur van eiwitmoleculen in de melk. Deze worden platter gemaakt waardoor ze gemakkelijk in de bloedbaan terechtkomen, wat een lekkende darm (leaky gut syndroom) kan veroorzaken, een aandoening die steeds vaker voorkomt. Wanneer deze gedenatureerde eiwitten in het darmkanaal terechtkomen, waar ze niet horen, worden ze als vreemde indringers gezien en zet het lichaam een immuunrespons in. Na verloop van tijd kan dit resulteren in een verminderde micronutriëntopname, een overspannen immuunsysteem, chronische vermoeidheid en maag/darmproblemen. Daarnaast vernietigt pasteurisatie nog iets anders: de natuurlijke lactase in rauwe melk, het enzym dat nodig is om lactose, een type suiker dat van nature in melk voorkomt, te verteren. Dus voordat je voor jezelf besluit dat je een zuivelintolerantie hebt, zou je misschien een ongepasteuriseerd zuivelproduct, of ten minste een lactosevrije melk of geitenmelk (dat een lager lactosegehalte heeft dan koeienmelk) willen proberen.

Homogenisatie is een ander problematisch proces voor zuivelproducten. Bij homogenisatie wordt de melk onder hoge druk door kleine gaatjes geperst om de van nature grote vetdeeltjes uiteen te breken en abnormaal kleine vetdeeltjes te produceren. Dit wordt gedaan om ervoor te zorgen dat de room die normaal gesproken naar de top komt drijven in de melk zelf blijft. Dit proces verandert echter volledig de manier waarop het lichaam het vet en eiwit in melk verteert en opneemt, waardoor de kleinere vetdeeltjes gemakkelijker de darmwand kunnen passeren en bij sommige mensen voor allergische reacties zorgen.

Ongepasteuriseerde melk is helaas niet in de normale supermarkt te koop, niet-gehomogeniseerde producten zijn gemakkelijker verkrijgbaar. Als je het geluk hebt dat je rauwe zuivel kunt kopen, is het goed om te weten dat ongepasteuriseerde producten nooit gehomogeniseerd zijn. Gelukkig is het in de meeste supermarkten veel gemakkelijker om rauwe kaas te vinden dan andere vormen van rauwe zuivel. De grootste kans om rauwe melk, slagroom en yoghurt te vinden is echter op de boerenmarkt of rechtstreeks van de boer. Zoek op internet naar een verkooppunt of boer bij jou in de buurt. Het goede nieuws is dat natuurlijke, rauwe zuivel rijk is aan essentiële micronutriënten, heerlijk smaakt en de problemen met melk voor de meeste mensen oplost.

Ons goed-beter-best-systeem voor zuivel

Gedurende je 28-daagse Food Factor-programma willen we dat je onze goed-beter-best-strategie hanteert als je zuivelproducten kiest.

GOED: Biologische zuivel
BETER: Antibiotica- en hormoonvrije zuivel van grasgevoerde dieren.
BEST: Biologische, grasgevoerde, niet-gehomogeniseerde zuivel. Koop indien mogelijk ongepasteuriseerde (rauwe) melk en zuivelproducten.
VERMIJDEN: Plastic flessen en verpakkingen (BHA), suiker, fruitvullingen, carrageen, maltodextrine, kunstmatige kleur-, geur- en zoetstoffen, plantaardige oliën, transvetten, geraspte kaas die waarschijnlijk cellulosepoeder en natamycine bevat.
GOEDE KEUZES: Demeter (zuivel van dit merk is niet-gehomogeniseerd), rauwe, grasgevoerde melk, biologische (zelfgemaakte) melkkefir, rauwe geitenmelk, rauwmelkse kaas (bijvoorbeeld Remeker), rauwe boter (bijvoorbeeld De Keizershof).

(Voor een zeer gedetailleerde lijst van alle merken en producten die wij kiezen voor melk, room, boter, yoghurt, zure room en alle andere typen zuivel, verwijzen we je naar ons boek *Rich Food, Poor Food*.)

Wat was er eerder: de kip of het ei?

Voor het kiezen van gevogelte en eieren met het hoogst mogelijke gehalte aan micronutriënten, volg je vrijwel dezelfde logica als voor herkauwers. Omdat kippen en kalkoenen omnivoren zijn, wil je in plaats van op de term grasgevoerd op de term weide letten. Je doel is om een dier te vinden dat vrij in de weide heeft kunnen scharrelen, is blootgesteld aan zonneschijn (hogere vitamine D-gehalten) en vers gras en insecten heeft kunnen eten. Zelfs weidegevogelte krijgt echter 50 procent van zijn voer uit mengsels, die sojabonen, maïs, alfalfa, klaver en haver kunnen bevatten. Hierdoor word je nog steeds blootgesteld aan GGO's, wat de reden is waarom het kopen van biologische gevogelte en biologische eieren zo belangrijk is. Biologische kip is ook arsenicumvrij. Ja, dat lees je goed: arsenicum! Niet-biologische kippen worden mogelijk met dit vergif gevoerd om de roze kleur van hun vlees te verhogen. Biologisch gecertificeerde kippen zijn altijd arsenicumvrij.

Haal de termen scharrel, vrije uitloop en biologisch niet door elkaar Hoewel de term scharrel betekent dat de kippen meer ruimte hebben en vrij toegang hebben tot voedsel en water, wil dit niet zeggen dat ze naar buiten kunnen en toegang hebben tot zonlicht, vers gras en insecten. Vrije uitloopkippen hebben meer ruimte en kunnen in beperkte mate naar buiten. Biologische kippen hebben de meeste ruimte per kip, kunnen naar buiten en zich natuurlijk gedragen, zoals stofbaden nemen, rondscharrelen en naar granen en wormpjes zoeken. Biologische weidekippen leven in principe zelfstandig en krijgen alleen als noodvoeding wat bijvoer. Als je voor biologisch kiest, ben je er bovendien zeker van dat je kip of eieren vrij zijn van antibiotica. Over hormonen hoef je je geen zorgen te maken. In de pluimveesector worden geen groeihormonen gebruikt.

Ons goed-beter-best-systeem voor gevogelte en eieren

Gedurende je 28-daagse Food Factor-programma willen we dat je onze goed-beter-best-strategie hanteert als je gevogelte en eieren kiest.

GOED: Vrije uitloop en indien verkrijgbaar biologisch.
BETER: Vrije uitloop of weide en indien verkrijgbaar biologisch.
BEST: Biologisch en vrije uitloop of weide.
VERMIJDEN: Gepasteuriseerde eieren, eieren in poedervorm, gescheiden eiwitten (de meeste micronutriënten zitten juist in het eigeel!), gekruide kip en BHA/BHT in bewerkte kip.
GOEDE KEUZES: Label Rouge, Klavertje Kip, antibioticavrije kip (Bakx, Veldhoeve Kip), ACG biologisch, Demeter, (biologische) weide-eieren.

(Voor een zeer gedetailleerde lijst van alle merken en producten die wij kiezen voor eieren, kip en kalkoen, verwijzen we je naar ons boek *Rich Food, Poor Food*.)

Zalig zeevoedsel

De volgende categorie eiwitten die we zullen behandelen is zeevoedsel. Door zeevoedsel, zoals garnalen, sint-jakobsschelpen, krab, zalm, regenboogforel of meerval, in je Food Factor-menu op te nemen, kun je je micronutriëntgehalte enorm opkrikken, vooral wat essentiële omega 3's betreft. Daarnaast bevat omega 3 van vissen twee unieke componenten die niet in plantaardige omega 3's wordt aangetroffen, namelijk EPA en DHA, waarvan uitvoerig is aangetoond dat ze ontstekingsremmende eigenschappen hebben en het risico op artritis, psoriasis, parkinson, alzheimer, kanker en hartkwalen kunnen verminderen. Uit sommige onderzoeken is zelfs gebleken dat omega 3's even effectief zijn voor het behandelen van een majeure depressie als het medicijn Prozac.

De andere kant van de medaille is echter dat een groot deel van ons hedendaagse zeevoedsel besmet is met zware metalen (zoals kwik), industriële chemische stoffen (zoals PCB's en dioxines) en pesticiden (zoals DDT) die in onze wateren terecht zijn gekomen. Het goede nieuws is dat veel deskundigen vinden dat de voordelen van het eten van zeevoedsel groter zijn dan de risico's. Dit gezegd hebbende, raden we je aan aan de veilige kant te blijven door vis te kiezen met de hoogste omega 3-gehalten en de laagste waarschijnlijkheid op toxische blootstelling.

Als je over voldoende micronutriënten beschikt, biedt dit bovendien mogelijk bescherming tegen de eventuele schadelijke effecten van het eten van zeevoedsel. Micronutriënten zijn de natuurlijke ontgifters van je lichaam.[10] Het blijkt dat het micronutriënt selenium en andere krachtige antioxidanten, zoals vitamine C en E, bescherming kunnen bieden tegen het toxische effect van kwik door de absorptie ervan in de darmen te verhinderen. Deze micronutriënten binden zich aan deze toxische zware metalen en voeren ze af waardoor toxische schade door kwik wordt verminderd. Dus door ervoor te zorgen dat je lichaam over voldoende micronutriënten beschikt, bescherm je jezelf tegen de mogelijke gevaren van zeevoedsel.

Om de best mogelijke vis te kiezen, willen we dat je op de term wild gevangen let. Net als de termen grasgevoerd en weide garandeert wild gevangen dat de vis die je je gezin voorzet in zijn natuurlijke omgeving heeft geleefd, in open water heeft gezwommen en een natuurlijk dieet heeft gegeten. Dit staat in scherp contrast met de term gekweekt, die we tegenwoordig steeds meer zien, zowel in de supermarkt als in restaurants. 40 procent van het zeevoedsel dat wereldwijd wordt gegeten is zelfs gekweekt. Hoewel het kweken van vis misschien een goed idee lijkt, maken we op dit gebied helaas dezelfde fouten als met de dieren die we op land houden, zoals te veel dieren op één ruimte, onnatuurlijk voer, een onnatuurlijke omgeving en zelfs genetische manipulatie. In tegenstelling tot carnivore langeafstandzwemmers als zalm die de duizenden kilometers af kunnen leggen die de generaties voor hen hebben afgelegd en een dieet van andere vissen kunnen eten, zit gekweekte zalm dicht opeengepakt in kooien en krijgt visvoer toegediend dat GGO-maïs en -soja bevat. Het resultaat is ongezonde vis die vaak antibiotica en andere medicatie nodig heeft om de ziekten en zeeluizen waar kweekvissen mee te kampen hebben te bestrijden. Het ergste van alles is misschien wel dat deze vis ons minder micronutritionele waarde verschaft.

Op dit moment probeert een Amerikaans bedrijf, AquaBounty Technologies genaamd, zelfs goedkeuring van de FDA te krijgen voor een genetisch gemodificeerde zalm (onder de merknaam AquAdvantage) die elf keer sneller groeit dan wilde zalm en zich binnen twee jaar voortplant. Als dit wordt goedgekeurd, zou dat betekenen dat het eerste genetisch gemodificeerde dier voor consumptie op de markt komt.[11] Betekenen dit soort ontwikkelingen dat we al het gekweekte zeevoedsel van het Food Factor-menu moeten schrappen? Nee, want het blijkt dat sommige zeevoedselfavorieten het eigenlijk heel goed doen in een kweekomgeving, vooral onbeweeglijke weekdieren, zoals mosselen, oesters, sint-jakobsschelpen en venusschelpen.

Zeevoedsel dat hoge omega 3- en lage toxinegehalten bevat

- Wilde, vette koudwatervis: alaskazalm, ansjovis, haring, sardines
- Wilde regenboogforel
- Wilde, hengelgevangen witte tonijn
- Hengelgevangen schelvis
- Atlantische makreel

- Krab
- Wilde meerval
- Mosselen
- Wilde langoest
- Oesters
- Pijlinktvis
- Wilde garnalen

Deze dieren krijgen bovendien geen GGO-voer en zijn zelfs milieuvriendelijk gebleken omdat ze het water rond de kwekerij schoon helpen houden.

Net als met andere vormen van eiwitten is het ook hier belangrijk dat de vis op verantwoorde manier is gevangen. Door vis te kopen van bedrijven die geen radicale vismethoden gebruiken die de visvoorraad uitputten en de zeeomgeving vernietigen, kunnen we ervoor zorgen dat de volgende generatie van kleine nutrivoren ook van de gezondheidsvoordelen van wildgevangen, micronutriëntrijke vis kan genieten. Let erop dat het blauwe MSC-logo van de Marine Stewardship Council op de verpakking van je wilde vis staat. Dit garandeert dat de vis duurzaam gevangen is. Let er ook op dat het blik van ingeblikt zeevoedsel BPA-vrij is.

Als je ten minste twee keer per week vis op je Food Factor-menu zet, zullen je hersenen daar op de lange termijn van profiteren. Uit een in 2014 in *The American Journal of Preventive Medicine* gepubliceerd artikel kwam naar voren dat wekelijkse consumptie van vis een positieve correlatie had met een grotere hoeveelheid grijze stof in de hersenen. Onderzoekers geloven dat op jonge leeftijd beginnen met wekelijks vis consumeren op latere leeftijd voor een betere gezondheid van de hersenen kan zorgen en zelfs het ontstaan van dementie of mentale achteruitgang die tot alzheimer kan leiden kan voorkomen.[12]

Ons goed-beter-best-systeem voor zeevoedsel

Gedurende je 28-daagse Food Factor-programma willen we dat je onze goed-beter-best-strategie hanteert als je zeevoedsel kiest.

GOED: Wilde vis. Geef prioriteit aan de vissoorten op de lijst 'Zeevoedsel dat hoge omega 3- en lage toxinegehalten bevat' op pagina 213.
BETER: Wilde lijn- of hengelgevangen vis
BEST: Wilde lijn- of hengelgevangen vis met het EKA-keurmerk
VERMIJDEN: In olie ingelegde vis (dit trekt de omega 3's uit de vis), blikjes die BHA bevatten, AAgvis, kweekvis, blauwvintonijn, zwaardvis, haai, keizerbaars, marlijn, Antarctische kabeljauw of

Chileense zeebaars, tilapia, uit Azië geïmporteerde vis en suikers en kunstmatige kleuren in gerooktezalmproducten.
GOEDE KEUZES: Hengelgevangen Albacore-tonijn van het merk Fishes, 'pole & line'-skipjack tonijn van Deepblue, Fish4Ever, wilde vis met EKA-certificaat, vis met het Arctic Supreme-label.

(Voor een zeer gedetailleerde lijst van alle merken en producten die wij kiezen voor zeevoedsel, verwijzen we je naar ons boek *Rich Food, Poor Food*.)

Het perfecte proteïnepoeder kiezen

Bij het samenstellen van je Food Factor-menu staat het je uiteraard vrij om maaltijden te creëren op basis van het scala aan fantastische micronutriëntrijke eiwitbronnen die we zojuist hebben besproken. Soms is het echter gemakkelijker en sneller om een snelle en heerlijke smoothie te maken in plaats van een volledige maaltijd te bereiden. Dit is wat wij in feite dagelijks voor twee van onze vier maaltijden doen. We maken deze smoothies met een hoog eiwitgehalte omdat het een essentieel bestanddeel is voor bloed, botten, spieren, zenuwen, organen en zelfs het immuunsysteem. Bijna alle belangrijke systemen in het lichaam hebben het nodig. In de loop van de dag breekt je lichaamsweefsel af en dit moet worden hersteld of vervangen. Om deze belangrijke taak te kunnen uitvoeren, heeft je lichaam een gelijkmatige toevoer aan eiwitten van hoge kwaliteit nodig. (Als dit niet aanwezig is, kan je gezondheid daaronder lijden.)

Een proteïnepoeder van goede kwaliteit levert meer dan alleen essentiële eiwitten. Het biedt ook een ander type essentiële micronutriënten, aminozuren genoemd, die als eiwitbouwstenen dienst doen. Er zijn 22 standaardaminozuren, waarvan er 9 essentiële aminozuren zijn: histidine, isoleucine, leucine, lysine, methionine, fenylaline, threonine, tryptofaan en valine. Dit worden essentiële aminozuren genoemd omdat ons lichaam ze niet zelf kan aanmaken. We hebben er daarom iedere dag een voldoende hoeveelheid van nodig, net zoals we dagelijks een voldoende hoeveelheid van alle essentiële vitamines, mineralen en essentiële vetzuren nodig hebben om optimaal gezond te zijn. Een tekort aan slechts een van de essentiële aminozuren kan al ernstige gezondheidsgevolgen hebben. Net zoals je lichaam micronutriënten, zoals calcium, aan je botten zal onttrekken als je het niet voldoende via je dieet binnenkrijgt, zal je lichaam ook beginnen met het afbreken van spierweefsel en andere eiwitstructuren om de essentiële aminozuren dat het nodig heeft te verkrijgen als dit niet via het dieet naar binnen komt. Net als wateroplosbare vitamines, slaat het lichaam geen overtollige aminozuren op voor later gebruik, dus je moet al je essentiële aminozuren dagelijks uit voedsel of een supplement verkrijgen.

Maar geen zorgen: voldoende essentiële aminozuren binnenkrijgen gedurende je Food Factor-programma is even eenvoudig als lekker. Straks, in hoofdstuk 7, zullen we je laten zie hoe je een weiproteïnepoeder van goede kwaliteit in je menu kunt integreren, zodat je kunt profiteren van alle wetenschappelijk bewezen gezondheidsvoordelen ervan, zoals minder stress en een betere stemming, bescherming tegen mentale achteruitgang, verminderd risico op hart- en vaatziekten, minder risico op diabetes type 2, meer droge spiermassa, vermeerdering van goedaardige darmbacteriën en verminderde groei van kankercellen.[14, 15, 16, 17, 18, 19, 20, 21, 22, 23] In een in 2014 in het tijdschrift *Neurology* gepubliceerd onderzoek ontdekten de onderzoekers bijvoorbeeld dat voor elke 20 gram eiwit die een persoon per dag innam, diens risico op een beroerte met 26 procent afnam! Uit het onderzoek kwam bovendien naar voren dat het de bloeddruk en triglycide-, totale cholesterol- en non-HDL-waarden verlaagde.[24] Nieuw onderzoek dat in het tijdschrift *Clinical Lipidology* werd gepubliceerd, liet zien dat een complete eiwitbron, zoals een weiproteïnepoeder van goede kwaliteit, weleens het natuurlijke equivalent van statines zou kunnen zijn. Uit onderzoek blijkt dat LDL-cholesterol, doorgaans slecht cholesterol genoemd, helemaal geen voorbode van een hartkwaal is, maar een teken dat het lichaam een tekort aan het essentiële aminozuur tryptofaan heeft.[25]

> **Bottenbouillon: geweldig voor collageen, niet zo geweldig voor calcium**
>
> Gooi je vlees- of kippenbotten of visgraten niet weg. Een bouillon trekken is een geweldige manier om je botten te beschermen tegen osteoporose, maar misschien niet om de reden die je denkt. Het zal je misschien verbazen dat onderzoek dat is uitgevoerd door de Weston A. Price Foundation heeft bevestigd dat bottenbouillon geen goede bron van het botvormende mineraal calcium is. Volgens analyserapporten van Covance Laboratories in Madison, Wisconsin, bevat bottenbouillon slechts 4,25 mg calcium per 240 ml, in vergelijking met 291 mg calcium per 240 ml volle melk. Hoewel het niet rijk aan calcium is, is het nog steeds een 'soeper' food met gunstige eigenschappen voor je botten. Het blijkt dat bottenbouillon sleutelaminozuren, zoals glycine en proline, bevat die nodig zijn om een ander belangrijk component voor gezonde botten aan te maken: collageen. Als je aan osteopenie of osteoporose lijdt of deze slopende aandoeningen wilt voorkomen, is gebleken dat het drinken van bottenbouillon of supplementeren met collageen het botverlies kan verminderen en de kans op botbreuken significant kan verminderen.[13] Zorg er wel altijd voor dat je bottenbouillon van biologische grasgevoerde/weide/wildgevangen botten getrokken is.

Uit een in *The International Journal of Obesity* gepubliceerd artikel kwam naar voren dat proteïneshakes op veilige wijze voor een significant en blijvend gewichtsverlies kunnen zorgen en met gewicht samenhangende risicofactoren op ziekte kunnen verbeteren. Uit een verwant onderzoek bleek dat vrouwen die hun inname van weiproteïne verhoogden, twee keer zoveel buikvet kwijtraakten als vrouwen die geen weiproteïne consumeerden.[26, 27]

Bovendien zou weiproteïne weleens precies datgene kunnen zijn waar mensen met diabetes naar gezocht hebben om de gevaarlijke pieken in de bloedsuikerspiegel na de maaltijd kwijt te raken, wat in verband is gebracht met hart- en vaatziekten, kanker, alzheimer, nierkwalen en beschadigingen van het netvlies. Uit een in 2014 aan de universiteit van Tel Aviv uitgevoerd onderzoek dat in *Diabetologia* werd gepubliceerd kwam naar voren dat een halfuur voor de maaltijd een weiproteïneconcentraat innemen even goed of zelfs beter werkt dan diabetesmedicijnen om de insulinerespons van het lichaam te verbeteren en pieken in de bloedsuikerspiegel na maaltijden te verlagen bij type 2 diabetes. De resultaten waren zelfs zo indrukwekkend dat vooraanstaande onderzoekers stelden dat 'het consumeren van weiproteïne voor de maaltijd zelfs de behoefte aan het spuiten van insuline bij diabetici kan verminderen'.[28]

Net als op de vlees- en zuivelafdeling van de supermarkt zijn er enkele termen waar je op moet letten als je weiproteïnepoeder van hoge kwaliteit wilt kiezen. Ten eerste: omdat weiproteïne uit melk afkomstig is, zijn dezelfde regels erop van toepassing. Dit betekent dat de voorkeur uitgaat naar biologische en grasgevoerde eiwitbronnen. Er is echter een nieuwe bewerkingsmethode waar je bij de twee typen weiproteïnepoeders, isolaten en concentraten, op bedacht moet zijn. Wanneer isolaten worden gecreëerd, ondergaan ze een bewerking om het vet van het eiwit te isoleren. Dit is problematisch omdat hiermee ook belangrijke gunstige immunologische componenten verloren gaan. Proteïneconcentraten ondergaan dit proces echter niet. Bij concentraten zijn de vetten en eiwitten nog intact en bieden daarom alle immuunondersteunende voordelen. Het belangrijkste voordeel van proteïneconcentraten is echter gelegen in het feit dat ze nog steeds belangrijke bioactieve cofactoren bevatten, zoals BSA (Bovine Serum Albumin), dat glutamylcysteïne, een zeldzaam molecuul dat erom bekend staat glutathion om te zetten en andere glutathion- en gezondheidsbevorderende cofactoren, zoals immunoglobulinen, lactoferrine en alfa-lactalbumine, bevat.

Volgers van een caloriearm dieet opgelet!

Veel diëters kiezen een caloriearm dieet om hun bloedsuiker/insulinepieken te verminderen en diabetes te verhelpen. We hebben klachten uit deze groep gehoord dat proteïneshakes te veel eiwitten bevatten en daarom vermeden dienen te worden. We willen je vragen dit nog eens in overweging te nemen terwijl we dieper het programma induiken. Het Food Factor-programma zal je laten zien hoe je de juiste hoeveelheid vet en eiwit in gemakkelijke en heerlijke proteïneshakes en lekkernijen kunt integreren, die je juist zullen helpen je insulinepieken onder controle te houden, een verzadigder gevoel te geven en, indien nodig, af te vallen.

Wat is er zo speciaal aan glutathion? Glutathion is het krachtigste antioxidant van je lichaam en een van de beste voorspellers van algehele gezondheid. Uit een in het vooraanstaande Britse medische tijdschrift *The Lancet* gepubliceerd onderzoek kwam zelfs naar voren dat personen met de hoogste glutathionwaarden het gezondst waren en degenen met de laagste waarden het ongezondst waren en vaak in het ziekenhuis belandden.[29] Over dit ene ziektevoorkomende micronutriënt alleen al zijn zelfs bijna 90.000 medische artikelen geschreven omdat het zo'n belangrijke rol speelt bij het verkrijgen van een optimale gezondheid. Het goede nieuws is dat de absoluut beste voedingsbron voor deze krachtige antioxidant biologisch, grasgevoerd weiproteïneconcentraat is.

Glutathion beschermt je cellen tegen oxidatieve schade en helpt om:
- een sterk immuunsysteem op te bouwen[30]
- ontstekingen te verminderen[31, 32]
- je centrale zenuwstelsel optimaal te laten werken[33]
- infecties te bestrijden[34]
- kanker te voorkomen[35]

- aids te behandelen[36]
- je lichaam te ontgiften[37]
- je lichaam tegen alcoholschade te beschermen[38]
- je hart gezond te houden[39, 40, 41]
- je kracht en uithoudingsvermogen te verhogen[42]
- je stofwisseling te laten overschakelen van vetopslag naar spieropbouw[43]
- zware metalen, waaronder kwik, af te voeren[44, 45]
- een langere levensduur te bevorderen en je tegen chronische ziekten te beschermen[46]

Als je een van onze vegetarische of veganistische nutrivoren bent, denk dan niet dat we je vergeten. Ook jou raden we aan gedurende je programma een proteïnepoeder te gebruiken. Het kan echter iets lastiger zijn om al je essentiële aminozuren binnen te krijgen. Zoals we in hoofdstuk 3 uiteengezet hebben, is soja, de meest gebruikte plantaardige eiwitbron, waarschijnlijk genetisch gemodificeerd, goitrogeen (vermindert jodiumopname) en bootst het het vrouwelijk hormoon oestrogeen na. Dit zijn slechts enkele van de vele redenen waarom soja-eiwit door de meeste gezondheidsprofessionals niet wordt aangeraden. Je kunt dan ook het beste gebruikmaken van een proteïnepoeder op basis van erwten, rijst of hennep of van ons biologische en plantaardige IN.POWER-proteïnepoeder om een compleet aminozuurprofiel te bewerkstelligen. Een waarschuwend woord over plantaardige eiwitten echter: uit een in 2002 in *The Journal of Epidemiology* gepubliceerd onderzoek kwam een correlatie naar voren tussen een vermindering in botdichtheid bij vrouwelijke deelneemsters en een verhoogde plantaardige eiwitinname en ditzelfde onderzoek liet een verhoging in botdichtheid zien bij deelnemers die de voorkeur aan dierlijke eiwitten gaven.[47] Tot slot, als je geen zuivel tolereert en een alternatief voor wei zoekt dat nog steeds een compleet aminozuurprofiel bevat, zou ei-eiwit een goed alternatief kunnen zijn. Ei is een gemakkelijk opneembare vorm van eiwit die geweldig smaakt en de weiproteïne in onze Food Factor-recepten kan vervangen.

Ons goed-beter-best-systeem voor proteïnepoeders

We raden je aan om tijdens je 28-daagse Food Factor-programma proteïnepoeder te gebruiken. Volg de volgende richtlijnen.

LET OP ZWARE METALEN: Ongeacht welk type proteïnepoeder je kiest, zorg ervoor dat je de fabrikant naar een zware-metalenanalyse vraagt. In veel proteïnepoeders die op dit moment op de markt zijn, zijn hoge cadmium-, lood-, kwik- en arsenicumgehalten aangetroffen.

GOED: Een weiconcentraat, ei-, erwten-, rijst- of hennepproteïnepoeder van goede kwaliteit.

BETER: Een grasgevoerd weiconcentraat, ei-, erwten-, rijst- of hennepproteïnepoeder van hoge kwaliteit dat is getest op zware metalen en veilige hoeveelheden bevat.

BEST: Een biologisch, AAgvrij, gecontroleerd grasgevoerd weiconcentraat, ei-, erwten-, rijst- of hennepproteïnepoeder van hoge kwaliteit dat is getest op zware metalen en veilige hoeveelheden bevat.

VERMIJDEN: Kunstmatige kleur-, smaak- en zoetstoffen, suiker, sojalecithine, maltodextrine en carrageen. Vermijd producten waarop geen laboratoriumanalyses van zware metalen worden vermeld. Kies bovendien een proteïnepoeder dat geen toegevoegde vitamines en mineralen bevat als je dit voor het Food Factor-programma wilt gebruiken (meer hierover in hoofdstuk 7).

GOEDE KEUZES: Biologische AF.HDAJ-weiproteïne,* biologische, plantaardige AF.HDAJ-proteïne,* biologisch naturel ei-proteïnepoeder van Gifted Earth Originals, biologische naturel rijstproteïne van NutriBiotic of SunWarrior, biologische hennepproteïne van Nutiva

Ons favoriete proteïnepoeder is onze IN.POWER-weiproteïne. Het is gecertificeerd 100 procent biologisch, grasgevoerd met het hele jaar weidetoegang, gegarandeerd GGO-vrij en afkomstig van diervriendelijk behandelde koeien. Ons weiproteïneconcentraat smaakt niet alleen heerlijk (als verse room), maar bevat naast andere gezondheidsbevorderende factoren ook nog eens gezonde vetten, zoals CLA en omega 3's.

Voorraadkastproducten

Nu je weet hoe je de gezondste, meest micronutriëntrijke groente, fruit en eiwitten moet kiezen, is het tijd om de paden af te gaan en je winkelwagentje te vullen met je favoriete voorraadkastproducten en onmisbare ingrediënten die voor je Food Factor-menu's zult gebruiken. In dit gedeelte geven we je ons goed-beter-best-systeem voor het kiezen van gezonde oliën en enkele micronutriëntrijke versies van specerijen, zout, smaakmakers, dressings, meel- en suikeralternatieven en dranken. Vetten en zout geven de meeste gerechten smaak en body, maar we willen er zeker van zijn dat je tijdens je Food Factor-programma de juiste vetten en specerijen gebruikt, dus laten we voordat je je voorraadkast opnieuw inricht eerst gezonde oliën onder de loep nemen.

Gezonde oliën

Er zijn talloze oliën, margarines en vetarme producten die beweren gezonde alternatieven te zijn voor verzadigde vetten, zoals boter, ghee, reuzel, ossenwit, eendenvet, room, palmolie en kokosolie. Wij vertellen je echter dat met uitzondering van het spaarzame gebruik van biologische extra vierge olijfolie, in het Food Factor-programma geen gebruik wordt gemaakt van avocado-, macadamia-, lijnzaad- of chiazaadolie. Als je vet gebruikt (en wij zijn dol op vet) om te koken, marineren of voor dressings willen we dat je verzadigde vetten gebruikt, net zoals onze voorouders deden. Denk je dat je grootouders hun eieren en spek in een gehydrogeneerd of gedeeltelijk gehydrogeneerd, zwaar bewerkt, geoxideerd, transvetten bevattend vet bakten, zoals sojaolie, margarine of genetisch gemodificeerde maïsolie? Natuurlijk niet en we willen dat jij dat ook niet doet. We willen dat je ook hier een stapje verder gaat, vooral met betrekking tot op zuivel en eiwit gebaseerde vetten, zoals boter, ghee, room, reuzel, ossenwit, eendenvet of kippenvet, en indien verkrijgbaar de biologische, grasgevoerde/weidevariant kiest. Hoewel palmolie, kokosolie, olijfolie, avocado-olie, macadamia-olie, lijnzaadolie en chiazaadolie op dit moment niet genetisch gemodificeerd zijn, willen we dat je indien mogelijk een biologische, extra vierge, koudgeperste variant koopt.

Voordat we van de gezonde olie-afdeling naar de andere voorraadkastproducten gaan, willen we je laten kennismaken met SKINNYFat, een heel speciale olie die samen met Nutreince (onze multivitamine) en IN.POWER (ons biologische grasgevoerde weiproteïneconcentraat) de drie basisproducten van het Food Factor-programma vormt. SKINNYFat brengt de gezondheidsvoordelen van enkele van de gezondste oliën ter wereld, waaronder biologische extra vierge kokosolie, MCT's (medium-chain triglycerides, oftewel middellangeketen triglyceriden) en extra vierge olijfolie, in je keuken, waardoor het gemakkelijk is om zwaar bewerkte, genetisch gemodificeerde oliën, zoals maïs-, koolzaad- en sojaolie te vermijden. We hebben een manier gevonden, door middel van onze formules (onder patentaanvraag), om de unieke voordelen van deze gezondheidsbevorderende oliën te optimaliseren en de individuele problemen die ze bieden op te lossen, zodat je ze gemakkelijk in je favoriete recepten kunt integreren en vandaag nog met het verbeteren van je gezondheid kunt beginnen.

Je hebt waarschijnlijk al eens gehoord van de wetenschappelijk bewezen, hartversterkende, cholesterol normaliserende, immuunsysteem ondersteunende, schildklier verbeterende, antibacteriële, antivirale en antiprotozoale eigenschappen van biologische extra vierge kokosolie.[48, 49, 50, 51, 52, 53, 54, 55] Er is echter een probleem met het gebruik van kokosolie in je favoriete recepten. Alles wat je ermee bereidt, smaakt naar kokosnoot. Omdat kokosolie op kamertemperatuur (24 °C) stolt, kan het bovendien lastig zijn om er in de keuken mee te werken.

Als je nog niet van MCT-olie hebt gehoord, zul je dit geweldig vinden: MCT is de afkorting van medium-chain triglycerides, ofwel middellangeketen triglyceriden, gespecialiseerde vetten die op natuurlijke wijze uit kokos- of palmolie zijn onttrokken. Het is niet alleen bijna onmogelijk voor je lichaam om MCT-olie als lichaamsvet op te slaan (later meer hierover), maar door vakgenoten beoordeelde gepubliceerde onderzoeken tonen ook aan dat MCT-olie de stofwisseling verbetert, lichaamsvet vermindert en insulinegevoeligheid en glucosetolerantie verbetert.[56, 57, 58] Net als aan kokosolie kleeft er echter ook aan MCT-olie een nadeel. Als het op zich wordt gebruikt kan het maagproblemen veroorzaken, waardoor het buiten topsport- en in wetenschappelijke kringen geen populariteit geniet. Verder heb je natuurlijk ook nog olijfolie. Biologische extra vierge olijfolie van goede kwaliteit wordt al sinds lange tijd geroemd vanwege zijn gunstige eigenschappen voor de gezondheid (zoals een betere opname van micronutriënten), maar heeft ook schaduwkanten. Olijfolie bevat een zeer hoog gehalte aan omega 6-vetzuren, een type vetzuur dat in de medische wetenschap bekend staat vetzuur dat ontstekingen veroorzaakt, wat een voorloper is voor de meest dodelijke aandoeningen en ziekten van tegenwoordig. Een beetje omega 6 is goed, maar te veel kan een negatief effect hebben.

SKINNYFat is een uniek wettelijk gedeponeerd mengsel van MCT-olie en biologische extra vierge kokosolie. Aan SKINNYFat Olive is daarnaast precies de juiste hoeveelheid biologische extra vierge olijfolie toegevoegd voor een nieuwe smaaksensatie. Door deze gunstige oliën in de juiste verhoudingen met elkaar te mengen, lost SKINNYFat de individuele problemen van elk van deze drie vetten op. In de eerste plaats heeft SKINNYFat de nadelen van het koken met kokosolie opgelost door de typische kokossmaak op te heffen waardoor het voor elk gerecht kan worden gebruikt. Ten tweede is SKINNYFat vloeibaar op kamertemperatuur en blijft het zelfs vloeibaar in de koelkast.

Daarnaast treden bij SKINNYFat niet de maagproblemen op die kunnen optreden als MCT-olie op los wordt gebruikt. Als laatste, maar daarom niet minder belangrijk, heeft SKINNYFat Olive de volle mediterrane smaak van biologische extra vierge olijfolie, maar 85 procent minder omega 6 dan traditionele olijfolie, waardoor je van de gezondheidsvoordelen kunt genieten en aanzienlijk minder risico op ontstekingen loopt. Dit maakt SKINNYFat en SKINNYFat Olive tot de perfecte keuzes om je favoriete Food Factor-recepten in hoofdstuk 9 te gebruiken. Ze zijn perfect voor dressings, sauzen, soepen, spreads, smoothies of waaraan je ook maar een scheut vetverbrandende, energieverhogende goedheid wilt toevoegen!

Hoe werkt SKINNYFat?

Een van de meest geweldige eigenschappen van SKINNYFat is dat het bijna onmogelijk is om het als lichaamsvet op te slaan. Dit maakt SKINNYFat tot een perfecte keuze voor iedereen die wil afvallen, zijn honger onder controle wil houden en zijn energie op natuurlijke wijze wil verhogen. Het werkt als volgt: het merendeel van het vet in SKINNYFat is afkomstig van MCT's, waarvoor geen gal nodig is om te verteren, zoals voor normaal vet het geval is. In plaats daarvan wordt het snel door de lever omgezet in iets wat we ketonen noemen. Ketonen zijn een alternatieve vorm van energie die door je lichaam en hersenen kunnen worden gebruikt.

Ketonen leveren net als koolhydraten energie, maar zorgen niet voor pieken in de bloedsuikerspiegel en stimuleren ook niet het vrijkomen van het vetopslagbevorderende hormoon insuline zoals koolhydraten doen.[59, 60, 61] In plaats daarvan verhogen ketonen je energieniveau, zorgen voor een hogere vetverbranding en verbeteren je mentale helderheid. Cliënten die SKINNYFat gedurende het 28-daagse Food Factor-programma hebben gebruikt vertellen ons dat ze zich energieker en verzadigder voelen en tegelijkertijd minder honger hebben en meer afvallen. Uit een in *The American Journal of Clinical Nutrition* gepubliceerd onderzoek kwam zelfs naar voren dat personen die MCT-olie consumeerden als onderdeel van een 16-weeks afvalprogramma meer totaalgewicht, totale vetmassa, buikvetmassa, intra-abdominale adipositas en onderhuids vetweefsel verloren dan de groep die normale olijfolie consumeerde.[62]

Zoals je echter weet, gaat het Food Factor-programma om heel wat meer dan alleen vet verbranden. Ons doel is je te helpen over voldoende micronutriënten te beschikken en doordat het de opname van micronutriënten verbetert, helpt SKINNYFat daar ook bij. Hoewel het grootste deel van het vet in onze olie afkomstig is van MCT's, die het normale verteringsproces omzeilen, is SKINNY-Fat in eerste instantie ontwikkeld om precies de juiste hoeveelheid langeketen triglyceriden (LCT's) te bevatten om de afgifte van galzuren te stimuleren die benodigd zijn voor een goede opname en aanwending van de vetoplosbare vitamines A, D, E en K en andere essentiële micronutriënten, waaronder carotenoïden, calcium en magnesium. Daarnaast is gebleken dat de ingrediënten in SKINNY-Fat een lange lijst van andere gezondheids- en prestatiebevorderende voordelen hebben, waaronder het verbeteren van de cholesterolwaarden, het optimaliseren van hormoonproductie, het reguleren van bloedsuikerniveaus en het verbeteren van spijsverteringsproblemen.

Ons goed-beter-best-systeem voor
oliën en vetten

We raden je aan om tijdens je 28-daagse Food Factor-programma de volgende vetten te gebruiken.

GOED: Conventioneel geproduceerde boter, ghee, reuzel, ossenwit, eendenvet, room, palmolie en kokosolie.

BETER: Grasgevoerde/weideboter, ghee, reuzel, ossenwit, eendenvet en room en koudgeperste palmolie en kokosolie.

BEST: Biologische, grasgevoerde/weideboter, ghee, reuzel, ossenwit, eendenvet en room en biologische, koudgeperste palmolie en kokosolie.

SPAARZAAM GEBRUIKEN: Biologische, koud geperste extra vierge olijfolie, avocado-olie, macadamia-olie, lijnzaadolie, EAL-olie en chiazaadolie.

VERMIJDEN: Zwaar bewerkte, genetisch gemodificeerde oliën, zoals maïs-, koolzaad- en sojaolie, margarine, gehydrogeneerd of gedeeltelijk gehydrogeneerde oliën, transvetten.

GOEDE KEUZES: KCAFFQFat* en KCAFFQFat* Olive, biologische grasgevoerde ghee van Pure Indian Foods, grasgevoerde reuzel en rundervet van Pure Graze, biologische extra vierge olijfolie van bijvoorbeeld Barbera, Bioitalia of Princess of Krete, rauwe biologische kokosboter van Artisana of Nutiva. (Raadpleeg voor goede zuivelkeuzes het zuivelgedeelte op pagina 209.)

Specerijen

Het belangrijkste dat we willen dat je onthoudt bij het kopen van specerijen is dat ze niet bestraald zijn. Op sommige potjes staat dit vermeld, maar om er zeker van te zijn, kun je het beste biologische specerijen kopen, deze zijn nooit bestraald.

GOEDE KEUZES: Het Blauwe Huis, Demeter, Sonnentor, Piramide.

Zout

Koop geen wit, geraffineerd zout (het zout dat je hoogstwaarschijnlijk in je keuken gebruikt). In zijn natuurlijke (ongeraffineerde) staat is zout enigszins grijs, bruin of roze, niet helderwit. Dit zout zit boordevol met meer dan negentig gezondheidsbevorderende mineralen. Gezondheidsbevorderend inderdaad. Decennialang hebben artsen geadviseerd om het gebruik van zout te verminderen om het risico op hartkwalen en beroerten te beperken, maar een in 2014 in *The New England Journal of Medicine* gepubliceerd onderzoek heeft aangetoond dat natrium weinig tot geen effect heeft op de bloeddruk. Voor veel vrouwen kan het bovendien schadelijk zijn om te weinig natrium binnen te krijgen.[63] Het juiste zout kan helpen om vermoeidheid, bijnier- en schildklierstoornissen en hoofdpijn te bestrijden en kan je cholesterolwaarden en bloeddruk normaliseren. Zout is in feite de enige 'specerij' die essentieel is voor het leven. Let echter op, want zelfs sommige zeezouten kunnen geraffineerd zijn en in sommige gevallen is er zelfs dextrose (een vorm van suiker die uit GGO-maïs is vervaardigd) aan toegevoegd. Had je ooit gedacht dat er suiker in je zout verstopt zou kunnen zitten?

GOEDE KEUZES: Himalayazout of ongeraffineerd zeezout. Onze favoriet is Redmond's Real Salt.* Het geeft elke maaltijd extra smaak.

Smaakmakers

Smaakmakers zijn producten die niet in je voorraadkast mogen ontbreken. Wat is tenslotte een hamburger of hotdog zonder ketchup, mosterd of mayonaise en een noedelgerecht zonder sojasaus? Gedurende je 28-daagse Food Factor-programma moet je je smaakmakers boordevol suiker en soja echter laten staan en op zoek gaan naar nieuwe favorieten. Vermijd bij het herinrichten van je voorraadkast met smaakmakers alles wat de volgende ingrediënten bevat: suiker (in elke vorm), azijn (witte azijn is gemaakt van GGO-maïs, biologische azijn is prima), soja (in elke vorm), maltodextrine (van GGO-maïs), koolzaadolie (GGO), sojaolie (GGO), zonnebloemolie of elke andere olie dan de oliën die we eerder hebben aanbevolen.

Helaas zijn er in de supermarkt niet veel smaakmakers te vinden die aan deze voorwaarden voldoen. In hoofdstuk 9 zullen we je echter enkele eenvoudige en gemakkelijke recepten geven om je eigen micronutriëntrijke versies te maken.

GOEDE KEUZES:
Ketchup: Kei-lekkere ketchup (pagina 417)
Mosterd: Tons biologische mosterd, Emile Noël
Sojasaus: Coconut aminos van Coconut Secret
Mayonaise: 5-minuten SKINNYFat-mayonaise (pagina 412)

Salsa: Lima biologische salsadip
Guacamole: Hemelse guacamole (pagina 416)

Dressings

Dan gaan we het nu hebben over de populairste smaakmaker die je waarschijnlijk op regelmatige basis gebruikt: dressings. Of je het nu gebruikt op je salade, als marinade voor je vlees of om je kipvleugels in te dippen, dressings behoren tot de slechtste arme voedingsmiddelen die je in de supermarkt kunt vinden. We willen dat je tijdens het Food Factor-programma geen enkele kant-en-klare dressing koopt. Dit is nog een smaakmaker die je zelf zult moeten maken. Maak je geen zorgen, we hebben eenvoudige, lekkere recepten en video's die je kunt volgen. Kant-en-klare dressings zitten namelijk boordevol suiker (DMR, GGO), azijn (GGO), koolzaad- of sojaolie (beide GGO) en een heel scala aan andere nutriëntarme ingrediënten.

GOEDE KEUZES: Romige SKINNYFat-blauwekaasdressing (of dip) (pagina 414), Simpele Italiaanse SKINNYFat-dressing (pagina 413), SKINNYFat-parmezaan-peperkorreldressing (pagina 413)

Zie ook onze 'Cooking with the Caltons'-video's in het Micronutrient Miracle Motivation and Resource Center.

Alternatieven voor meel en suiker

Een van de beste dingen aan het Food Factor-programma is dat je met een klein beetje fantasie bijna al je favoriete maaltijden op verantwoorde wijze kunt maken. Wil je pannenkoeken voor je ontbijt? Dan hebben wij daar een recept voor! Ben je dol op Mexicaanse fajita's? Dan hebben wij daar ook een recept voor. Wat dacht je van een rustiek platbrood, warme brownies vers uit de oven of een heerlijk stuk cheesecake? Ook hiervoor hebben we een recept! Zonder onze volgende twee voorraadkastproducten, de meel- en suikeralternatieven, zouden deze favoriete gerechten nooit mogelijk zijn. Weet je nog dat we je in hoofdstuk 3 vroegen om de suiker en tarwe vanwege hun nadelige gevolgen voor de gezondheid in de ban te doen? Nu is het tijd om deze voorraadkastproducten te vervangen door gemakkelijk te vinden, geweldig smakende meel- en suikeralternatieven.

Alternatieven voor meel

In tegenstelling tot wat algemeen wordt gedacht, heb je geen tarwebloem nodig om heerlijke broden, brownies, pannenkoeken of tortilla's te maken. Je hebt echter wel een alternatief nodig, zoals kokosmeel, amandelmeel, boekweitmeel (boekweit is een zaad, geen graan), of lijnzaadmeel. Ook een proteïnepoeder als IN.POWER is een geweldig koolhydraatarm meelalternatief. Afhankelijk van wat je doelstellingen gedurende het 28-daagse Food Factor-programma zijn, zul je deze alternatieve meelsoorten echter niet vaak gebruiken. Als je bijvoorbeeld het afval-, ketogene of bloedsuikerregulerende protocol volgt, raden we je aan het gebruik van deze producten tot slechts één keer per week te beperken. Als je echter op je gewenste gewicht zit en probeert je bloeddruk te normaliseren of je botdichtheid te verhogen, zul je deze producten misschien op regelmatiger basis gebruiken. Hoe dan ook, hier is een tip, die ons enige tijd kostte voordat we erachter kwamen: geen van de alternatieve meelsoorten werkt perfect op zichzelf. Dit is de reden waarom je vaak verschillende van deze micronutriëntrijke meelsoorten in onze Food Factor-recepten ziet. Experimenteer door hun unieke texturen en smaken te combineren om de perfecte meelcombinatie voor je recepten te vinden.

GOEDE KEUZES: rauw kokosmeel, rauw gekiemde boekweitmeel,* gekiemd gemalen lijnzaad.

Suikeralternatieven

Als mensen voor het eerst horen dat alle vormen van suiker tijdens het Food Factor-programma uit den boze zijn, vragen ze vaak: 'Maar waarmee moet ik dan mijn koffie zoeten of mijn favoriete desserts maken?' Wees niet bang, want er is nu stevia. Als je nog nooit van stevia hebt gehoord of het nog nooit hebt gebruikt, wacht je een ware traktatie: stevia is een volledig natuurlijke zoetstof die de suiker in bijna alle recepten kan vervangen. We hebben zelfs steviaplantjes in een bak bij ons keukenraam staan en gebruiken de kleine groene blaadjes in verschillende gerechten om een vleugje zoetheid toe te voegen.

Pas echter op met de steviaproducten in de meeste supermarkten, deze zijn vaak vermengd met een soort suikerbasis, zoals dextrose of maltodextrine. De volledige naam voor stevia is *Stevia rebaudiana*. Als dit als enige in de ingrediëntenlijst vermeld staat, weet je dat dit het goede spul is. Tegenwoordig zijn er ook enkele bakstevia's verkrijgbaar. Hoewel dit type stevia misschien gemakkelijk is om te bakken, moet je goed de ingrediëntenlijst lezen om je ervan te verzekeren dat het geen verborgen suikers of iets dat mogelijk GGO is bevat. Stevia is prima geschikt voor diabetici of zelfs mensen op een caloriearm dieet. Sommige onderzoeken lijken er zelfs op te wijzen dat stevia kan helpen om diabetes en metaboolsyndroom om te keren en hypertensie te verlagen. De steviaplant is in Zuid-Amerika al meer dan vijftienhonderd jaar bekend en wordt wereldwijd als een veilige, natuurlijke zoetstof gebruikt. Het is ons favoriete rijke voedingsmiddel!

Waarschuwing: als je allergisch bent voor ambrosia, is stevia misschien niet geschikt voor je omdat het er nauw aan verwant is en soms vergelijkbare allergische reacties kan veroorzaken.

Onze tweede favoriete suikervervanger is een zoetstof die luo han wordt genoemd. Luo han is afkomstig van monnikfruit, een gewaardeerde vrucht in de Chinese geneeskunst, en is vergelijkbaar met stevia in die zin dat het een natuurlijke zoetstof met nul calorieën en nul glycemische index is, wat betekent dat het goed is voor iedereen, inclusief diabetici.

Naast stevia en luo han of als alternatief daarvoor, kun je ook spaarzame hoeveelheden suikeralcohol, zoals xylitol, erythritol, sorbitol of mannitol gebruiken. Sommige mensen melden echter dat hun maag van streek raakt of dat hun buik opzet na het eten van voedsel met suikeralcohols en omdat deze zoetstoffen vaak afkomstig zijn van maïs, wil je ervoor zorgen dat je een merk kiest dat GGO-vrij of biologisch is. Hoewel we tot slot het gebruik van biologische rauwe honing of biologische kokossuiker voor onze nutrivoren met diabetes of prediabetes (of mensen die proberen af te vallen) niet aanraden, mogen deze twee natuurlijke suikers gedurende je 28-daagse Food Factor-programma spaarzaam (één keer per week) worden gebruikt, als je om de een of andere reden geen stevia of luo han kunt krijgen.

GOEDE KEUZES:
SteSweet biologische vloeibare stevia
SteviJa biologische vloeibare stevia en zoetpoeder
Stevita Delight-cacaopoeder (dit is zo lekker, we gebruiken het in een groot aantal van onze chocolade-Triple Threat-recepten)
Lakanto non-GGO luo han/erythritol-zoetstof (dit hebben we in de dessertrecepten gebruikt)
Coconut Secret biologische kokosnectar of kokosnootkristallen

Gezonde dranken

De laatste voorraadkastproducten die we zullen bespreken zijn gezonde dranken, waaronder koffie, thee, wijn, bier, sterkedrank, waters, sap en frisdrank. Eerder hebben we het al over de micronutriëntrovende effecten van koffie, thee, wijn en sterkedrank gehad, maar zoals je misschien nog weet, vragen we je niet om je favoriete cafeïne- of alcoholhoudende drankjes op te geven, alleen om ze te beperken. We willen echter dat je gedurende de komende 28 dagen over de hele linie voor biologisch en de best mogelijke kwaliteit gaat.

Koffie en thee

Vanaf nu is het afgelopen met koffie van de Starbucks of McDonald's, we willen dat je de moeite neemt biologische koffie of thee te vinden. Waarom? Hoewel koffie en thee antioxidanten bevatten, is koffie het meest chemisch behandelde gewas ter wereld, op de voet gevolgd door thee volgens een Greenpeace-rapport uit 2014. In het rapport werden theesoorten onderzocht die door enkele van de toonaangevende merken, waaronder Tetley, Lipton en Twinings, worden geteeld en werd een totaal aan 34 verschillende pesticide/insecticideresiduen in verpakte thee uit de supermarkt aangetroffen, waarvan er 23 niet eens waren geregistreerd voor gebruik in de theeteelt, waaronder DDT. De onderzoekers stelden vast dat vrijwel alle monsters residuen bevatten van ten minste één pesticide en dat meer dan de helft ervan 'cocktails' van meer dan 10 verschillende pesticiden bevatten. Eén monster bevatte zelfs 20 verschillende pesticiden. Van deze monsters bevatte 60 procent resten boven de door de EU ingestelde maximale residulimiet (MRL) en overschreed 40 procent van de theemonsters met meer dan 50 procent de toegestane limiet.[64] Door biologische koffie en thee te kiezen in plaats van reguliere opties bescherm je jezelf tegen de langdurige toxische effecten van deze micronutriëntrovende bestrijdingsmiddelen en verminder je ook het wereldwijde gebruik van synthetische kunstmesten op basis van petroleum die veel in de koffieteelt worden gebruikt, die de vruchtbaarheid van de bodem kunnen vernietigen en het lokale drinkwater kunnen vervuilen.

Ga nog een stapje verdere en zoek naar koffie of thee met het 'fair trade'-logo en koffie die 'schaduwgeteeld' is. Voor het fair trade-logo is een certificeringsproces vereist dat garandeert dat de boeren eerlijke prijzen voor hun harde werk hebben gekregen. Fair trade koffie en thee zijn misschien iets duurder, maar is dat het je niet waard als je weet dat je daarmee eerlijke lonen in ontwikkelingslanden ondersteunt? Bovendien groeien koffiestruiken van nature in de schaduw van een dicht regenwoud. Om de productiviteit te verhogen en de groeiende vraag naar koffie bij te houden, is bijna 70 procent van de wereldwijde koffieproductie nu afkomstig van zonresistente hybride koffiestruiken. Dit kan tot ontbossing leiden omdat telers ruimte maken voor meer zonresistente koffiestruiken. De meeste biologische koffie van goede kwaliteit wordt in de schaduw geteeld, wat weer een goede reden is om voor biologisch te kiezen!

GOEDE KEUZES: Simon Lévelt biologische koffie en thee, Puro biologische schaduwgeteelde koffie, Yogi Tea, Kraus biologische yerba mate.

Wijn, bier en sterkedrank

Wat wijn, bier en sterkedrank betreft, is het tijd om enig onderzoek te verrichten om te ontdekken welke biologische merken in de plaatselijke supermarkt, je favoriete restaurant en drankwinkels verkrijgbaar zijn. We denken dat je verbaasd zult staan over de selectie waaruit je een keuze kunt maken. Voor wijn is het belangrijk om op zoek te gaan naar biologische of biodynamische varianten, wat vergelijkbaar is met biologisch, maar daarnaast rekening houdt met astrologische invloeden en maancycli. Dit zal je beschermen tegen alle mogelijk gevaarlijke synthetische chemische stoffen en toegevoegde sulfieten die in reguliere wijn zitten.

Bierdrinkers staat een wereld van avontuur te wachten. We willen niet alleen dat je voor biologisch bier kiest, maar ook voor glutenvrij! Ja, dit betekent waarschijnlijk dat je van merk zult moeten veranderen, maar verandering is alleen maar goed. Er zijn tegenwoordig zo veel heerlijke biologische, glutenvrije bieren op de markt dat het geen enkele probleem zou moeten zijn om een nieuwe favoriet te vinden. Voor de liefhebbers van sterkedrank ten slotte, moet je missie zijn om een biologische wodka, gin, rum, whisky, cognac of tequila te vinden. Dit zal wederom betekenen dat je een nieuw favoriet merk zult moeten kiezen, maar de voordelen van het vermijden van GGO's en resten van synthetische kunstmesten en bestrijdingsmiddelen in je alcoholische drankjes zullen na verloop van tijd enorme gezondheidsvoordelen opleveren.

Laat gedurende het 28-daagse programma zoete likeuren, zoals Frangelico of Baileys, staan, want deze zitten boordevol suiker. Zorg er ook voor dat eventuele cocktails die je bestelt uitsluitend van verse limoen-, citroen- of olijfsap zijn gemaakt, geen siropen, Rose's lime juice, of neonkleurige blauwe, rode of groene vloeistoffen! Laat ook mixen met frisdranken en sappen staan en houd het bij 'on the rocks' (alleen ijs) of een mix met water of spuitwater. Als wij samen uitgaan, bestellen we graag een wodka soda en doen daar dan een paar steviadruppels in die Mira altijd in haar handtas heeft.

GOEDE KEUZES:
Wijn: Stellar Organics, Elemental Chardonnay, Weingut Diwald, Pizzolato Rosato (een feestelijke rosé prosecco).

Bier: Mongozo biologisch glutenvrij bier, Brunehaut biologisch glutenvrij bier.

Sterkedrank: Ocean wodka, Pure Green biologische wodka, Bio-Spirits wodka, gin en rum, 4 copas tequila.

Dagelijkse dranken

Laten we tot slot kort de waters, sappen en frisdranken bespreken waarmee we willen dat je je voorraadkast opnieuw inricht. Je kinderen of partner zullen in het begin misschien protesteren, maar ook hier weer is kwaliteit van groot belang wanneer je je water, sappen en frisdranken kiest.

Hier volgen onze vijf snelle tips voor het kiezen van je dagelijkse dranken.

1. **Koop altijd dranken in glas.** Vermijd plastic flessen om BPA's te voorkomen.
2. **Water met bubbels en kokoswater zijn goede frisdrankvervangers.** Creëer je eigen calorievrije steviafrisdranken door een paar steviadruppels aan bubbelwater toe te voegen. De mogelijkheden zijn eindeloos en onze cliënten laten de frisdrank al binnen enkele dagen staan. **GOEDE KEUZES:** San Pellegrino, Perrier, rauw kokoswater, Vita Coco puur kokoswater (alleen de neutrale variant)
3. **Negeer de neppers.** Laat met vitamines verrijkte waters, sportdrankjes, energiedrankjes en waters met een smaakje met toegevoegde suikers en kunstmatige kleur- en zoetstoffen staan. Deze zitten boordevol micronutriëntovende ingrediënten en

je zult zelf leren om slim te supplementeren in plaats van je door deze valse marketingclaims te laten misleiden.
4. **Sappen zijn taboe, gefermenteerde dranken oké.** De insulinepieken en vetopslag zijn de sappen niet waard. We zullen het eten van fruit bespreken wanneer we het Food Factor-protocol doornemen. Ga op zoek naar gefermenteerde dranken die een kleine hoeveelheid sap als basis hebben, omdat ze probiotica bevatten die je darmflora kunnen ondersteunen. **GOEDE KEUZE:** Karma kombucha.
5. **Laat de frisdranken staan.** Alle met suiker of suikervervangers gezoete frisdranken zijn taboe. **GOEDE KEUZES:** Pona lichtbruisende waters met diverse fruitsmaken (biologisch).

Nu je je huis opnieuw hebt bevoorraad met gezondheidsbevorderende rijke voedingsmiddelen en non-toxische verzorgingsproducten en schoonmaakmiddelen, is het tijd voor onze derde en laatste stap om je micronutriënten op een optimaal niveau te brengen: slimme supplementatie. Zoals je hebt gezien, gaan er op een doorsneedag heel veel micronutriënten verloren. Stap drie biedt je een manier om de micronutriëntenweegschaal naar jouw kant te laten overslaan. Hoofdstuk 6 is in feite een van onze favoriete hoofdstukken! Als je op dit moment een multivitamine gebruikt, laat je dan verrassen. We zullen je precies laten zien hoe en waarom we de multivitamine opnieuw hebben uitgevonden.

6

Slim supplementeren

Je kent vast wel het spreekwoord 'Als de nood het hoogst is, is de redding nabij'. Dit betekent dat het er beroerd uit kan zien voordat dingen beter gaan. Het leert ons dat er hoop is wanneer alle feiten erop wijzen dat we een verloren strijd strijden. De zaken zien er wat voldoende micronutriënten betreft nogal hopeloos uit, vind je niet? We hebben tot zover nogal een reis met elkaar afgelegd. Helaas is wat we ontdekt hebben over het algemeen slecht nieuws voor wat je micronutriëntwaarden betreft. Laten we enkele van deze feiten nog eens bekijken.

1. We hebben gezien dat de bodem niet langer uit de mineraalrijke aarde bestaat die onze voorouders kenden en deze mineraalarme bodem brengt op zijn beurt planten met een verminderd micronutriëntgehalte voort.
2. We hebben door vakgenoten beoordeelde studies over populaire dieetprogramma's geanalyseerd en ontdekt dat geen enkel dieet voldoet aan de minimum RDI-norm (Reference Daily Intake; adequate inname) voor micronutriënten, ongeacht de dieetfilosofie.
3. We hebben een groot aantal dagelijkse micronutriëntrovers (DMR's) bepaald die onze micronutriëntwaarden nog verder verminderen, zelfs nadat we gegeten hebben. Sommige verschuilen zich in het voedsel en drinken dat we consumeren,

zoals oxaalzuur, lectines en tannines, terwijl we andere onbedoeld in ons leven brengen met sporten, medicatie en toxines in schoonmaakmiddelen en verzorgingsproducten.

Dit is de drieslag die je vermogen om een optimale hoeveelheid micronutriënten en optimale gezondheid te bereiken in de weg staat. Bedenk echter: na regen komt zonneschijn en de zonneschijn in ons micronutriëntenverhaal is de derde en laatste stap in de nutrivore leefstijl. Deze stap bestaat uit slim supplementeren om het tekort aan micronutriëntrijke voeding in je dieet en de dagelijkse DMR's op te vangen.

Supplementatie:
Het licht aan het einde van de tunnel

Laten we het eens als volgt bekijken. Heb je een hond? Als dit het geval is, weet je dat de hond graag water uit zijn waterbak drinkt. Wat doe je wanneer je ziet dat het water bijna op is? Je vult het bakje opnieuw. Dit is wat je logischerwijs zou doen om te voorkomen dat je hond dorst krijgt, toch? Stel je nu eens voor dat die drinkbak staat voor de micronutriënten die je elke dag nodig hebt om over een optimale hoeveelheid te beschikken. Je eet gezonde, micronutriëntrijke voeding die je 'drinkbak' vult met essentiële vitamines en mineralen, maar vervolgens verspil je wat van dit verse, koele water (micronutriënten) door te veel koffie of thee te drinken of je in het zweet te werken op de sportschool. Door deze dieet- en leefgewoonten raakt de bak leeg. Wat zou je doen als je ziet dat er nog maar weinig water in het bakje zit? Zou het niet verstandig zijn om het bij te vullen? Natuurlijk.

Dat is het doel van een optimale micronutriëntenstatus. We willen ervoor zorgen dat ons micronutriëntenbakje vol is, zodat we onszelf kunnen beschermen tegen de leefstijlziekten waar te veel mensen wereldwijd op dit moment aan lijden en een geweldig leven leiden met alle energie en vitaliteit die nodig is om onze grootste dromen waar te maken. Dagelijkse supplementatie zorgt hiervoor. Supplementen zorgen ervoor dat onze vitamine- en mineralenhoeveelheden op peil blijven. Ze zijn echter geen vervanging van een goed dieet (stap 1 van een nutrivoor zijn). Je bent nog steeds verplicht het gezondst mogelijke dieet van rijke voedingsmiddelen te eten. Omdat we echter niet perfect zijn en het leven ons voortdurend op de proef stelt, moeten we in dit moderne tijdperk supplementeren en de gemakkelijkste manier om dit te doen is door een goed samengestelde multivitamine in te nemen.

De multivitamine: mythe of wondermiddel?

We weten wat je nu misschien denkt: je hebt krantenartikelen gelezen en nieuwsprogramma's gezien waarin multivitamines werden afgekraakt. Misschien heb je zelfs je dokter naar multivitamines gevraagd en vervolgens te horen gekregen dat je net zo goed je geld door het toilet kunt spoelen. Wat denk je? Daar zijn wij het mee eens. Dat wil zeggen, we zijn het er mee eens dat de meeste van de multivitamines die er te koop zijn grotendeels geldverspilling zijn. Ze vullen de 'drinkbak' niet aan en brengen je micronutriënten ook niet op een optimaal peil. Ze vullen het bakje misschien een beetje, maar op de lange termijn zal je lichaam niet op het optimale niveau functioneren. Het heeft ons jaren gekost om uit te vogelen waarom. Als je een multivitamine als de som van al zijn ingrediënten bekijkt, zou een multivitamine het krachtigste ziektebestrijdende en gezondheidsbevorderende middel moeten zijn dat er is. We weten tenslotte dat elk individueel micronutriënt op de een of andere manier essentieel is voor onze gezondheid en specifieke aandoeningen op een bepaalde manier kan voorkomen of genezen. Vitamine C voorkomt en geneest bijvoorbeeld scheurbuik, vitamine D doet hetzelfde met Engelse ziekte en vitamine K is nodig voor de bloedstolling. Onderzoek heeft echter uitgewezen dat wanneer alle individuele micronutriënten in een enkele multivitamine worden gecombineerd, de individuele micronutriënten hun ongelooflijke taken niet uitvoeren. Waarom? Dit was de vraag die we wilden beantwoorden, het raadsel dat we moesten oplossen.

Zoals je misschien nog weet, begon ons onderzoek naar de complexe relatie tussen individuele micronutriënten en multivitaminesupplementatie met onze pogingen om Mira's osteoporose te genezen. We moesten erachter komen hoe we de gunstige eigenschappen van elk afzonderlijk micronutriënt konden aanwenden als we enige kans wilden hebben verder botverlies van Mira te voorkomen of deze slopende aandoening te genezen. Om die reden begonnen we elk detail van de multivitamine te onderzoeken, vanaf zijn uitvinding tot elke afzonderlijke beslissing tijdens het samenstellingsproces.

De multivitamine in de kinderschoenen

Hoelang geleden denk je dat de multivitamine werd gecreëerd? Zou het je verbazen dat McDonalds, robots, elektrische scheerapparaten en autostereo's allemaal al voor de multivitamine bestonden? Het is echt zo. Multivitamines staan nog in de kinderschoenen en net als ons onderzoek naar micronutriënten voortkwam uit de noodzaak om Mira's osteoporose te genezen, ontstond ook de eerste multivitamine in zekere zin uit een noodzaak. Stel je voor wat je zou doen als je ten tijde van politieke onrust in het buitenland woonde en vers voedsel schaars was en ziekte alom tegenwoordig was. Hoe zou je je gezondheid beschermen? Dit was de situatie waarin Carl F. Rehnborg zich bevond toen hij van 1915 tot 1927 Colgate-tandpasta in China verkocht, een tijd waarin veel mensen vanwege politieke onrust in Shanghai lange tijd in gedwongen isolatie terechtkwamen.

Gedurende deze periode bedacht Rehnborg het idee om voedingselementen te gebruiken om zichzelf en zijn vrienden te beschermen tegen scheurbuik en beriberi, twee van de ziekten waarvan men in die tijd al wist dat ze door een micronutriëntdeficiëntie werden veroorzaakt. Om dit te bereiken, vulde hij hun dagelijkse soep aan met plaatselijke kruiden, grassen, groente, roestige spijkers (voor ijzer), gemalen dierenbotten (voor calcium) en kalksteen (voor calcium en magnesium). Hij deelde zijn zelfgemaakte brouwsel met zijn vrienden. Toen de politieke spanningen maanden later eindelijk oplosten, kwamen Rehnborg en zijn vrienden veel gezonder uit hun situatie dan degenen die zijn soep niet hadden gegeten. Dit was Rehnborgs eureka-moment. Hij besloot een enkele pil te creëren die alle bekende mineralen en pas ontdekte vitamines zou bevatten. Na zijn terugkeer in de Verenigde Staten in 1934 ontwikkelde Rehnborg California Vitamins, een van 's werelds eerste multivitamine- en multimineralensupplementen.

Ben je verbaasd dat de multivitamine pas tachtig jaar geleden voor het eerst werd gecreëerd? Zou je nog verbaasder zijn om te horen dat veel van de vitamines die we tegenwoordig heel gewoon vinden pas na 1935 werden ontdekt? Het is echt zo, het is pas honderd jaar geleden sinds de eerste vitamine werd ontdekt (vitamine A werd in 1912 ontdekt), dus het is geen wonder dat we er nog steeds heel veel over aan het leren zijn. Maar ondanks alles wat we tot nu toe hebben geleerd, is de multivitamine nog vrijwel hetzelfde als het eerste prototype dat door Rehnborg werd gecreëerd, een mengsel van vitamines en mineralen in tabletvorm. Kun je iets in je leven bedenken waarvoor nog dezelfde technologie wordt gebruikt als in de jaren dertig, zonder dat er een nieuw ontwerp aan te pas is gekomen? Waarschijnlijk niet. Zou het dan zo kunnen zijn dat het falen van de multivitamine mogelijk wordt veroorzaakt door gebrek aan verbetering en een nieuw ontwerp, in plaats van door een falen van de afzonderlijke micronutriënten?

De vier grote gebreken van een multivitamine

Hoe zou een T-Ford het ervan afbrengen in vergelijking met een gloednieuwe Ford Mustang? Of hoe zou het vermogen van een vroegere UNIVAC-computer, die hele verdiepingen van een kantoorgebouw innam, zich kunnen meten met de handzame smartphone die je nu bij je draagt? Groot verschil, toch? Het is dus niet zo moeilijk voor te stellen dat een multivitamine die niet is herzien en bijgewerkt op basis van de laatste vorderingen in de supplementenwetenschap niet zijn optimale potentieel vervult. Dit is geweldig nieuws. Als dit namelijk waar is, betekent dit dat we door simpelweg de verouderde ontwerpfouten vast te stellen en de manier waarop een multivitamine wordt samengesteld te moderniseren in staat zouden moeten zijn de effectiviteit van de multivitamine te verbeteren.

In dit hoofdstuk leer je de vier gebreken kennen die we gedurende onze talloze jaren van onderzoek naar de wisselwerking tussen specifieke micronutriënten hebben vastgesteld. Net als tussen de instrumenten in een orkest, bestaan er subtiele verschillen tussen micronutriënten en moet elk essentieel micronutriënt op de juiste wijze door je lichaam worden opgenomen en gebruikt om de harmonie te creëren die gelijkstaat aan een gezond, vrolijk, sterk en overvloedig leven.

De waarheid is dat het vele jaren onderzoek kan kosten om de wetenschap achter elk micronutriënt volledig te begrijpen en omdat we hier absoluut geen biochemiecursus van willen maken, besloten we de informatie die we nu met je gaan delen zo eenvoudig en duidelijk mogelijk te maken. Om de vier gebreken van de multivitamine eenvoudig uit te leggen, hebben we een simpel acroniem met bijbehorende richtlijnen gemaakt zodat je niet langer geld hoeft te verspillen aan producten die nog steeds met tachtig jaar oude technologie worden gemaakt en een moderne multivitamine kunt herkennen die je gezondheid zal verbeteren. Hoewel dit acroniem heel elementair lijkt, willen we dat je het belang ervan niet onderschat. De belangrijke en nieuwe informatie die je op het punt staat te leren, zal de manier waarop je supplementeert voorgoed veranderen en zal het volledige potentieel van de multivitamine mogelijk eindelijk naar boven brengen.

De ABC's van optimale supplementatie

Het acroniem is eenvoudig, een abc'tje zou je kunnen zeggen. We noemen het de ABC's van optimale supplementatie, waarbij de A, B, C en s staan voor de vier gebreken die we hebben ontdekt. Deze gebreken zijn gemakkelijk te omzeilen. Je moet alleen weten waarop je moet letten.

> Geef je de voorkeur aan een video? Je kunt alles over de ABA's van optimale supplementatie online leren op ABCsofSupplementation.com

A staat voor absorptie

Heb je je ooit afgevraagd waarom veel artsen zeggen dat je net zo goed je geld door het toilet kunt spoelen als je een multivitamine neemt? De waarheid is dat ze over het algemeen gelijk hebben. Veel van de verkrijgbare multivitamines belanden in het riool en als ze daar terechtkomen, is er weinig kans dat ze een effectieve rol hebben gespeeld in het bevorderen van je gezondheid. Het blijkt dat het absorberen van micronutriënten niet zo eenvoudig is als je misschien denkt en als je lichaam de vitamines en mineralen uit je dagelijkse multivitaminecapsule of -pil niet kan absorberen, spoelen ze er gewoon doorheen. Dit maakt absorptie tot een groot probleem en het eerste gebrek dat we in de meeste multivitamines hebben ontdekt.

Als we het over micronutriëntabsorptie hebben is het afgiftesysteem van groot belang. Sommige afgiftesystemen hebben eenvoudigweg een beter absorptiepercentage. Het is niet zo moeilijk te begrijpen waarom dit zo is. Pillen of capsules moeten als ze zijn ingeslikt eerst oplossen of uit elkaar vallen om de vitamines en mineralen beschikbaar te maken. Volgens Dr. Raimar Löbenberg, hoofdonderzoeker van een onderzoek dat in *The Journal of Pharmacy and Pharmaceutical Sciences* werd gepubliceerd, 'kunnen actieve ingrediënten [micronutriënten] alleen worden geabsorbeerd als ze worden vrijgegeven in de oplossing van de doseringsvorm. Desintegratie is de eerste stap in dit proces. (…) Als een mineraal binnen een absorptievenster dient te worden geabsorbeerd, maar de doseringsvorm zijn inhoud niet op tijd afgeeft, werkt de therapie niet of gedeeltelijk.' Dr. Löbenberg voerde een studie uit om te bepalen hoe problematisch slechte desintegratie werkelijk is als het op multivitamines aankomt. Hij onderzocht 49 bekende commercieel verkrijgbare multivitamines in capsule- of tablet(pil)vorm om te bepalen of ze binnen 20 minuten, de tijd die nodig is voor mogelijke absorptie, uiteen zouden vallen en hun vitamines en mineralen vrij zouden geven. Het bleek dat van de 49 onderzochte multivitamines 25 (of 51 procent) niet binnen het venster van 20 minuten uiteenviel. Het slechtst presteerden Kirkland Signature Formula Forte (Costco-merk), Nu-Life Ultimate One for Men, Trophic, SISU Only One, Super Swiss One en GNC Mega Men, die elk in het geheel niet uiteenvielen![1]

Ongelooflijk, vind je niet? Meer dan 50 procent van de multivitamines met een capsule of tablet als afgiftesysteem vielen niet binnen het toegewezen tijdsbestek uiteen. Aangezien desintegratie de eerste stap in absorptie is, zal je vermogen om de essentiële micronutriënten uit een van deze multivitaminemerken op te nemen op zijn zachtst gezegd matig zijn. Je dokter heeft volgens Dr. Löbenbergs onderzoek dus gelijk, je hebt een kans van ongeveer 50 procent dat je een multivitaminecapsule of -pil kiest die goed uiteenvalt zodat absorptie kan plaatsvinden. In de Verenigde Staten maakt elke huisarts gebruik van de PDR (*Physicians's Desk Reference*). Deze farmaceutische handleiding voor alle medicijnen die kunnen worden voorgeschreven stelt dat de inhoud van capsules en pillen, waaruit de meerderheid van de multivitamines bestaan, slechts 10 tot 20 procent door het lichaam wordt geabsorbeerd. Geen wonder dat artsen denken dat multivitamines weinig waarde hebben. Ze worden er voortdurend aan herinnerd dat ze niet goed desintegreren.

De PDR geeft echter ook een afgiftesysteem aan dat voor bijna perfecte absorptie zorgt. Het vermeldt dat vloeibare formules het beste worden geabsorbeerd, tot wel 98 procent. Dit betekent dat het heel eenvoudig is om dit eerste gebrek dat we in de moderne multivitaminevorm hebben ontdekt te omzeilen. Een multivitamine in vloeibare vorm wordt niet alleen beter geabsorbeerd, omdat er geen desintegratie hoeft plaats te vinden, maar is voor een groot aantal mensen ook gemakkelijker. Ten eerste kunnen kleine kinderen geen pillen slikken en volgens een in heel Amerika afgenomen vragenlijst (uitgevoerd door Harris Interactive, een wereldwijd marktonderzoeksbureau) gaf 40 procent van de volwassenen toe er ook moeite mee te hebben om pillen door te slikken. Zwaarlijvige mensen en mensen met prikkelbaredarmsyndroom, een maagbreuk of diverticulitis hebben ook bepaalde problemen met het innemen van supplementen in pil- of capsulevorm. Het is dan ook slimmer en gemakkelijker om een vloeibare multivitamine te nemen, omdat het desintegratieprobleem hiermee volledig omzeild wordt en de potentiële absorptie en aanwending van elk micronutriënt enorm verhoogd wordt.

De problemen met vloeibare afgiftesystemen

Hoewel een vloeibaar afgiftesysteem beter is met betrekking tot de mogelijke absorptie van elk van de micronutriënten, brengen ook vloeibare multivitamines problemen met zich mee. Bedenk dat hoewel een multivitamine in vloeibare vorm moet worden ingenomen, dit nog niet betekent dat deze in vloeibare vorm wordt verkocht. Het kan ook een poeder zijn. Echter, simpelweg een grote fles vloeibare multivitamine of een pot multivitamine in poedervorm kopen is misschien ook niet de oplossing. Weet je om te beginnen nog dat we je vertelden dat je voedsel micronutriënten verliest wanneer het in contact komt met licht, lucht en warmte tijdens het vervoer naar je tafel? Ditzelfde geldt ook voor de micronutriënten in je multivitamine. Als je dus een kant-en-klare vloeibare multivitamine of een vitaminedrankje koopt dat is blootgesteld aan warmte tijdens zijn lange reis in een vrachtwagen naar de supermarkt en in de schappen van de winkel is blootgesteld aan fluorescerend licht, is de kans groot dat de micronutriënten in bepaalde mate zijn afgebroken. Om de zaken nog erger te maken: terwijl deze micronutriënten worden afgebroken, geven ze antagonistische (of concurrerende) elementen af die de overige micronutriënten in dezelfde formule nog verder afbreken. Vitamine B_{12} bijvoorbeeld kan in een vloeibare oplossing afbreken en een kobalt-ion afgeven. Dit kobalt-ion draagt vervolgens bij aan de vernietiging van vitamine B_1 en B_6.

Multivitamines in een pot of bus brengen hun eigen unieke problemen met zich mee. Ze raken niet alleen telkens wanneer het deksel wordt geopend geoxideerd, dit afgiftesysteem maakt het ook bijna onmogelijk om te garanderen dat alle micronutriënten evenwichtig in elke portie worden verdeeld. Sommige vitamines zijn namelijk licht en luchtig, terwijl andere dicht en zwaar zijn. Na verloop van tijd zakken de zwaardere micronutriënten naar de bodem van de bus, zodat je niet weet welke je precies in je dagelijkse multivitaminedrankje schept. Dit kan een probleem zijn omdat de laatste paar scheppen vol zware mineralen die op de bodem van de bus op je wachten je maag van streek kunnen maken en de onbalans in micronutriënten er weleens voor zou kunnen zorgen dat je micronutriëntenorkest een concert speelt dat volledig uit de maat is.

Ongewenste ingrediënten kunnen absorptie belemmeren

Een ander probleem met de multivitamines in vloeibare en poedervorm, maar ook met die in tablet- of capsulevorm, wordt gevormd door ongewenste toevoegingen. Is het je weleens opgevallen dat de multivitamines voor vrouwen soms roze en die voor mannen soms blauw zijn? Is dat echt nodig? Of heb je gemerkt dat de multivitamines in kauwtabletvorm voor kinderen in een regenboog aan fruitkleuren en -smaken verkrijgbaar zijn? Voegen de mogelijk carcinogene kunstmatige kleuren werkelijk iets toe voor je kind? Onscrupuleuze vitaminefabrikanten gebruiken kunstmatige kleurstoffen, zoals Blauw 1, Blauw 2, Geel 5, Geel 6 en Rood 40, om hun producten aantrekkelijker te maken voor de consument, maar deze mogelijk gevaarlijke kunstmatige kleurstoffen hebben niets te zoeken in een gezondheidsbevorderend product en moeten dan ook absoluut vermeden worden.

Ingrediënten die een goede absorptie belemmeren

- Alle kunstmatige zoetstoffen
- B BA of B BL
- Blauw 1 of 2
- Cellulose
- Croscarmellose natrium
- Crospovidon
- Dinatriumwaterstoffosfaat
- Fructose
- Geel 5 of 6
- Gelatine
- Gellangom
- Glucose-fructosesiroop
- Hydroxypropylcellulose
- Hypromellose
- Kunstmatige smaakstoffen
- Magnesium- of calciumstearaat
- Maïsstroop, maïszetmeel of maïsbestanddelen
- Maltodextrine
- Methylcellulose
- Microkristallijne cellulose
- Natriumbenzoaat
- Natriumzetmeelglycolaat
- Polyvinylalcohol
- Rietsuiker
- Rood 40
- Schellak
- Silica
- Stearinezuur
- Sucrose
- Suiker
- Talk
- Tapiocastroop
- Was

Wat betreft de fruitsmaken die we zojuist genoemd hebben: hoe komt het dat ze de vitamines en mineralen zo goed laten smaken? Zoals je in het gedeelte over het opschonen van je voorraadkast hebt geleerd, zijn zowel suiker als kunstmatige smaakstoffen (die vaak MSG bevatten) DMR's die nou net de absorptie verminderen van de micronutriënten die de multivitamine je kind belooft te leveren. Dus als we het over de A van absorptie hebben, vormen suiker, glucose-fructosesiroop, kunstmatige kleur- en smaakstoffen en alle suikervervangers mogelijke blokkades voor het bereiken van een optimale micronutriëntenstatus. Hierboven vind je een korte lijst met een groot aantal van de absorptiebelemmerende ingrediënten die dienst doen als bindmiddelen, vulmiddelen, hulpmiddelen, zoetstoffen, vloeimiddelen, smaakmiddelen en conserveringsmiddelen. Controleer of deze stoffen niet op de etiketten van je supplementen staan.

Gebrek 1 oplossen: Absorptie

We hebben vastgesteld dat desintegratie een belangrijk probleem is voor de absorptie van micronutriënten en aangetoond dat tabletten en capsules niet voldoen als je ervan verzekerd wilt zijn dat je multivitamine (oftewel je micronutriëntenzorgverzekering) in staat is zijn taak uit te voeren. Hoewel vloeistoffen en poeders superieur zijn omdat ze niet uiteen hoeven te vallen, vormen de varianten die als kant-en-klare vloeistof en poeders in flessen en bussen verkrijgbaar zijn ook niet de beste keuze. Dit komt omdat een groot aantal van de micronutriënten kunnen afbreken en met poeders is het moeilijk om accuraat een dagelijkse dosis te bepalen. Daarnaast hebben we je gewaarschuwd voor ongezonde toevoegingen die van invloed kunnen zijn op de absorptie. Om je te helpen al deze absorptieproblemen te vermijden, geven we in tabel 6.1 op pagina 249 een snelle checklist die je kunt gebruiken bij het aanschaffen van supplementen. Door het A-gedeelte van je ABC's voor optimale supplementatie te gebruiken, zul je in staat zijn om het eerste multivitaminegebrek, belemmerde absorptie, te vermijden.

B staat voor bevorderlijke hoeveelheden en vormen

Het tweede gebrek dat we hebben ontdekt wordt vertegenwoordigd door de letter B in onze ABC's voor optimale supplementatie en bestaat uit twee delen die even belangrijk zijn als we proberen de wonderbaarlijke aard van de afzonderlijke micronutriënten van de multivitamine aan te wenden. De letter B staat voor bevorderlijke hoeveelheden en bevorderlijke vormen en wanneer we de producten die te verkrijgen zijn onderzoeken, zul je merken dat de meeste in beide categorieën tekortschieten.

Hoeveel van elk micronutriënt is nu eigenlijk bevorderlijk voor de gezondheid? Gelukkig hoef je dat niet zelf uit te vinden. De ADH is de hoeveelheid van elk micronutriënt die voorkomt dat je een deficiëntieziekte krijgt. Is het optimaal? Zul je blaken van gezondheid met deze hoeveelheid? Waarschijnlijk niet. Omdat je echter tijdens je 28-daagse Food Factor-programma al een micronutriëntrijk dieet zult eten, zul je een groot deel van je essentiële vitamines en mineralen via je voedsel binnenkrijgen. Zelfs als je de dagelijkse micronutriëntrovers die je in je leven hebt vastgesteld, zoals oxaalzuur, stress, vervuiling en misschien alcohol of medicijnen, in aanmerking neemt zul je door slim te supplementeren steeds boven het optimale niveau zitten, áls het supplement dat je kiest de bevorderlijke hoeveelheden en vormen bevat van de afzonderlijke micronutriënten die je lichaam nodig heeft.

Als we dat in een wiskundige formule gieten:

Je micronutriëntrijke dieet – DMR's + slimme supplementatie = een optimale micronutriëntenstatus

Tabel 6.1
Bepalen of je supplement aan de absorptieregels voldoet

Zorg ervoor dat je multivitamine...	✓ indien ja
In poedervorm in afzonderlijke portiezakjes wordt geleverd	
Geen suiker bevat onder welke naam ook, zoals sucrose, maltodextrine, fructose, vaste bestanddelen uit maïsstroop, glucose-fructosesiroop, rietsuiker, tapiocastroop of maïsstroop, om er maar een paar te noemen	
Niet de conserveermiddelen natriumbenzoaat, BBA of BB. bevat	
Geen bindmiddelen, vulmiddelen of vloeimiddelen bevat, zoals cellulose, dinatriumwaterstoffosfaat, talk, polyvinylalcohol, maïszetmeel, natriumzetmeelglycolaat, microkristallijne cellulose, crospovidon, croscarmellose natrium, gelatine of gellangom.	
Niet is gecoat met schellak, was, hydroxypropylmethylcellulose, magnesium- of calciumstearaat, hypromellose, silica of stearinezuur.	
Geen kunstmatige kleur- of smaakstoffen bevat	

Let wel, wanneer we bevorderlijke hoeveelheden zeggen, bedoelen we niet dat je zeer grote doses in moet nemen. Naar onze mening is meer zelden beter met betrekking tot het bereiken van een optimaal micronutriëntenniveau. Want zouden onze voorouders 25 mg vitamine B_1 (thiamine) of vitamine B_2 (riboflavine), de hoeveelheid die vaak in populaire multivitaminemerken wordt aangetroffen, hebben ingenomen? Om deze enorme hoeveelheden binnen te krijgen via het eten van echt voedsel, zouden onze voorouders elke dag bijna 3 kilo asperges (een van de rijkste bronnen aan thiamine) of 100 eieren (een van de rijkste bronnen van riboflavine) hebben moeten eten. We betwijfelen of dit het geval was. Deze hoeveelheden zijn niet wat de natuur bedoeld heeft en ook niet wat we aanraden. Er is echter één micronutriënt waarvan we denken, net als de meeste andere gezondheidsprofessionals, dat je ze in grotere hoeveelheden dan de ADH zou moeten innemen. We hebben het hier over vitamine D en laten we hierbij eerlijkheidshalve nogmaals naar onze voorouders kijken. Lang voor Prada en Gucci op het toneel verschenen, waren onze verre verwanten eenvoudigweg niet geïnteresseerd in merken. Hoe had dit in feite ook gekund? Ze hadden niet eens kleren. Inderdaad, in plaats daarvan liepen en werkten ze uren in de zon en dat zorgde ervoor dat ze volop vitamine D aanmaakten. Op dit moment raden we 2000 IE vitamine D in je multivitamine aan, wat 500 procent is van de aanbevolen dagelijkse hoeveelheid. 500 procent lijkt misschien veel, maar stel je eens voor op hoeveel meer het lichaam is ingesteld om te ontvangen. Iemand met een blanke huid in Miami heeft waarschijnlijk 6 minuten blootstelling aan de zon in de zomer en 15 minuten blootstelling in de winter nodig om 10.000 IE vitamine D aan te maken. Wij denken dat er vele generaties mannen en vrouwen langer dan 6 minuten per dag buiten zijn geweest en dus veel grotere hoeveelheden dan zelfs maar 10.000 IE vitamine D aanmaakten. Wees niet bang, hoewel 2000 IE 500 procent van de ADH is, is het bij lange na niet genoeg om je gezondheid in gevaar te brengen.

Hoewel fabrikanten vaak te veel van bepaalde micronutriënten toevoegen, zoals de goedkope B-vitamines, is het probleem veel vaker wat er wordt weggelaten. De mineralen waar fabrikanten het meest op bezuinigen zijn vaak calcium en magnesium. Dit komt omdat ze volumineus en duur zijn en niet netjes in slechts een paar capsules of tabletten passen. Fabrikanten willen graag dat je hun producten koopt, dus laten ze enkele essentiële micronutriënten uit hun formules, zodat je per dag zo min mogelijk pillen hoeft te slikken. Het is echt zo. Het volgende citaat over dit onderwerp is van een vertegenwoordiger van Thorne Research, een gerespecteerde supplementenfabrikant. 'ThorneFX denkt dat het slikken van drie capsules in de ochtend en drie capsules in de avond voor de meeste mensen het meest praktisch is. (...) We hadden vier capsules in de ochtend en vier capsules in de avond kunnen aanbevelen, maar op een bepaald punt krijgen zelfs de meest toegewijde mensen genoeg van het slikken van zo veel pillen.'[2] Wauw! Dus, zoals je net gelezen hebt, besluiten sommige mulitvitaminefabrikanten om alleen dat in hun pillen te stoppen wat in een vooraf bepaalde hoeveelheid past, ongeacht of aan de ADH voor elk essentieel micronutriënt wordt voldaan. Dit gebrek is gemakkelijk te zien, toch?

In ons geval hadden we een multivitamine nodig die bevorderlijke hoeveelheden van elke essentiële vitamine en elk essentieel mineraal bevatte om de botten van Mira te kunnen remineraliseren. Helaas voldeed geen enkele multivitamine aan dit vereiste. Wat zijn nu de gevolgen van fabrikanten die vitamines produceren die niet de hoeveelheden bevatten die bevorderlijk zijn voor de gezondheid? Geloof het of niet, maar nog meer pillen! Zonder voldoende calcium en magnesium bijvoorbeeld bestaat de kans dat je hoge bloeddruk krijgt. Je zult een extra dagelijkse pil moeten slikken en dit keer een voorgeschreven medicijn dat je lichaam nog meer van essentiële micronutriënten kan beroven. Dus het weglaten van bevorderlijke hoeveelheden van elk specifiek micronutriënt is een gebrek dat mogelijk tot gevaarlijke niveaus van micronutriënttekorten kan leiden, zelfs bij degenen die denken zichzelf door middel van supplementatie te beschermen.

Tijd is van wezenlijk belang

Wat zou er gebeuren als je maar één keer per dag at? We vermoeden dat je je tegen de middag tamelijk moe en uitgeput zou voelen. Dit komt omdat je lichaam de hele dag brandstof nodig heeft om het te helpen zijn duizenden dagelijkse functies uit te voeren. Voor deze functies zijn niet alleen voldoende hoeveelheden aan macronutriënten (koolhydraten, eiwitten en vetten) voor energie nodig, maar er moeten ook essentiële micronutriënten aanwezig zijn op het moment dat bepaalde biologische functies moeten worden uitgevoerd. Weet je nog dat we je over de twee families van vitamines, wateroplosbaar en vetoplosbaar, hebben verteld? De wateroplosbare vitamines gaan heel snel door je lichaam heen en worden vaak binnen 12 uur opgenomen en uitgescheiden. Kun je zien wat het probleem is? Als je je multivitamine om 7.00 uur inneemt, zijn je wateroplosbare vitamines, zoals de B-vitamines en vitamine C, mogelijk niet meer aanwezig op het moment dat je lichaam om 21.00 uur de benodigde functies moet uitvoeren. Dit is de reden waarom veel artsen en voedingsdeskundigen, waaronder de bekende tv-arts Dr. Oz, aanraden om enkele van de wateroplosbare micronutriënten in meerdere doses in te nemen. 'Je wilt je lichaam de juiste hoeveelheid brandstof geven wanneer je het nodig hebt,' zegt Dr. Oz. 'Vitamines hebben wateroplosbare elementen, dus ze worden snel door je systeem getransporteerd.' Hij raadt aan je multivitamine te verdelen in een ochtend- en een middagdosis, omdat 'je door de helft van je multivitamine in de ochtend en de helft in de avond in te nemen jezelf ervan verzekert dat je lichaam alle nutriënten op kan nemen'[3].

Een andere reden waarom sommige micronutriënten meerdere keren per dag moeten worden ingenomen, is dat ze maar een beperkt absorptievermogen hebben. Voorbeeld: hoewel de ADH voor gezonde volwassenen 1000 mg calcium per dag en voor vrouwen boven de vijftig 1200 mg per dag is, wijst de wetenschap uit dat calcium slechts in porties van niet meer dan 600 mg per keer kan worden opgenomen. Om ervoor te zorgen dat aan de ADH wordt voldaan, zou je calcium meerdere keren per dag moeten innemen, ofwel via supplementen ofwel via voedsel. Het onderdeel 'bevorderlijke hoeveelheden' in de formule maakt dan ook duidelijk dat we om een optimale nutriëntenstatus te bereiken een supplement moeten kiezen dat meerdere keren per dag wordt ingenomen en dat de ADH levert (of in het geval van calcium slechts 600 mg) zonder grote hoeveelheden in te hoeven nemen of essentiële vitamines en mineralen weg te laten.

B staat ook voor bevorderlijke vormen

Zou jij niet boos zijn als je dacht dat je een Porsche had gekocht, maar een Yugo geleverd kreeg? Dit soort lokaasreclame is in de multivitaminewereld heel gewoon. Van elk micronutriënt zijn er namelijk talloze vormen waaruit de fabrikant kan kiezen om in zijn formule te stoppen. Net als auto's bieden sommige hogere prestaties tegen een hoger kostenplaatje voor de fabrikant, terwijl andere minder duur en minder effectief zijn. Het toevoegen van deze inferieure vormen vergroot de winst van de fabrikant. Maar tenzij je weet welke welke is, koop je misschien een multivitamine die gelijk staat aan de Yugo, maar met het prijskaartje van een Porsche.

In een gemiddelde multivitamine zitten ongeveer 20 tot 30 vitamines en mineralen. De onderstaande tabel biedt een overzicht van enkele van de essentiële micronutriënten en hun bevorderlijke vormen, met een korte uitleg waarom we de voorkeur geven aan deze vormen in je slimme supplementatie.

Tabel 6.2
Bevorderlijke vormen van specifieke micronutriënten[4, 5, 6, 7, 8, 9, 10, 11, 12]

Essentieel micronutriënt	Bevorderlijke vorm(en)	Waarom is dit het beste?
Vitamine A	5000 AA of 100 procent A BB of gemengd vitamine A uit palmitaat en bètacaroteen.	Sommige multivitamines bevatten alleen bètacaroteen, een inactieve vorm van vitamine A (provitamine A), die in het lichaam moet worden omgezet in retinol (voorgevormd), een actieve vorm van vitamine A (omzetverhouding 21:1). Door de matige omzettingsverhouding van bètacaroteen zou een supplement ten minste 2.500 AA voorgevormde vitamine A (retinylacetaat of palmitaat) moeten bevatten.
Luteïne	6 mg luteïne (vaak weggelaten)	De meeste multivitamines bevatten geen luteïne, maar wij bevelen 6 mg luteïne aan omdat dit de hoeveelheid is die wordt aanbevolen om leeftijdsgebonden maculadegeneratie te voorkomen of verbeteren.
Vitamine B_2 (riboflavine)	1,7 mg riboflavine 5-fosfaat	Hoewel veel producten riboflavine BAD bevatten, is dit inferieur aan riboflavine 5-fosfaat omdat het niet de bioactieve vorm van vitamine B_2 is. Riboflavine BAD moet in de lever in een actieve vorm worden omgezet.
Vitamine B_3 (niacine)	20 mg niacine en niacinamide	De meeste multivitamines bevatten alleen niacinamide. De twee vormen van vitamine B_3 voeren echter compleet verschillende functies in het lichaam uit. Niacinamide controleert de bloedsuikerspiegel, maar alleen van niacine is het aangetoond dat het DBD-waarden (slecht cholesterol) verlaagt en BBD-waarden (goed cholesterol) verhoogt. Om alle eigenschappen te dekken is een multivitamine met beide vormen het beste.
Vitamine B_6	2 mg pyridoxaal 5-fosfaat	De bioactieve vorm is pyridoxaal 5-fosfaat. Veel inferieure producten gebruiken echter pyridoxine BAD, wat niet de actieve vorm van deze B-vitamine is.
Vitamine B_9 (foliumzuur)	400 mcg 5-EL Bb (methyltetrahydrofolaat)	Uit een in *The American Journal of Epidemiology* gepubliceerd onderzoek blijkt dat meer dan 34 procent van de Amerikaanse bevolking een afwijking heeft op het EL BBJ-gen dat verantwoordelijk is voor het EL BBJ-enzym. Hierdoor kan geen of verminderd biologisch actief 5-EL Bb uit foliumzuur worden gevormd en nieuwe schattingen wijzen erop dat 60 procent van de bevolking deze afwijking heeft. Voor deze mensen en vele anderen zou 5-EL Bb weleens een effectievere methode van foliumzuursupplementatie kunnen zijn.

		5-ELB₆ is een belangrijke ontdekking in het supplementenonderzoek.
Vitamine B$_{12}$	6 mcg methylcobalamine	De standaardbron van B$_{12}$, cyanocobalamine, is geen natuurlijk product. Het komt in feite nergens in de natuur voor en moet door de lever worden omgezet in methylcobalamine om voor mensen (en alle andere dieren) bruikbaar te zijn. Cyanocobalamine zit doorgaans in goedkope producten die bij de drogist verkrijgbaar zijn. Methylcobalamine is de vorm van vitamine B$_{12}$ die in het centrale zenuwstelsel actief is. Het is essentieel voor celgroei en celdeling.
Vitamine D	2000 AA vitamine D$_3$	Supplementen kunnen twee vitamine D-vormen bevatten: vitamine D$_2$ (ergocalciferol) en vitamine D$_3$ (cholecalciferol). D$_3$ is de vorm die we door zonlicht in onze huid opnemen en voor mensen het best opneembaar is. Uit onderzoek gepubliceerd in The American Journal of Clinical Nutrition bleek dat vitamine D$_2$-supplementatie na 28 dagen zelfs een vermindering van vitamine D [25(OH)D] in de totale serumconcentratie veroorzaakte, met serumwaarden die zelfs onder de basislijn (beginwaarden) vielen! De conclusie luidde dat vitamine D$_2$ niet langer als een geschikt nutriënt voor supplementatie of verbetering van voedingsmiddelen kon worden beschouwd.
Vitamine E	30 AA van gemengde tocoferolen en gemengde tocotriënolen	Vitamine E is onderverdeeld in twee families: de tocoferolen en tocotriënolen, die elk vier unieke derivaten bevatten (alfa, bèta, gamma en delta). Slim supplementeren omvat het volle spectrum van beide families. Kijk of 'volledig spectrum d-tocoferolen en d-tocotriënolen' op het etiket staat. De universiteit van California heeft beide families onderzocht en ontdekt dat tocotriënolen 40-60 procent effectiever zijn dan antioxidanten. Nieuw onderzoek wijst erop dat delta-tocotriënol erosie van het botoppervlak volledig kan voorkomen, voor een betere botvorming kan zorgen en heropname uit de botten kan voorkomen. Vermijd de synthetische vorm van deze vitamine, die met dl- begint. Onderzoek gepubliceerd in The American Journal of Clinical Nutrition wees uit dat het gehalte aan natuurlijk vitamine E (d-tocoferol) in het bloed en in de organen twee keer zo hoog was als dat van synthetisch vitamine E (dl-tocoferol), wat aantoont dat natuurlijk vitamine E beter wordt vastgehouden en biologisch actiever is dan de synthetische vorm.
Vitamine K	80 mcg vitamine K$_1$ en vitamine K$_2$ (MK-4 en MK-7)	Vitamine K wordt vaak uit multivitaminepreparaten weggelaten, maar het is essentieel voor de botsterkte en gezondheid van het hart. Het s belangrijk dat een supplement zowel K$_1$ als K$_2$

Essentieel micronutriënt	Bevorderlijke vorm(en)	Waarom is dit het beste?
		bevat. Beter nog, maar dat komt nog minder voor, is het als het ook beide vormen van vitamine K_2 (EC-4 en EC-7) bevat. Vitamine K_1 speelt een rol in de bloedstolling, hoewel K_2 een belangrijker veroorzaker is van botmineralisatie in menselijke osteoblasten (botvormende cellen). Er is bewezen dat vitamine K_2 even effectief is als voorgeschreven medicijnen om botbreuken te voorkomen. Omdat K_2 bovendien calcium uit de aderen naar de botten voert, waar het nodig is, is K_2 essentieel ter voorkoming van coronaire hartziekten.
Calcium	600 mg *Pillen en capsules:* calciumcitraat of -malaat *Vloeibare vormen en poeders:* idem of calciumcarbonaat + citroenzuur (niet-AA)	Kies een supplement dat de maximale hoeveelheid calcium bevat die per keer door het lichaam kan worden opgenomen (600 mg). Dit is het enige micronutriënt dat minder moet zijn dan 100 procent ABB. Hoewel pillen en capsules calciumcitraat of -malaat moeten bevatten omdat dit beter opneembaar is, hebben vloeibare vormen en poeders een extra optie: de combinatie van calciumcarbonaat met een niet-AAcitroenzuur stimuleert de omzetting van het calciumcarbonaat in calciumcitraat in water en biedt daarmee de beste absorptie in vloeibare vorm.
Koper	Moet niet aan supplement toegevoegd zijn	Het innemen van een multivitamine met koper wordt doorgaans niet aangeraden omdat te veel koper je lichaam kan belemmeren de eiwitten te vernietigen die de plaques in de hersenen vormen die bij alzheimerpatiënten worden aangetroffen. Veel alzheimerpatiënten hebben een verhoogd kopergehalte in hun bloed en in studies werd vastgesteld dat een groot aantal van deze mensen een multivitamine met koper nam. Ook zwangere vrouwen moeten koper in multivitamines vermijden omdat het kopergehalte tijdens de zwangerschap bijna kan verdubbelen en er gevaar op toxiciteit bestaat. Krampen, buikpijn, overgeven, misselijkheid en diarree zijn veelvoorkomend neveneffecten van het innemen van supplementen die koper bevatten.
IJzer	Moet niet aan supplement toegevoegd zijn	IJzer is een belangrijk mineraal voor een goede functionering van je lichaam. Het Office of Dietary Supplements van de National Institutes of Health heeft echter aangegeven dat te veel ijzer ernstige gezondheidsproblemen kan veroorzaken. Om die reden wil je misschien een multivitamine nemen die geen ijzer bevat om ijzerstapeling te voorkomen, een aandoening die veroorzaakt dat er te veel ijzer in vitale organen, zoals de lever en het hart, worden opgeslagen. Te veel ijzer kan toxisch

		en zelfs dodelijk zijn. Over het algemeen wordt ijzersupplementatie niet aangeraden voor volwassen mannen en postmenopauzale vrouwen. Ben je een premenopauzale vrouw, een sporter die meer dan 6 uur per week traint of een strikte veganist/vegetariër, dan wil je ijzersupplementatie wellicht overwegen. *(In het gedeelte 'C staat voor micronutriëntconcurrentie en S staat voor synergie' zul je nog een reden leren waarom ijzer niet aan een multivitamine moet worden toegevoegd.)*
Magnesium	400 mg *Pillen en capsules:* magnesiumcitraat, glycinaat of L-threonaat *Vloeibare vormen en poeders:* idem of calciumcarbonaat + citroenzuur (niet-AA)	Vanwege de volumineuze massa van magnesium bevatten de meeste multivitamines slechts een kleine hoeveelheid. Zoek naar supplementen die 400 mg magnesium bevatten. Dit micronutriënt is verantwoordelijk voor meer dan 300 essentiële stofwisselingsreacties in het lichaam en het controleren van de zoetbehoefte. Net als calcium wordt magnesiumcarbonaat omgezet in magnesiumcitraat, een van de meest biobeschikbare vormen, door middel van ionische omzetting via niet-AA citroenzuur en water.
Selenium	70 mcg selenomethionine	Dit is een betere biobeschikbare vorm.

Gebrek 2 oplossen: bevorderlijke hoeveelheden en vormen

Kun je nu zien hoe belangrijk het is om supplementen te nemen die zijn samengesteld met zowel de bevorderlijke hoeveelheden als bevorderlijke vormen van elk micronutriënt? Anders is het verspilling van je geld. Deze informatie over bevorderlijke hoeveelheden en vormen kan grotendeels verklaren waarom de studies over multivitamines geen gezondheidsvoordelen hebben kunnen aantonen. Hoe zou een multivitamine met onvoldoende hoeveelheden calcium en geen vitamine K_2 tenslotte gezonde botten kunnen bevorderen? Hieronder vind je nog een snelle checklist die je kunt gebruiken voor het beoordelen van een multivitamine. Deze checklist bevat alle B-aspecten van onze ABC's voor optimale supplementatie.

Tabel 6.3
Bepalen of je supplement voldoet aan de regels voor bevorderlijke hoeveelheden en vormen

Zorg ervoor dat je multivitamine...	✓ indien ja
Twee keer per dag wordt ingenomen	
500-600 mg calcium bevat	
400 mg magnesium bevat	
2000 AA vitamine D_3 bevat	
Niet meer dan 100 procent ABB van een micronutriënt bevat (met uitzondering van vitamine D)	
100 procent van de ABB voor alle micronutriënten bevat (met uitzondering van vitamine D en calcium)	
Methylcobalamine voor B_{12} bevat	
Selenomethionine voor selenium bevat	
Zowel niacine als niacinamide bevat	
Ten minste 2500 AA vitamine A als retinylacetaat of palmitaat bevat	
Vitamine K_1, vitamine K_2 (EC-4) en vitamine K_2 (EC-7) bevat	
L-5-EL Bb en geen foliumzuur bevat	
Alle acht vormen van vitamine E (tocoferolen en tocotriënolen) en geen synthetische dl-vormen bevat	
Geen koper bevat	
Geen ijzer bevat	
Ten minste 425 mg choline bevat	
6 mg luteïne bevat	
Riboflavine 5-fosfaat voor vitamine B_2 bevat	
Pyridoxaal 5-fosfaat voor vitamine B_6 bevat	
Een van de volgende bevorderlijke maar niet essentiële micronutriënten bevat: druivenpitextract, quercetine, CoQ10, alfa-liponzuur of L-carnitine	

C staat voor concurrentie en S staat voor synergie

Hoewel de A en de B in de ABC's heel belangrijk zijn om de voordelen die je multivitamine je kan bieden te vergroten, maken de C en de S het werkelijke verschil. Laten we de orkestvergelijking er nog eens bij nemen om de C en S goed te begrijpen. Stel je voor dat alle musici in het orkest in het concertgebouw arriveren om een muziekstuk op te voeren. Alle benodigde instrumenten voor het muziekstuk zijn aanwezig. De musici besluiten echter voor deze opvoering hun bladmuziek weg te gooien en allemaal tegelijk hun stuk te spelen. Ze wachten niet tot het hun beurt is in het muziekstuk om hun deel te spelen. Hoe denk je dat dit zou klinken? Waarschijnlijk als een ware kakofonie, denk je niet? Het geluid van elk instrument zou met het andere in je oor concurreren. De luide, diepe tonen van de tuba's zouden de tere klanken van de fluiten overstemmen en het aanslaan van de bekkens zou het geluid van de harpen teniet doen. Je zou niet de balans en mooie harmonie krijgen die je zou krijgen als dezelfde instrumenten hun deel van de muziek volgens de bedoelde compositie zouden spelen. Je zou in feite helemaal geen muziek krijgen, je zou alleen maar chaos krijgen.

Nu komt het klapstuk: dit geldt ook voor je micronutriënten. Bedenk dat elk micronutriënt een unieke functie (of uniek geluid) heeft in het lichaam en dat sommige net als instrumenten met elkaar harmoniseren en andere niet. Een typische multivitamine lijkt op de musici in het orkest die allemaal tegelijkertijd spelen zonder een goed gecomponeerd muziekstuk (of samenstelling). In plaats dat de micronutriënten als een synergetische eenheid met elkaar samenwerken, concurreren ze met elkaar om te worden opgenomen en gebruikt.

Dit brengt ons bij het derde, en mogelijk grootste gebrek dat we in multivitamines hebben ontdekt. C staat voor micronutriëntconcurrentie. Uit onze bestudering van talloze door vakgenoten beoordeelde studies kwam duidelijk naar voren dat wanneer bepaalde micronutriënten tegelijkertijd worden aangeleverd (zoals het geval is bij een multivitamine) het vermogen van andere micronutriënten om te worden geabsorbeerd of aangewend in hoge mate wordt verminderd of tenietgedaan. Dit is een groot probleem als je doel is om een micronutriëntproduct te maken dat alle vitamines en mineralen die het lichaam elke dag nodig heeft daadwerkelijk aan het lichaam afgeeft. We denken zelfs dat micronutriëntconcurrentie de voornaamste reden is waarom multivitamineonderzoek zo slecht uit de bus komt in vergelijking met onderzoek naar afzonderlijke micronutriënten of combinaties van enkele micronutriënten. Een voorbeeld hiervan is dat koper en zink wanneer ze tegelijkertijd worden ingenomen op de locaties van de receptoren met elkaar op de vuist gaan om daar een monopoliepositie te verkrijgen. Deze receptoren, of absorptiewegen, dienen als aanlegsteigers voor bepaalde micronutriënten en bevinden zich in het gehele maag-darmkanaal. Micronutriëntconcurrentie is uiteraard niet zo eenvoudig als micronutriënten die elkaar blokkeren. Er zijn in feite vier typen micronutriëntconcurrentie die plaats kunnen vinden wanneer je een doorsnee multivitamine inneemt: chemische concurrentie, biochemische concurrentie, fysiologische concurrentie en klinische concurrentie. Laten we elk van deze typen eens nader bekijken.

Chemische concurrentie treedt op tijdens de productie van alle voedingssupplementen, inclusief multivitamines. Wanneer fabrikanten concurrerende micronutriënten in een multivitamine stoppen, kan er binnen die samenstelling een chemische strijd ontstaan, waardoor de betreffende micronutriënten niet kunnen worden geabsorbeerd. Zo vormt vitamine B_9 (foliumzuur) een onoplosbaar complex met zink wanneer ze samen in een voedingssupplement of multivitamine worden gestopt. Hierdoor wordt het absorptievermogen van beide aangetast.

Biochemische concurrentie treedt op na het innemen van de multivitamine, maar voordat de micronutriënten zijn geabsorbeerd. In dit geval concurreren de micronutriënten met elkaar om toegang via een bepaalde receptor, of absorptieweg, te verkrijgen, zoals in het eerdere voorbeeld van zink en koper, maar dit gebeurt met nog veel meer micronutriënten, zoals luteïne en bètacaroteen.

Fysiologische concurrentie treedt op na de absorptie van de micronutriënten wanneer een of meer micronutriënten ervoor zorgen dat concurrerende micronutriënten minder gemakkelijk kunnen worden aangewend. Uit sommige studies kwam bijvoorbeeld naar voren dat koper de activiteit van vitamine B_5 (pantotheenzuur) verminderde.

Klinische concurrentie treedt op wanneer de aanwezigheid van een micronutriënt het tekort van een ander maskeert, waardoor het zelfs voor getrainde gezondheidsprofessionals moeilijk is een deficiëntie te herkennen. Klassieke voorbeelden hiervan zijn vitamine B_9 (foliumzuur) en vitamine B_{12}. Foliumzuur kan anemie door een vitamine B_{12}-tekort verhullen, een toestand van onvoldoende rode bloedcellen die kan leiden tot depressie, dementie en het onvermogen om zuurstof door het lichaam te vervoeren.

Vrees niet, we vragen je niet om deze verschillende typen micronutriëntconcurrentie te onthouden. We hebben ze hier alleen genoemd zodat je kunt zien hoe vaak concurrentie kan optreden, vanaf de productie tot aan de aanwending van een micronutriënt. Het is zelfs zo dat wanneer je alle concurrerende situaties die tussen 34 van de micronutriënten die het vaakst in een multivitamine worden gestopt uittekent, het een groot spinnenweb lijkt. Al met al heeft ons onderzoek uitgewezen dat er 48 concurrerende situaties kunnen optreden tussen deze 34 micronutriënten, waarbij 30 van de 34 (88 procent) ten minste één concurrent hebben, 15 van de 34 (44 procent) ten minste drie concurrenten hebben en één micronutriënt, ijzer, met 10 andere concurreert.

Schokkend, vind je niet? Dat vonden wij ook, we konden niet geloven hoeveel mensen in de supplementenindustrie afwisten van concurrerende micronutriënten, maar wat we nog schokkender vonden was het feit dat niemand er iets aan leek te doen.

Pas toen we – *of all places* – op de website van de Wal-Mart op het onderwerp van micronutriëntconcurrentie stuitten, begonnen we het probleem te begrijpen. De Wal-Mart beschreef het onderwerp micronutriëntconcurrentie als volgt voor haar klanten: 'Een ander punt van controverse is of alle nutriënten in een multivitamine beter worden opgenomen als ze afzonderlijk worden ingenomen. Hoewel bepaalde nutriënten met elkaar concurreren om te worden opgenomen, is dit ook het geval wanneer de nutriënten via voedsel worden geleverd. Zo concurreren magnesium, zink en calcium met elkaar, maar ook koper en zink. Het lichaam is echter op deze concurrentie ingesteld en dit zou dan ook geen problemen moeten opleveren als multivitamines gespreid over de dag worden ingenomen.'[13]

Zag je het? Eerst waren ze het ten aanzien van bevorderlijke hoeveelheden met ons eens door hun klanten te vertellen hun multivitamines meerdere keren per dag in te nemen. Ze gaven ook toe dat micronutriëntconcurrentie bestaat en gaven een aantal goede voorbeelden. Vervolgens schoven ze het probleem echter aan de kant door te stellen dat omdat concurrentie plaatsvindt wanneer je bepaald voedsel eet, dit ook niet echt een probleem vormt als je supplementen neemt. Dit is volkomen misleidend en in onze ogen onjuist. Als het doel is om multivitamines te nemen om de hiaten aan vitamines en mineralen in iemands micronutriëntrijke dieet aan te vullen en een toestand van voldoende micronutriënten te bereiken, zou het dan geen zelfsabotage zijn om een multivitamine te nemen waarvan de samenstelling micronutriënten bevat waarvan bekend is dat ze met elkaar concurreren om te worden opgenomen en aangewend? In plaats van nu eenvoudigweg de schouders op te halen en te zeggen: 'Als je voeding eet, vindt er concurrentie plaats, dus daarom hebben wij ze in onze multivitamine gelaten,' vonden wij dat we na het bestuderen van wetenschappelijke onderzoeken over micronutriëntconcurrentie en het zorgvuldig in kaart brengen van bekende concurrenten een multivitamine moesten samenstellen die zo min mogelijk concurrerende micronutriënten bevatte en dus beter zou kunnen worden opgenomen en aangewend.

Het is nu eenmaal zo dat we niet precies weten welke micronutriënten we ondanks ons micronutriëntrijke dieet te kort komen. Het is dus de taak van een goed samengestelde multivitamine om de basis te dekken en alles te doen wat het kan om ervoor te zorgen dat je zo veel mogelijk micronutriënten absorbeert en aanwendt. Klinkt logisch, nietwaar? Als je weet dat een bepaald micronutriënt het vermogen van een of meer andere micronutriënten vermindert of verhindert, dan heb je door het weglaten van dat concurrerende micronutriënt per definitie het absorptie- en aanwendingsvermogen van de micronutriënten die daardoor zouden worden getroffen verbeterd.

Hoewel we wisten dat de wetenschap onze nieuwe theorie van anticoncurrentietechnologie dekte, moesten we uitzoeken hoe het in de praktijk zou werken. Dus zochten we in medische en voedingstijdschriften naar studies die onze theorie zouden ondersteunen. We wisten tenslotte dat als we enig succes wilden behalen met het verbeteren van Mira's osteoporose, we dit derde gebrek in de multivitaminesamenstelling moesten oplossen. Tijdens ons onderzoek werd onze hoop versterkt door twee studies die onze anticoncurrentietheorie leken te bevestigen. De eerste was al in 1998 in *The American Journal of Clinical Nutrition* gepubliceerd. Met deze studie toonden onderzoekers aan dat 'luteïne een negatief effect op de absorptie van bètacaroteen had wanneer deze gelijktijdig werden toegediend.'[14] De wetenschap had dus uitgewezen dat luteïne en bètacaroteen met elkaar concurreren, maar zou het scheiden van deze concurrerende micronutriënten werkelijk een verschil kunnen maken? Een studie van de fabrikant van de TOZAL-oogformule naar leeftijdsgebonden maculadegeneratie (LMD), een oogaandoening die tot blindheid kan leiden en meer dan twee miljoen mensen boven de vijftig treft, gaf ons in 2002 het antwoord waarnaar we zochten toen onderzoekers deze informatie gebruikten om de voortschrijding van LMD met succes te voorkomen en zelfs om te keren. Wetenschappers wisten al jaren dat zowel luteïne als bètacaroteen afzonderlijk gunstige effecten hadden bij patiënten met LMD. Toen in de TOZAL-studie echter voor het eerst de concurrentie tussen luteïne en bètacaroteen in aanmerking werd genomen, was men in staat door middel van supplementatie het zicht bij 76,7 procent van de patiënten te verbeteren of te stabiliseren. De opzetter van het onderzoek, Edward Paul, van de International Academy of Low Vision Specialists, noemde de ontdekking 'baanbrekend' en stelde dat deze informatie 'de manier waarop we naar voeding kijken compleet zal veranderen'. Volgens dr. Paul vertegenwoordigt dit nieuwe inzicht in micronutriëntconcurrentie een 'enorme paradigmaverschuiving als je bedenkt dat we altijd hebben aangeraden om luteïne in combinatie met een ander antioxidant in te nemen, wat op zich een logisch advies is. Maar wanneer deze twee nutriënten met elkaar concurreren om via dezelfde receptor toegang tot de cel te verkrijgen, neutraliseren ze elkaar alleen maar.'[15]

Ongelooflijk, vind je niet? Dit was precies het type bewijs waarnaar we zochten. Toen de concurrerende micronutriënten afzonderlijk werden toegediend, konden de gunstige eigenschappen van beide micronutriënten eindelijk hun werk doen. Met wel 48 concurrerende situaties tussen micronutriënten in een doorsnee multivitamine leek het ons dat de meeste multivitamineslikkers op dit moment geen profijt van de talloze potentiële gunstige effecten hadden. We wisten dat ons idee van het scheiden van concurrerende micronutriënten om de absorptie en aanwending te verbeteren een ware innovatie was, maar tot onze verbazing ontdekten we gaandeweg iets anders wat de absorptie en aanwending van micronutriënten nog meer verbeterde als dit met onze anticoncurrentietheorie werd gecombineerd. Dit wordt micronutriëntsynergie genoemd en wordt vertegenwoordigd door de s in de ABC's voor optimale supplementatie.

De deur openen voor synergie

Het blijkt dat micronutriëntsynergie het spiegelbeeld van micronutriëntconcurrentie is. Terwijl concurrerende micronutriënten de gunstige effecten van bepaalde micronutriënten kunnen verminderen of verhinderen, kunnen synergetische micronutriënten de gunstige effecten van bepaalde micronutriënten verhogen. Belangrijk om te weten is echter dat synergetische micronutriënten op zichzelf de effecten van concurrerende micronutriënten niet kunnen verminderen of voorkomen, ze kunnen alleen voor een betere absorptie en aanwending zorgen als alle concurrerende situaties tussen micronutriënten die absorptie zouden kunnen belemmeren uit de weg zijn geruimd.

Je kunt micronutriëntsynergie zien als kers op de taart van de ABC's voor optimale supplementatie. Ervan uitgaande dat de A, B en C in orde zijn, zorgt micronutriëntsynergie voor een beter totaalresultaat. Dit is de reden waarom de s voor synergie met een kleine letter wordt geschreven, het is een aspect van een juiste samenstelling, dat echter alleen gerealiseerd kan worden als A, B en C in orde zijn.

Als we nogmaals de orkestvergelijking erbij nemen, kunnen we zien dat pas als onze musici stoppen met door elkaar heen te spelen en weer de bladmuziek beginnen te volgen (dat wil zeggen, als de concurrerende micronutriënten zijn aangepakt) we van de synergetische combinatie van bepaalde instrumenten die de componist voor ogen had kunnen genieten. Met andere woorden: als de tuba niet langer de melodie van de fluit overstemt en de bekkens niet langer door het geluid van de harp heen kletteren, dan zou de synergetische harmonie die ontstaat wanneer de fluit en de harp samenspelen zoals de componist het bedoeld had, het muziekstuk verbeteren. Zelfs als de fluit en de harp ieder synergetisch precies zo het muziekstuk zouden spelen als de componist het had bedoeld, maar alle andere instrumenten, waaronder de tuba en bekkens, nog steeds in het wilde weg speelden (dat wil zeggen, de concurrerende situaties bestonden nog steeds), zou de synergie tussen de fluit en de harp niet tot stand komen. Kortom: de voordelen van synergetische micronutriënten kunnen alleen tot uiting komen als nergens concurrentie optreedt.

Net als er vier typen micronutriëntconcurrentie zijn, zijn er ook vier typen micronutriëntsynergieën.

Chemische synergie is het tegenovergestelde van chemische concurrentie. Dit treedt op in het voedingssupplement zelf, voorafgaand aan het innemen, wanneer twee micronutriënten in dezelfde multivitamine worden gestopt om een gunstig complex te vormen dat kan helpen de absorptie van een of beide micronutriënten te verbeteren. Vitamine B_2 (riboflavine) en zink delen een dergelijke relatie.

Biochemische synergie is het tegenovergestelde van biochemische concurrentie. In plaats van te concurreren om een receptor, of absorptieweg, helpt het ene micronutriënt de andere met absorptie. Een voorbeeld hiervan is wanneer vitamine D de opname van calcium verhoogt.

Fysiologische synergie is het tegenovergestelde van fysiologische concurrentie. In plaats van twee micronutriënten die elkaars aanwending belemmeren, helpt het ene micronutriënt het andere om beter te presteren. Dit kan gebeuren wanneer het ene micronutriënt een specifieke functie moet vervullen zodat een tweede micronutriënt zijn taak kan vervullen. Zo is vitamine K_2 bijvoorbeeld vereist om calcium uit het bloed te halen en naar de botten te brengen, waar het nodig is.

Klinische synergie is het tegenovergestelde van klinische concurrentie. Klinische synergie treedt op wanneer twee of meer micronutriënten samenwerken om een waarneembare, doch onverwachte positieve verandering in het lichaam te creëren. Wanneer bijvoorbeeld vitamine B_6, B_9 (foliumzuur) en B_{12} allemaal in voldoende hoeveelheden aanwezig zijn, blijken ze het homocysteïnegehalte, een bekende marker van coronaire hartziekte, te verlagen door homocysteïne in cysteïne en methionine om te zetten.

Gebrek 3 en 4 verhelpen: micronutriëntconcurrentie en -synergie

Net als voor absorptie en bevorderlijke hoeveelheden en vormen (gebrek 1 en 2) kun je zien hoe belangrijk het is om een multivitamine in te nemen die is samengesteld aan de hand van anticoncurrentietechnologie, waarbij bekende concurrenten van elkaar worden gescheiden en synergetische micronutriënten bij elkaar worden geplaatst. Nogmaals, inzicht in concurrerende en synergetische micronutriënten kan ons helpen te begrijpen waarom veel van de gunstige eigenschappen die vaak aan afzonderlijke micronutriënten worden toegeschreven vaak niet tot uiting komen wanneer deze micronutriënten willekeurig bij elkaar in een multivitamineformule worden gestopt. Gebruik tabel 6.4 hieronder om te bepalen hoe je multivitamine het ervan afbrengt met betrekking tot de C en S van onze ABC's voor optimale supplementatie.

Tabel 6.4
Bepalen of je supplement de regels voor concurrentie en synergie volgt

Zorg ervoor dat je multivitamine...	✓ indien ja
Niet zowel vitamine B_9 (foliumzuur) als zink in dezelfde dosis bevat	
Niet zowel luteïne als bètacaroteen in dezelfde dosis bevat	
Niet zowel vitamine B_5 als koper in dezelfde dosis bevat	
Niet zowel vitamine A als vitamine D in dezelfde dosis bevat	
Niet zowel zink als koper in dezelfde dosis bevat	
Niet zowel vitamine B_5 (pantotheenzuur) als vitamine B_7 (biotine) in dezelfde dosis bevat	
Geen ijzer bevat	
Anticoncurrentietechnologie op de verpakking heeft staan, zodat alle vormen van concurrentie en synergie in aanmerking zijn genomen.	

De ABC's combineren

Na het evalueren van de moderne multivitamine en het bepalen van de vier gebreken die zijn algehele effectiviteit verminderen, beschikten we over onze ABC's voor optimale supplementatie. Hoewel we deze richtlijnen oorspronkelijk opstelden om multivitamines te evalueren, kunnen ze werkelijk helpen om het absorptie- en aanwendingsvermogen van elk voedingssupplement te verhogen. Toen we de ABC's voor optimale supplementatie opstelden, kwam naar voren dat de meest effectieve multivitamine een in vloeistof oplosbare poederformule zonder bindmiddelen, vulmiddelen, hulpstoffen, kunstmatige smaak- en kleurstoffen en suikers in afgepaste porties zou zijn. Het moest bevorderlijke hoeveelheden (circa 100 procent van de ADH) van elk micronutriënt bevatten, met twee uitzonderingen: het calciumgehalte zou minder moeten zijn dan de ADH (circa 600 mg) en het vitamine D-gehalte zou hoger moeten zijn dan de ADH (circa 2000 IE). Daarnaast moest de multivitamine ook zo mogelijk een volledig spectrum aan bevorderlijke vormen van elk micronutriënt bevatten en zijn samengesteld volgens anticoncurrentietechnologie, waarbij bekende concurrenten volledig van elkaar gescheiden zijn om de absorptie en aanwending te verhogen. Dit zou vereisen dat het ten minste twee volkomen verschillende formules zou bevatten die op twee verschillende momenten op de dag zouden moeten worden ingenomen. Tot slot moesten synergetische micronutriënten met elkaar in dezelfde formule worden gestopt om de gunstige effecten op de gezondheid van elk afzonderlijk micronutriënt te verhogen.

Onze heruitvinding van de multivitamine: Nutreince

Onze ABC's voor optimale supplementatie hadden een heel ander plaatje geschetst van waar een goed samengestelde multivitamine aan zou moeten voldoen. We hebben in alle hoeken en gaten gezocht naar een multivitamine die optimale absorptie bood en de bevorderlijke hoeveelheden en vormen bevatte die we zochten. Helaas was er geen enkele die aan onze eisen voldeed. Daar kwam nog bovenop dat geen enkele van de multivitamines die we hadden gevonden waren samengesteld op basis van anticoncurrentietechnologie of iets van gelijke strekking. Zeker, er waren synergetische combinaties, maar als er ook nog concurrerende micronutriënten aanwezig zijn, zijn synergieën zo goed als waardeloos.

Dus deden we het enige wat overbleef: we begonnen zelf onze multivitamine van de grond af aan samen te stellen. Omdat we geloofden dat het elimineren van micronutriëntconcurrentie essentieel zou zijn voor Mira's genezing, focusten we ons om te beginnen op dat aspect van onze ABC's. We begonnen met elk micronutriënt afzonderlijk te kopen en in kleine groepjes voor en na elk van onze vier maaltijden, acht keer gedurende de dag in te nemen. Twee of drie pillen voor het ontbijt, drie of vier erna, enzovoort, tot de ruim dertig pillen die we elke dag moesten innemen op waren. We probeerden sommige capsules te openen en in water op te lossen om hun absorptie te bevorderen, maar de meeste smaakten op deze wijze te vies en moesten dus als capsules worden ingenomen. Deze methode was niet alleen enorm duur, zo'n 300 dollar per persoon per maand, maar het werd ook nog eens een schijnbaar nooit eindigende opgave om continu pillen te moeten slikken. Zelfs Mira, die er in het begin geen moeite mee had om pillen te slikken, ontwikkelde er na een jaar en meer dan 10.000 pillen verder een aversie tegen.

Maar uiteindelijk bleek onze anticoncurrentietechnologie te helpen! Het bewijs bleek uit de DEXA-scan en nadat we getuige waren geweest van Mira's ongelooflijke herstel, stonden we te popelen deze kennis met anderen te delen. Algauw begonnen al onze cliënten, waaronder Mabel over wie je in hoofdstuk 2 hebt gelezen, met hetzelfde regime en begon de gezondheid van de een na de ander aanzienlijk te verbeteren. Het duurde echter niet lang voordat onze cliënten begonnen te klagen over onze anticoncurrentie-, pil-intensieve methode. Van drukke moeders tot managers, ze wilden allemaal iets eenvoudigs en gemakkelijks. 'Waarom kunnen jullie niet iets maken dat we maar een paar keer per dag hoeven in te nemen?' vroegen ze vaak. Dus dat is wat we besloten te doen.

We wilden een multivitamine samenstellen die onze ABC's voor optimale supplementatie op de letter zou volgen. Een multivitamine in afgepaste poederdoseringen die voor eens en voor altijd een einde zou maken aan de handenvol pillen die wij, en onze cliënten, elke dag gedwongen waren in te nemen. Een complete multivitamine die alle vier de gebreken zou elimineren die we in de moderne multivitamines hadden ontdekt en naar onze mening het effect ervan verminderde. We wisten dat het moeilijkste gedeelte zou zijn om onze eigen richtlijnen te volgen en iets samen te stellen dat zowel smakelijk als betaalbaar zou zijn. Fabrikant na fabrikant bekeek onze samenstelling en vertelde ons dat het onmogelijk was. 'Het zal afschuwelijk smaken,' zeiden ze. Om eerlijk te zijn, stonden we een paar keer bijna op het punt het op te geven. De waarheid is dat als er waar ook ter wereld een andere multivitamine had bestaan die aan onze ABC's voor optimale supplementatie voldeed, we die maar al te graag gebruikt zouden hebben (en jou waarschijnlijk hier zouden aanraden). Maar helaas hebben we die niet gevonden. Dus na zes jaar van talloze pogingen en meer dan drie jaar werken met het Amerikaans instituut voor patenten en handelsmerken om onze uitvinding van anticoncurrentietechnologie vast te leggen en te patenteren, presenteerden we in 2012 eindelijk onze gepatenteerde multivitamine, Nutreince (spreek uit 'njoetriejents'), aan de wereld.

We delen dit verhaal met je omdat we willen dat je weet hoe en waarom we Nutreince hebben ontwikkeld en dat we niet zomaar lukraak hebben besloten een multivitamine in elkaar te flansen om onze zakken te kunnen vullen. Een goed samengestelde multivitamine als Nutreince is absoluut essentieel om optimale gezondheid te bereiken, wat de reden is waarom we zo vastberaden waren om de tijd, de energie en het geld te spenderen aan het zoeken naar gerespecteerde, FDA-gereguleerde, NSF-gecertificeerde Amerikaanse fabrikanten die ons konden helpen Nutreince te ontwikkelen en op de markt te brengen. De afgelopen drie jaar is Nutreince enorm in populariteit toegenomen en wordt door enkele van de meest vooraanstaande personen in de gezondheids- en wellnesswereld warm aanbevolen. Nutreince is nu wereldwijd verkrijgbaar en niets maakt ons gelukkiger dan van onze klanten over de hele wereld e-mails te ontvangen met succesverhalen over hun gezondheid.

We nemen Nutreince tweemaal daags in en adviseren onze cliënten hetzelfde te doen om optimaal profijt uit het Food Factor-programma te halen. Hoewel we niet van je kunnen verlangen Nutreince als multivitamine te kiezen, raden we je dit ten zeerste aan. Degenen die hun eigen multivitamine uit het overweldigende verkrijgbare aanbod willen kiezen, raden we met klem aan eerst onze multivitaminevergelijkingsquiz (MultivitaminStackUpQuiz.com) te doen. We kunnen het belang van deze uiterst grondige en gratis analyse niet genoeg benadrukken. Na het invullen van bepaalde specifieke informatie over de multivitamine die je hebt gekozen, zullen we je een eerlijke, objectieve en gedetailleerde uit meerdere pagina's bestaande analyse geven van de sterke en zwakke punten ervan. Bedenk dat het hele doel van het Food Factor-programma is je te helpen je micronutriënten op een optimaal peil te brengen en supplementeren met een goed samengestelde multivitamine, die in staat is alle vier de belangrijke gebreken in supplementatie te elimineren, is de essentiële derde stap om dat doel te bereiken.

Oké, dit was slim supplementeren in een notendop. We hopen dat je er iets van hebt opgestoken om een slim supplement te kiezen. In het volgende hoofdstuk zullen we alles bij elkaar brengen en de tien gulden regels van het Food Factor-programma aan je introduceren. We zullen je zelfs twee verbazingwekkende oefeningen geven die we exclusief voor onze cliënten hebben ontwikkeld. Hierdoor zul je sneller vet verbranden en meer spiermassa ontwikkelen dan ooit tevoren!

7

Het algemene 28-daagse Food Factor-programma

Gefeliciteerd! Je hebt het harde werk gedaan en bent nu gereed om aan het 28-daagse Food Factor-programma te beginnen. Je hebt je huis bevoorraad met rijke voedingsmiddelen en non-toxische schoonmaakmiddelen en verzorgingsproducten, verantwoordelijkheid genomen voor je gewoonten die je van micronutriënten beroven en de slimme supplementen verzameld die je tijdens het 28-daagse programma zult gebruiken. Je hoeft nu niets anders meer te doen dan van start te gaan.

In dit hoofdstuk gaan we serieus aan de slag. In deel 1 zullen we het driestappenplan bespreken en je de tien gulden regels van het Food Factor-programma geven die je de komende 28 dagen zult volgen. In deel 2 duiken we in de opties voor het avondeten. Je zult leren welke voedingsmiddelen je zult moeten beperken, op welke voedingsmiddelen we willen dat je je focust en hoe je je maaltijden inplant. Tot slot geven we je een 28-daags menu dat je zal laten zien hoe gevarieerd en lekker je dieet zal zijn. Omdat iedereen uniek is, is ook elk Food Factor-programma dat. Hoewel het 28-daagse Food Factor-programma in dit hoofdstuk perfect is voor iedereen die zijn dieet en algehele gezondheid wil verbeteren en een toestand van voldoende micronutriënten in het lichaam wil creëren, gaat dit boek in het volgende hoofdstuk nog een stap verder en biedt aanpassingen voor specifieke aandoeningen. Ongeacht wat je doelen echter zijn en hoe je van plan bent dit programma te personaliseren, de informatie in dit hoofdstuk is noodzakelijk voor je succes.

Deel 1: de tien gulden regels van het Food Factor-programma

Elk Food Factor-programma is gebaseerd op onze kernovertuiging dat een optimale micronutriëntenstatus de basis is voor een optimale gezondheid en die kan bereikt worden door de tien gulden regels te volgen die door onze eenvoudige driestapsmethode worden omlijnd.

Stap 1:
Micronutriëntrijke voeding kiezen, de regels voor rijke voedingsmiddelen leren

De komende 28 dagen willen we dat je deze vier gulden regels volgt bij het kiezen van rijke voedingsmiddelen. We hebben niet veel meer toe te voegen aan deze eerste stap, aangezien we het hier al uitgebreid in de vorige hoofdstukken over hebben gehad. Bovendien zul je merken dat we al een groot deel van dit werk voor je hebben gedaan. Geen van de recepten in het menugedeelte bevat bijvoorbeeld suiker, tarwe of sojaproducten. Daarnaast volgen de recepten de juiste bereidingstechnieken om dagelijkse micronutriëntrovers (DMR's) te beperken. Je zult bijvoorbeeld alleen maar gekookte spinazie (dat oxaalzuur bevat) in de dagelijkse menu's aantreffen. We hebben het plan zo eenvoudig mogelijk te volgen gemaakt.

Gulden regel 1 Ban de grootste boosdoeners

Elimineer de volgende drie voedingsmiddelen en hun synoniemen volledig uit je dieet.

Suiker	Tarwe	Soja

> **Gulden regel 2** Elimineer de obesogenen

Doe je best om de volgende obesogenen waarmee je dagelijks in contact komt te elimineren.

EKA	BHA	ftalaten

> **Gulden regel 3** Beperk de BEJ's in voeding en dranken

Gebruik de juiste bereidingsmethoden om micronutriëntenverlies te beperken of te elimineren.

Fytaten	Trypsineremmers	Cafeïne
Oxalaten	Fosforzuur	Alcohol
Lectines	Tannines	

> **Gulden regel 4** Doe boodschappen volgens ons goed-beter-best-systeem en de aanbevelingen onder Goede keuzes

We zijn de winkelpaden langsgegaan en hebben je laten zien welke producten we willen dat je de komende 28 dagen in je winkelwagentje legt om de meeste micronutriënten binnen te krijgen. Volg onze richtlijnen en kies de door ons aanbevolen rijke voedingsmiddelen in elk van de volgende categorieën.

Groente en fruit	Oliën en vetten	Suikeralternatieven
Vlees van herkauwers en varkens	Specerijen	Koffie en thee
Zuivel	Zout	Alcohol
Gevogelte en eieren	Smaakmakers	Dagelijkse dranken
Zeevoedsel	Dressing	
Proteïnepoeder	Meelalternatieven	

Stap 2:
Tekorten wegwerken, je leefstijlregels leren

Hoewel we nogmaals willen benadrukken dat veel van de leefstijl-DMR's die we in hoofdstuk 4 hebben besproken niet volledig kunnen en hoeven worden geëlimineerd, willen we dat je je de komende 28 dagen erop focust om tekorten weg te werken in de drie gebieden waarvan we geloven dat ze de grootste positieve invloed op je gezondheid zullen hebben.

| Stress | Lichaamsbeweging | Toxines |

Gulden regel 5 Reduceer stress

Nee, we vertellen je niet dat je leven op de een of andere miraculeuze wijze gemakkelijker zal worden. Je kinderen zullen geen kindermeisje krijgen en je baan zal niet opeens minder druk zijn. De volgende 28 dagen willen we echter dat je een stressverminderende techniek vindt die voor jou werkt. Dit is een heel persoonlijke keuze. Meditatie bezorgt Mira bijvoorbeeld stress en door de kamer dansen zal Jaysons stress niet verminderen. Bovendien zullen niet alle stressverminderende technieken die we hier geven in elke stressvolle situatie werken. Misschien is het op kantoor beter je op je lichaam af te stemmen in plaats van keihard mee te zingen en te bewegen op muziek. Als je lid wordt van onze online gemeenschap op mymiracle plan.com kun je elk van deze technieken in ons Micronutrient Miracle Motivation and Resource Center leren. Je hebt hier toegang tot een aantal video's die je de technieken voordoen die je dagelijks kunt gebruiken om stress te verlichten en het verlies aan micronutriënten dat daardoor optreedt tegen te gaan.

Gebruik ten tijde van stress een of meer van de onderstaande technieken. Als de tijd het toelaat, kun je deze technieken 's ochtends en voor het naar bed gaan doen om tot jezelf te komen. Zelfs 5 minuten kunnen al helpen. Ben je dat niet waard?

1. **Mediteren met een mantra.** Tot jezelf komen kan zo eenvoudig zijn. Het herhalen van een mantra op het ritme van je ademhaling kan je helpen om ten tijde van stress kalmer te worden. Dit is een geweldige techniek als je op kantoor bent en ook na het opstaan om tot jezelf te komen en voor het naar bed gaan om je voor te bereiden op het slapen.
2. **Je bewust worden van je lichaam.** Dit is een van Mira's favoriete technieken voor het naar bed gaan. Breng je aandacht van de toppen van je tenen tot aan je kruin naar eventuele pijnen, ongemakken en stress die je in je lichaam vasthoudt. Dit is heel belangrijk om je bewust te worden van je lichaam en te ontstressen. Je laat letterlijk spier voor spier spanning los.
3. **Dansen tot je stress afneemt.** Hoe kun je nog gespannen zijn als je favoriete muziek in je oren klinkt? Deze techniek is niet ideaal als je in het openbaar bent, maar door jezelf te laten gaan en je lichaam vrijelijk te bewegen kun je spanning heel gemakkelijk loslaten, en de verbranding die daarmee gepaard gaat is ook niet verkeerd.
4. **Gericht ademhalen.** Ademhalen is de natuurlijke ontspanningsreactie van het lichaam, dus het is dan ook geen wonder dat gebleken is dat het beoefen van de juiste ademhalingstechnieken een lichamelijke toestand van diepe rust tot stand kan brengen, waardoor de hartslag, bloeddruk, ademsnelheid en spier-

spanning omlaag gaan. Dit is een perfecte techniek voor als je je in het openbaar angstig of gestrest voelt.
5. **Bewegen tot je het kwijt bent.** Ja, dat lees je goed! Door te bewegen, zweet je de stress letterlijk uit, terwijl je je lichaam helpt de kracht, het gewicht en de hartgezondheid te verkrijgen die het verdient. Hoewel het misschien niet altijd mogelijk is om twintig push-ups te doen, zul je verbaasd zijn hoeveel stress je met het doen van slechts een minuutje jumping jacks kunt afvoeren.

Gulden regel 6 Beweeg slimmer, niet langer

Stel je voor dat je ergens met de auto naartoe moet. Je typt het adres van je bestemming in op je routeplanner en drukt op enter. Dit handige apparaatje biedt je vervolgens twee routes. De eerste zal ongeveer 25 minuten duren. De tweede zal veel langer duren, ongeveer 3 uur, en zal je veel meer benzine kosten. Wat zou je kiezen: de langere route die een urenlange omweg maakt of de directe route die minder energie verbruikt, zodat je tijd en geld bespaart? De kortste, toch? Je zou je tijd zo effectief mogelijk willen gebruiken en zo snel mogelijk op je bestemming aan willen komen.

Is lichaamsbeweging niet hetzelfde? Je doel is een gezond lichaam, bestaande uit sterke spieren en stevige botten. Hoewel je misschien van lichaamsbeweging geniet, zou je er wat voor geven als je een effectievere work-out in minder tijd zou kunnen doen, toch? Welnu, zeg de uren op de loopband dus maar gedag. Niet langer je in het zweet trappen op de trimfiets, niet langer steeds je prestaties verbeteren. Wij zullen je leren hoe je verstandig kunt bewegen en maximale resultaten met zo min mogelijk inspanning in minder tijd kunt behalen. De komende 28 dagen willen we dat je vet verbrandt en spieren kweekt met onze zelfontwikkelde fitnessmethodes *Zero Movement Training (ZMT)* voor cardiovasculaire fitheid en *One Set To Failure (1-STF)* voor gewichtstraining.

Zero Movement Training

Je vraagt je nu waarschijnlijk af hoe we je een effectieve cardioworkout kunnen beloven zonder beweging, maar om de waarheid te zeggen, zul je nog steeds moeten bewegen. Je zult zelfs harder en sneller bewegen dan je ooit voor mogelijk hebt gehouden. Het goede nieuws is echter dat je het grootste deel van de tijd helemaal niet beweegt. Het enige wat we van je vragen is om drie of vier dagen per week een work-out van 20 minuten te doen, waarvan je 12,5 minuten volledig stilstaat, en 3 minuten uit een rustige en gemakkelijke opwarming bestaat. Dit betekent dat er slechts 4,5 minuten aan zwaar, intensief en toegewijd hard werk overblijft. Dat is minder dan 20 minuten aan intensieve cardiowork-out in een hele week. Klinkt dat niet ongelooflijk? Wat nog ongelooflijker is, is dat je door deze work-outstijl een snellere vetverbrander wordt met een sterker aerobisch vermogen en een 'jeugdiger' lichaam, terwijl je je spieren spaart, zodat je stofwisseling dag en nacht op volle toeren kan draaien.

> Abonneer je gratis op ons Micronutrient Miracle Motivation and Resource Center om video's van Zero Movement Training (REL)-work-outs te bekijken voor elk fitnessniveau, van beginners tot gevorderden. We laten je zien hoe je REL in de sportschool, buiten en zelfs in je huiskamer of een hotelkamer (zonder apparatuur) kunt gebruiken om een vetverbrandende machine van je lichaam te maken.

Hieronder volgen vijf voordelen, naast tijdsefficiëntie, die Zero Movement Training (ZMT) je zal opleveren.

1. **Je cardiovasculaire (aerobe) vermogen zal toenemen.** Uit een tijdens de jaarlijkse bijeenkomst van het American College of Sports Medicine gepresenteerd onderzoek uit 2011 kwam naar voren dat slechts twee weken intervaltraining op hoge inten-

siteit, zoals ZMT, het aerobe vermogen van de deelnemers net zo veel verhoogde als zes tot acht weken duurtraining. Aeroob vermogen staat voor het functionele vermogen van je hart, longen en bloedvaten. Eenvoudiger gezegd: hoe hoger het aerobe vermogen, hoe hoger het aerobe fitnessniveau en hoe beter je hart zal zijn. Over snelle verbeteringen gesproken![1]

2. **Je zult meer calorieën en vet verbranden.** ZMT verandert je in een vetverbrandende machine, zelfs lang nadat je korte workout voorbij is. Na een work-out is er een periode van 2 uur, die in de wereld van de sportwetenschap wordt aangeduid met EPOC (*excess post-exercise oxygen consumption*, ook wel naverbranding, zuurstofschuld of na-ijleffect genoemd). Dit is de periode waarin het lichaam werkt om zich te herstellen naar de waarden van voor de work-out. Hierbij wordt heel veel energie (oftewel calorieën) verbruikt. Volgens het American College of Sports Medicine duurt de EPOC na een intensieve intervaltraining als ZMT langer dan na een normale work-out. Onderzoek door deze organisatie heeft uitgewezen dat je in totaal 15 procent meer calorieën kunt verbranden. Dus terwijl je alweer naar favoriete televisieprogramma zit te kijken of een boek leest, verbrand je nog steeds calorieën omdat je slimmer, niet langer, hebt bewogen.

3. **Je zult minder vet opslaan.** Je zult niet alleen meer vet verbranden met ZMT dan met langdurige cardioprogramma's die achter elkaar doorgaan, je lichaam zal tegelijkertijd ook zijn vetaanmakende mechanisme stopzetten. Onderzoekers van de Noorse universiteit van wetenschap en techniek meldden dat deelnemers met een verhoogd risico op hart- en vaatziekten en diabetes die een 16-weeks intensief intervalprogramma, zoals ZMT, volgden een 100 procent grotere afname in vetzuursynthase (een vetaanmakend enzym) vertoonden, wat bewijst dat je je vetaanmaak kunt afzwakken en tegelijkertijd meer vet kunt verbranden.

4. **Je zult meer groeihormoon aanmaken.** Menselijk groeihormoon (HGH) wordt aangemaakt door de hypofyse, een orgaan-

tje ter grootte van een erwt in de holte van de schedelbasis, om de groei tijdens de kindertijd te bevorderen en gedurende de rest van je leven te helpen je botten, spieren en organen in goede conditie te houden. Hoe meer HGH je hebt, hoe gezonder en sterker je bent. Als je echter eenmaal de dertig bereikt, kom je in de zogenaamde somatopauze, waarna de aanmaak van HGH pijlsnel begint te dalen. Deze drastische daling zet het verouderingsproces in werking en is verantwoordelijk voor zaken als verminderde spier- en botmassa.[2] Intensieve intervaltraining, zoals ZMT, zet de klok weer terug door de aanmaak van HGH gedurende de 24 uur na je work-out te stimuleren, tot soms wel 450 procent.

5. **Je gewrichten, botten en spieren zullen worden gespaard.** Marathons op de loopband kunnen funest zijn voor je knieën en gewrichten. Deze lange cardiosessies kunnen er ook voor zorgen dat je lichaam spieren als brandstof gaat gebruiken en wanneer je gewicht wilt verliezen, zijn spieren juist van essentieel belang voor je stofwisseling. Met ZMT zul je de zuurverdiende spieren die je met gewichtstraining opbouwt sparen, terwijl het gewicht dat je verliest uit vet bestaat.

De korte tijdspanne van de ZMT-work-outs maakt ons trainingssysteem ideaal voor als je het druk hebt en weinig tijd hebt om te trainen. Het biedt je de mogelijkheid om in zo min mogelijk tijd maximale resultaten te behalen. Denk eraan, het doel van lichaamsbeweging moet altijd zijn om spieren te kweken of te behouden en vet te verbranden (wat iets heel anders is dan gewicht verliezen). Zie tabel 7.1 op pagina 281 om een idee te krijgen van hoe een 20 minuten durende ZMT-workout eruitziet. Vergeet echter niet je aan te melden op mymiracleplan.com om toegang te krijgen tot onze online gemeenschap en samen met ons te trainen! ZMT is zo snel en gemakkelijk dat er geen enkel excuus is om het niet te doen.

Tabel 7.1
Tijdlijn voor een ZMT-work-out

Tijd (in minuten)	Activiteit (voorbeeld: trimfiets)
00:00–02:59	Warm rustig op. Houd de weerstand en snelheid laag. Fiets op een rustig tempo om je benen gereed te maken voor je eerste uitbarsting.
3:00-03:30	Ga! Je spieren zijn fris. Verhoog de weerstand en trap op de pedalen! Gedurende elke intensieve interval moet je op je maximale vermogen werken, waarbij je waarschijnlijk buiten adem zult raken.
3:31-04:59	Zalig, met Zero Movement Training mag je na je intensieve activiteit volledig stoppen met bewegen. Sommige trimfietsen vereisen dat je langzaam doorfietst, maar zet de weerstand in ieder geval op de laagst mogelijke stand. Als je trimfiets het toestaat, stop dan helemaal met bewegen. Je zult merken dat wanneer je stopt, je hartslag zelfs nog harder tekeer zal gaan. Geweldig, nietwaar? Geen beweging en je hartslag blijft hoog, waardoor je calorieën verbrandt.
5:00-05:30	Ga opnieuw! Zet de weerstand en intensiteit op een hogere stand. Ja, het is nu zwaarder dan de eerste keer. Maar het is maar 30 seconden, dus zet door. Zorg ervoor dat je al je energie verbruikt tijdens je intensieve interval van 30 seconden.
5:31-06:59	Hemelse zaligheid! Je hebt weer 1,5 minuut waarin je niet hoeft te bewegen. Je zult deze herstelperiode steeds meer nodig hebben naarmate je het einde van de 20 minuten nadert.
7:00-07:30	Oké, ga! Ja, het is zwaar om 100 procent van je inspanning te geven, maar omdat de hele work-out zo kort is, weet je dat je het kunt. Als het goed is zeg je: 'Mijn god, ik weet niet of ik dit kan volhouden.' Elke revolutie vergt hard werk. Je hart zal uit je borst kloppen en het zweet zal uit je poriën gutsen.
7:31-08:59	Haal tijdens je pauzes diep adem en neem een slokje koud water wanneer je hartslag wat is afgenomen, zodat je het kunt doorslikken. Denk eraan, dit is de tijd waarin je jezelf oplaadt voor je volgende intensieve spinningronde.
9:00-09:30	Tijd om te gaan! Bijt op je tanden of vloek binnensmonds. Doe eenvoudigweg wat je moet doen om te blijven fietsen. Houd het doel voor ogen. Op dit punt mag je wat langzamer gaan. Sommige REL-beginners merken dat hun spieren het al na 20 seconden beginnen op te geven. Doe je best, je bent nu halverwege.
9:31-10:59	Wederom geen beweging (of minimale beweging om het trimtoestel aan de praat te houden).

11:00-11:30	Geef alles wat je in je hebt! Dit is intensieve lichaamsbeweging waarbij je elk stukje van je spieren en hart gebruikt. Elke keer dat je dit programma volgt, zul je vooruitgang boeken. Zorg ervoor dat je de intensiteit opschroeft als je je spieren niet voelt branden.
11:31-12:59	Tijd om te stoppen met bewegen. Het zweet drupt nu waarschijnlijk van je wenkbrauwen ongeacht hoe fit je op dit moment bent omdat je op 100 procent van je vermogen werkt.
13:00-13:30	Barst weer los in actie! Je bent bijna bij het einde van je sessie. Denk eraan, werk op je eigen niveau. Het is geen wedstrijd. Je moet gedurende 30 seconden zo hard werken als je kunt. Je zult zien hoe snel je vooruit zult gaan.
13:31-14:59	Rust uit. Adem en stop met bewegen (langzaam trappen zonder weerstand werkt ook).
15:00-15:30	Geef alles wat je hebt! Je bent misschien de uitputting nabij, maar je moet je doelen voor ogen houden en alles geven wat je in je hebt. Deze hele work-out duurt slechts 20 minuten. Bedenk hoe geweldig je je zult voelen wanneer je je persoonlijke doelen hebt bereikt en hoe gemakkelijk het zal zijn om REL blijvend in je leven te integreren.
15:31-16:59	God zij geprezen voor dit moment van rust. Hoe kan een mens zo moe worden in zo'n korte tijd. Bedenk dat je het vetverbrandingsvuur voor de rest van de dag aan het oppoken bent.
17:00-17:30	Nu niet de kantjes ervan aflopen, het is tijd om jezelf tot het uiterste van je kunnen te pushen. Elke revolutie is moeilijk, zelfs als deze maar 30 seconden duurt. Denk aan het groeihormoon en hoe je letterlijk bezig bent de klok terug te zetten. Nog maar één rondje van intensieve inspanning en je hebt deze sessie achter de rug.
17:31-18:59	Glimlach. Je hoeft nog maar één intensieve periode van 30 seconden te doen waarin je alles geeft wat je in je hebt. Je weet dat je het kunt. Je weet hoe het voelt om klaar te zijn. Maak je klaar voor de start...
19:00-19:30	En ga! Je benen branden, evenals je verlangen om je doelen te bereiken. Trap steeds harder en sneller. Zelfs als je bijna niet meer kunt, zet je door. Je bent geen opgever en dit is de allerlaatste interval.
19:31-20:00	Nul beweging, maar blijf zitten om jezelf toe te staan te herstellen. Drink wat water en adem in. Nogmaals, je hartslag zal net nadat je bent gestopt omhoog gaan, dus blijf zitten tot hij weer rustig is. Glimlach en wees trots: je hebt het gehaald! Dit was slechts 20 minuten, maar je hele dag zal er aanzienlijk door verbeteren.

Denk eraan, hoe meer tijd je zwetend in de sportschool doorbrengt, hoe meer micronutriënten je verliest. ZMT is een perfecte oplossing: maximale vetverbranding tegen een minimaal verlies aan micronutriënten.

One Set to Failure-gewichttraining

Je weet nu hoe ZMT werkt. Je hebt geleerd hoe en waarom je dit type intensieve cardiowork-out drie of vier keer per week moet doen. Een van de voordelen van ZMT is dat het je spieren niet afbreekt en vernietigt. Je leest het goed inderdaad: ZMT spaart je spieren. We moeten er echter wel eerst voor zorgen dat je voldoende spieren hebt. Je moet het werken met gewichten echter niet zien als een manier om je spieren op te pompen. Laten we die mythe meteen uit de weg ruimen. Dames, jullie kunnen opgelucht ademhalen omdat je niet een Arnold Schwarzenegger-lijf zult krijgen en de mannen die dit lezen moeten we tot onze spijt vertellen dat jullie ook nooit een dergelijke spiermassa zullen opbouwen, zelfs als jullie zouden willen.

Zie het als volgt: toen je opgroeide, wist je lichaam wanneer het tijd was om te stoppen met langer worden. Je was 'geprogrammeerd' om een bepaalde lengte te bereiken. Welnu, je lichaam is ook geprogrammeerd met betrekking tot de hoeveelheid spiermassa die het moet hebben. Dit wordt je genetische potentieel genoemd en met onze gewichttrainingstechniek *One Set To Failure* (1-STF) zullen je spieren snel groter en sterker worden, zodat je dit potentieel kunt bereiken. Er zijn veel voor de hand liggende voordelen aan sterk zijn. Natuurlijk, kracht stelt je in staat om voorwerpen met gemak te verplaatsen en te dragen. De redenen om sterke spieren te kweken strekken echter veel verder dan het verplaatsen van meubilair.

Er zijn vier redenen waarom je moet gewichtheffen die veel belangrijker zijn dan het opbouwen van kracht en spiermassa.

1. **Je botten zullen je dankbaar zijn.** Vaak wanneer je botten pijn beginnen te doen of als je, zoals Mira, te horen krijgt dat je osteoporose of osteopenie hebt, stop je met gewichtoefeningen

omdat je bang bent dat je botten te zwak zijn. Dit is echter het tegenovergestelde van wat je zou moeten doen. Ouder worden brengt van nature verlies van spier- en botmassa met zich mee en of je nu al spiermassa aan het verliezen bent of dit eenvoudigweg in de toekomst wilt voorkomen, werken met gewichten kan hierbij helpen. Je botten reageren vrijwel hetzelfde op het heffen van gewichten als je spieren. Wanneer je het gewicht optilt, passen de spieren zich aan de stress aan door groter en sterker te worden. Je botten ondervinden ook stress en je lichaam zal hierop reageren door bot aan te maken. Om die reden willen we dat je gewichttraining als spierkwekend, maar ook als botkwekend ziet.

2. **Je zult het risico op diabetes verkleinen.** Volgens een in 2012 in *The Archives of Internal Medicine* (nu *JAMA Internal Medicine*) gepubliceerd onderzoek, hadden mannen die aan gewichtheffen deden 34 procent minder kans op diabetes. Maar het onderzoek wordt zelfs nog beter: degenen die daar regelmatige cardiowork-outs (zoals ZMT) aan toevoegden, verlaagden dit risico met maar liefst 59 procent.[4]

3. **Je hart zal blijer zijn.** Aerobe work-outs doen is niet de enige manier om je hart en vaten gezond te houden. Uit een onderzoek van de Appalachian State University in Boone, North Carolina, kwam zelfs naar voren dat na een matig intense gewichttrainingssessie een bloeddrukverlaging tot 20 procent optrad, wat gelijk is aan (of iets beter dan) de verlaging die na het innemen van een middel tegen hoge bloeddruk optreedt. Deze bloeddrukverlaging bleef 24 uur aanhouden bij degenen die regelmatig een paar keer per week trainden, waardoor de noodzaak om micronutriëntrovende medicijnen tegen hoge bloeddruk in te nemen weleens volledig overbodig zou kunnen worden.[5]

4. **Je zult beter presteren op je werk.** Met ons One Set to Failure-traningsprotocol leer je om er hard aan te trekken, zelfs als je hersenen je vertellen dat je niet meer kunt. Deze vastberadenheid, deze 'Ik kan het'-mentaliteit zul je ook in je dagelijks leven meenemen en je zult een van die mensen worden waar-

van je werkgever weet dat hij op je kan rekenen gedurende zware tijden. Met gewichttraining zul je bovendien de spieren van je torso en de spieren die je rug ondersteunen versterken. Hierdoor zul je minder ongemak ervaren als je de hele dag op je bureaustoel moet zitten en omdat jij niet over je rug klaagt, zul je nog meer succes op je werk kunnen behalen.

Jayson leert de geheimen van de profs om snel spieren te kweken

Wat je waarschijnlijk niet weet is dat Jayson vele, vele jaren geleden (zijn we zo veel ouder geworden?), zelfs voordat we een stel werden, heel fanatiek aan bodybuilden deed. Het speelde al vanaf zijn kindertijd een heel belangrijke rol in zijn leven en was een van de voornaamste redenen waarom hij geïnteresseerd raakte in voeding. Het was ook niet slechts een hobby. Hij heeft zelfs de Mr. Orlando-prijs in zijn gewichtsklasse gewonnen, en hij deed dit op geheel natuurlijke wijze met een schamel gewicht van slechts 69 kilo. Door zijn interesse in wetenschap en menselijke biologie was Jayson geïntrigeerd om te zien hoeveel spiermassa hij kon kweken zonder het gebruik van anabole steroïden (die in de bodybuildingwereld volop worden gebruikt). Hij begon te trainen met de beste bodybuilders om zichzelf te overtreffen. Heel misschien heb je weleens gehoord van Dorian Yates, die zes keer achter elkaar Mr. Olympia werd. Het winnen van de Mr. Olympia-competitie is zo'n beetje vergelijkbaar met het winnen van de Supercup, dus trainen met en leren van deze legendarische spierbonk van 136 kilo was een buitengewone trainingservaring.

Dorian Yates deelde zijn persoonlijke geheim met Jayson om sneller spiermassa op te bouwen en onthulde waarom de meeste mensen nooit hun volledige potentieel bereiken. Eenvoudig gezegd: net als mensen zich overtrainen door uren achtereen op cardioapparatuur te werken, overtrainen de meeste gewichtheffers zich ook. Om te begrijpen waarom One Set To Failure zo effectief is, moet je begrijpen waarom en hoe spieren groeien. Laten we eens voorstellen dat je spier de grond is. Wanneer je gewichten heft, breek je spierweefsel af, het equivalent van een gat in de grond graven. Vervolgens moet je spier herstellen van deze afbraak. Als we bij deze grondvergelijking blijven, moet het gat eerst worden gevuld voordat je er nieuwe aarde, nieuwe spieren, bovenop kunt gooien.

Wat denk je nu dat er gebeurt als je heel veel gewicht heft? Je graaft een heel diep gat, nietwaar? Je zult dan heel lang nodig hebben om dat gat weer te vullen, of te herstellen van die work-out, en dit geeft je weinig kans om daar bovenop ook nog eens spieren te kweken. Het doen van een heleboel sets, of herhalingen, is bij gewichtheffen eigenlijk contraproductief als je spiermassa wilt kweken. Hoe kleiner het gat, hoe groter de berg aarde die je erbovenop kunt scheppen, wat betekent dat je sneller spieren kunt kweken en sneller je doelstellingen zult bereiken.

Dus wat bedoelen we nu eigenlijk met One Set To Failure? Wanneer personal trainers een gewichttrainingsprogramma voor je opstellen, leiden ze je heel vaak langs een Nautilus-circuit of iets vergelijkbaars, en kiezen ze voor elke oefening een gewicht. Vervolgens adviseren ze om dat gewicht drie of vier sets van maximaal twintig herhalingen te heffen, met een korte pauze tussen elke set. Ze zullen echter vaak een gewicht voor je kiezen dat te licht voor je is. Hoe zou je het anders zo vaak kunnen heffen? Door op deze manier gewicht te heffen, graaf je niet eens een gat. Dit betekent dat je lichaam niet hoeft te herstellen en dat het hele proces van graven, herstellen, weer vullen en nieuwe aarde toevoegen niet plaatsvindt.

Als je echter een heel zwaar gewicht kiest om vele sets te heffen, is dat hetzelfde als maar blijven graven en graven. Na de eerste set ben je volkomen uitgeput, kun je het gewicht nauwelijks nog een keer heffen en begin je desondanks een nieuwe set. Door dit systeem te volgen, zal je lichaam al zijn tijd gebruiken om te herstellen, door het diepe gat dat je hebt gegraven te vullen en zal het geen tijd hebben om daar bovenop spiermassa te kweken. Gedurende het 28-daagse Food Factor-programma willen we niet dat je een van beide methodes volgt. Hoewel je op de lange termijn misschien meer spiermassa zult kweken, zul je niet efficiënt bezig zijn, we zijn uit op een wondermethode en dat is nu net de One Set To Failure-methode!

Hoe het werkt

Wanneer je volgens de One Set To Failure-methode werkt, duurt je volledige work-out slechts 20 minuten. Dit zijn, net als bij ZMT, zeer intensieve minuten, maar je werkt op je eigen intensiteitsniveau en het is veilig en effectief voor iedereen en alle leeftijden, van topsporters tot mensen die proberen weer spieren aan te kweken na een periode van ziekte of osteoporose. Het is hetzelfde programma dat Jayson in zijn jonge jaren gebruikte om een extra 45 kilo toe te voegen aan zijn postuur van 1,74 om zijn doel van 113 kilo te bereiken. Maak je echter geen zorgen, je zult door dit gewichttrainingsprogramma niet enorm worden, tenzij je daar daadwerkelijk aan werkt, zoals hij deed. Tegenwoordig heffen we allebei gewichten volgens de One Set To Failure-principes, en dit zorgt ervoor dat we met heel weinig inspanning op ons genetische potentieel blijven.

One Set To Failure (één set tot je niet meer kunt) betekent precies wat het zegt. Je zult één set doen tot je letterlijk niet eens meer één herhaling van die oefening kunt doen. Hoelang duurt jouw set? We willen dat je in het begin vijftien herhalingen probeert te bereiken. Als je die vijftien herhalingen in één keer redt, is je gewicht te licht. Neem een korte pauze en verhoog dan net zo lang je gewicht tot je voordat je de vijftien herhalingen hebt bereikt niet meer kunt. Zorg ervoor dat je ten minste zes herhalingen kunt halen.

Het is ook belangrijk dat je inziet dat *failure* (tot je niet meer kunt) het sleutelwoord is in dit programma. Je laatste herhaling moet altijd het laatste beetje energie kosten dat je nog kunt oproepen. Soms zul je op een nieuw gewicht slechts negen herhalingen halen en het gewicht de tiende keer maar halverwege krijgen. Andere keren ben je pas bij de veertiende herhaling volkomen uitgeput. Je spieren laten je weten wanneer ze niet meer verder kunnen, laat niet je verstand de beslissing voor je nemen. Negeer de innerlijke stem die zegt: 'Pff, die laatste herhaling was zwaar, ik kan niet meer. Laat ik nu maar stoppen.' Dit is niet de stem waarnaar we willen dat je luistert. Je zou in plaats daarvan moeten denken: nog eentje, nog even... doorzetten... ben er bijna. We willen dat je bij elke herhaling alles geeft wat je in je hebt. Je hoeft maar één set te doen, dus ga door tot je niet meer kunt. Dan heb je je doel bereikt. Je moet voorbij je mentale opgeefgrens om je fysieke opgeefpunt te bereiken. Als we het voorbeeld van een gat in de grond graven er nog eens bij pakken, zorgt graven tot je niet meer kunt ervoor dat je de spade in de grond steekt en in een heel korte tijd een gat graaft. Omdat je maar zo'n ondiep gat hebt gegraven met de One Set To Failure-techniek, begint je lichaam direct te herstellen en nieuwe aarde aan de bodem, oftewel nieuwe spiermassa aan je lichaam, toe te voegen. Elke keer dat je je doel van vijftien herhalingen voor een bepaalde oefening bereikt, neem je de volgende week een iets zwaarder gewicht.

Hulpmiddelen die je kunt gebruiken

De eerste paar work-outs zal het even duren voordat je je startgewicht en oefeningen hebt bepaald. Omdat we echter willen dat je je gewichten en herhalingen bijhoudt, zal deze work-out heel snel gaan zodra je het juiste programma hebt bepaald. In ons Micronutrient Miracle Motivation and Resource Center op mymiracleplan.com vind je een aantal geweldige hulpmiddelen om je te ondersteunen. We hebben een gedeelte waarin we enkele van onze favoriete One Set To Failure-gewichthefroutines hebben geplaatst. Je vindt hier ook downloadformulieren om je gewichten en routines bij te houden. Voor degenen die nog nooit met gewichten hebben gewerkt, zijn er ook video's die je leren hoe je dit het beste kunt doen. (Onze persoonlijke favoriet is de video waarin we uitleggen hoe falen er werkelijk uitziet.) Tot ziens in videoland!

In tegenstelling tot veel trainers willen we niet dat je elke dag een heel circuit aflegt, zoals in de sportschool. Dit betekent dat het leven zojuist alleen maar gemakkelijker is geworden. Je werkt alleen op bepaalde dagen aan bepaalde spiergroepen. Dit geeft de andere spieren de tijd te herstellen en tussen je work-outs in aan te groeien. Dit is ook geweldig omdat dit betekent dat je slechts vier keer per week gewichten hoeft te heffen om je persoonlijke genetische spierpotentieel te behalen.

Tabel 7.2
Weekschema voor One Set to Failure gewichttraining per spier

Dag	Spiergroepen	Beginner (of onderhoudsmodus)	Gevorderd Aantal oefeningen per spiergroep
Dag 1	Borst	3	4
	Biceps	2	3
Dag 2	Benen	4	6
Dag 3	Rust en herstel, dat wil zeggen geen gewichten heffen		
Dag 4	Schouders	3	4
	Triceps	2	3
Dag 5	Rug	3	4
	Buikspieren	2	3
Dag 6	Rust en herstel, dat wil zeggen geen gewichten heffen		
Dag 7	Rust en herstel, dat wil zeggen geen gewichten heffen		

Jouw schema

Het maakt niet uit of dag 1 op een maandag of een donderdag valt. Het moet gewoon op zo'n manier in je persoonlijke schema passen dat je de tijd hebt je aan je work-outs te wijden. Als je niet zeker weet welke apparaten voor bepaalde lichaamsdelen geschikt zijn of hoe je losse gewichten gebruikt om deze specifieke spiergroepen te gebruiken, maak je dan geen zorgen. We zijn hier om je ook daarmee te helpen. Kom gewoon langs in het Micronutrient Miracle Motivation and Resource Center op mymiracleplan.com om een lijst te downloaden voor welke oefeningen het best voor welke dagen zijn. Een goede trainer in een sportschool moet je kunnen voordoen hoe je deze lichaamsdelen op de juiste manier traint.

Oké, je weet nu dat je vanuit twee invalshoeken zult trainen. Als eerste zul je een cardiowork-out doen met Zero Movement Training en vervolgens zul je met de One Set To Failure-methode met gewichten werken. Je kunt deze work-outs inplannen wanneer ze het beste uitkomen. Als je vier dagen per week een work-out kunt doen, doe je eerst gewichttraining en vervolgens de Zero Movement Training op die vier dagen. Als je echter de voorkeur aan korte, intensieve sessies geeft, kun je ervoor kiezen om ZMT te doen op de dagen dat je van het gewichtheffen herstelt. Aan jou de keuze. In het begin lijkt dit misschien veel, maar als je onze trainingstechnieken vergelijkt met een uur achtereen als een hamster op een loopband rennen of de eindeloze herhalingen en sets in een volledig Nautilus-circuit, zul je zien hoe snel en gemakkelijk onze work-outs van 20 minuten in feite zijn. De resultaten zullen voor zich spreken. Jij moet in dit lichaam leven, wees er lief voor en het zal lief voor jou zijn! Denk eraan, dit heeft ook niets met afvallen te maken, het gaat hier om het opbouwen van een sterk lichaam waarin je nog vele jaren kunt leven en waarmee je je zonder ongemakken door de wereld kunt bewegen, zodat je andere plekken kunt bezoeken, nieuwe dingen kunt proberen en risico's kunt nemen met vertrouwen in je eigen kracht en vermogen.

Wegen of niet wegen

Er zijn verschillende meningen over of je je wel of niet zou moeten wegen, en zo ja, hoe vaak. Sommige mensen denken dat je daarmee gewicht boven gezondheid stelt, en in zekere zin zijn we het daarmee eens. Bedenk dat het 28-daagse Food Factor-programma niet per se een afvalprogramma is. Je lichaam zal echter vanzelf zijn 'gezonde', natuurlijke gewicht vinden als je eenmaal een toestand van een optimale hoeveelheid micronutriënten hebt bereikt waardoor al je systemen naar behoren kunnen functioneren. Dit gezegd hebbende, weten we dat er veel mensen zijn die heel graag willen afvallen. We weten dit zeker omdat veel van onze cliënten met wie we in het verleden hebben gewerkt met dit doel naar ons toekwamen. Gelukkig zal het Food Factor-programma ervoor zorgen dat je lichaam zijn genetische potentieel voor spiermassa vindt en wanneer dit niveau is bereikt, kan je gewicht op miraculeuze wijze afnemen omdat vetverlies onvermijdelijk is wanneer je eenmaal je maximale spiermassa hebt bereikt.

Helaas zorgen veel diëten ervoor dat je uiteindelijk veel minder spiermassa overhoudt dan voordat je begon. Heb je ooit *The Biggest Loser* op tv gekeken? Hoe denk je dat de deelnemers in slechts één week zo veel gewicht kunnen kwijtraken? Eén ding is zeker: ze verliezen niet alleen vet. Ze verliezen ook spiermassa. Ons doel voor jou is dat je gedurende dit programma zo veel mogelijk spiermassa behoudt en dat je gewichtsverlies bijna uitsluitend uit ongezond lichaamsvet bestaat. We willen nu een succesverhaal met je delen dat laat zien dat niet alle weegschalen hetzelfde zijn en dat je, tenzij je over alle gegevens beschikt, misschien niet de hele waarheid ziet.

Een succesverhaal: Nelly

Nelly kwam bij ons met de wens om af te vallen. Haar startgewicht was 98 kilo en vanwege Nelly's instelling en vastberadenheid verwachtten we dat ze zeker resultaat zou boeken. Toen Nelly echter de daaropvolgende week voor haar eerste wekelijkse controle kwam, gaf de weegschaal nog steeds 98 kilo aan. We hoeven je niet te vertellen dat Nelly bijna in tranen was. Ze had alles gedaan zoals het moest. Ze had supplementen ingenomen, gesport, de dieetrichtlijnen gevolgd en toch had ze geen gewicht verloren. Waarom? Het waarom van dit verhaal is belangrijk. We zullen je zelfs een stukje waardevolle informatie geven die je in je achterhoofd kunt houden, mocht jou hetzelfde overkomen.

Dit is het geheim: gewicht op de weegschaal betekent niets.
Toen we Nelly's lichaamsvetgegevens aflazen, ontdekten we dat ze niet alleen vet had verloren, haar ware doel, maar dat ze ook de broodnodige spiermassa had aangekweekt. Laten we Nelly's gegevens nog eens wat nader bekijken:

	Start-gegevens	Week 1	Week 2	Week 8	Nu
Lichaamsgewicht	98	98	96	87	77
Lichaamsvetpercentage	64,9%	58,8%	54,7%	45,2%	36,2%
Totale vetmassa in kg	63,8	57,8	52,6	39	26,7
Totale spiermassa in kg	34,4	40,4	43,6	47,6	50

Waar we naar willen kijken is het startgewicht van Nelly's spieren: 34,4 kilo. wat je misschien niet weet is dat een gemiddelde, gezonde vrouw van 1 meter 63 tot 1 meter 68 van nature een genetisch potentieel van circa 45,5 tot 50 kilo aan spieren zal hebben. Toen Nelly echter bij ons kwam, had ze door talloze mislukte diëten slechts 34,4 kilo aan spiermassa. Dit komt omdat het gewicht dat Nelly met die andere diëten verloren had, uit spieren en niet uit vet had bestaan, wat bij de meeste diëten het geval is. Ze moest die belangrijke spiermassa nu weer aankweken omdat spieren de stofwisseling controleren. Dus hoe meer spieren je hebt, hoe hoger je stofwisseling zal zijn. Dit is de reden dat wanneer mensen op een dieet gewicht in de vorm van spieren verliezen ze dit gewicht weer volledig terug zullen krijgen, plus een beetje meer. Het kleine beetje meer is te wijten aan de lagere stofwisseling die ze hebben verkregen door hun spierverlies.

Kijk in Nelly's geval echter naar wat er gebeurde met de kilo's vet die ze in haar lichaam had. Ze ging in één week tijd van 63,8 naar 57,8 kilo, wat betekent dat ze 6 kilo aan puur vet was kwijtgeraakt. Als Nelly al over haar 45,5 kilo aan spiermassa zou beschikken, zou haar vetverlies in het gewicht op de weegschaal weerspiegeld zijn. Als ze zichzelf zou hebben gewogen en gezien zou hebben dat ze de eerste week 6 kilo kwijt was geraakt, zou ze door het dolle heen zijn geweest, maar het enige wat ze zag was hetzelfde getal op de weegschaal als waarmee ze begonnen was.

In de tweede week begon het gewicht van Nelly op de weegschaal eindelijk te veranderen, maar dit getal gaf nog steeds niet haar werkelijke prestaties weer. Dit komt omdat ze nog steeds meer spieren moest kweken. We vertellen je dit verhaal omdat heel veel mensen al hun hoop in de getallen op de weegschaal leggen. Wanneer je echter naar Nelly's totale prestaties over twee weken genomen kijkt, kun je zien dat ze 11 kilo vet was kwijtgeraakt en 9 kilo droog spierweefsel had aangekweekt, een ongelooflijke prestatie. Maar vanwege het getal dat haar weegschaal de eerste week aangaf, had Nelly het bijna meteen opgegeven.

Ons doel is dat jij je potentieel voor droog spierweefsel behaalt, je gewenste hoeveelheid vet verliest en het ziektevrije lichaam van je dromen krijgt. Kijk niet willekeurig naar getallen en raak niet ontmoedigd. Ons programma werkt. Sommigen van jullie zullen sneller gewicht verliezen dan anderen. Maar zolang je geen spieren verliest, werkt het programma zoals het moet. Houd je aan het programma en onthoud, gewicht op de weegschaal betekent niets.

Dit gezegd hebbend willen we benadrukken dat we niet tegen weegschalen zijn. We zijn zelfs gek op onze weegschaal omdat die ons alle informatie geeft die we nodig hebben om afgewogen, onderbouwde conclusies over ons gewicht te trekken. Onze weegschaal kan ons vertellen welk vetpercentage ons lichaam bevat, hoeveel kilo aan spieren we hebben en hoeveel (ongezond) buikvet we rond ons middel hebben, en het geeft zelfs een schatting van onze stofwisselingsleeftijd, wat ons vertelt of we ouder of jonger zijn dan onze werkelijke kalenderleeftijd. De meeste van onze cliënten schaffen een vergelijkbare weegschaal aan voordat ze aan het programma beginnen. Hierdoor raken ze niet ontmoedigd als de weegschaal hetzelfde getal blijft aangeven. In de meeste gevallen worden, net als bij Nelly, de spiertoename en het vetverlies tegen elkaar weggestreept tot het genetische potentieel is bereikt. Op de sportschool en bij de huisarts is vaak een vergelijkbare weegschaal beschikbaar. Als je nog geen lichaamsvetweegschaal hebt, zou je je succes ook aan je kleding kunnen afmeten. Weer in een oude spijkerbroek passen, is misschien net de bemoediging die je nodig hebt.

> Ga naar ons Micronutrient Miracle Motivation and Resource Center op mymiracleplan.com voor tips bij het aanschaffen van een weegschaal die het vetpercentage meet. We hebben een aantal van onze favoriete modellen in verschillende prijsklassen op een rijtje gezet.

Kortom, beslissingen nemen zonder over de benodigde informatie te beschikken zal je op de lange termijn waarschijnlijk niet dienen. Ons antwoord op het grote weegschaaldebat is simpel: weeg wijs, of weeg niet.

Gulden regel 7 Dump de toxines, bevrijd je uit de toxische soep

Ja, dat lees je goed! Net als een relatie die niet meer lekker loopt, hopen we dat je de ongezonde toxines in je leven aan de kant zet. Misschien kleven er goede herinneringen aan je favoriete geurtje of tandpasta, maar het is tijd om de feiten onder ogen te zien: ze zijn gewoonweg niet meer goed voor je. Nu je hun duistere geheimen kent, is het tijd ze voor eens en voor altijd uit je leven te verwijderen. Als je wilt, mag je ze later wel weer gebruiken, maar probeer de komende 28 dagen als een ontwenningsperiode te zien, waarin je kunt ervaren hoe gemakkelijk ze door gezondere producten kunnen worden vervangen die bevorderlijker zijn voor je gezondheid.

We gaven in hoofdstuk 4 een lijst met tien trucs om de toxines in je huishouden te verminderen en we raden je ten zeerste aan deze zo veel mogelijk op te volgen. Je kunt ervoor kiezen alle tien de trucs op te volgen of er zo veel te doen als je kunt. Je zult geschokt zijn te ontdekken dat er een massa alternatieve non-toxische producten op je wachten om ontdekt te worden. Fabrikanten van deze fantastische gezonde alternatieven wijden al hun inspanningen aan het creëren van producten waarvan zij vinden dat ze verkrijgbaar zouden moeten zijn. Denk eraan, dit is slechts onze top-10. Dit betekent niet dat dit de enige toxines zijn waaraan je wordt blootgesteld. In de wereld waarin we nu leven worden we duizenden keren per dag aan chemische stoffen blootgesteld waarvan de wetenschap nu aantoont dat ze misschien een aantal heel gevaarlijke en ongewenste neveneffecten hebben. Hoewel deze chemische stoffen door de Europese Unie als 'veilig' zijn beoordeeld, hebben we nog geen idee welke uitwerking ze op elkaar hebben of welke consequenties het heeft om er een dag, een week, een jaar of zelfs een leven lang aan te worden blootgesteld. De kinderen van tegenwoordig zijn de eersten die volledig in deze 'toxische soep' zullen leven en alles wat we kunnen doen om dit troebele bad te vermijden en hun blootstelling aan toxines te beperken kan helpen. Langzaam maar zeker komen we tegen deze chemische bedrijven in opstand en sommige van de grote merken zijn zich bewust aan het worden van onze wens om obesogenen en andere gevaarlijke chemische bestanddelen te vermijden. Om deze reden beginnen bedrijven producten met veiliger ingrediënten te creëren. Misschien zijn ze wat moeilijker te vinden en kosten ze iets meer, maar als wij ze met z'n allen kopen, zullen andere bedrijven na verloop van tijd volgen en zullen de prijzen dalen naarmate de vraag toeneemt.

Hoewel je misschien aan veel van deze huishoudelijke middelen en verzorgingsproducten gehecht bent, raden we je toch aan er zo veel mogelijk van uit je huis te verwijderen als je kunt. Door dit te doen, voorkom je dat je micronutriënten verliest doordat je lichaam voortdurend bezig is deze toxines te verwijderen en af te voeren. Je kunt die micronutriënten nu juist maar al te goed gebruiken om toe te werken naar een optimale micronutriëntenstatus en uiteindelijk optimale gezondheid.

Koop non-toxische alternatieven voor zo veel mogelijk van de volgende producten.

Parfum/eau de cologne	Schoonmaakmiddelen	Droogtrommeldoekjes
Tandpasta	Shampoo en douche- en badgel	Make-up
Deodorant	Afwasmiddel	Plastic bewaarbakjes
Antiaanbakpannen en -bakvormen		

Stap 3: slim supplementeren, leer de ABC's en meer

Je doel is de komende 28 dagen je essentiële micronutriënten tot een optimaal peil aan te vullen. Zolang je dit doel in gedachten houdt, kun je tijdens het Food Factor-programma elke gewenste dieetfilosofie volgen. Zoals we echter in hoofdstuk 4 gezien hebben, is er geen enkel dieet dat je alle benodigde essentiële micronutriënten kan leveren. Supplementatie is dan ook de derde en laatste essentiële stap om je doel van een optimale micronutriëntenstatus te bereiken. Er zijn drie typen micronutriënten waar je je de komende 28 dagen scherp bewust van moet zijn: je vitamines en mineralen (multivitamine), je aminozuren (proteïnepoeder) en je essentiële vetzuren (omega 3's).

> **Gulden regel 8** Supplementeer tweemaal daags met een goed samengestelde multivitamine

Het eerste belangrijke supplement is je multivitamine. Zoals we al eerder stelden, moet je lichaam in staat zijn de micronutriënten die in een multivitamine verpakt zitten te absorberen, zodat ze niet zomaar door het toilet gespoeld worden. We zijn er heilig van overtuigd dat als je onze ABC's voor optimale supplementatie volgt je je geld aan een goede formule besteedt die geen van de meest voorkomende gebreken vertoont. Speciaal om deze reden hebben wij onze multivitamine Nutreince gecreëerd. We zijn er zeker van dat als je deze gebruikt, net als duizenden cliënten voor jou, je dezelfde ongeëvenaarde vruchten van deze superieure formule zult plukken. Als je wilt, kun je echter ook een andere multivitamine kiezen. In dat geval raden we je aan onze multivitaminevergelijkingsquiz te doen. Deze quiz brengt tot in detail de eventuele gebreken in de producten die je overweegt te gebruiken naar boven (MultivitaminStackUpQuiz.com). Je multivitamine is je eerste prioriteit als het aankomt op supplementatie en het is van groot belang dat je deze op consistente basis inneemt. Denk eraan, je kunt een multivitamine het beste innemen met een bron van vet om ervoor te zorgen dat de vetoplosbare nutriënten beter worden opgenomen, maar niet tijdens het eten om te voorkomen dat micronutriënten met elkaar concurreren. Voor bepaalde groepen mensen is het bovendien aan te raden een ijzersupplement of verteringsenzymen toe te voegen (om de absorptie van micronutriënten te verhogen).

De ijzerbehoefte aanvullen en de vertering ondersteunen

Een goed samengestelde multivitamine mag geen ijzer bevatten omdat ijzer met tien andere micronutriënten concurreert. Hierdoor wordt de beschikbaarheid van veel essentiële vitamines en mineralen in hoge mate verhinderd. IJzersupplementatie is voor bepaalde bevolkingsgroepen echter essentieel. Als je in de premenopauze zit, zwanger bent, borstvoeding geeft, een nierkwaal, maagzweer of maag-darmproblemen hebt, intensief sport of een veganistisch of vegetarisch dieet volgt, zou je dagelijks een ijzersupplement moeten innemen. Vrouwen zouden 18 mg en mannen 8 mg moeten innemen. Zorg ervoor dat je het ijzersupplement 's middags inneemt en los van je multivitamine om ervoor te zorgen dat het goed wordt opgenomen en aangewend.

Er is nog een supplement dat we onze cliënten vaak aanraden, en dat zijn verteringsenzymen. Elke functie van elke cel in ons lichaam is afhankelijk van enzymen. Ze helpen ook om de snelheid en efficiëntie van de stofwisselingsfuncties van het lichaam te reguleren. Een van de voornaamste functies van enzymen is om het voedsel af te breken, zodat het door het lichaam kan worden aangewend. Hoewel enzymen in rauwe, natuurlijke voedingsmiddelen aanwezig zijn, gaan ze door bewerking en koken in hoge mate verloren waardoor een optimale absorptie van de macro- en micronutriënten bemoeilijkt wordt. Tijdens het 28-daagse Food Factor-programma kun je ervoor kiezen verteringsenzymen aan je supplementen toe te voegen. Voor een betere opname van micronutriënten raden we het echter ten zeerste aan, vooral aan degenen die last hebben van problemen met de spijsvertering, waaronder brandend maagzuur. Zoek naar een product met amylase, protease en lipase en een groot aantal andere verteringsenzymen, zoals bromelaïne, ossengal, pancreatine, papaïne, pepsine en betaïne BAD.

Gulden regel 9 Consumeer twee proteïneshakes of maaltijdvervangers op eiwitbasis per dag

Het tweede belangrijke supplement, dat je lichaam van voldoende essentiële aminozuren zal voorzien, zal je proteïnepoeder zijn. We hebben eerder al de vele voordelen van het toevoegen van eiwit aan je dagelijkse dieet en het belang van spierbehoud voor gewichtsverlies uitgebreid uit de doeken gedaan. Je zult merken dat deze shakes en snacks je leven een stuk makkelijker zullen maken omdat ze ervoor zorgen dat je lichaam de hele dag verzadigd en fit blijft. We raden je ten zeerste aan onze heerlijke Triple Threat-recepten te gebruiken, omdat ze je supplementatieschema zullen vereenvoudigen.

De perfecte Triple Threat-shake maken

Heb je ooit een Broadway-musical gezien of *The Wizard of Oz* of *The Sound of Music* op televisie gekeken? De sterren die aan deze shows deelnemen worden in de showbusiness 'triple threats' genoemd. Dit betekent dat ze op drie gebieden zeer getalenteerd zijn: zang, dans en acteren. We hebben daarom besloten onze dagelijkse micronutriëntrijke, spierenkwekende en vetverbrandende shake de Triple Threat te noemen, omdat we vonden dat deze aan alle factoren voldeed. Er zit alles in wat je wilt en nodig hebt, gecombineerd in één heerlijke, romige shake. Het combineert de vitamines en mineralen van Nutreince met de aminozuren van IN.POWER-proteïnepoeder en de vetverbrandende en breinopwekkende kracht van SKINNYFat. Waar het op neerkomt, is dat er drie van onze basisproducten in zitten en dat je er twee maaltijden per dag mee klaarmaakt die perfect zijn samengesteld om de hele dag over voldoende energie te beschikken en je micronutriënten blijvend aan te vullen.

Sommige cliënten vragen of ze het eiwit of het vet in de Triple Threats kunnen vervangen. Onze mening daarover is als volgt: ten eerste bevat ons proteïnepoeder geen smaakstoffen of toevoegingen. De smaken van Nutreince zijn bewust wat krachtiger gemaakt, zodat ze perfect mengen in de romige Triple Threat-shakes. In tegenstelling tot veel proteïnepoeders in de winkel, wordt ons IN.POWER-proteïnepoeder ook gemaakt zonder toegevoegde vitamines en mineralen, omdat deze anders met die van Nutreince zouden kunnen concurreren. Daarnaast bevatten veel plantaardige proteïnepoeders hoge gehalten aan bepaalde micronutriënten, wat ook tot concurrerende situaties kan leiden als je Nutreince aan de shake toevoegt. Tenzij je een strikte veganist bent, raden we het gebruik hiervan dan ook af. Dus als je een alternatieve eiwitbron zoekt, let er dan op dat je er een kiest die vrij is van ongewenste ingrediënten en toegevoegde micronutriënten.

Wat het kiezen van een alternatieve vetbron betreft, zijn er een paar problemen die we zijn tegengekomen. Kokosolie gaat klonteren als het in contact komt met het ijs in de shake, waardoor je een nogal onsmakelijk, wasachtig drankje vol vetbolletjes krijgt. Alleen MCT-olie (middellangeketen triglyceriden) zal de absorptie van de micronutriënten niet ondersteunen, omdat het lichaam hiervoor langeketen vetten nodig heeft, die MCT niet bevat. De meeste visolies zorgen ervoor dat je shake een vissmaakje krijgt, dus die raden we ook niet aan. We hebben er jaren over gedaan om de beste maaltijdvervangende shake te creëren en onze Triple Threat-shake is iets waar we iedere keer weer naar uitkijken. Hoewel je kunt proberen je eigen maaltijdvervangende shake te creëren door andere ingrediënten te gebruiken, staan we achter de Triple Threat omdat we weten dat je daarmee in elke heerlijke shake drie van de absoluut beste producten op de markt naar binnen krijgt. De resultaten die we hebben gezien, de successen van onze cliënten, zijn gebaseerd op het exacte gebruik van onze recepten en deze spreken voor zich. In hoofdstuk 9 vind je enkele heerlijke Triple Threat-recepten. Gun jezelf het genoegen van onze verrukkelijke Triple Threat-shakes en andere Triple Threat-lekkernijen, waaronder puddingen en ijs. Je zult je afvragen hoe zo iets lekkers zo goed voor je kan zijn! En als je de puddingen van tevoren klaarmaakt en in de koelkast bewaart, zijn ze niet alleen heerlijk maar ook nog handig!

> **Gulden regel 10** Zorg ervoor dat je voldoende omega 3's binnenkrijgt

Wat je omega 3's betreft, geven we je enkele opties: je kunt ze eten of slikken. In de eerste plaats kun je ervoor kiezen twee of drie keer per week een portie vis van 100 gram te eten om aan je vereiste EFA's (essentiële vetzuren) te komen. Deze manier heeft de voorkeur als je uitsluitend wilde vis kiest die BPA-vrij is verpakt. Dit lijkt misschien een kleine hoeveelheid vis, maar bedenk ook hoeveel omega 3's je verder nog binnenkrijgt met je eieren van biologische vrije-uitloopkippen en rundvlees en boter van grasgevoerde koeien. Als je echter geen vis lust of alleen gekweekte vis kunt vinden, kies dan een visoliesupplement. Een probleem met visolie is echter dat uit onderzoek is gebleken dat de gunstige bestanddelen EPA en DHA net als bepaalde vitamines en mineralen met elkaar concurreren om absorptie. Om deze reden hebben we Origin Omega gecreëerd, het eerste en enige omega 3-product dat is samengesteld volgens onze gepatenteerde anticoncurrentietechnologie om de EPA's en DHA's te scheiden om concurrentie uit te sluiten en de absorptie en aanwending van beide aanzienlijk te vergroten. Als je besluit een andere visolie te nemen, zoek er dan één uit die meer EPA dan DHA bevat (ongeveer 500 mg EPA en 250 mg DHA per portie), aangezien EPA in het lichaam in DHA wordt omgezet. Zorg ervoor dat je de visolie na opening in de koelkast bewaart om oxidatie door hitte te voorkomen. Essentiële vetzuren zijn essentieel voor je lichaam, een paar keer per week wilde vis eten is een perfecte en lekkere manier om ze binnen te krijgen.

Deel 2: Wat te eten en wanneer

Oké, je hebt tot nu toe de tien gulden regels van het 28-daagse Food Factor-programma geleerd en je vraagt je nu waarschijnlijk af wat je precies mag eten en wanneer. Je weet al dat we je niet zullen vertellen welk type dieetfilosofie je moet kiezen. Dat is je eigen keuze. Je mag het voedsel kiezen dat je lekker vindt en dat beantwoordt aan je filosofische, ethische, religieuze of medische voorschriften.

Tijd om enkele dagelijkse beperkingen in te stellen

Dat we je je eigen stroming laten kiezen, wil echter niet zeggen dat je achter een all-you-can-eat-buffet kunt aanschuiven. Er zullen enkele beperkingen gelden, maar zoals je zult zien, zijn deze gemakkelijk te volgen voor een levenslange optimale gezondheid. Het is nu tijd om te leren wat de beperkingen zijn ten aanzien van fruit, zetmeelproducten, noten, zaden, alcohol en cafeïne in het Food Factor-programma.

Fruit, of zouden we dit kleine suikerbommetjes moeten noemen?

Wil je weten wat Mira's twee favoriete voedingsmiddelen waren toe ze nog osteoporose had? Dit waren suikermeloen en winegums die beide boordevol suiker zitten. Je zou misschien zeggen dat de ene gezonder is dan de andere. In feite heb je gelijk. De ene is natuurlijk en de ander is bewerkt met suiker, chemische toevoegingen en kleurstoffen. Mira's lichaam maakte het echter niet uit wat ze at. Beide zorgden ervoor dat ze nog meer behoefte aan zoet kreeg. Beide zorgden ervoor dat ze nog meer trek kreeg, zonder dat ze gezonde vetten of eiwitten leverden die haar konden verzadigen, haar stofwisseling konden verhogen of haar zwakke botten konden versterken. Beide zorgen er bovendien voor dat je insulinespiegel piekt en dat je meer vet opslaat. Als je er op deze manier naar kijkt, zijn geen van deze 'suikerbommen' de voedingsmiddelen waarmee we ons lichaam op regelmatige basis willen bombarderen.

Vermijd zetmeelhoudende producten, noten en zaden

Net als de zoete suikerbommen die we fruit noemen, zijn er andere voedingsmiddelen die hetzelfde effect op ons lichaam hebben. Hoewel er op zich niets mis mee is om af en toe een aardappel of een handvol gemengde noten en zaden te eten, zijn er betere opties als je op zoek bent naar zo veel mogelijk micronutriënten per hap. Bedenk dat veel van deze zetmeelproducten, noten en zaden een groot aantal antinutriënten bevatten. Waarom zou je bijvoorbeeld te veel ontstekingen veroorzakende noten en zaden boordevol omega 6, calorieën, fytaten en lectines eten als er beter voedsel te vinden is dat ervoor zorgt dat je je micronutriënten aanvult en al deze micronutriëntrovende factoren niet bevat?

Fruit, zetmeelproducten, noten en zaden beperken

Wil je het goede nieuws horen? We zullen je niet vertellen of je wel of niet fruit, zetmeelproducten, noten of zaden zou moeten eten. Net als bij de meeste onderdelen van dit programma, heb je een keuze. Het is jouw programma en je kunt het aan je eigen smaak aanpassen. Tijdens het 28-daagse Food Factor-programma zul je fruit, zetmeelproducten, noten en zaden echter tot maximaal twee porties per week moeten beperken. Je kunt het voedsel eten waar je het meest van houdt, zodat je nooit het gevoel zult hebben dat je iets mist. Je kunt bijvoorbeeld in week 1 kiezen voor fruit bij je ontbijt op maandag en een aardappel bij je avondeten op donderdag, of voor twee keer glutenvrije pasta. Dit betekent echter niet dat je je deze twee dagen vol kunt proppen met voedingsmiddelen die je anders moet beperken. In elk van de vier weken zijn twee porties toegestaan. Ongeacht of je van zoet of van zout houdt, geeft dit je de gelegenheid van je favoriete lekkernijen te genieten. Je zult ook merken dat je hunkering naar en afhankelijkheid van deze voedingsmiddelen binnen korte tijd voorbij is. Als je een specifiek gezondheidsprotocol wilt volgen, lees dan altijd de richtlijnen in hoofdstuk 8 omdat we deze voedingsmiddelen in sommige protocollen, zoals die voor de bloedsuikerregulering of gewichtsverlies, de eerste 28 dagen geheel hebben weggelaten om het beste resultaat te behalen.

Fruit		Zetmeelproducten en andere gelimiteerde voedingsmiddelen
Hoewel alle fruitsoorten mogen, zijn de vetgedrukte de beste keuze. *1 portie = 1 hele vrucht of 1 bakje bessen*		**Alle onderstaande voedingsmiddelen worden als zetmeelproducten beschouwd en moeten daarom met mate worden geconsumeerd. Zorg dat je deze producten op de juiste wijze bereid om het aantal antinutriënten te verminderen.** *1 portie = maximaal 150 gram voor vrouwen en 200 gram voor mannen*
Abrikozen	Alle gedroogde vruchten	
Appels⁻	Ananas	Aardappels (niet-AA)
Bessen⁻	Bananen	Amarant (gekiemd)
Drakenvrucht	Dadels	Bieten
Granaatappels	Druiven	Boekweit (gekiemd)
Grapefruit⁺	Lychees	Bonen (gekiemd)
Kakivruchten	Mango's	Erwten⁺
Kersen	Papaja's	Haver (gekiemd)
Kokosnoot	Rozijnen	Jicama
Meloenen⁺	Vijgen	Maïs (niet-AA)
Nectarines⁻	Watermeloen	Noten (gekiemd)
Passiefruit		Pastinaken
Peren		Pompoen (alle soorten)

Perziken⁻	Quinoa (gekiemd)
Pruimen	Rijst (gefermenteerd of geweekt)
Pruimen	Zaden (gekiemd)
Sinaasappels/ mandarijnen	Zoete aardappels/bataten⁺
	Pasta, brood of andere uit bovengenoemde ingrediënten gemaakte producten

+ Veilige groente om niet-biologisch te kopen
− Groente die je altijd biologisch moet kopen

Alcohol- en cafeïnebeperking, twee keer per dag

Je hebt vast weleens gelezen over de micronutriëntrovende eigenschappen van cafeïne en alcohol, en je hebt vast ook weleens gelezen over de gezondheidsvoordelen die ze kunnen leveren. Het kan nogal verwarrend zijn, vind je niet? In het geval van deze twee DMR's schijnt er wetenschappelijk gezien een 'omslagpunt' te zijn waar de weegschaal van uitputtende en negatieve neveneffecten omslaat naar gunstige effecten. De komende 28 dagen willen we dat je dit omslagpunt opzoekt. Dit betekent dat je van twee cafeïnehoudende drankjes en twee alcoholhoudende drankjes per dag mag genieten. Dit betekent niet dat je moet beginnen met het drinken van koffie of wijn als je dat nog niet deed. Dit betekent ook niet dat je twee keer een large of extra large kop koffie kunt nemen en jezelf voor de gek kunt houden dat dit een normale hoeveelheid is. Wees verstandig en verantwoordelijk. Als je een plattere buik wilt hebben, raden we aan glutenvrije biertjes te laten staan tot je je ideale gewicht hebt bereikt.

> Wanneer we het over alcohol hebben, bedoelen we niet een mierzoete cocktail. De geen-suiker-regel geldt altijd. Wat je wel mag is het volgende: wijn, champagne, glutenvrij bier en sterkedrank, puur of gemixt met bubbelwater en wat drupjes stevia voor de smaak. Proost!

> Hetzelfde geldt voor koffie. Frappuccino-achtige met glucose-fructosesiroop gezoete drankjes zijn tijdens dit programma uit den boze. Wat we echter wel aanraden, is om je cafeïnehoudende drankjes te combineren met gezonde verzadigde vetten, zoals room, KCAFFQFat of boter, om de afgifte van cafeïne te minimaliseren. Je kunt echter nog steeds heerlijke koffie drinken, vooral als je er een paar drupjes stevia aan toevoegt. Probeer eens ons recept voor een dubbele chocolade-mokka Triple Threat-shake op pagina 401.

Voor sommigen is deze alcoholbeperking misschien iets lastiger. Misschien vind je het moeilijk om tijdens het kijken naar een voetbalwedstrijd met je vrienden na twee biertjes (glutenvrij uiteraard) te stoppen, of vind je je limiet van twee glazen drank wel heel karig op je wekelijkse uitgaansavondje. Als je jezelf hierin herkent en denkt na twee glazen niet te kunnen stoppen, raden we je aan het drinken van alcohol tot één avond per week te beperken om jezelf wat meer speelruimte te geven. Waarom zou je het jezelf moeilijk maken? De meeste klanten vinden zelfs dat deze optie van één avond per week drinken hen helpt hun alcoholinname binnen te perken te houden, zelfs als ze helemaal niet vonden dat ze te veel dronken.

Aanbevolen voedingsmiddelen

Nu je weet welke voedingsmiddelen je moet vermijden en beperken, ben je gereed om de voedingsmiddelen te ontdekken waarop we willen dat je je focust. Van fantastische gefermenteerde voedingsmiddelen tot ontstekingsremmende vis en onbeperkte hoeveelheden kleurrijke groente, daarmee willen we dat je je menu's vult.

Zorg voor gezonde darmen! Focus op fermenteren

Wist je dat je hersenen en je darmen uit hetzelfde type weefsel bestaan? Op dit moment is de wetenschap steeds meer aan het ontdekken dat je gezondheid in je darmen zetelt. Men denkt dat wel 80 procent van je immuunstelsel in je darmstelsel is gesitueerd. De koloniën die in je darmen leven vormen een compleet ecosysteem dat alle aspecten van je gezondheid beïnvloedt. Er huizen zowel 'goede' als 'slechte' bacteriën in je darmen en het is van het grootste belang om een optimale verhouding tussen beide te bewaren.

Met het 28-daagse Food Factor-programma worden je darmen gezond omdat de belangrijkste factoren waarvan bekend zijn dat ze de optimale verhouding van 85 procent goede en 15 procent slechte bacteriën verstoren compleet uit het dieet zijn geschrapt, waaronder suiker, geraffineerde granen, antibacteriële zeep en pesticiden. Omdat je micronutriënten echter in je gehele spijsverteringskanaal worden geabsorbeerd, willen we dat je nog één stap verder gaat. We willen dat je nog een extra hoeveelheid 'goede' bacteriën tot je neemt. Net als met de EFA's is de keuze aan jou: eet ze of supplementeer ze.

Als je ervoor kiest om je probiotica via je voedsel binnen te krijgen, heb je enkele mogelijkheden. Je mag kefir, yoghurt, lassi, kombucha, kimchi, zuurkool en kwark. Probeer ongepasteuriseerde (rauwe) versies te vinden, aangezien pasteurisatie de probioticastammen kan beschadigen. Als je ervoor kiest je goede bacteriën zo naar binnen te werken, heb je niet veel nodig. Slechts twee happen of een paar druppels per dag houden de kolonie in tact.

Hoewel wij er de voorkeur aan geven onze probiotica via onze voeding binnen te krijgen, moet je als je niet van gefermenteerde voedingsmiddelen houdt, je darmflora verrijken met een supplement. Kies een probioticum die ten minste vijf tot zeven miljard levende organismen voor volwassenen en één miljard voor kinderen levert. Kies een merk met zo veel mogelijk verschillende probioticasoorten (ten minste vijf), uit zowel de Lactobacillus- als de Bifidobacterium-familie.

Fantastische vis!

We hebben het in onze bespreking van de eiwitafdeling van de supermarkt in hoofdstuk 5 al uitgebreid over het kiezen van vis gehad, maar we willen er zeker van zijn dat het duidelijk is, dus we herhalen het hier nog maar eens (voor het geval je de andere hoofdstukken hebt overgeslagen en meteen naar dit hoofdstuk over het Food Factor-protocol bent gegaan). Wij denken dat wilde vis een fantastische eiwitbron is die ontstekingen kan verminderen en je zou dit ten minste twee tot drie keer per week moeten eten. Als je niet van vis houdt, probeer dan op zijn minst een van de recepten uit. We denken dat je misschien weleens van gedachten kunt veranderen als je proeft hoe smaakvol en 'niet-vissig' ze zijn!

Eet grote hoeveelheden kleurrijke groente

In tegenstelling tot fruit en zetmeelproducten zijn er talloze geweldige soorten groente die we dagelijks op je bord willen zien. Hieronder volgt een lijst van de groenten die we aanbevelen. Deze zijn over het algemeen arm aan koolhydraten en rijk aan vezels. Ze veroorzaken niet de vetopslag die je probeert te voorkomen en zitten boordevol broodnodige voedingsstoffen die je niet gemakkelijk via een supplement kunt binnenkrijgen. Probeer de komende 28 dagen groente in alle kleuren van de regenboog te eten, omdat de kleur van een groente je heel veel kan vertellen over de micronutriënten die deze kan leveren. De specifieke plantenbestanddelen die een groente bevat, bepaalt de kleur van de schil. Dus door groente in verschillende kleuren te kiezen, garandeer je dat je het grootst mogelijke aantal voedingsstoffen binnenkrijgt. (Zie tabel 7.3 op pagina 308.)

Je persoonlijke eetschema samenstellen

Ben je een thuisblijfouder die vroeg opstaat, de hele dag in de weer is en nauwelijks tijd heeft om een evenwichtige maaltijd te eten? Bepaalt je werkschema op welk tijdstip je elke dag kunt eten? Houd je van uitslapen en een uitgebreid ontbijt in het weekend? Wat je persoonlijke schema ook is, het Food Factor-programma heeft een oplossing die perfect is aangepast aan je leefstijl.

Gedurende je 28-daagse Food Factor-programma zul je vier keer per dag eten. Onthoud echter dat twee van deze vier maaltijden volgens gulden regel 9 in de vorm van een shake zullen zijn. Voor de meesten van jullie zal dit een Triple Threat-shake zijn, een combinatie van je essentiële micronutriënten (Nutreince-multivitamine), essentiële aminozuren (IN.POWER) en vetten die goed zijn voor je hersenen, energiehuishouding en vetstofwisseling (SKINNYFat). Deze shakes houden je door de combinatie van alle drie de basisingrediënten urenlang mentaal scherp en verzadigd. De andere twee maaltijden zullen bestaan uit een van de talloze recepten uit ons menu. In het vraag- en antwoordgedeelte over het 28-daagse Food Factor-programma op pagina 319 geven we ook enkele alternatieven, zoals het eten van drie maaltijden per dag met tussendoor een snack en twee keer per dag alleen Nutreince (of een andere multivitamine) voor personen die allergisch zijn voor proteïnepoeder of er de voorkeur aangeven alleen natuurlijke voeding te eten.

Tabel 7.3
Lijst van niet-zetmeelhoudende groente die je volop mag eten

(Ja, we weten het: sommige zijn technisch gesproken vruchten.)
Portiegrootte: eet tot je verzadigd bent, niet tot je bomvol zit

Artisjokken	Palmkool-*
Asperges+	Paprika's (alle kleuren)-
Aubergine+	Patisson-
Avocado+	Pompoen
Bamboescheuten	Radijs*
Bloemkool+*	Selderij-
Boerenkool-*	Sla (alle soorten)-
Broccoli*	Snijbiet*
Champignons+-	Spaghettipompoen
Cherrytomaten-	Sperziebonen
Chilipepers-	Spinazie-*
Courgette-	Spruitjes*

Komkommers⁻	Sugar snaps/peultjes⁻
Kool⁺*	Tomaten
Koolrabi*	Uien⁺
Okra	Waterkastanjes
Paksoi*	Wortels

+ Veilige groente om niet-biologisch te kopen
− Groente die je altijd biologisch moet kopen
* Altijd gekookt

Wat de timing van je maaltijden betreft, eet je volgens het Food Factor-protocol elke 3 tot 5 uur, liefst om de 4 uur. Als je bijvoorbeeld om 6.30 uur wakker wordt, zou je om 7.00 uur een kop koffie en een Triple Threat-shake kunnen nemen. Om 11.30 uur zou je dan kunnen lunchen en om 15.00 uur zou je weer een Triple Threat-shake of een Triple Threat-pudding kunnen nemen. Je avondeten zou je tot slot om 19.00 uur eten. Dit is maar een voorbeeld. De meesten van ons leiden echter een leven dat dagelijks verandert, zonder vaste routine. Dit betekent dat je schema van dag tot dag kan verschillen.

Hieronder volgen zes basisschema's.

Optie 1: shake, maaltijd 1, shake, maaltijd 2
Optie 2: maaltijd 1, shake, maaltijd 2, shake
Optie 3: maaltijd 1, shake, shake, maaltijd 2
Optie 4: shake, maaltijd 1, maaltijd 2, shake
Optie 5: maaltijd 1, maaltijd 2, shake, shake
Optie 6: shake, shake, maaltijd 1, maaltijd 2

Opmerking: Opties 4, 5 en 6 zijn perfect voor mensen die geïnteresseerd zijn in onderbroken vasten. Hoewel dit misschien geen traditionele opties van onderbroken vasten zijn omdat ze eiwit bevatten, zullen ze je helpen om je leptineniveaus te resetten, waardoor je je op de lange duur beter zult voelen en bovendien sneller zult afvallen, als dat je doel is.

We zullen je een 28-daags menu geven, maar als je een bepaalde dag iets wilt veranderen, doe dat dan gerust. Onthoud slechts dat je twee shakes per dag drinkt en om de 3 tot 5 uur eet. Als je een heel druk leven hebt of een reinigingskuur op basis van vloeistoffen wilt proberen, kun je ervoor kiezen meer shakes te nemen. Sommige mensen kiezen ervoor op drukke dagen drie shakes te nemen, terwijl anderen gedurende een korte periode alle vier hun maaltijden door een Triple Threat-shake vervangen. Als je een hectische tijd doormaakt, is het altijd beter om een extra shake te nemen dan je toevlucht tot ongezonde gemaksvoeding te nemen. Als je echter voor meerdere shakes per dag kiest, zorg er dan voor dat je niet meer dan twee Nutreincezakjes per dag neemt (één 's morgens en één 's avonds). Je kunt de multivitamine uit de extra shakes weglaten of de zakjes over je shakes verdelen. Vergeet niet dat je telkens wanneer je een Triple Threat-shake vermeld ziet staan, je elk van de Triple Threat-recepten voor shakes of lekkernijen kunt gebruiken.

Als je voor een alternatieve multivitamine of een ander proteïnepoeder kiest, moet je telkens wanneer je 'Triple Threat' in het schema ziet staan je eigen maaltijdvervangende shake en multivitaminesupplement nemen.

Aan de slag met het algemene 28-daagse Food Factor-programma

Dit programma is speciaal ontwikkeld voor wie een optimale micronutriëntenstatus wil bereiken. Dit protocol zal je helpen meer energie te krijgen, te ontgiften, kracht op te bouwen, je gewicht te beheersen en deficiëntieziekten en aandoeningen te voorkomen en genezen. In hoofdstuk 8 vind je protocollen die specifiek op bepaalde aandoeningen zijn afgestemd. Denk eraan: zorg er voordat je aan een van de Food Factor-protocollen begint voor dat je alle onderdelen in je 'Food Factor-programmaplanner' op pagina 92 hebt afgewerkt. Hierdoor zal niets je in de weg staan te slagen en zul je fantastische resultaten bereiken.

Het algemene Food Factor-programma is bedoeld voor mensen die:

- hun micronutriënten op peil willen brengen om hun gezondheid op alle gebieden te verbeteren;
- op zoek zijn naar een realistisch programma dat gemakkelijk is vol te houden om optimale gezondheid te verkrijgen.

Volg de tien gulden regels

1. Elimineer suiker, tarwe, soja volledig uit je dieet.
2. Probeer de obesogenen (EKA, BHA en ftalaten) waar je dagelijks mee in contact komt uit je leven te bannen.
3. Verminder de BEJ's in voedsel en dranken (fytaten, oxalaten, lectines, trypsineremmers, fosforzuur, alcohol, cafeïne en tannines).
4. Volg bij het boodschappen ons goed-beter-best-systeem en kies de producten die we aanbevelen.
5. Verminder stress met een van onze beproefde technieken.
6. Verbrand vet en kweek spieren met drie of vier dagen per week onze Zero Movement Training en vier dagen per week onze One Set To Failure-gewichttraining.
7. Probeer je verzorgingsproducten en schoonmaakmiddelen te vervangen door non-toxische alternatieven.
8. Neem tweemaal per dag een goed samengestelde multivitamine in, bij voorkeur Nutreince. Overweeg ook te supplementeren met ijzer of verteringsenzymen (of beide).
9. Drink twee proteïneshakes per dag. We raden je ten zeerste aan onze heerlijke recepten voor Triple Threat-shakes en -lekkernijen te volgen.
10. Neem tweemaal per dag 1 gram omega 3-visolie in, of eet twee tot drie keer per week een portie omega 3-rijke wilde vis. Als je een supplement gebruikt, kies dan voor Origin Omega of zoek een product dat meer AHA dan BBA bevat (misschien 500 mg AHA en 250 mg BBA per dosis).

Weet je dagelijkse limieten

Zetmeelproducten, fruit, noten en zaden: twee keer per week naar keuze. Bijvoorbeeld twee porties glutenvrije zetmeelproducten óf twee porties fruit óf twee porties noten/zaden óf een combinatie (maar niet meer dan twee porties totaal per week).
Alcohol: twee glazen per dag.
Cafeïnehoudende dranken: twee koppen per dag.

Behoud je focus

Gefermenteerde voedingsmiddelen: eet dagelijks twee of drie vorken vol (bij voorkeur rauw) of gebruik een probioticasupplement
Vis: eet twee of drie porties per week of gebruik omega 3-supplementatie.
Vezelrijke groente: eet tot je verzadigd bent, niet tot je bomvol zit
Timing: eet om de 3 tot 5 uur (4 is optimaal) vier maaltijden per dag. Twee maaltijden moeten uit een Triple Threat-shake of -lekkernij bestaan.

Menu voor het algemene 28-daagse Food Factor-programma

De voedingsmiddelen die gelimiteerd zijn, staan schuingedrukt, zodat je ze gemakkelijk kunt herkennen.

Vergeet niet voordat je aan het programma begint zo veel mogelijk pesto's en boters te maken en in te vriezen. Dit zal je tijd besparen en je maaltijden smakelijker maken.

WEEK 1

Dag 1 (zondag)
9.00 *Gebakken appel op zijn Food Factors* (pagina 427) of *Griekse yoghurt met fruit* (pagina 426)
13.00 Traditionele Triple Threat-shake (pagina 400)
17.00 Hete chili-kip (pagina 437) met optioneel een supersimpele wrap (pagina 453)
21.00 Triple Threat-pudding (pagina 402)

Dag 2 (maandag)
7.30 Triple Threat-kaneelshake (pagina 401)
12.00 Restje hete chili-kip
15.30 Traditionele Triple Threat-shake (pagina 400)
19.30 Zalm met sperziebonen en pesto of boter naar keuze (pagina 405-409)

Dag 3 (dinsdag)
7:30 Triple Threat-cheesecake (pagina 403)
12.00 Grote salade met restje zalm met sperziebonen en KCAFFQFat-dressing naar keuze (pagina 413-414)
15.30 Traditionele Triple Threat-shake (pagina 400)
19.30 Griekse kip (pagina 433)

Dag 4 (woensdag)
7.30 Triple Threat-pudding (pagina 402)
12.00 Restje Griekse kip

15.30 Triple Threat-pudding (pagina 402)
19.30 Snelle tandoori-garnalen (pagina 432) met verkoelende komkommerraïta (pagina 411)

Dag 5 (donderdag)
7.30 Triple Threat-cheesecake (pagina 403)
12.00 Grote salade met restje snelle tandoori-garnalen en KCAFFQFat-dressing naar keuze (pagina 413-414)
15.30 Triple Threat-pudding (pagina 402)
19.30 Hamburger zonder broodje en in de oven geroosterde spruiten (pagina 451)

Dag 6 (vrijdag)
7.30 Triple Threat-pudding (pagina 402)
12.00 Broccoli-kaassoep (pagina 420)
15.30 Traditionele Triple Threat-shake (pagina 400)
19.30 Gegrilde steak met pesto naar keuze (pagina 405-406) en bloemkoolpuree (pagina 452)

Dag 7 (zaterdag)
9.00 Snelle zalmkoekjes (pagina 423) en eieren naar keuze bereid
13.00 Traditionele Triple Threat-shake (pagina 400)
17.00 *Fish and Chips* (pagina 448)
21.00 Triple Threat-chocolade-ijs (pagina 404)

WEEK 2

Dag 8 (zondag)
9.00 Franse uientaart (pagina 420)
13.00 Traditionele Triple Threat-shake (pagina 400)
17.00 Courghetti (pagina 443) met bolognesesaus di mama (pagina 416)
21.00 Triple Threat-pudding (pagina 402)

Dag 9 (maandag)
7.30 Traditionele Triple Threat-shake (pagina 400)
12.00 Gegrilde of gekookte kippendijen, pesto of boter naar keuze (pagina 405-409) en zoete aardappel
15.30 Triple Threat-pudding (pagina 402)
19.30 Moqueca (oftewel Braziliaanse visstoofpot) (pagina 441)

Dag 10 (dinsdag)
7.30 Traditionele Triple Threat-shake (pagina 400)
12.00 Restje moqueca
15.30 Traditionele Triple Threat-shake (pagina 400)
19.30 Coq au vin (pagina 445) met bloemkoolpuree (pagina 452)

Dag 11 (woensdag)
7.30 Traditionele Triple Threat-shake (pagina 400)
12.00 Restje coq au vin
15.30 Triple Threat-pudding (pagina 402)
19.30 Gesneden varkensvlees op zijn Thais op bedje van sperziebonen (pagina 446)

Dag 12 (donderdag)
7.30 Traditionele Triple Threat-shake (pagina 400)
12.00 Restje gesneden varkensvlees op een salade met een KCAFFQFat-dressing naar keuze (pagina 413-414)
15.30 Traditionele Triple Threat-shake (pagina 400)
19.30 Sint-jakobsschelpen in citroenbotersaus (pagina 430) met broccoli

Dag 13 (vrijdag)
7.30 Traditionele Triple Threat-shake (pagina 400)
12.00 Mexicaanse wrap met kip (pagina 434)
15.30 Traditionele Triple Threat-shake (pagina 400)
19.30 Salade met rustiek platbrood (pagina 444)

Dag 14 (zaterdag)
9.00 Wortelpannenkoeken met glazuur van roomkaas en gehakte walnoten en rozijnen (pagina 427)
13.00 Traditionele Triple Threat-shake (pagina 400)
17.00 Heerlijk gehaktbrood boordevol micronutriënten (pagina 447) en gestoomde groente met pesto of boter naar keuze (pagina 405-409)
21.00 Triple Threat-pudding (pagina 402)

WEEK 3

Dag 15 (zondag)
9.00 Restje opgebakken gehaktbrood met een gebakken ei en gesmolten kaas
13.00 Traditionele Triple Threat-shake (pagina 400)
17.00 *Camarão na moranga* (oftewel Braziliaanse garnalenstoofschotel in een pompoen) (pagina 430)
21.00 Traditionele Triple Threat-shake (pagina 400)

Dag 16 (maandag)
19.30 Traditionele Triple Threat-shake (pagina 400)
12.00 Grote salade met ½ blikje tonijn of zalm (met graat) en KCAFFQFat-dressing naar keuze (pagina 413-414)
15.30 Traditionele Triple Threat-shake (pagina 400)
19.30 Kipvleugels (pagina 429) met romige KCAFFQFat-blauwekaasdressing (of dip) (pagina 414) en stukjes wortel en selderij

Dag 17 (dinsdag)
7.30 Traditionele Triple Threat-shake (pagina 400)
12.00 Restje kipvleugels en blauwekaasdressing
15.30 Triple Threat-pudding (pagina 402)
19.30 *Shepherd's pie* (pagina 450)

Dag 18 (woensdag)
7.30 Traditionele Triple Threat-shake (pagina 400)
12.00 Restje *shepherd's pie*
15.30 Traditionele Triple Threat-shake (pagina 400)
19.30 Courghetti (pagina 443) met gegrilde kippendijen en romige Alfredosaus (pagina 410)

Dag 19 (donderdag)
7.30 Triple Threat-cheesecake (pagina 403)
12.00 Hamburger zonder broodje en salade met KCAFFQ-Fat-dressing naar keuze (pagina 413-414)
15.30 Traditionele Triple Threat-shake (pagina 400)
19.30 Thaise noedelsoep met garnalen (pagina 419)

Dag 20 (vrijdag)
7.30 Traditionele Triple Threat-shake (pagina 400)
12.00 Restje Thaise noedelsoep met garnalen
15.30 Traditionele Triple Threat-shake (pagina 400)
19.30 Gegrilde of gebakken hele kip met zoete aardappel-appelschotel (pagina 452)

Dag 21 (zaterdag)
9.00 Gebakken eieren op bloemkoolrösti met kaas (pagina 422)
13.00 Traditionele Triple Threat-shake (pagina 400)
17.00 Chinese gebakken 'rijst' (pagina 436)
21.00 Traditionele Triple Threat-shake (pagina 400)

WEEK 4

Dag 22 (zondag)
9.00 Gerookte zalm-roomkaasrolletjes (pagina 425) met avocadopartjes en bessen of grapefruit
13.00 Traditionele Triple Threat-shake (pagina 400)
17.00 Langzaam in bier gesmoord rundvlees (pagina 435) met bloemkoolpuree (pagina 452)
21.00 Triple Threat-chocolade-ijs (pagina 404)

Dag 23 (maandag)
7.30 Triple Threat-cheesecake (pagina 403)
12.00 Reste Chinese gebakken 'rijst'
15.30 Traditionele Triple Threat-shake (pagina 400)
19.30 Vis en groente met pesto of boter naar keuze (pagina 405-409)

Dag 24 (dinsdag)
7.30 Traditionele Triple Threat-shake (pagina 400)
12.00 Reste langzaam in bier gesmoord rundvlees en bloemkoolpuree
15.30 Triple Threat-pudding (pagina 402)
19.30 Griekse lamskebab (pagina 438) met tzatziki (pagina 411)

Dag 25 (woensdag)
7.30 Traditionele Triple Threat-shake (pagina 400)
12.00 Reste lamskebab op salade met KCAFFQFat-dressing naar keuze (pagina 413-414)
15.30 Triple Threat-pudding (pagina 402)
19.30 Fabuleuze fajita's (pagina 448) met hemelse guacamole (pagina 416) en salsa

Dag 26 (donderdag)
7.30 Triple Threat-cheesecake (pagina 403)
12.00 Hamburger zonder broodje en in de oven geroosterde spruiten (pagina 451)
15.30 Traditionele Triple Threat-shake (pagina 400)
19.30 Rustieke portobellopizza's (pagina 442)

Dag 27 (vrijdag)
19.30 Traditionele Triple Threat-shake (pagina 400)
12.00 Gegrilde of gekookte kippendij op grote salade met KCAF=QFat-dressing naar keuze (pagina 413-414)
15.30 Triple Threat-pudding (pagina 402)

19.30 Ossenhaas met peperkorst (pagina 439) met 4-ingrediënten hollandaisesaus (pagina 415) en gepofte aardappel

Dag 28 (zaterdag)
9.00 Eiwitrijke ontbijtmuffins (pagina 424)
13.00 Traditionele Triple Threat-shake (pagina 400)
17.00 Gegrilde tandoori-spiesjes (pagina 440) met verkoelende komkommerraïta (pagina 411) en Indiaas knoflook-kaas-'naanbrood' (pagina 454)
21.00 Triple Threat-chocolade-ijs (pagina 404)

Het 28-daagse Food Factor-menu – vragen en antwoorden

Kwamen er vragen in je op toen je het algemene Food Factor-protocol doorlas? Hieronder volgen de antwoorden op enkele van de vragen die het meeste door onze cliënten worden gesteld.

V: Wat als ik iets niet lekker vind in het menu? Kan ik bepaalde voedingsmiddelen door andere vervangen?

A: Het 28-daagse menu is slechts bedoeld als voorbeeld van hoe je persoonlijke plan eruit kan zien. Je kunt het menu aanpassen aan je eigen smaakpapillen en voorkeuren. Als je bijvoorbeeld niet van zalm houdt, gebruik dan gerust een andere eiwitbron waar je wel van houdt. Je kunt ook een ander bijgerecht kiezen als je dat wilt. Het enige wat je moet onthouden is dat je alleen voedingsmiddelen met elkaar kunt vervangen die in dezelfde categorie vallen. Je kunt een niet-zetmeelhoudende groente, zoals asperge, niet vervangen door een zetmeelproduct, zoals rijst. Dus als je asperges wilt vervangen, kun je kiezen uit elk van de niet-zetmeelhoudende groenten, zoals broccoli of spruiten. Als je in een bepaalde maaltijd een niet-zetmeelhoudende groente vervangt door een zetmeelproduct omdat je bijvoorbeeld uit eten bent, moet je in diezelfde week een zetmeelproduct uit een maaltijd weglaten.

V: Wat als ik niet op het aanbevolen tijdstip kan eten?

A: Nogmaals, dit zijn slechts suggesties. We hebben al uitgelegd dat eten om de 3 tot 5 uur heel belangrijk is en dat twee van de vier maaltijden uit een shake moeten bestaan. We hebben dit 28-daagse menu zodanig ingedeeld dat het in de meeste dagindelingen past. Pas de tijdstippen van de maaltijden echter gerust aan je 'werkelijke" dagindeling aan. Daarnaast kunnen recepten voor het avondeten ook prima dienst doen als uitgebreide lunch of zelfs als ontbijt. Schroom niet het plan te wijzigen zodat het volledig aan je voorkeuren voldoet.

V: Moet ik mijn calorieën tellen?

A: Wij zijn niet van het tellen van calorieën. Niemand wil zijn maaltijden wegen en afmeten. De stress van het tellen van de hoeveelheid calorieën in elke hap is op zichzelf al ongezond. Met het 28-daagse Food Factor-programma hoeft dat ook niet. Als je over voldoende micronutriënten beschikt, zullen je hunkeringen afnemen en het eten van rijke voedingsmiddelen die zowel eiwitten als vetten bevatten en uiteraard rijk aan smaak zijn, zal ervoor zorgen dat je de hele dag een verzadigd gevoel hebt. Dit betekent niet dat je door moet eten tot je buik strak staat. Je lichaam hoeft niet bomvol te zitten om over voldoende energie te beschikken om al zijn stofwisselingsfuncties uit te voeren. Als je echter het protocol voor gewichtsverlies volgt, wil je wellicht de grootte van je porties in de gaten houden. Eet langzaam en bewust. Te veel eten zorgt ervoor dat je minder afvalt, dus veel diëters vinden het heel behulpzaam om in het begin een voedingslogboek bij te houden. Aan de andere kant wil je als je intensief sport en het uiterste van jezelf vergt met de REL-cardiotraining en de One Set To Failure-gewichttraining, jezelf ook niet van te weinig brandstof of voedsel voorzien. Je lichaam is briljant, laat dus je lichaam en niet de weegschaal e vertellen of je meer of minder voeding nodig hebt.

V: Hoe snel kan ik resultaten verwachten?

A: Dit is een lastige vraag om te beantwoorden. Veel mensen vertellen ons dat ze zich direct nadat ze met het Food Factor-programma beginnen al energieker voelen. Anderen hebben misschien een grotere deficiëntie en dan kan het langer duren voordat je veranderingen bemerkt. Ieders lichaam is anders, dus vergelijk jouw voortgang niet met die van een ander. Veel van de complexe veranderingen die vanbinnen plaatsvinden, zijn misschien niet direct merkbaar. Wees er echter van verzekerd dat je lichaam iets geweldigs ervaart. Het ontvangt elke dag een fantastisch geschenk van je. Je werkt toe naar een optimale micronutriëntenstatus, een toestand die gezondheid en een lange levensduur garandeert.

Bedenk dat de aandoeningen waar je nu last van hebt ook niet van de ene op de andere dag zijn ontstaan. Het heeft enige tijd geduurd voordat je ze ontwikkelde. Heb geduld, je genezing duurt misschien net zo lang. Voel je echter gezegend dat je de weg van gezondheid bent ingeslagen, zodat je het geweldige leven kunt leiden waarvoor je in de wieg bent gelegd.

V: Jullie zeiden dat ook veganisten en vegetariërs het programma konden volgen. Hoe moet je dat doen?

A: Het volgen van het Food Factor-programma is moeilijker voor veganisten en strikte vegetariërs. Omdat deze diëten zo veel beperkingen opleggen, is het nog belangrijker je te focussen op het binnenkrijgen van voldoende micronutriënten. Om te beginnen zullen twee van je maaltijden nog steeds uit proteïneshakes moeten bestaan. Kies in dat geval voor een plantaardig proteïnepoeder, bij voorkeur ons biologische en plantaardige AF.HŒAJ-proteïnepoeder. Het liefst zouden we zien dat ten minste een van de twee overige maaltijden gevogelte, eieren of vis bevat. Als je veganistisch bent, is dit uiteraard geen optie. Je zult er dan voor moeten zorgen dat je je eiwitten binnenkrijgt via bonen, quinoa, chiazaad, rijst, hennepzaad en boekweit. Soja is nog steeds niet toegestaan. Als je een recept wilt veranderen, laat dan de eiwitbron weg en vervang deze door een van de eerder genoemde zetmeelbronnen. Dit betekent dat je meer dan twee keer per week zetmeelproducten moet eten. Dit is echter nodig om aan je eiwitbehoeften te voldoen. Het is van groot belang dat je je voedsel op de juiste wijze bereidt. Noten, zaden, peulvruchten en granen vereisen een beetje extra werk om de nutriënten die ze bevatten beschikbaar te maken. Als je deze voedingsmiddelen niet op de juiste wijze eet, zul je ondanks dat ze boordevol voedingsstoffen zitten deficiënties oplopen. Hoewel je met een vegetarisch protocol, of zelfs een veganistische leefstijl, absoluut een optimale micronutriëntenstatus kunt bereiken, is dit iets tijdrovender omdat deze problematische voedingsmiddelen die talloze BEJ's bevatten meer voorbereiding vereisen. Bedenk ook dat supplementatie voor jou zelfs nog belangrijker is, aangezien sommige essentiële micronutriënten niet via plantaardige voedingsmiddelen beschikbaar zijn.

V: Wat als ik een traditioneel dieet met natuurlijke voedingsmiddelen wil volgen? Kan ik het programma volgen zonder maaltijdvervangers of proteïneshakes te gebruiken?

A: Proteïneshakes en maaltijdvervangers zijn volstrekt niet verplicht. Je kunt er in plaats daarvan voor kiezen om drie grotere maaltijden te eten en één snack per dag te nemen, terwijl je hetzelfde schema aanhoudt dat we hebben aangegeven (om de 3 tot 5 uur eten). Zorg ervoor dat je in elke maaltijd zowel eiwit als vet eet, zodat je verzadigd blijft. Omdat de Triple Threat-recepten bovendien een multivitamine bevatten, wat een vereiste is om een optimale micronutriëntenstatus te bereiken, zul je wel nog een multivitamine aan je schema toe moeten voegen. We hebben cliënten die met succes een programma hebben gevolgd dat volledig uit natuurlijke voeding bestond. Dit zou er bijvoorbeeld als volgt kunnen uitzien:

7.00 Neem Nutreince (of een andere goed samengestelde multivitamine) in water in.
7.30 Neem een ontbijt naar keuze, zoals Griekse yoghurt met fruit (pagina 426) of Eiwitrijke ontbijtmuffins (pagina 424).
11.30 Lunchtijd. Kies een van de voorgerechten.
15.30 Snacktijd. Zorg ervoor dat je snack zowel vet als eiwit bevat (zoals roomkaas op selderij, blokjes kaas of een kleine portie van een van onze heerlijke nagerechten).
19.30 Dinertijd. Kies een van de voorgerechten.
21.00 Neem Nutreince (of een andere goed samengestelde multivitamine) in water in.

V: Dit dieetplan lijkt heel veel vet te bevatten. Is dat wel goed voor je? Zijn groente en fruit niet beter voor me dan vlees, vet en eieren?

A: Koolhydraten, zoals fruit, granen en groente, stimuleren de aanmaak van insuline, waardoor het lichaam meer vet opslaat. De meeste artsen weten niet dat mensen absoluut geen koolhydraten nodig hebben. Je hebt zelfs niet één gram nodig om te overleven en gezond te zijn. Mensen die de hele dag aan één stuk door koolhydraten eten, hebben een verhoogde insulineconcentratie in hun bloed. Hierdoor worden de overtollige koolhydraten in de vetcellen gedreven, die het vet nu niet kunnen loslaten. Koolhydraten verzadigen niet voor lange tijd, en hierdoor ga je gedurende de dag meer koolhydraten en calorieën eten, wat leidt tot gewichtstoename, insulinegevoeligheid en mogelijk diabetes. Het is de combinatie van eiwit en vet die verzadigt en de honger stilt en in tegenstelling tot koolhydraten heeft het lichaam beide nodig om gezond te blijven. De mythe dat vetten, vooral verzadigde vetten, gevaarlijk zijn voor je gezondheid, is niet meer dan dat, een mythe. Dit is ondertussen door talloze wetenschappelijke studies onderuitgehaald. Het is totaal niet waar dat het eten van verzadigde vetten op miraculeuze wijze je slagaders verstopt. Je hebt juist een grotere kans hierop door het eten van suiker en tarwe, wat de reden is waarom we beide volledig uit het Food Factor-programma hebben geschrapt.

8

Het programma aanpassen voor specifieke gezondheidsproblemen

In het vorige hoofdstuk heb je precies geleerd wat je tijdens het volgen van het Food Factor-programma dagelijks moet doen om je op weg te begeven naar een optimale micronutriëntenstatus en uiteindelijk een optimale gezondheid. Hoewel het merendeel van onze cliënten uitmuntende resultaten heeft behaald met ons algemene programma, kunnen je huidige gezondheidstoestand, de aandoeningen waaraan je lijdt en het wonder dat je deze eerste 28 dagen wilt bewerkstelligen mogelijk een specifieker protocol vereisen. Dit is de reden waarom we dit hoofdstuk hebben geschreven, waarin je een beetje meer de diepte in kunt gaan en je specifiek kunt focussen op wat je lichaam nodig heeft om je gewenste doelen te bereiken. In dit hoofdstuk onderscheiden we acht verschillende aandoeningen en geven we je specifieke informatie over hoe je het algemene programma kunt aanpassen om de fysiologische veranderingen te bewerkstelligen die vereist zijn om deze ongewenste aandoeningen te verminderen, te verlichten of misschien zelfs te genezen.

Neem niet te veel hooi op je vork! Je kunt niet alles in slechts 28 dagen proppen. Je maakt jezelf alleen maar gek als je probeert meer dan één protocol tegelijk te volgen omdat je op dit moment meerdere aandoeningen hebt. Omdat de voornaamste remedie voor al deze aandoeningen een optimale micronutriëntenstatus is, hoef je je geen zorgen te maken dat je de ene aandoening zult verergeren terwijl je de andere bestrijdt. Beide zullen verbeteren omdat alle protocollen het bereiken van een optimale micronutriëntenstatus met elkaar gemeen hebben. Doordat ze echter op een specifieke aandoening zijn afgestemd kan het helpen om je zo beter op een specifiek doel te richten. Je kunt een keuze maken uit de volgende specifieke protocollen:

- Vetverlies (zie pagina 327)
- Auto-immuunziekten, chronische ontstekingen (zie pagina 336)
- Gezonde spijsvertering (zie pagina 344)
- Regulering van de bloedsuikerspiegel (zie pagina 352)
- Ketogeen (ons strengste protocol, geschikt voor alle aandoeningen) (zie pagina 358)
- Cardiovasculaire gezondheid (zie pagina 370)
- Sterke botten (zie pagina 379)
- Hormoonregulering (zie pagina 389)

Je programma personaliseren, hoe het werkt

Voor elk van de bovenstaande protocollen zullen we eerst bespreken voor wie deze mogelijk geschikt zijn en welke aandoeningen je er mogelijk mee kunt verbeteren of verlichten. Vervolgens zullen we, en dit is een essentieel onderdeel, uiteenzetten welke aanpassingen je aan het algemene Food Factor-programma moet maken. Je kunt hierbij denken aan aanpassingen van de tien gulden regels, zoals meer of minder Zero Movement Training voor een goede cardiovasculaire gezondheid, of andere aanpassingen, zoals minder fruit, zetmeelproducten, alcohol of cafeïne. Deze variaties op het algemene protocol zijn heel belangrijk omdat ze je zullen helpen je doelen op de meest efficiënte en effectieve manier te behalen.

Vervolgens zullen we voor elk protocol beschrijven welke micronutriënten worden gebruikt ter preventie en behandeling van de specifieke aandoening. Deze vitamines en mineralen zullen de voornaamste focus van je maaltijd zijn. Om je te helpen meer van deze essentiële micronutriënten binnen te krijgen, hebben we een lijst samengesteld van de voedingsmiddelen die het rijkst zijn aan de micronutriënten die je het meest nodig hebt. We willen dat je deze lijst met 'aanbevolen superfoods' raadpleegt als je zelf recepten creëert, voedingsmiddelen in de voorgestelde menu's voor specifieke aandoeningen wilt vervangen of wanneer je uit eten bent. Je kunt de voedingsmiddelen op deze lijst vrijuit door elkaar vervangen, maar onthoud dat je alleen vergelijkbare voedingsmiddelen door elkaar mag vervangen. Als je bijvoorbeeld spruiten in je menu ziet staan en je houdt hier niet van, dan kun je een keuze maken uit een van de andere superfoods uit dezelfde categorie. Dit betekent dat je een andere niet-zetmeelhoudende groente kunt kiezen. Je kunt echter niet een aardappel (zetmeelhoudend) of een appel (fruit) kiezen. Het is heel eenvoudig en je kunt uit talloze heerlijke opties kiezen. We hebben ook aanvullende supplementen op een rijtje gezet, zowel essentiële micronutriënten als aanvullende nutriënten en kruiden, die je wellicht aan je protocol wilt toevoegen. Dit zijn geen verplichte supplementen, maar er is van aangetoond dat ze gunstige eigenschappen hebben, dus je wilt ze ten minste de komende 28 dagen aan je protocol toevoegen.

Daarnaast geven we een menu voor zeven dagen dat speciaal is samengesteld voor je 28-daagse plan voor jouw specifieke aandoening. We hadden niet voldoende ruimte in dit boek, maar wilden je geen belangrijke informatie onthouden, daarom hebben we ervoor gekozen de aanvullende menu's voor de resterende drie weken voor elk van de protocollen voor specifieke aandoeningen als downloadbestand op mymiracleplan.com te plaatsen. Deze specifieke menu's zijn aanpassingen aan het algemene 28-daagse Food Factor-programma en bieden de voedingsmiddelen die rijk zijn aan de specifieke micronutriënten die je lichaam nodig heeft. Schuif gerust met de recepten om aan je persoonlijke schema en smaakvoorkeuren tegemoet te komen.

Vetverlies

Dit programma is speciaal ontworpen voor mensen die vet willen verbranden op een gematigd tempo dat goed is vol te houden. Dit protocol zal je helpen een interne omgeving te creëren die optimaal

is voor vetverlies, hunkeringen zal opheffen en je je genetische potentieel voor droge spieren zal bieden. Als je sneller vet wilt verliezen, kun je ons ketogene protocol overwegen.
Het protocol voor vetverlies is bedoeld voor:

- mensen met overgewicht/obesitas
- mensen die last hebben van vreetbuien en voortdurend trek hebben
- sportfanaten

Aanpassingen die je voor je specifieke aandoening(en) aan het algemene 28-daagse Food Factor moet aanbrengen:

> **Tien gulden regels:** Hoewel je voor elk van de aandoeningsspecifieke protocollen alle tien gulden regels moet volgen, hebben we voor de beste resultaten met dit protocol de volgende regels enigszins aangepast of juist als essentieel aangemerkt.

2: Het elimineren van obesogenen is van groot belang omdat dit hormoonverstoorders zijn. Zorg ervoor dat je alle EKA's, BHA's en ftalaten zorgvuldig uit je leven bant.

5: Stressvermindering is heel belangrijk om optimaal vet te verliezen, aangezien stress de afgifte van cortisol verhoogt. Dit is een hormoon dat ervoor zorgt dat je meer trek krijgt en meer vet in de buikzone opslaat.

6: Verhoog je REL-sessies van drie of vier keer per week naar zes of zeven keer per week. Probeer ook zo veel mogelijk naar buiten te gaan om te wandelen, fietsen, roeien of een andere vorm van lichaamsbeweging te beoefenen.

7: Door non-toxische huishoudelijke en verzorgingsproducten te kopen, voorkom je verstoringen van je hormoonstelsel en gewichtstoename. Probeer de tien trucs om huishoudelijke toxines te verminderen

8: Een multivitamine die voldoende calcium en magnesium bevat, is extreem belangrijk om hunkeringen te stillen. De meeste supplementen bevatten deze volumineuze mineralen niet. Nutreince bevat naast deze twee mineralen ook het dynamische duo van carnitine en choline, twee nutriënten die wanneer ze met elkaar gecombineerd worden het 'nutritionele equivalent van liposuctie' worden genoemd. Als je Nutreince gebruikt, zul je alles binnenkrijgen wat je nodig hebt. Als je echter voor een andere multivitamine kiest, zorg er dan voor dat je onze ABA's voor optimale supplementatie raadpleegt of de vergelijkingsquiz op MultivitaminStackUpQuiz.com doet.

9: Het tweemaal daags drinken van Triple Threat-shakes is vooral belangrijk als je dit protocol volgt, aangezien deze shakes je voorzien van het aminozuur L-glutamine, waarvan is aangetoond dat het de behoefte aan suiker vermindert en de stofwisseling ondersteunt. Uit studies is gebleken dat personen die hun inname van weiproteïne verhoogden, bijna twee keer meer gewicht kwijtraakten dan degenen die geen wei namen. Daarnaast verlagen weiproteïnen het ghrelineniveau (een hormoon dat je brein vertelt dat je honger hebt).

Dagelijkse limieten: De dagelijkse limieten voor het protocol voor vetverlies zijn iets strenger dan voor het algemene programma. Houd je de komende 28 dagen aan de volgende beperkingen:

Zetmeelproducten/fruit/noten/zaden: Eén portie per week. Per week is in totaal één glutenvrij zetmeelproduct óf één stuk fruit óf één portie noten/zaden toegestaan.
Alcohol: Beperk tot maximaal drie glazen per week in plaats van één tot twee glazen per dag. Drink geen glutenvrij bier.
Cafeïnehoudende dranken: Twee koppen per dag (zelfde as het algemene programma). Er is aangetoond dat het chlorogeenzuur in koffie en thee insulineresistentie en chronische ontstekingen vermindert.

Je eetschema opstellen: Uit onderzoeken is gebleken dat onderbroken vasten gewichtsverlies stimuleert. Kies hiervoor in hoofdstuk 7 voor schemaopties 4, 5 of 6 (zie pagina 309) en vervang twee achtereenvolgende maaltijden door Triple Threat-shakes of -puddingen. (In optie 4 zijn je twee opeenvolgende shakes je laatste maaltijd van de dag gevolgd door je eerste maaltijd de volgende ochtend, waardoor je toch je vastendoel bereikt.) Je hoeft dit niet elke dag te doen, je kunt deze optie zo vaak kiezen als je wilt.

Gunstige micronutriënten ter preventie en behandeling van overgewicht/obesitas:

Choline	Vitamine D	Magnesium
Vitamine A	Vitamine E	Kalium
Vitamine B_3	Calcium	Zink
Vitamine B_6	Chroom	Omega 3-vetzuren
Vitamine B_{12}	Jodium	Alfa-liponzuur
Vitamine C	IJzer	CoQ10

Aanbevolen superfoods: Kies zo vaak mogelijk de onderstaande superfoods boordevol micronutriënten. Deze rijke voedingsmiddelen bevatten een hoog gehalte aan essentiële micronutriënten waarvan is aangetoond dat ze vetverlies bevorderen. Daarnaast is van de onderstaande specerijen en dranken aangetoond dat ze je stofwisseling verhogen of helpen overgewicht/obesitas te voorkomen of verminderen. We hebben je 28-daagse menusuggesties aangepast door een groot aantal van deze rijke voedingsmiddelen toe te voegen. Probeer zo veel mogelijk van deze voedingsmiddelen te kiezen als je je eigen menu's samenstelt of buiten de deur eet en vergeet niet om voedingsmiddelen die BEJ's bevatten op de juiste wijze te bereiden.

Eiwitten

Bottenbouillon	Mosselen	Sint-jakobsschelpen
Garnalen	Oesters	Snapper
Haring	Orgaanvlees	Tonijn

Kabeljauw	Regenboogforel	Venusschelpen
Kalkoen	Rundvlees	Wild
Kip	Sardines	Zalm
Krab

Zuivel
Kaas	Room
Melk	Yoghurt

Vetten
Boter	Eieren (met dooiers)
Kokosolie	SKINNYFat*

*Gebruik waar mogelijk SKINNYFat in recepten, omdat het hiermee vrijwel onmogelijk is om vet in het lichaam op te slaan. Gepubliceerde door vakgenoten beoordeelde onderzoeken hebben ook aangetoond dat MCT-olie (het belangrijkste ingrediënt in SKINNYFat) de stofwisseling verhoogt, lichaamsvet verlaagt en insulinegevoeligheid en glucosetolerantie verbetert, terwijl de langeketen triglyceriden in de kokosolie in SKINNYFat de opname van je essentiële micronutriënten ondersteunen. Uit studies is gebleken dat personen die MCT-olie gebruiken meer totaal gewicht, totale vetmassa, intra-abdominale adipositas en onderhuids vetweefsel kwijtraakten dan degenen die andere oliën consumeerden.

Niet-zetmeelhoudende groente
Asperges	Gele paprika's	Rode of groene chilipepers
Avocado	Jalapeñopepers	Romainesla
Bloemkool	Knoflook	Spruitjes
Broccoli	Kool	Tomaten
Champignons	Peultjes	Uien
Donkere bladgroente	Pompoen	Zeewier

Zetmeelproducten
Aardappels	Limabonen	Witte bonen
Eikelpompoen	Linzen	Zilvervliesrijst
Erwten	Quinoa	Zoete aardappel
Kidneybonen

Fruit

Aardbeien	Kokoswater (tel	Papaja
Bananen	mee als fruit,	Pruimen
Grapefruit	niet als drank;	Rozijnen
	controleer zorg-	Sinaasappels
	vuldig op suiker)	Watermeloen
	Limoenen	

Noten en zaden

Cashewnoten	Pinda's	Walnoten
Chiazaad	Pompoenpitten	
Pijnboompitten	Sesamzaad	

Gunstige specerijen

Cayennepeper	Kaneel	Kurkuma
Chilipeper	Kardemom	Mosterdzaad
Chilivlokken	Knoflookpoeder	Uienpoeder
Gember	Komijn	Zwarte peper

Dagelijkse dranken

Groene thee	Mineraalwater	Water
Koffie	Oolong-thee	Zwarte thee

Eventuele aanvullende essentiële micronutriëntsupplementen:
IJzer: Dit mineraal ondersteunt de vetzuurstofwisseling en is noodzakelijk voor de aanmaak van carnitine, dat voor een hogere vetverbranding zorgt. Probeer 8 mg (mannen) of 18 mg (vrouwen) per dag in te nemen, via je voeding of in supplementvorm.

Opmerking: Een ijzersupplement mag niet tegelijkertijd met je multivitamine (Nutreince) worden ingenomen. IJzer is het meest concurrerende micronutriënt, het conflicteert met tien andere micronutriënten. Neem het 's middags op een lege maag.

Omega 3's: Studies wijzen uit dat omega 3's zowel de vetverbranding kunnen verhogen door genen die vet afbreken te activeren en het aantal totale vetcellen kunnen verminderen. Probeer dagelijks de

ADH van 1,6 gram (1600 mg) via voeding of in supplementvorm binnen te krijgen.

Opmerking: Je kunt omega 3's in supplementvorm tegelijk met je multivitamine (Nutreince) innemen. Kies voor Origin Omega of probeer indien mogelijk een supplement te vinden met een hoger EPA- dan DHA-gehalte.

Eventuele aanvullende gunstige supplementen:
Alfa-liponzuur (ALA): Dit krachtige antioxidant/anti-ontstekingssupplement kan een 'anti-obesitaseffect' hebben, door te zorgen voor minder honger, hogere activiteit en minder buikvet. Er is aangetoond dat mensen met een ALA-tekort een grotere kans hebben om overgewicht te hebben of obees te zijn.

L-carnitine/acetyl-L-carnitine: Dit micronutriënt is essentieel voor de energiehuishouding en een actieve stofwisseling. Alfa-liponzuur en acetyl-L-carnitine werken in combinatie beter om de stofwisseling te verhogen en oxidatieve stress te verminderen dan als ze apart worden ingenomen. Een optimale verhouding van L-carnitine tot ALA is mogelijk 5:1.

CoQ10: Net als ALA en acetyl-L-carnitine is CoQ10 een krachtig antioxidant/anti-ontstekingssupplement dat de energieaanmaak ondersteunt. Er is aangetoond dat CoQ10 gunstig is voor het behandelen en voorkomen van obesitas, de stofwisseling verhoogt en ondersteuning biedt voor optimale energie en uithoudingsvermogen. Uit één studie kwam naar voren dat personen die een CoQ10-tekort hadden en CoQ10-supplementatie kregen toegediend (100 mg per dag) in slechts negen weken gemiddeld maar liefst 14 kilo kwijt raakten.

L-glutamine: Er is aangetoond dat dit aminozuur de behoefte aan suiker kan verminderen en de stofwisseling kan verhogen. Door IN.POWER-weiproteïne te nemen, krijg je dit al voldoende binnen. Als je de Triple Threat maaltijdvervangende proteïneshakes niet neemt, wil je wellicht overwegen om een supplement van 2 tot 4 gram L-glutaminepoeder te nemen. Je kunt dit toevoegen aan je Nutreincemultivitaminedrank of aan koud water. Neem het voor of na het eten in.

Curcumine: Volgens het USDA verhoogt dit actieve ingrediënt dat meestal in de Indiase specerij kurkuma voorkomt de cellulaire energie en daarmee de stofwisseling.

Verteringsenzymen: Deze kunnen je spijsvertering ondersteunen en de beschikbaarheid en absorptie van micronutriënten verbeteren. Zoek naar een product met amylase, protease en lipase, naast verschillende andere verteringsenzymen. Bromelaïne, ossengal, pancreatine, papaïne, pepsine en betaïne HCL kunnen allemaal gunstig voor de gezondheid zijn. Betaïne HCL is mogelijk speciaal voor dit protocol belangrijk omdat het de absorptie van calcium en magnesium ondersteunt, twee micronutriënten die je zullen helpen voedselhunkeringen te verhelpen.

DHEA: Naarmate we ouder worden, neemt ons DHEA-gehalte af. De meeste studies over DHEA voor vet of gewichtsverlies ondersteunen het gebruik ervan voor dit doel. DHEA moet echter met zorg worden ingenomen, omdat te hoge doses het natuurlijke vermogen van het lichaam om zelf DHEA aan te maken kunnen onderdrukken en tot leverschade kunnen leiden (zoals een onderzoek op dieren heeft uitgewezen). Het innemen van antioxidanten, zoals vitamine C en E en selenium, wordt aanbevolen om oxidatieve schade aan de lever te voorkomen.

Voorbeeldmenu voor vetverlies

De voedingsmiddelen die gelimiteerd zijn, staan *schuingedrukt*, zodat je ze gemakkelijk kunt herkennen. Alle pesto's, boters, SKINNYFat-dressings en SKINNYFat-kruidenoliën passen in het vetverliesprotocol, dus maak waar toepasbaar je eigen keuze.

Dag 1 (zondag)
9.00 Eiwitrijke ontbijtmuffins (pagina 424)
13.00 Traditionele Triple Threat-shake (pagina 400)
17.00 Hete chili-kip (pagina 437)
21.00 Triple Threat-pudding (pagina 402)

Dag 2 (maandag)

7.30 Traditionele Triple Threat-shake (pagina 400)
12.00 Restje hete chili-kip
15.30 Traditionele Triple Threat-shake (pagina 400)
19.30 Zalm met asperges en pesto of boter naar keuze (pagina 405-409)

Dag 3 (dinsdag)

7.30 Triple Threat-cheesecake (pagina 403)
12.00 Grote salade met restje zalm en asperges en KCAFFQ-Fat-dressing naar keuze (pagina 413-414)
15.30 Traditionele Triple Threat-shake (pagina 400)
19.30 Griekse kip (pagina 433)

Dag 4 (woensdag)

7.30 Traditionele Triple Threat-shake (pagina 400)
12.00 Restje Griekse kip
15.30 Triple Threat-pudding (pagina 402)
19.30 Snelle tandoori-garnalen (pagina 432) met verkoelende komkommerraïta (pagina 411) en optioneel Indiaas knoflook-kaas-'naanbrood' (pagina 454)

Dag 5 (donderdag)

7.30 Triple Threat-cheesecake (pagina 403)
12.00 Grote salade met restje snelle tandoori-garnalen en KCAFFQFat-dressing naar keuze (pagina 413-414)
15.30 Traditionele Triple Threat-shake (pagina 400)
19.30 Hamburger zonder broodje en in de oven geroosterde spruiten (pagina 451)

Dag 6 (vrijdag)

7.30 Traditionele Triple Threat-shake (pagina 400)
12.00 Broccoli-kaassoep (pagina 420)
15.30 Traditionele Triple Threat-shake (pagina 400)
19:30 Gegrilde steak met pesto of boter naar keuze

(pagina 405-409) of 4-ingrediënten hollandaisesaus
(pagina 415) en bloemkoolpuree (pagina 452)

Dag 7 (zaterdag)
9.00 Snelle zalmkoekjes (pagina 423) en eieren naar keuze
13.00 Traditionele Triple Threat-shake (pagina 400)
17.00 *Fish and Chips* (pagina 448)
21.00 Trip e Threat-chocolade-ijs (pagina 404)

Auto-immuunziekten, chronische ontstekingen

Dit programma is speciaal ontworpen voor mensen die een auto-immuunziekte hebben. Dit protocol zal je helpen een interne omgeving te scheppen die chronische ontsteking zal verminderen terwijl je toewerkt naar het genezen van je spijsverteringssysteem en de poreusheid van je darmen (leaky gut) te verminderen. Als je je directer op een betere darmgezondheid wilt richten, zou je ons protocol voor een gezonde spijsvertering kunnen overwegen. We hebben bij onze cliënten met een auto-immuunziekte ook grote successen geboekt met ons ketogene protocol.

Het auto-immuunprotocol is bedoeld voor mensen met:

- Alopecia
- Alzheimer
- Astma
- Chronische ontsteking
- Chronische vermoeidheid
- Coeliakie
- Eczeem

- Fenomeen van Raynaud
- Lupus
- Multiple sclerose
- Pernicieuze anemie
- Psoriasis
- Reumatoïde artritis
- Sclerodermie
- Thyroïditis (schild-

klierontsteking)
- Type 1 diabetes
- Vitiligo
- Ziekte van Addinson
- Ziekte van Basedow (hyperthyreoïdie)
- Ziekte van Crohn
- Ziekte van Parkinson

Aanpassingen die je voor je specifieke aandoening(en) aan het algemene 28-daagse Food Factor moet aanbrengen:

10 gulden regels: Hoewel je voor elk van de aandoeningsspecifieke protocollen alle tien gulden regels moet volgen, hebben we voor de beste resultaten met dit protocol de volgende regels enigszins aangepast of juist als essentieel aangemerkt.

5: Stressvermindering is van essentieel belang voor het auto-immuunprotocol. Er is aangetoond dat chronische stress auto-immuunziekten kan teweegbrengen of verergeren door de effectiviteit van cortisol om ontstekingsreacties te reguleren te veranderen.

7: Als je dit protocol volgt is het van essentieel belang dat je non-toxische alternatieven koopt voor je verzorgingsproducten en schoonmaakmiddelen.

8: Supplementeren met een multivitamine is van essentieel belang, aangezien aangetoond is dat een optimale micronutriëntenstatus auto-immuunaandoeningen in grote mate kan verbeteren. Neem een goed samengestelde multivitamine, zoals Nutreince, of kies een andere aan de hand van onze vergelijkingsquiz op MultivitaminStackUpQuiz.com.

9: Het tweemaal daags drinken van Triple Threat-shakes is vooral belangrijk als je dit protocol volgt, aangezien deze shakes je voorzien van het aminozuur L-glutamine, waarvan is aangetoond dat het een anti-ontstekingseffect heeft en dat het de genezing van de darmwand kan ondersteunen door irritatie stoffen af te stoten.

DMR-waarschuwing: Vermijd gedurende dit protocol zowel zuurremmers als aspirines, ibuprofen of andere FKAAB's, aangezien deze de wand van je maag-darmkanaal kunnen irriteren.

Dagelijkse limieten: De dagelijkse limieten voor dit protocol zijn iets strenger dan voor het algemene programma. Houd je de komende 28 dagen aan de volgende beperkingen.

Zetmeelproducten/fruit/noten/zaden: Twee porties per week, maar met beperkingen. Twee glutenvrije zetmeelproducten óf twee stuks fruit per week (óf een van elk) is toegestaan. Elimineer echter alle granen, noten, zaden, bessen, bonen en nachtschades (dat wil zeggen aardappels [geen zoete aardappels], aubergine, tomaten, pepers en paprika's), aangezien deze de darm irriteren of ontstekingen in het lichaam veroorzaken.

Alcohol: Laat alcohol de komende 28 dagen volledig staan om je darmen de gelegenheid te geven te genezen.

Cafeïnehoudende dranken: Probeer cafeïnehoudende dranken gedurende dit protocol volledig te laten staan en alleen decafeïnedranken te drinken. Als je cafeïne echter per se nodig hebt, beperk dit dan tot één kop per dag.

Bottenbouillon: Voeg dit aan je dagelijkse protocol toe. Probeer de komende 28 dagen elke ochtend een klein kopje zelfgemaakte bottenbouillon te drinken.

Gunstige micronutriënten ter preventie en behandeling van auto-immuunziekten:

Vitamine A	Vitamine B_{12}	Magnesium
Vitamine B_1	Choline	Mangaan
Vitamine B_2	Vitamine C	Kalium
Vitamine B_3	Vitamine D	Selenium
Vitamine B_5	Vitamine E	Silicium
Vitamine B_6	Calcium	Zink
Vitamine B_7	Jodium	Omega 3-vetzuren
Vitamine B_9	IJzer	

Aanbevolen superfoods: Kies zo vaak mogelijk de onderstaande superfoods boordevol micronutriënten. Deze rijke voedingsmiddelen bevatten een hoog gehalte aan essentiële micronutriënten waarvan is aangetoond dat ze gunstig zijn voor auto-immuunziekten. Bovendien is van de onderstaande specerijen en dranken aangetoond dat ze een anti-ontstekingseffect hebben. We hebben je 28-daagse menusuggesties aangepast door een groot aantal van deze rijke voedingsmiddelen toe te voegen. Kies zo veel mogelijk van deze voedingsmiddelen als je je eigen menu's samenstelt of buiten de deur eet en vergeet niet voedingsmiddelen die BEJ's bevatten op de juiste wijze te bereiden.

Eiwitten
Bottenbouillon	*Lamsvlees*	*Sint-jakobsschelpen*
Garnalen	*Mosselen*	*Snapper*
Haring	*Oesters*	*Tonijn*
Kabeljauw	*Orgaanvlees*	*Varkensvlees*
Kalkoen	*Regenboogforel*	*Venusschelpen*
Kip	*Rundvlees*	*Wild*
Krab	*Sardines*	*Zalm*

Zuivel
Kaas	*Room*
Melk	*Yoghurt*

Vetten
Boter	*Eieren (met dooiers)*
Kokosolie	SKINNY*Fat**

*Het gebruik van SKINNYFat en SKINNYFAT Olive in plaats van olijfolie heeft gunstige effecten op de hersenen en de stofwisseling en kan ontstekingen verminderen die door het eten van te veel omega 6-vetzuren in olijfolie ontstaan. Daarnaast bestaan er heel veel goede onderzoeken over MCT-olie (het voornaamste ingrediënt in beide SKINNYFat-varianten) die aantonen dat dit bijzonder gunstig is voor patiënten met hartziekten, diabetes of alzheimer.

Niet-zetmeelhoudende groente
Asperges	*Knoflook*	*Selderij*
Avocado	*Kool*	*Snijbiet*
Bloemkool	*Mosterdkiemen*	*Spinazie (gekookt)*

Broccoli
Champignons
Donkere bladgroente
Kiemen

Peultjes
Pompoen
Romainesla

Spruitjes
Uien
Zeewier

Zetmeelproducten
Eikelpompoen

Erwten

Zoete aardappels

Fruit
Ananas
Appels
Bananen
Dadels
Grapefruit
Kokoswater (tel mee

als fruit, niet als
drank; controleer
zorgvuldig op suiker)
Limoenen
Mango's
Meloenen

Papaja
Pruimen
Rozijnen
Sinaasappels
Watermeloen
Zure kersen

Noten en zaden
Niet toegestaan

Gunstige specerijen
Gember
Kaneel
Knoflookpoeder

Kruidnagel
Kurkuma
Salie

Uienpoeder

Veilige specerijen (vermijd voor het auto-immuunprotocol alle specerijen die niet in de lijst met veilige of gunstige specerijen worden vermeld)

Basilicum
Bieslook
Citroengras
Dille
Dragon
Kerrieblad

Koriander
Laurierblad
Mierikswortel
Munt
Ongeraffineerd zout
Oregano

Pepermunt
Peterselie
Rozemarijn
Saffraan
Tijm
Vanille-extract

Dagelijkse dranken
Groene thee   Mineraalwater
Koffie   Water

Eventuele aanvullende essentiële micronutriëntsupplementen:
IJzer: Dit mineraal helpt verschillende auto-immuunziekten te voorkomen en genezen, waaronder chronisch vermoeidheidssyndroom, coeliakie en de ziekte van Crohn. Probeer 8 mg (mannen) of 18 mg (vrouwen) per dag in te nemen, via je voeding of in supplementvorm.

Opmerking: Een ijzersupplement mag niet tegelijkertijd met je multivitamine (Nutreince) worden ingenomen. IJzer is het meest concurrerende micronutriënt, het conflicteert met tien andere micronutriënten. Neem het 's middags op een lege maag.

Omega 3's: Er is aangetoond dat omega 3-supplementatie een gunstig effect heeft (minder pijn en ontstekingen) bij personen die aan een auto-immuunziekte lijden, waaronder psoriasis, ziekte van Crohn, lupus, reumatoïde artritis en multiple sclerose. Probeer dagelijks de ADH van 1,6 gram (1600 mg) via voeding of in supplementvorm binnen te krijgen.

Opmerking: Je kunt ongeveer 1000 mg omega 3's in supplementvorm tezamen met je ochtenddosis multivitamine (Nutreince) en 1000 mg met je avonddosis multivitamine innemen. Kies voor Origin Omega of probeer indien mogelijk een omega 3-supplement te vinden met een hoger EPA- dan DHA-gehalte.

Selenium en jodium: De meeste mensen met thyroïditis hebben geen jodiumtekort, maar het nemen van een multivitamine die jodium bevat kan de schildklierfunctie ondersteunen. Er moet zorg worden betracht bij het innemen van hoge doses jodium, omdat jodium betrokken is bij het ontstaan van thyroïditis. De aanwezige doses jodium in Nutreince worden door de meeste mensen met thyroïditis verdragen. De opname van jodium wordt aanzienlijk verbeterd door supplementatie met selenium, een belangrijke synergist. Hoewel de ochtenddosis Nutreince al 70 mg selenium bevat, raadden we je als je thyroïditis hebt om daarnaast 200 mcg extra in de vorm van selenomethionine in te nemen. Andere synergetische micronutriënten van jodium, vitamine A en E, ijzer en zink, krijg je al in ruime hoeveelheden binnen, evenals vitamine D, waaraan degene die aan deze aandoening lijden waarschijnlijk een tekort hebben. Nutreince is goedgekeurd voor mensen met thyroïditis.

Eventuele aanvullende gunstige supplementen:
Verteringsenzymen: Deze kunnen je spijsvertering ondersteunen en de beschikbaarheid en absorptie van micronutriënten verbeteren. Zoek naar een product met amylase, protease en lipase, naast verschillende andere verteringsenzymen. Betaïne met pepsine kan met name gunstig zijn voor het verdrijven van vermoeidheid.

Curcumine: Het actieve ingrediënt dat kurkuma zijn gele kleur geeft, heeft een anti-ontstekingseffect dat vergelijkbaar is met dat van cortison, het medicijn dat vaak voor ontstekingen wordt voorgeschreven. Uit studies is gebleken dat curcumine de opeenhoping van amyloïde plaques in de hersenen die alzheimer kunnen veroorzaken kan verwijderen.

Voorbeeldmenu voor auto-immuunziekten

De voedingsmiddelen die gelimiteerd zijn, staan *schuingedrukt*, zodat je ze gemakkelijk kunt herkennen.

    Aanbevolen pesto's: Zuivelvrije, notenvrije basilicumpesto
    Aanbevolen boters: Kruidenboter, kaliumrijke avocadoboter, knoflook-parmezaanboter
    Aanbevolen skinnyFat-kruidenolie: KCAFFQFat-kruidenolie met pizzasmaak (laat de hete pepers weg)
    Aanbevolen KCAFFQFat-dressings: Simpele Italiaanse KCAFFQ-Fat-dressings (laat zwarte peper weg), KCAFFQFat parmezaanpeperkorreldressing (laat peperkorrels weg), romige KCAFFQFat-blauwekaasdressing.

Dag 1 (zondag)
9.00 Griekse yoghurt met fruit (pagina 426) of gebakken appel op zijn Food Factors (pagina 427)
13.00 Traditionele Triple Threat-shake (pagina 400)
17.00 Chinese gebakken 'rijst' (pagina 436)
21.00 Triple Threat-pudding (pagina 402)

Dag 2 (maandag)
7.30 Traditionele Triple Threat-shake (pagina 400)
12.00 Restje Chinese gebakken 'rijst'
15.30 Traditionele Triple Threat-shake (pagina 400)
19.30 Zalm met asperges en pesto of boter naar keuze (pagina 405-409)

Dag 3 (dinsdag)
7.30 Triple Threat-cheesecake (pagina 403)
12.00 Grote salade met restje zalm en asperges en KCAFFQ-Fat-dressing naar keuze (pagina 413-414)
15.30 Traditionele Triple Threat-shake (pagina 400)
19.30 Griekse lamskebab (pagina 438) en tzatziki (pagina 411); laat de tomaten uit de kebab weg

Dag 4 (woensdag)
7.30 Triple Threat-shake (pagina 400)
12.00 Restje Griekse lamskebab en tzatziki
15.30 Triple Threat-pudding (pagina 402)
19.30 Snelle tandoori-garnalen (pagina 432) met verkoelende komkommerraïta (pagina 411); laat de cayennepeper, paprikapoeder en garam masala weg en vervang deze specerijen door een theelepel knoflookpoeder, kaneel en uienpoeder.

Dag 5 (donderdag)
7.30 Traditionele Triple Threat-shake (pagina 400)
12.00 Grote salade met restje snelle tandoori-garnalen en KCAFFQFat-dressing naar keuze (pagina 413-414)

15.30 Triple Threat-pudding (pagina 402)
19.30 Hamburger zonder broodje en in de oven geroosterde spruiten (pagina 451)

Dag 6 (vrijdag)
7.30 Traditionele Triple Threat-shake (pagina 400)
12.00 Broccoli-kaassoep (pagina 420)
15.30 Traditionele Triple Threat-shake (pagina 400)
19.30 Gegrilde steak met pesto naar keuze (pagina 405-406) en bloemkoolpuree (pagina 452)

Dag 7 (zaterdag)
9.00 Snelle zalmkoekjes (pagina 423) en eieren naar keuze met grapefruit (of ander fruit naar keuze)
13.00 Traditionele Triple Threat-shake (pagina 400)
17.00 Vis met gesauteerde spinazie, uien en knoflook
21.00 Triple Threat-chocolade-ijs (pagina 404)

Een gezonde spijsvertering

Dit plan is speciaal ontworpen voor mensen die een spijsverteringsaandoening hebben. Dit protocol zal je helpen een interne omgeving te scheppen die het je spijsverteringssysteem zal helpen genezen en de poreusheid van je darmen (leaky gut) zal verminderen.

Het protocol voor een gezonde spijsvertering is bedoeld voor mensen met:

- Prikkelbaredarmsyndroom
- Lekkende darm (leaky gut syndroom)
- IBB (inflammatoire darmziekte)
- Colitis (dikkedarmontsteking) of colitis ulcerosa
- Brandend maagzuur/gastro-oesofageale reflux (AAJB)
  (het ketogene protocol werkt hier ook goed voor)

Aanpassingen die je voor je specifieke aandoening(en) aan het algemene 28-daagse Food Factor moet aanbrengen:

> **Tien gulden regels:** Hoewel je voor elk van de aandoeningsspecifieke protocollen alle tien gulden regels moet volgen, hebben we voor de beste resultaten met dit protocol de volgende regels enigszins aangepast of juist als essentieel aangemerkt.

7: Als je dit protocol volgt is het van essentieel belang dat je non-toxische alternatieven koopt voor je verzorgingsproducten en schoonmaakmiddelen.

8: Mensen met spijsverteringsproblemen hebben vaak moeite met het absorberen van de micronutriënten in voeding, evenals in capsules en pillen. Het supplementeren met een goed samengestelde vloeibare multivitamine, zoals Nutreince, is dan ook essentieel om voldoende micronutriënten binnen te krijgen. Doe de quiz om een vergelijking te maken met een eventuele andere multivitamine die je op het oog hebt (MultivitaminStackUpQuiz.com).

9: Het tweemaal daags drinken van Triple Threat-shakes is vooral belangrijk als je dit protocol volgt, aangezien deze shakes je voorzien van het aminozuur L-glutamine, waarvan is aangetoond dat het een anti-ontstekingseffect heeft en dat het de genezing van de darmwand kan ondersteunen door irriterende stoffen af te stoten. Onderzoekers geloven bovendien dat het weibestanddeel alfa-lactalbumine kan helpen om schade aan de maag, maagzweren en andere maag-darmproblemen te voorkomen.

D_{MR}**-waarschuwing:** Vermijd gedurende dit protocol zowel zuurremmers als aspirines, ibuprofen of andere $_{FKAA}$B's, aangezien deze de wand van het maag-darmkanaal kunnen irriteren.

Dagelijkse limieten: De dagelijkse limieten voor het protocol voor een gezonde spijsvertering zijn iets strenger dan voor het algemene protocol. Houd je de komende 28 dagen aan de volgende beperkingen:

Zetmeelproducten/fruit/noten/zaden: Twee porties per week, maar met beperkingen. Twee glutenvrije zetmeelproducten óf twee stuks fruit per week (óf een van elk) is toegestaan. Elimineer echter alle granen, noten, zaden, bessen en bonen, aangezien deze bij sommige mensen spijsverteringsproblemen kunnen veroorzaken.

Alcohol: Laat alcohol de komende 28 dagen volledig staan om je darmen de gelegenheid te geven te genezen.

Cafeïnehoudende dranken: Probeer cafeïnehoudende dranken gedurende dit protocol volledig te laten staan en alleen decafeïnedranken te drinken. Als je cafeïne echter per se nodig hebt, beperk dit dan tot één kop per dag.

Bottenbouillon: Voeg dit aan je dagelijkse protocol toe. Probeer de komende 28 dagen elke ochtend een klein kopje zelfgemaakte bottenbouillon te drinken.

Gunstige micronutriënten ter preventie en behandeling van spijsverteringsaandoeningen:

Vitamine A	Vitamine B_7	IJzer
Vitamine B_1	Vitamine B_9	Magnesium
Vitamine B_2	Vitamine B_{12}	Fosfor
Vitamine B_3	Vitamine C	Zink
Vitamine B_5	Vitamine D	Omega 3-vetzuren
Vitamine B_6	Calcium	

Aanbevolen superfoods: Kies zo vaak mogelijk de onderstaande superfoods boordevol micronutriënten. Deze rijke voedingsmiddelen bevatten een hoog gehalte aan essentiële micronutriënten waarvan is aangetoond dat ze gunstig zijn voor een gezonde spijsvertering. Bovendien is van de onderstaande specerijen en dranken aangetoond dat ze een anti-ontstekingseffect hebben. We hebben je 28-daagse menusuggesties aangepast door een groot aantal van deze rijke voedingsmiddelen toe te voegen. Kies zo veel mogelijk van deze voedingsmiddelen als je je eigen menu's samenstelt of buiten de deur eet en vergeet niet voedingsmiddelen die BEJ's bevatten op de juiste wijze te bereiden.

Eiwitten

Bottenbouillon	*Lamsvlees*	*Sint-jakobsschelpen*
Dungeness-krab	*Mosselen*	*Snapper*
Garnalen	*Oesters*	*Tonijn*
Haring	*Orgaanvlees*	*Varkensvlees*
Kalkoen	*Regenboogforel*	*Venusschelpen*
Kip	*Rundvlees*	*Wild*
Krab	*Sardines*	*Zalm*

Zuivel

Kaas	*Room*
Melk	*Yoghurt*

Vetten

Boter	*Kokosolie*
Eieren (met dooiers)	SKINNY*Fat**

*SKINNYFat is perfect voor mensen met een verwijderde of slecht functionerende galblaas. Omdat MCT's (het belangrijkste ingrediënt in SKINNYFat) voor vertering geen galzouten of pancreasenzymen nodig hebben, is SKINNYFat gemakkelijk te verteren.

Niet-zetmeelhoudende groente

Asperges	*Chilipepers*	*Peultjes*
Avocado	*Donkere bladgroente*	*Romainesla*
Bloemkool	*Kiemen*	*Snijbiet*
Boerenkool	*Knoflook*	*Spinazie (gekookt)*
Broccoli	*Kool*	*Spruitjes*
Champignons	*Paprika's*	*Uien*

Zetmeelproducten

Aardappels	Erwten	Zoete aardappel

Fruit

Aardbeien	Limoenen	Sinaasappels
Bananen	Pruimen	Watermeloen
Grapefruit	Rozijnen	

Noten en zaden
Niet toegestaan

Gunstige specerijen

Chilipoeder	Kardemom	Salie
Dille	Knoflookpoeder	Uienpoeder
Gember	Kruidnagel	
Kaneel	Kurkuma	

Dagelijkse dranken

Groene thee	Kruidenthee	Water
Koffie	Mineraalwater	

Eventuele aanvullende essentiële micronutriëntsupplementen:
IJzer: Personen met leaky gut syndroom of andere spijsverteringsproblemen zijn vatbaar voor ijzertekort vanwege absorptieproblemen. Probeer 8 mg (mannen) of 18 mg (vrouwen) per dag in te nemen, via je voeding of in supplementvorm.

Opmerking: Een ijzersupplement mag niet tegelijkertijd met een multivitamine (Nutreince) worden ingenomen. IJzer is het meest concurrerende micronutriënt, het conflicteert met tien andere micronutriënten. Neem het 's middags op een lege maag.

Omega 3: Omega 3's spelen een belangrijke rol voor een optimale spijsvertering en gezonde darmfunctie. Uit studies is gebleken dat supplementatie met omega 3 de ontsteking en pijn die met leaky gut en colitis ulcerosa gepaard gaan vermindert. Probeer dagelijks de ADH van 1,6 gram (1600 mg) via voeding of in supplementvorm binnen te krijgen.

Opmerking: Je kunt ongeveer 1000 mg omega 3's in supplementvorm tezamen met je ochtenddosis multivitamine (Nutreince) en 1000 mg met je avonddosis multivitamine innemen. Kies voor Origin Omega of probeer indien mogelijk een omega 3-supplement te vinden met een hoger EPA- dan DHA-gehalte.

Eventuele aanvullende gunstige supplementen:
Verteringsenzymen: Deze kunnen je spijsvertering ondersteunen en de beschikbaarheid en absorptie van micronutriënten verbeteren. Zoek naar een product met amylase, protease en lipase en een groot aantal andere verteringsenzymen, zoals bromelaïne, ossengal, pancreatine, papaïne, pepsine en betaïne HCL. Het tegelijk innemen van betaïne HCL met pepsine kan brandend maagzuur effectief verlichten.

Curcumine: Het actieve ingrediënt in de Indiase specerij kurkuma kan een gunstig effect hebben bij spijsverteringsproblemen. Het kan de pijn niet alleen rechtstreeks verlichten, maar heeft anti-ontstekingseigenschappen die vergelijkbaar zijn met cortison, het medicijn dat doorgaans voor ontstekingen wordt voorgeschreven. Uit onderzoek is gebleken dat het ulceratie (verzwering) voorkomt, waaronder gastritis (maagslijmvliesontsteking), maagzweren, prikkelbaredarmsyndroom en dikkedarmontsteking.

Zoethout: Neem voor de maaltijd in als kruidenthee of een kauwtablet (zorg ervoor dat je een DGL-variant, een specifiek type zoethout hebt) om spijsverteringsproblemen te voorkomen. Zoethout verhoogt de aanmaak van mucine, wat de darmwand tegen maagzuur beschermt.

Pepermuntoliecapsules: Kies capsules die enterisch gecoat zijn, zodat ze diep je spijsverteringskanaal binnen kunnen dringen voordat ze oplossen. Deze olie ontspant de spieren van de darmwand en voorkomt daarmee dyspepsie (slechte spijsvertering).

Gemberthee: Gember kalmeert de darmen en wordt al generaties lang ter ondersteuning van de spijsvertering gebruikt.

L-glutamine: Dit aminozuur dat de epitheellaag van de dunne darm geneest krijg je al binnen via IN.POWER-weiproteïne. Als je de Triple Threat maaltijdvervangende proteïneshakes echter niet neemt, wil je wellicht overwegen om een supplement van 2 tot 4 gram L-glutaminepoeder te nemen. Je kunt dit aan je Nutreince-multivitaminedrank of aan koud water toevoegen en voor of na het eten innemen.

Voorbeeldmenu voor een gezonde spijsvertering

De voedingsmiddelen die gelimiteerd zijn, staan *schuingedrukt*, zodat je ze gemakkelijk kunt herkennen.

Aanbevolen pesto's: Zuivelvrije, notenvrije basilicumpesto
Aanbevolen boters: alle boters
Aanbevolen SKINNY**Fat-kruidenoliën:** alle KCAFFQFat-kruidenoliën
Aanbevolen SKINNY**Fat-dressings:** alle KCAFFQFat-dressings

Dag 1 (zondag)
 9.00 Griekse yoghurt met fruit (pagina 426) of gebakken appel op zijn Food Factors (pagina 427)
13.00 Traditionele Triple Threat-shake (pagina 400)
17.00 Hete chili-kip (pagina 437)
21.00 Triple Threat-pudding (pagina 402)

Dag 2 (maandag)
 7.30 Traditionele Triple Threat-shake (pagina 400)
12.00 Restje hete chili-kip
15.30 Traditionele Triple Threat-shake (pagina 400)
19.30 Zalm met asperges en pesto of boter naar keuze (pagina 405-409)

Dag 3 (dinsdag)
 7:30 Triple Threat-cheesecake (pagina 403)
12.00 Grote salade met restje zalm en asperges en KCAFFQ-Fat-dressing naar keuze (pagina 413-414)
15.30 Traditionele Triple Threat-shake (pagina 400)
19.30 Griekse kip (pagina 433)

Dag 4 (woensdag)
7.30 Traditionele Triple Threat-shake (pagina 400)
12.00 Restje Griekse kip
15.30 Triple Threat-pudding (pagina 402)
19.30 Snelle tandoori-garnalen (pagina 432) met verkoelende komkommerraïta (pagina 411)

Dag 5 (donderdag)
7.30 Triple Threat-cheesecake (pagina 403)
12.00 Grote salade met restje snelle tandoori-garnalen en KCAFFQFat-dressing naar keuze (pagina 413-414)
15.30 Traditionele Triple Threat-shake (pagina 400)
19.30 Hamburger zonder broodje en in de oven geroosterde spruiten (pagina 451)

Dag 6 (vrijdag)
7.30 Traditionele Triple Threat-shake (pagina 400)
12.00 Broccoli-kaassoep (pagina 420)
15.30 Traditionele Triple Threat-shake (pagina 400)
19.30 Gegrilde steak met pesto naar keuze (pagina 405-406) en bloemkoolpuree (pagina 452)

Dag 7 (zaterdag)
9.00 Snelle zalmkoekjes (pagina 423) en eieren naar keuze bereid
13.00 Traditionele Triple Threat-shake (pagina 400)
17.00 *Fish and Chips* (pagina 448) waarbij je de rijstebloem vervangt door 2/3 kop kokosmeel en 1/3 kop arrowroot.
21.00 Triple Threat-chocolade-ijs (pagina 404)

Regulering van de bloedsuikerspiegel

Dit programma is speciaal ontworpen voor mensen die bloedsuikergerelateerde gezondheidsproblemen hebben. Dit protocol zal je helpen een interne omgeving te scheppen die je bloedsuikerspiegel op natuurlijke wijze zal reguleren. Je kunt voor dit doel ook ons ketogene protocol volgen. Het protocol voor bloedsuikerregulering is bedoeld voor mensen met:

- Dysglycemie (glucose-intolerantie)
- Hypoglycemie (lichte suikerstofwisselingsstoornis)
- Type 1 of 2 diabetes

Aanpassingen die je voor je specifieke aandoening(en) aan het algemene 28-daagse Food Factor moet aanbrengen:

> **Tien gulden regels:** Hoewel je voor elk van de aandoeningsspecifieke protocollen alle tien gulden regels moet volgen, hebben we voor de beste resultaten met dit protocol de volgende regels enigszins aangepast of juist als essentieel aangemerkt.

2: Zorg ervoor dat je alle EKA's, BHA's en ftalaten zorgvuldig uit je leven bant. Onderzoek wijst uit dat BHA zorgt voor de afgifte van bijna de dubbele hoeveelheid insuline die nodig is om voedsel af te breken. Een hoge insulinespiegel kan het lichaam na verloop van tijd ongevoelig maken voor dit hormoon, waardoor sommige mensen in gewicht toenemen of type 2 diabetes ontwikkelen.

6: Zorg ervoor dat je zowel REL als One Set To Failure beoefent. Uit een in 2012 in *The Archives of Internal Medicine* (nu *JAMA Internal Medicine*) gepubliceerde studie kwam naar voren dat mannen die gewichttraining deden en daar regelmatig cardiotraining (zoals onze REL-training) aan toevoegden, het risico om type 2 diabetes te ontwikkelen met 59 procent verminderden.

8: Micronutriëntsupplementatie is van essentieel belang voor het reguleren van de bloedsuikerspiegel. Controleer of je multivitamine gunstige hoeveelheden van belangrijke micronutriënten, zoals vitamine D en K, magnesium en alle acht vormen van vitamine E bevat. Nutreince bevat gunstige hoeveelheden van al deze micronutriënten, naast de veiligste, best opneembare vorm van chroom: chroom polynicotinaat, een pure niacine-gebonden vorm die door Amerikaanse overheidsonderzoekers is aangewezen als het actieve bestanddeel van ALB (glucosetolerantiefactor), wat het gebruik van glucose door het lichaam reguleert en helpt om de bloedsuikerspiegel in evenwicht te brengen. Vanadium, een mineraal waarvan studies erop wijzen dat het de glucosetolerantie kan verbeteren, is ook een bestanddeel van Nutreince. Doe de gratis quiz om een vergelijking te maken met een eventuele andere multivitamine die je op het oog hebt (MultivitaminStackUpQuiz.com).

9: Het tweemaal daags drinken van Triple Threat-shakes is vooral belangrijk als je dit protocol volgt, aangezien is aangetoond dat supplementatie met weiproteïne de bloedsuikerspiegel met bijna 30 procent kan doen dalen. Het levert je ook het aminozuur L-glutamine, waarvan is aangetoond dat het de behoefte aan suiker vermindert. Uit studies kwam naar voren dat, naast het drinken van je Triple Threat-shakes, ongeveer een halfuur voor een vaste maaltijd weiproteïne (in een equivalente vorm van één maatlepel AF.HDAJ) innemen de glucosespiegel in het bloed aanzienlijk deed dalen, zelfs bij proefpersonen die een ernstige vorm van insulineresistentie hadden, zonder dat de hoeveelheid insuline die werd afgegeven werd beïnvloed.

DEJ-waarschuwing: Wees extreem voorzichtig. Lees zorgvuldig alle etiketten om te controleren of een bepaald product geen verborgen suiker bevat. Vergeet daarnaast niet om voedingsmiddelen die BEJ's bevatten op de juiste wijze te bereiden om mogelijk verlies van micronutriënten te voorkomen.

Dagelijkse limieten: De dagelijkse limieten voor het protocol voor regulering van de bloedsuikerspiegel zijn iets strenger dan voor het algemene programma. Houd je de komende 28 dagen aan de volgende beperkingen:

Zetmeelproducten/fruit/noten/zaden: Eén portie per week. Per week is in totaal één glutenvrij zetmeelproduct óf één stuk fruit óf één portie noten/zaden toegestaan.
Alcohol: Beperk tot maximaal drie glazen per week in plaats van één tot twee glazen per dag. Elimineer glutenvrij bier, of drink er hooguit één per week.
Cafeïnehoudende dranken: Twee koppen per dag (zelfde als algemene programma). Er is aangetoond dat het chlorogeenzuur in koffie en thee insulineresistentie en chronische ontstekingen vermindert.
Bottenbouillon: Voeg dit aan je dagelijkse protocol toe. Probeer regelmatig zelfgemaakte bottenbouillon te drinken. Je collageen, de structurele mal van je lichaam, kan door een chronisch hoge bloedsuikerspiegel beschadigd zijn.

Gunstige micronutriënten ter preventie en behandeling van een onregelmatige bloedsuikerspiegel:

Choline	Vitamine C	Magnesium
Vitamine B_3	Vitamine D	Mangaan
Vitamine B_5	Vitamine E	Zink
Vitamine B_6	Vitamine K	Omega 3-vetzuren
Vitamine B_7	Chroom	

Aanbevolen superfoods: Kies zo vaak mogelijk de onderstaande superfoods boordevol micronutriënten. Deze rijke voedingsmiddelen bevatten een hoog gehalte aan essentiële micronutriënten waarvan is aangetoond dat ze gunstig zijn voor regulering van de bloedsuikerspiegel. We hebben je 28-daagse menusuggesties aangepast door een groot aantal van deze rijke voedingsmiddelen toe te voegen. Probeer deze rijke voedingsmiddelen te kiezen als je een eigen menu samenstelt of buiten de deur eet.

Eiwitten

Bottenbouillon	Lamsvlees	Sint-jakobsschelpen
Dungeness-krab	Mosselen	Snapper
Garnalen	Oesters	Tonijn
Haring	Orgaanvlees	Varkensvlees
Kalkoen	Regenboogforel	Venusschelpen
Kip	Rundvlees	Wild
Krab	Sardines	Zalm

Zuivel

Kaas, vooral Goudse	Melk
Room	Yoghurt

Vetten

Boter	Kokosolie
Eieren (met dooiers)	SKINNYFat*

*Gebruik waar mogelijk SKINNYFat in recepten, omdat het hiermee vrijwel onmogelijk is om vet in het lichaam op te slaan. Gepubliceerde door vakgenoten beoordeelde onderzoeken hebben bovendien aangetoond dat MCT-olie (het belangrijkste ingrediënt in SKINNYFat) de stofwisseling verhoogt, lichaamsvet verlaagt en insulinegevoeligheid en glucosetolerantie verbetert, terwijl de langeketen triglyceriden in de kokosolie in SKINNYFat de opname van je essentiële micronutriënten ondersteunen.

Niet-zetmeelhoudende groente

Avocado	Donkere bladgroente	Romainesla
Bloemkool	Knoflook	Snijbiet
Boerenkool	Kool	Spinazie (gekookt)
Broccoli	Mosterdkiemen	Spruitjes
Champignons	Paprika's	Tomaten
Chilipepers	Peultjes	Uien

Zetmeelproducten

Aardappels	Quinoa
Erwten	Zoete aardappel

Fruit

Aardbeien	Kokoswater (telt mee	Limoenen
Ananas	als fruit, niet als	Papaja
Bananen	drank; controleer	Sinaasappels
Grapefruit	zorgvuldig op suiker)	Watermeloen

Noten en zaden

Amandelen	Lijnzaad	Sesamzaad
Cashewnoten	Pijnboompitten	Walnoten
Chiazaad	Pinda's	Zonnebloempitten
Hazelnoten	Pompoenpitten	

Gunstige specerijen

Chilipoeder	Kurkuma	Rozemarijn
Kaneel	Marjolein	Uienpoeder
Knoflookpoeder	Oregano	

Dagelijkse dranken

Groene thee	Mineraalwater
Koffie	Water

Eventuele aanvullende essentiële micronutriëntsupplementen:
Omega 3's: Uit studies is naar voren gekomen dat mensen die een dieet voor gewichtsverlies volgden waarbij dagelijks vette vis op het menu stond een verbeterde glucose- en insulinestofwisseling hadden. Probeer dagelijks de ADH van 1,6 gram (1600 mg) via voeding of in supplementvorm binnen te krijgen.

Opmerking: Je kunt ongeveer 1000 mg omega 3's in supplementvorm tezamen met je ochtenddosis multivitamine (Nutreince) en 1000 mg met je avonddosis multivitamine innemen. Kies voor Origin Omega of probeer indien mogelijk een omega 3-supplement te vinden met een hoger EPA- dan DHA-gehalte.

Eventuele aanvullende gunstige supplementen:
Curcumine: Uit studies is gebleken dat curcumine, het actieve ingrediënt van de Indiase specerij kurkuma, levergenen kan activeren die de glucosespiegel onder de duim houden. Het verbetert het vermogen van de alvleesklier om insuline aan te maken en de stofwisseling van koolhydraten na elke maaltijd te vertragen.

Voorbeeldmenu voor bloedsuikerregulering

De voedingsmiddelen die gelimiteerd zijn, staan *schuingedrukt*, zodat je ze gemakkelijk kunt herkennen.

Alle pesto's, boters, SKINNYFat-dressings en SKINNYFat-kruidenoliën passen in het protocol voor regulering van de bloedsuikerspiegel, dus maak waar toepasbaar je eigen keuze.

Dag 1 (zondag)
9.00 Griekse yoghurt met fruit (pagina 426) en een ei naar keuze; laat het fruit weg
13.00 Traditionele Triple Threat-shake (pagina 400)
17.00 Hete chili-kip (pagina 437)
21.00 Triple Threat-pudding (pagina 402)

Dag 2 (maandag)
7.30 Triple Threat-cheesecake (pagina 403)
12.00 Restje hete chili-kip
15.30 Traditionele Triple Threat-shake (pagina 400)
19.30 Zalm met asperges en pesto of boter naar keuze (pagina 405-409)

Dag 3 (dinsdag)
7.30 Triple Threat-cheesecake (pagina 403)
12.00 Grote salade met restje zalm en broccoli en KCAFFQ-Fat-dressing naar keuze (pagina 413-414)
15.30 Traditionele Triple Threat-shake (pagina 400)
19.30 Griekse kip (pagina 433)

Dag 4 (woensdag)
7.30 Traditionele Triple Threat-shake (pagina 400)
12.00 Restje Griekse kip
15.30 Triple Threat-pudding (pagina 402)
19.30 Snelle tandoori-garnalen (pagina 432) met verkoelende komkommerraïta (pagina 411) en optioneel Indiaas knoflook-kaas-'naanbrood' (pagina 454)

Dag 5 (donderdag)
7.30 Traditionele Triple Threat-shake (pagina 400)
12.00 Grote salade met restje snelle tandoori-garnalen en KCAF=QFat-dressing naar keuze (pagina 413-414)
15.30 Triple Threat-pudding (pagina 402)
19.30 Hamburger zonder broodje en in de oven geroosterde spruiten (pagina 451)

Dag 6 (vrijdag)
7.30 Traditionele Triple Threat-shake (pagina 400)
12.00 Broccoli-kaassoep (pagina 420)
15.30 Traditionele Triple Threat-shake (pagina 400)
19.30 Gegrilde steak met pesto naar keuze (pagina 405-406) en bloemkoolpuree (pagina 452)

Dag 7 (zaterdag)
9.00 Snelle zalmkoekjes (pagina 423) en eieren naar keuze
13.00 Traditionele Triple Threat-shake (pagina 400)
17.00 *Fish and Chips* (pagina 448)
21.00 Triple Threat-chocolade-ijs (pagina 404)

Ketogeen

Dit geavanceerde programma is speciaal ontworpen voor personen die snel vet willen verbranden of een chronische ziekte hebben. Dit protocol zal je helpen een interne omgeving te scheppen die optimaal is om het lichaam te genezen en weer in balans te brengen, en daarnaast sneller vet te verbranden. Om te beslissen of je het protocol voor vetverlies of het ketogene protocol moet volgen, is het belangrijk om te bepalen hoe toegewijd je bent aan dit doel, omdat het ketogene protocol veel strikter is.

Opmerking: Als je van plan bent het ketogene protocol te volgen en je een aandoening hebt waarvoor we ook een specifiek protocol aanbieden, zorg er dan voor dat je dit protocol leest en de tips en aanpassingen in je ketogene protocol integreert.

Het ketogene protocol is bedoeld voor mensen met:

- Overgewicht/obesitas
- Neurologische problemen (multiple sclerose, parkinson, alzheimer)
- Epilepsie
- Type 2 diabetes
- Kanker
- Osteoporose/osteopenie
- Hoog cholesterol/triglyceridenspiegel
- ABBB (aandachtstekortstoornis)
- Aids
- Spijsverteringsproblemen

Aanpassingen die je voor je specifieke aandoening(en) aan het algemene 28-daagse Food Factor-programma moet aanbrengen:

Tien gulden regels: Hoewel je voor elk van de aandoeningsspecifieke protocollen alle tien gulden regels moet volgen, hebben we voor de beste resultaten met dit protocol de volgende regels enigszins aangepast of juist als essentieel aangemerkt.

2: Onderzoek wijst uit dat BHA zorgt voor de afgifte van bijna de dubbele hoeveelheid insuline die nodig is om voedsel af te breken. Een hoge insulinespiegel kan het lichaam na verloop van tijd ongevoelig maken voor dit hormoon, waardoor sommige mensen in gewicht toenemen of type 2 diabetes ontwikkelen. Zorg ervoor dat je alle EKA's, BHA's en ftalaten zorgvuldig uit je leven bant.

5: Stressvermindering is heel belangrijk om optimaal vet te verliezen, aangezien stress de afgifte van cortisol verhoogt. Dit is een hormoon dat ervoor zorgt dat je meer trek krijgt en meer vet in de buikzone opslaat.

6: Verhoog je REL-sessies van drie of vier keer per week naar zes of zeven keer per week, als je als doel hebt om sneller vet kwijt te raken. Probeer ook zo veel mogelijk naar buiten te gaan om 45 minuten per dag op een gematigd tempo te wandelen, fietsen, roeien of een andere vorm van lichaamsbeweging te beoefenen.

7: Door non-toxische huishoudelijke en verzorgingsproducten te kopen, voorkom je verstoringen van je hormoonstelsel en gewichtstoename. Probeer de tien trucs om huishoudelijke toxines te verminderen

8: Bij een strikter dieet zijn de micronutriënten die je via de toegestane voedingsmiddelen binnenkrijgt vaak beperkt. Om deze reden is het innemen van Nutreince, of een andere goed samengestelde multivitamine, een must op een ketogeen protocol.

9: Het tweemaal daags drinken van Triple Threat-shakes is vooral belangrijk als je dit protocol volgt, aangezien deze shakes je voorzien van de aminozuren L-glutamine en L-tryptofaan, waarvan is aangetoond dat ze de behoefte aan suiker verminderen, de stofwisseling ondersteunen en een gezonde cholesterolspiegel bevorderen. Daarnaast zorgt het KCAFFoFat in elke shake ervoor dat je in een ketogene toestand blijft en gedurende de hele dag een verzadigd gevoel hebt. Bereid alle puddingen en ijsgerechten met slagroom in plaats van kokosmelk. Dit vermindert je totale koolhydraataantal.

Dagelijkse limieten: De dagelijkse limieten voor het ketogene protocol zijn iets strenger dan voor het algemene programma. Houd je de komende 28 dagen aan de volgende beperkingen:

Zetmeelproducten/fruit/noten/zaden: Zetmeelproducten en fruit zijn niet toegestaan, maar je mag één portie noten of zaden per week.
Vet en eiwitten: Hoewel andere protocollen niet een specifieke verhouding van vet tot eiwit vereisen, is dit wel het geval bij het

ketogene protocol. Je hoeft op dit protocol niet je calorieën te beperken, maar je moet wel een verhouding van ten minste 70 procent vet en 30 procent eiwit aanhouden. Om deze verhouding te bewerkstelligen moet je een even groot aantal grammen vet als eiwit consumeren. Als je bijvoorbeeld 25 gram vet en 25 gram eiwit eet, zit je op een gunstige verhouding van 70/30. Een verhouding van 80 procent vet en 20 procent eiwit is echter optimaal. Hiertoe moet je met elke maaltijd meer grammen vet dan eiwit consumeren. Dit betekent dat als je 25 gram eiwit eet, je daar 45 gram vet tegenover moet stellen. Om de verhouding van een maaltijd te bepalen, moet je naar het aantal calorieën kijken. Hoewel elke gram vet negen calorieën bevat, bevat elke gram eiwit er slechts vier. Laten we een voorbeeld bekijken om het percentage vet en eiwit van een maaltijd te bepalen.

25 gram vet x 9 calorieën = 225 calorieën aan vet

25 gram eiwit x 4 calorieën = 100 calorieën aan eiwit

225 calorieën aan vet op 325 totale calorieën (225 + 100 = 325) = 70 procent vet

Dit betekent dat 70 procent van de calorische waarde van de maaltijd uit vet afkomstig is, waardoor 30 procent van de calorieën uit eiwit afkomstig is. Zorg er gedurende dit protocol voor dat het aantal grammen vet in elke maaltijd niet minder is dan het aantal grammen eiwit. Als je twijfelt, neem dan voor de zekerheid altijd meer vet. Daarnaast zul je op dit protocol een minimale hoeveelheid koolhydraten binnenkrijgen (die vier calorieën per gram bevatten). Zorg ervoor dat je deze onder de 10 procent van je calorische inname houdt.

Niet-zetmeelhoudende groente: Beperk goedgekeurde groente tot een minimum. Kies halve porties of elimineer ze volledig uit een of beide maaltijden om het beste een toestand van ketose tot stand te brengen.

Alcohol: Beperk tot maximaal drie glazen per week in plaats van één tot twee glazen per dag. Glutenvrij bier is niet toegestaan. Sterkedrank heeft op het ketogene protocol de voorkeur als bron van alcohol, gevolgd door rode wijn en daarna witte wijn.
Cafeïnehoudende dranken: Twee koppen per dag (zelfde als het algemene programma). Er is aangetoond dat het chlorogeenzuur in koffie en thee insulineresistentie en chronische ontstekingen vermindert.

Je eetschema instellen: Als je het ketogene protocol volgt is het heel belangrijk om het lichaam steeds van vet te voorzien en het is dan ook noodzakelijk om elke 3 tot 5 uur te eten. Uit onderzoeken is bovendien gebleken dat onderbroken vasten gewichtsverlies stimuleert. Kies hiervoor in hoofdstuk 7 voor schemaopties 4, 5 of 6 (zie pagina 309) en vervang twee achtereenvolgende maaltijden door Triple Threat-shakes of -puddingen. (In optie 4 zijn je twee opeenvolgende shakes je laatste maaltijd van de dag gevolgd door je eerste maaltijd de volgende ochtend, waardoor je toch je vastendoel bereikt.) Je hoeft dit niet elke dag te doen, je kunt deze optie zo vaak kiezen als je wilt.

Gunstige micronutriënten voor versneld vetverlies of genezing op het ketogene protocol:

Vitamine A	*Vitamine D*	*Fosfor*
Vitamine B_1	*Vitamine E*	*Kalium*
Vitamine B_2	*Vitamine K*	*Selenium*
Vitamine B_3	*Calcium*	*Silicium*
Vitamine B_5	*Chroom*	*Zink*
Vitamine B_6	*Koper*	*Omega 3-vetzuren*
Vitamine B_7	*Jodium*	*Omega 6-vetzuren*
Vitamine B_9	*IJzer*	*(GLA)*
Vitamine B_{12}	*Magnesium*	*Alfa-liponzuur*
Choline	*Mangaan*	*CoQ10*
Vitamine C	*Molybdeen*	

Aanbevolen superfoods: Kies zo vaak mogelijk de onderstaande superfoods boordevol micronutriënten. Deze rijke voedingsmiddelen bevatten een hoog gehalte aan essentiële micronutriënten waarvan is aangetoond dat ze vetverlies, genezing en balans bevorderen. We hebben je 28-daagse menusuggesties aangepast door deze rijke voedingsmiddelen toe te voegen aan de optimale vet/eiwitverhouding. Kies zo veel mogelijk van deze voedingsmiddelen als je je eigen menu's samenstelt of buiten de deur eet en vergeet niet voedingsmiddelen die BEJ's bevatten op de juiste wijze te bereiden.

Eiwitten

Bottenbouillon	*Krab*	*Sint-jakobsschelpen*
Dungeness-krab	*Lamsvlees*	*Snapper*
Garnalen	*Mosselen*	*Tonijn*
Haring	*Oesters*	*Varkensvlees*
Kabeljauw	*Orgaanvlees*	*Venusschelpen*
Kalkoen (donker vlees)	*Regenboogforel*	*Wild*
	Rundvlees	*Zalm*
Kip (donker vlees)	*Sardines*	

Zuivel

Room   *Volvette kaas, vooral*   *Goudse*

Vetten

Boter	*Eieren (met dooiers)*	SKINNY*Fat**
Cacaoboter	*Kokosolie*	

*Gebruik waar mogelijk SKINNYFat in recepten, omdat het hiermee vrijwel onmogelijk is om vet in het lichaam op te slaan. Uit door vakgenoten beoordeeld onderzoek komt ook naar voren dat MCT-olie (het voornaamste ingrediënt van SKINNYFat) de aanmaak van ketonen verhoogt, wat de stofwisseling verhoogt, lichaamsvet vermindert en insulinegevoeligheid en glucose-intolerantie verbetert. Ondertussen ondersteunen de langeketen triglyceriden in de kokosolie in SKINNYFat de absorptie van essentiële micronutriënten.

Niet-zetmeelhoudende groente

Asperges	Knoflook	Selderij
Avocado	Kool	Uien
Champignons	Rode of groene	Zeewier
Donkere bladgroente	chilipepers	Zuurkool
Kiemen	Romainesla	

Zetmeelproducten
Niet toegestaan

Fruit
Niet toegestaan

Noten en zaden

Macadamia's	Pecannoten
Paranoten	Walnoten

Gunstige specerijen

Cayennepeper	Kaneel	Mosterd
Chilipeper	Kardemom	Uienpoeder
Chilivlokken	Knoflookpoeder	Zwarte peper
Gember	Komijn	
Jalapeñopepers	Kurkuma	

Dagelijkse dranken

Groene thee	Mineraalwater	Water
Koffie	Oolong-thee	Zwarte thee

Eventuele aanvullende essentiële micronutriëntsupplementen:
IJzer: Dit mineraal ondersteunt de vetzuurstofwisseling en is noodzakelijk voor de aanmaak van carnitine, dat voor een hogere vetverbranding zorgt. Probeer 8 mg (mannen) of 18 mg (vrouwen) per dag in te nemen, via je voeding of in supplementvorm.

Opmerking: Een ijzersupplement mag niet tegelijkertijd met je multivitamine (Nutreince) worden ingenomen. IJzer is het meest concurrerende micronutriënt, het conflicteert met tien andere micronutriënten. Neem het 's middags op een lege maag.

Omega 3's: Studies wijzen uit dat omega 3's zowel de vetverbranding kunnen verhogen door genen die vet afbreken te activeren en het aantal totale vetcellen kunnen verminderen. Daarnaast is uit studies naar voren gekomen dat mensen die een dieet voor gewichtsverlies volgden waarbij dagelijks vette vis op het menu stond een verbeterde glucose- en insulinestofwisseling hadden. Er is gebleken dat supplementatie met omega 3 gunstige effecten (minder pijn en ontsteking) heeft voor mensen met multiple sclerose, parkinson en alzheimer. Mensen met een hartkwaal moeten ook supplementeren met omega 3's; tijdens een groot onderzoek onder meer dan 11.000 mensen met een hartkwaal, daalde het aantal sterfgevallen door hart- en vaatziekten met 30 procent en het aantal plotselinge sterfgevallen door een hartaanval met 45 procent door dagelijkse supplementatie met ongeveer 1 gram visolie. Voor degenen die het ketogene protocol volgen om osteoporose te behandelen, helpt het innemen van EPA en DHA uit omega 3's van dierlijke bron om botmassa te behouden en verhogen, calciumabsorptie, -retentie en -afzetting in de botten te verbeteren en de botsterkte te verhogen. Probeer dagelijks de ADH van 1,6 gram (1600 mg) via voeding of in supplementvorm binnen te krijgen.

Opmerking: Je kunt omega 3's in supplementvorm tegelijk met je multivitamine (Nutreince) innemen. Kies voor Origin Omega of probeer indien mogelijk een supplement te vinden met een hoger EPA- dan DHA-gehalte.

Omega 6 (GLA): Hoewel we ernaar streven om het omega 6-niveau laag en in balans met omega 3 te houden op het Food Factor-programma, is gamma-linoleenzuur (GLA) een omega 6-vetzuur dat anti-ontstekingseigenschappen heeft die vergelijkbaar zijn met omega 3's, in tegenstelling tot andere omega 6-vormen die juist als ontstekingsveroorzakend worden beschouwd. Uit studies blijkt dat supplementatie met GLA hartkwalen, osteoporose en hypertensie kan helpen voorkomen.

Opmerking: Je kunt GLA in supplementvorm tegelijk met je multivitamine innemen.

Eventuele aanvullende gunstige supplementen:
Alfa-liponzuur (ALA): Dit is een krachtig antioxidant/anti-ontstekingssupplement dat een 'anti-obesitaseffect' kan hebben door te zorgen voor minder honger, hogere activiteit en minder buikvet. Er is aangetoond dat mensen met een ALA-tekort een grotere kans hebben om overgewicht te hebben of obees te zijn. (Als je Nutreince gebruik, neem het dan in met je avonddosis.)

L-carnitine/acetyl-L-carnitine: Dit micronutriënt is essentieel voor de energiehuishouding en een actieve stofwisseling. Alfa-liponzuur en acetyl-L-carnitine werken in combinatie beter om de stofwisseling te verhogen en oxidatieve stress te verminderen dan als ze apart worden ingenomen. Een optimale verhouding van L-carnitine tot ALA is 5:1.

CoQ10: Net als ALA en acetyl-L-carnitine is CoQ10 een krachtig antioxidant/anti-onstekingssupplement dat de energieaanmaak ondersteunt. Er is aangetoond dat CoQ10 gunstig is voor het behandelen en voorkomen van obesitas, de stofwisseling verhoogt en ondersteuning biedt voor optimale energie en uithoudingsvermogen. Uit één studie kwam naar voren dat personen die een CoQ10-tekort hadden en CoQ10-supplementatie kregen toegediend (100 mg per dag) in slechts negen weken gemiddeld maar liefst 14 kilo kwijt raakten. Als je op dit moment een statine gebuikt, raden we ten zeerste aan met CoQ10 te supplementeren.

L-glutamine: Er is aangetoond dat dit aminozuur de behoefte aan suiker kan verminderen en de stofwisseling kan verhogen. Door IN.POWER-weiproteïne te nemen, krijg je dit al voldoende binnen. Als je de Triple Threat maaltijdvervangende proteïneshakes niet neemt, wil je wellicht overwegen een supplement van 2 tot 4 gram L-glutaminepoeder te nemen. Je kunt dit toevoegen aan je Nutreince-multivitaminedrank of aan koud water en voor of na het eten innemen.

Curcumine: Dit actieve ingrediënt in de Indiase specerij kurkuma kan zeer behulpzaam zijn als anti-ontstekingsmiddel en bloedsuikerregulator. Uit studies is gebleken dat curcumine levergenen kan activeren die de glucosespiegel onder de duim houden. Het verbetert het vermogen van de alvleesklier om insuline aan te maken en de stofwisseling van koolhydraten na elke maaltijd te vertragen. Curcumine kan bovendien in hoge mate bijdragen aan een goede hartgezondheid, door de oxidatie van cholesterol, plaquevorming, bloedklontering, slecht cholesterol (LDL) en de ontstekingsbevorderende respons te verminderen. Daarnaast is het ook gunstig voor personen met alzheimer omdat is aangetoond dat het de plaqueopeenhoping in de hersenen kan verminderen.

Verteringsenzymen: Zoek naar een product met amylase, protease en lipase en een groot aantal andere verteringsenzymen, zoals bromelaïne, ossengal, pancreatine, papaïne, pepsine en betaïne HCL. Betaïne HCL is mogelijk speciaal voor dit protocol belangrijk omdat het de absorptie van calcium en magnesium ondersteunt, twee micronutriënten die belangrijk zijn voor botopbouw en het verhelpen van hunkeringen.

DHEA: Naarmate we ouder worden, neemt ons DHEA-gehalte af. De meeste studies over DHEA voor vet of gewichtsverlies ondersteunen het gebruik ervan voor dit doel. Er is aangetoond dat dit supplement ook de botgroei stimuleert en osteoporose helpt voorkomen. DHEA moet echter met zorg worden ingenomen, omdat te hoge doses het natuurlijke vermogen van het lichaam om zelf DHEA aan te maken kunnen onderdrukken en tot leverschade kunnen leiden (zoals een onderzoek op dieren heeft uitgewezen). Het innemen van antioxidanten, zoals vitamine C en E en selenium, wordt aanbevolen om oxidatieve schade aan de lever te voorkomen.

Voorbeeldmenu voor het ketogene protocol

De voedingsmiddelen die gelimiteerd zijn, staan *schuingedrukt*, zodat je ze gemakkelijk kunt herkennen. Alle pesto's, boters, SKINNYFat-dressings en SKINNYFat-kruidenoliën passen in het ketogene protocol, dus maak waar toepasbaar je eigen keuze. Je moet ook onthouden dat de nadruk in dit protocol op meer vet ligt, dus schroom niet om twee tot vier boter- of pesto-ijsklontjes aan de recepten toe te voegen.

Dag 1 (zondag)
9.00 Roerei (van twee of drie eieren) met roomkaas, cheddar, bacon of worst en 50 gram champignons (eventueel een chilipepertje)
13.00 Traditionele Triple Threat-shake (pagina 400)
17.00 Bacon-cheeseburger zonder broodje met romige KCAFFQFat-blauwekaasdressing (of dip) (pagina 414)
21.00 Triple Threat-pudding (pagina 402) gemaakt met slagroom in plaats van kokosmelk

Dag 2 (maandag)
7.30 Traditionele Triple Threat-shake (pagina 400)
12.00 Eiersalade met 5-minuten KCAFFQFat-mayonaise (pagina 412) op een bedje van sla of in sla-wraps.
15.30 Traditionele Triple Threat-shake (pagina 400)
19.30 Zalm gesauteerd in pesto of boter naar keuze (pagina 405-409) en een kleine salade met KCAFFQFat-dressing (pagina 413-414)

Dag 3 (dinsdag)
7.30 Traditionele Triple Threat-cheesecake (pagina 403) gemaakt met slagroom in plaats van kokosmelk
12.00 Grote salade met restje zalm en KCAFFQFat-dressing naar keuze (pagina 413-414)
15.30 Traditionele Triple Threat-shake (pagina 400)
19.30 Fabuleuze fajita's (pagina 448), laat de paprika en wraps weg en neem alle toppings in ruime mate. Voeg 1 eetlepel KCAFFQFat aan de zure room toe om er een superketo zure room van te maken.

Dag 4 (woensdag)
7.30 Traditionele Triple Threat-shake (pagina 400)
12.00 Restje fabuleuze fajita's en alle toppings, waaronder superketo zure room

15.30 Traditionele Triple Threat-shake (pagina 400) gemaakt met slagroom in plaats van kokosmelk
19.30 Snelle tandoori-garnalen (pagina 432) met verkoelende komkommerraïta (pagina 411) en Indiase knoflook-kaas-'naanbrood' (pagina 454). Voeg 1 eetlepel KCAFFQFat aan het raïtarecept toe en vervang de Griekse yoghurt door volle zure room.

Dag 5 (donderdag)
7.30 Traditionele Triple Threat-shake (pagina 400)
12.00 Grote salade met restje snelle tandoori-garnalen en speciale keto-aangepaste verkoelende komkommerraïta.
15.30 Traditionele Triple Threat-shake (pagina 400) gemaakt met slagroom in plaats van kokosmelk
19.30 Gebakken kippendijen met bacon en kaas en geserveerd met hete kipvleugelsaus (oftewel Jaysons Hete Rooie) (pagina 414) en selderijstengels met dip van romige KCAFFQFat-blauwekaasdressing (pagina 414)

Dag 6 (vrijdag)
7.30 Traditionele Triple Threat-shake (pagina 400)
12.00 Broccoli-kaassoep (pagina 420); verminder broccoligehalte tot 350 gram fijngehakte broccoli
15.30 Traditionele Triple Threat-shake (pagina 400)
19.30 Entrecote (of andere vetrijke eiwitbron) en 100 gram gesauteerde champignons met naar keuze een 4-ingrediënten hollandaisesaus (pagina 415), pesto of boter (pagina 405-409)

Dag 7 (zaterdag)
9.30 *Snelle zalmkoekjes (pagina 423) met 4-ingrediënten hollandaisesaus (pagina 415) en eieren naar keuze*
13.00 Traditionele Triple Threat-shake (pagina 400)
17.00 Gegrilde of gebakken hele kip met hete kipvleugelsaus

(oftewel Jaysons Hete Rooie) (pagina 414) en romige
KCAFFQFat-blauwekaasdressing (pagina 414)
21.00 Traditionele Triple Threat-chocolade-ijs (pagina 404)
gemaakt met dikke room in plaats van kokosmelk

Cardiovasculaire gezondheid

Dit programma is speciaal ontworpen voor mensen die hart- en vaatproblemen in combinatie met hypertensie hebben. Dit protocol zal je helpen een interne omgeving te scheppen die ontstekingen zal verminderen terwijl je naar een gezonde bloeddruk toewerkt. Als je je cholesterol/triglycerideniveau wilt verlagen, zou je ook ons ketogene protocol kunnen overwegen.

Het protocol voor cardiovasculaire gezondheid is bedoeld voor mensen met:

- Hypertensie/hoge bloeddruk
- Een hartkwaal

Aanpassingen die je voor je specifieke aandoening(en) aan het algemene 28-daagse Food Factor moet aanbrengen:

> **Tien gulden regels:** Hoewel je voor elk van de aandoeningsspecifieke protocollen alle tien gulden regels moet volgen, hebben we voor de beste resultaten met dit protocol de volgende regels enigszins aangepast of juist als essentieel aangemerkt.

2: Uit nieuwe studies is gebleken dat de bloeddruk significant stijgt na het consumeren van voedingsmiddelen uit blik of verpakkingen die BHA bevatten. Om deze reden is het belangrijk alle obesogene toxines (EKA, BHA, ftalaten) te vermijden.

5: Stressvermindering is heel belangrijk voor cardiovasculaire gezondheid, aangezien stress de afgifte van cortisol verhoogt. Dit is een hormoon dat ervoor zorgt dat je meer trek krijgt en meer vet in de buikzone opslaat, waarvan is aangetoond dat het het risico op hartkwalen verhoogt.

6: Raadpleeg je huisarts om er zeker van te zijn dat je hart gezond genoeg is voor drie of vier REL-sessies per week. Probeer ook om drie of vier keer per week naar buiten te gaan om 45 minuten per dag op een gematigd tempo te wandelen, fietsen, roeien of een andere vorm van lichaamsbeweging te beoefenen. Zorg er ook voor om de One Set To Failure-gewichttraining toe te voegen, aangezien uit studies is gebleken dat het heffen van gewichten de bloeddruk even goed kan verlagen als reguliere medicijnen tegen hoge bloeddruk.

8: Het gebruiken van een goed samengestelde multivitamine, zoals Nutreince, die beide vormen van niacine bevat (één om de bloedsuikerspiegel te reguleren en de andere om het cholesterolniveau te reguleren) is belangrijk voor je conditie. Daarnaast is aangetoond dat vitamine K_2 zeer gunstige effecten heeft op het voorkomen van aderverkalking en het leveren van calcium aan de botten vanuit het bloed. Nutreince bevat ook statine-veilige hoeveelheden vitamine C en E. Als je voor een ander supplement kiest, evalueer het product dan aan de hand van de vergelijkingsquiz op MultivitaminStackUpQuiz.com. Hoewel veel hart- en vaatartsen de voorkeur geven aan producten die geen vitamine K bevatten voor patiënten die warfarine (Coumadin) slikken, vragen we in overleg met je arts de dosis van deze laatste te verlagen teneinde dit essentiële micronutriënt dat zo veel gunstige eigenschappen voor een gezond hart heeft in te kunnen nemen.

9: Tweemaal daags een Triple Threat-shake drinken is heel belangrijk als je het protocol voor een gezond hart volgt. Er zijn twee toestanden die in hoge mate bijdragen aan hart- en vaatziekten, een van de voornaamste doodsoorzaken in Nederland: hoge bloeddruk en een verhoogd DBD-niveau. Onderzoek lijkt erop te wijzen dat de peptiden die zich in weiproteïne bevinden beide factoren verbeteren. De bloeddruk wordt getemperd door de opioïde-achtige activiteit van verschillende weipeptiden, waaronder alfa-lactalbumine en beta-lactoglobuline. Weiproteïne heeft bovendien een cholesterolverlagend effect, omdat het de aanmaak van NLBD (very low-density lipoprotein), het type cholesterol dat de moderne wetenschap nu met hart- en vaatziekten in verband brengt remt, waardoor het DBD-niveau daalt.

Dagelijkse limieten: De dagelijkse limieten voor het protocol voor cardiovasculaire gezondheid zijn iets strenger dan voor het algemene programma. Besteed de komende 28 dagen echter met name aandacht aan de volgende micronutriënten.

Kalium: Er is aangetoond dat te lage kalium-, calcium- en magnesiumniveaus hoge bloeddruk veroorzaken. Hoewel het protocol voor cardiovasculaire gezondheid is ontworpen om voldoende hoeveelheden calcium en magnesium te leveren via je voeding en een goed samengestelde multivitamine, zoals Nutreince, vereist dit wat kalium betreft speciale aandacht. Zorg ervoor dat je wanneer mogelijk kaliumrijke voedingsmiddelen tot je neemt. Voedingsmiddelen die rijk zijn aan kalium zijn: avocado, kokoswater, zalm, bot, tonijn, gevogelte, rundvlees, pompoen, bloemkool, zuivelproducten (melk, room, kaas, yoghurt), artisjokken, bananen, erwten, peulvruchten, meloenen, aardappels (met schil) en tomaten. Sommige van onze cliënten hebben goede successen geboekt met het verlagen van hun bloeddruk door dagelijks het sap van een verse kokosnoot te drinken. Voor dit protocol wordt kokoswater als drank beschouwd en is één glas per dag toegestaan. Het toevoegen van deze drank aan je ochtenddosis Nutreince (niet je avonddosis) is een goede manier te onthouden het te drinken.

CoQ10: We hebben CoQ10 hieronder als een aanvullend gunstig supplement vermeld, maar willen liever dat je zo veel mogelijk natuurlijke voedingsmiddelen consumeert die rijk zijn aan CoQ10. Voedingsmiddelen die veel CoQ10 bevatten zijn rundvlees, kip, regenboogforel, haring, sesamzaad, pistachenoten, broccoli, bloemkool, eieren en 100 procent pure chocola (pure cacao, zonder suiker)

Gunstige micronutriënten op het protocol voor cardiovasculaire gezondheid voor hypertensie:

Vitamine B_1	*Vitamine E*	*Selenium*
Vitamine B_2	*Vitamine K*	*Silicium*
Vitamine B_3	*Calcium*	*Omega 3-vetzuren*
Vitamine B_6	*Choline*	*Omega 6-vetzuren*
Vitamine B_9	*Chroom*	*(GLA)*
Vitamine B_{12}	*Koper*	*CoQ10*
Vitamine C	*Magnesium*	
Vitamine D	*Kalium*	

Aanbevolen superfoods: Kies naast de bovengenoemde voedingsmiddelen zo vaak mogelijk de onderstaande superfoods boordevol micronutriënten. Deze rijke voedingsmiddelen bevatten een hoog gehalte aan essentiële micronutriënten waarvan is aangetoond dat ze gunstig zijn voor het verlagen van de bloeddruk en een goede cardiovasculaire gezondheid bevorderen. We hebben je 28-daagse menusuggesties aangepast door deze rijke voedingsmiddelen toe te voegen. Kies zo veel mogelijk van deze voedingsmiddelen als je je eigen menu's samenstelt of buiten de deur eet en vergeet niet om voedingsmiddelen die BEJ's bevatten op de juiste wijze te bereiden.

Eiwitten

Bottenbouillon	*Lamsvlees*	*Snapper*
Dungeness-krab	*Mosselen*	*Tonijn*
Garnalen	*Oesters*	*Varkensvlees*
Haring	*Orgaanvlees*	*Venusschelpen*
Kabeljauw	*Regenboogforel*	*Wild*
Kalkoen	*Rundvlees*	*Zalm*
Kip	*Sardines*	
Krab	*Sint-jakobsschelpen*	

Zuivel
Kaas, vooral Goudse
Melk
Room
Yoghurt

Vetten
Boter
Cacaoboter
Chocolade
(100 procent puur)
Eieren (met dooiers)
Kokosolie
SKINNYFat*

*SKINNYFat kan helpen een gezond cholesterolniveau te behouden door de LDL-waarden (slecht cholesterol) te verlagen en HDL-waarden (goed cholesterol) te verhogen. De ketolichamen die door SKINNYFat worden aangemaakt, zouden zelfs weleens de beste energiebron voor je hart en hersenen kunnen vormen. Dit kan met name gunstig zijn voor mensen die aan een hartkwaal of diabetes lijden. Gebruik wanneer mogelijk SKINNYFat in recepten, aangezien het hiermee vrijwel onmogelijk is lichaamsvet op te slaan en het de absorptie van essentiële micronutriënten ondersteunt.

Niet-zetmeelhoudende groente

Asperges	Mosterdkiemen	Romainesla
Avocado	Paddenstoelen	Selderij
Bloemkool	(kastanjecham-	Snijbiet
Boerenkool	pignons/shiitake)	Sperziebonen
Broccoli	Paprika's	Spinazie
Donkere bladgroente	Peultjes	Spruitjes
Kiemen	Pompoen	Tomaten
Knoflook	Rode of groene	Uien
Kool	chilipepers	Zuurkool

Zetmeelproducten

Aardappels	Haver	Quinoa
(met schil)	Kikkererwten	Zilvervliesrijst
Eikelpompoen	Limabonen	Zoete aardappel
Erwten	Linzen	

Fruit

Aardbeien	Limoenen	Rozijnen
Appels	Mango's	Sinaasappels
Bananen	Meloenen	Watermeloen
Dadels	Papaja	
Grapefruit	Pruimen	

Noten en zaden

Amandelen	Hennepzaad	Pijnboompitten
Cashewnoten	Lijnzaad	Pinda's
Chiazaad	Paranoten	Walnoten
Hazelnoten	Pecannoten	Zonnebloempitten

Gunstige specerijen

Basilicum	Kaneel	Mosterd
Cayennepeper	Kardemom	Oregano
Chilipeper	Knoflookpoeder	Tijm
Chilivlokken	Komijn	Uienpoeder
Gember	Kruidnagel	Zwarte peper
Jalapeñopepers	Kurkuma	

Dagelijkse dranken

Groene thee	per dag, controleer	Oolong-thee
Koffie	zorgvuldig op suiker)	Water
Kokoswater (1 glas	Mineraalwater	Zwarte thee

Eventuele aanvullende essentiële micronutriëntsupplementen:
Omega 3's: Tijdens een groot onderzoek onder meer dan 11.000 mensen met een hartkwaal, daalde het aantal sterfgevallen door hart- en vaatziekten met 30 procent en het aantal plotselinge sterfgevallen door een hartaanval met 45 procent door dagelijks ongeveer 1 gram visolie in te nemen. Probeer dagelijks de ADH van 1,6 gram (1600 mg) via voeding of in supplementvorm binnen te krijgen.

Opmerking: Je kunt omega 3's in supplementvorm tegelijk met je multivitamine (Nutreince) innemen. Kies voor Origin Omega of

probeer indien mogelijk een supplement te vinden met een hoger
EPA- dan DHA-gehalte.

Omega 6 (GLA): Hoewel we er tijdens het Food Factor-programma naar streven het omega 6-niveau laag en in balans met omega 3 te houden, is gamma-linoleenzuur (GLA) een omega 6 vetzuur dat antiontstekingseigenschappen heeft die vergelijkbaar zijn met omega 3's, in tegenstelling tot andere omega 6-vormen die juist als ontstekingsveroorzakend worden beschouwd. Uit studies blijkt dat supplementatie met GLA hart- en vaatziekten en hypertensie kan helpen voorkomen.

Opmerking: Je kunt GLA in supplementvorm samen met je multivitamine innemen.

Vitamine C: Uit studies is gebleken dat supplementeren met vitamine C (1500 tot 3000 mg per dag) het risico op hart- en vaatziekten, inclusief hartaanvallen, drastisch verlaagt. Als je echter statines slikt, raadpleeg dan eerst je arts voordat je je inname van vitamine C verhoogt, aangezien een dosis van meer dan 200 mg de werking van je medicijnen kan verstoren.

Eventuele aanvullende gunstige supplementen:
Alfa-liponzuur (ALA) Dit is een krachtig antioxidant/anti-ontstekingssupplement waarvan is aangetoond dat het de aanmaak van adhesiemoleculen in sterke mate remt, wat mogelijk kan bijdragen aan het voorkomen en genezen van atherosclerose. Er is bovendien aangetoond dat mensen met een ALA-tekort een grotere kans hebben om overgewicht te hebben of obees te zijn. (Als je Nutreince gebruikt, neem het dan in met je avonddosis.)

Curcumine: Curcumine is het actieve ingrediënt dat kurkuma zijn gele kleur geeft. Het kan in hoge mate bijdragen aan een goede hartgezondheid, door de oxidatie van cholesterol, plaquevorming, bloedklontering, slecht cholesterol (LDL) en de ontstekingsbevorderende respons te verminderen.

CoQ10: Supplementatie met dit krachtige antioxidant/anti-ontstekingssupplement dat de energieaanmaak ondersteunt, is ten zeerste aan te raden voor personen die statines slikken. Er is aangetoond dat CoQ10 (100-200 mg per dag) gunstig is voor het behandelen en voorkomen van obesitas, de stofwisseling verhoogt en ondersteuning biedt voor optimale energie, uithoudingsvermogen en hart- en vaatfunctie.

Verteringsenzymen: Deze kunnen je spijsvertering en beschikbaarheid en absorptie van micronutriënten verbeteren. Zoek naar een product met amylase, protease en lipase, naast verschillende andere verteringsenzymen. Bromelaïne, ossengal, pancreatine, papaïne, pepsine en betaïne HCL kunnen allemaal gunstig voor de gezondheid zijn. Betaïne HCL is mogelijk speciaal voor dit protocol belangrijk omdat het de absorptie van calcium en magnesium ondersteunt, twee van de drie micronutriënten die nuttig zijn voor regulering van de bloeddruk.

Voorbeeldmenu voor cardiovasculaire gezondheid

De voedingsmiddelen die gelimiteerd zijn, staan *schuingedrukt*, zodat je ze gemakkelijk kunt herkennen. Alle pesto's, boters, SKINNY-Fat-dressings en SKINNYFat-kruidenoliën passen in het protocol voor cardiovasculaire gezondheid, dus maak waar toepasbaar je eigen keuze.

Dag 1 (zondag)
9.00 Griekse yoghurt met banaan of gebakken appel op zijn Food Factors (pagina 427)
13.00 Traditionele Triple Threat-shake (pagina 400) gemaakt met kokoswater in plaats van gewoon water
17.00 Hete chili-kip (pagina 437)
21.00 Triple Threat-pudding (pagina 402)

Dag 2 (maandag)
7.30 Traditionele Triple Threat-shake (pagina 400) gemaakt met kokoswater in plaats van gewoon water
12.00 Restje hete chili-kip
15.30 Traditionele Triple Threat-shake (pagina 400)

19.30   Zalm met sperziebonen en kaliumrijke avocadoboter
        (pagina 408)

Dag 3 (dinsdag)
7.30 Triple Threat-cheesecake (pagina 403) en kokoswater
12.00 Grote salade met restje zalm en sperziebonen en
      KCAFFQFat-dressing naar keuze (pagina 413-414)
15.30 Traditionele Triple Threat-shake (pagina 400)
19.30 Griekse kip (pagina 433)

Dag 4 (woensdag)
7.30 Traditionele Triple Threat-shake (pagina 400) gemaakt
      met kokoswater in plaats van gewoon water
12.00 Restje Griekse kip
15.30 Triple Threat-pudding (pagina 402)
19.30 Snelle tandoori-garnalen (pagina 432) met verkoelende
      komkommerraïta (pagina 411)

Dag 5 (donderdag)
7.30 Traditionele Triple Threat-shake (pagina 400) gemaakt
      met kokoswater in plaats van gewoon water
12.00 Grote salade met restje snelle tandoori-garnalen en
      KCAFFQFat-dressing naar keuze (pagina 413-414)
15.30 Triple Threat-pudding (pagina 402)
19.30 Hamburger zonder broodje met avocadopartjes
      en in de oven geroosterde spruiten (pagina 451)

Dag 6 (vrijdag)
7.30 Traditionele Triple Threat-shake (pagina 400) gemaakt
      met kokoswater in plaats van gewoon water
12.00 Broccoli-kaassoep (pagina 420)
15.30 Traditionele Triple Threat-shake (pagina 400)
19.30 Gegrlde steak met pesto naar keuze (pagina 405-406)
      en bloemkoolpuree (pagina 452)

Dag 7 (zaterdag)
9.00 Snelle zalmkoekjes (pagina 423) en eieren naar keuze
13.00 Traditionele Triple Threat-shake (pagina 400) gemaakt met kokoswater in plaats van gewoon water
17.00 *Fish and Chips* (pagina 448)
21.00 Triple Threat-chocolade-ijs (pagina 404)

Sterke botten

Dit programma is speciaal ontworpen voor mensen die aan osteoporose of osteopenie lijden. Dit protocol zal je helpen een interne omgeving te scheppen die gunstig is voor het versterken van botten en het voorkomen van botbreuken. Ook het ketogene protocol kan worden gebruikt door personen die op zoek zijn naar een geavanceerd programma voor botopbouw. Mira gebruikte het ketogene protocol om haar gevorderde toestand van osteoporose terug te dringen en gebruikte vervolgens dit protocol voor sterke botten om haar te helpen haar botgezondheid te behouden. Als je geïnteresseerd bent in het ketogene protocol en osteoporose hebt, lees dan ook dit protocol om de onderstaande gedetailleerde specifieke informatie te begrijpen.

Het protocol voor sterke botten is bedoeld voor mensen die:

- Osteoporose hebben
- Osteopenie hebben
- Overige gewrichts/botproblemen hebben
- Botproblemen bij het ouder worden willen voorkomen (vooral mensen met een tenger postuur)

Aanpassingen die je voor je specifieke aandoening(en) in het algemene 28-daagse Food Factor moet aanbrengen:

> **Tien gulden regels:** Hoewel je voor elk van de aandoeningsspecifieke protocollen alle tien gulden regels moet volgen, hebben we voor de beste resultaten met dit protocol de volgende regels enigszins aangepast of juist als essentieel aangemerkt.

1: Let er met name op om alle suiker uit je dieet te elimineren.

2: Uit studies is gebleken dat vrouwen met een hoog ftalatengehalte in hun lichaam over het algemeen eerder in de overgang komen en een verstoorde oestrogeenhouding hebben, wat een ongezond effect op botvorming kan hebben. Vermijd zorgvuldig alle endocriene verstoorders, waaronder ftalaten, BHA, parfums en pesticiden.

6: Pas je lichaamsoefeningen als volgt aan:
- Beperk cardiowork-outs tot een minimum op dit protocol, doe niet meer REL-trainingen dan de aanbevolen drie of vier dagen per week.
- Voeg One Set To Failure-gewichttraining aan je programma toe. Dit is essentieel om botgroei te stimuleren.
- Neem een halfuur voordat je aan je work-out begint een multivitamine met calcium in (de ochtenddoses Nutreince bevatten 600 mg calcium) om het calciumverlies uit je botten dat tijdens het trainen optreedt te verminderen. Dit kan betekenen dat je het moment van je work-out naar de ochtend verplaatst of je ochtend- en avonddosis met elkaar verruilt, zodat je de ochtenddosis voor je avondwork-out neemt, of je aanvullende calciumsupplement een halfuur daaraan voorafgaand inneemt.
- Mensen met een gevorderde vorm van osteoporose vinden het gebruik van een trilplaat voor het hele lichaam (Power Plate of vergelijkbaar) mogelijk fijn in plaats van of als aanvulling op de One Set To Failure-gewichttraining. Dit kan met name gunstig zijn voor personen die te zwak zijn om gewichten te heffen.

8: Neem elke dag een goed samengestelde multivitamine, zoals Nutreince, in. Onze multivitamine is speciaal ontwikkeld om Mira's vergevorderde osteoporose te behandelen. Het bevat alle drie vormen van vitamine K en gunstige hoeveelheden calcium, magnesium en vitamine D. Daarnaast bevat Nutreince alle acht vormen van vitamine E, wat heel belangrijk is omdat uit nieuw onderzoek is gebleken dat delta-tocotriënol erosie van het botoppervlak volledig kan voorkomen en ook effectief is voor de botaanmaak en het voorkomen van heropname in de botten.

9: Tweemaal daags een Triple Threat-shake drinken is heel belangrijk. Uit studies is gebleken dat het supplementeren met eiwit bij oudere patiënten en vrouwen in de postmenopauze de botdichtheid verhoogt, klinische symptomen verbetert en botverlies vermindert. Daarnaast bevat elke maatlepel AF.HDAJ-weiproteïne 1000 mg L-lysine, een essentieel aminozuur dat de calciumabsorptie ondersteunt en de sterkte van het bindweefsel verbetert. Het is ook belangrijk voor optimale groei en botvorming en kan met name behulpzaam zijn om osteoporose te voorkomen bij risicogroepvrouwen in de menopauze. Het dagelijks drinken van twee Triple Threat-shakes kan de aanmaak van droge spiermassa bevorderen, wat voor mensen met verzwakte botten van groot belang is voor evenwicht en botondersteuning. Probeer dagelijks één Triple Threat als pudding te nemen, omdat het extra collageen van de gelatine voor sterke botten zorgt.

D$_{MR}$-waarschuwing:

Oxaalzuur en fytinezuur: Gedurende dit protocol moet je er vooral op letten je consumptie van voedingsmiddelen met hoge oxaalzuur- en fytinezuurgehalten te beperken. Als je voedingsmiddelen met deze B$_{EJ}$'s eet, zorg er dan voor dat ze op de juiste wijze zijn bereid om het verlies aan micronutriënten te beperken.

Cafeïne: Omdat cafeïne bepaalde botopbouwende nutriënten uitput, waaronder vitamine A, B$_9$ en D en calcium, is het aan te raden geen cafeïnehoudende dranken te drinken of ervoor te zorgen dat je voldoende hoeveelheden van deze micronutriënten via je voeding en supplementatie binnenkrijgt.

Dagelijkse limieten: De dagelijkse limieten voor het protocol voor sterke botten zijn hetzelfde als voor het algemene programma. Besteed de komende 28 dagen echter met name aandacht aan de volgende micronutriënten.

Calcium en vitamine D en K_2: Hoewel onze ochtenddosis Nutreince-multivitamine 600 mg calcium bevat, hebben de meeste mensen ongeveer 1200 mg calcium per dag nodig om botverlies tegen te gaan of terug te dringen. Gedurende dit protocol zul je je best moeten doen dagelijks calciumrijke voedingsmiddelen tot je te nemen om dit niveau te behalen. Voedingsmiddelen die rijk zijn aan calcium zijn zuivelproducten (melk, kaas, room, yoghurt), sardines, zalm uit blik met graat, garnalen, eieren, groene bladgroente, hazelnoten, paksoi, broccoli, amandelen en peulvruchten. Als je het gevoel hebt dat je niet voldoende calcium via je voedsel binnenkrijgt, raden we je aan een aanvullende dosis calcium van 500 tot 600 mg in supplementvorm in te nemen. Als je Nutreince gebruikt, neem dan geen extra calcium in bij je ochtend- of avonddosis. Neem het midden op de dag in, ruim voor of na een maaltijd. Sommige mensen nemen er graag een aanvullend vitamine D- en vitamine K_2-supplement bij. Voedingsmiddelen die rijk zijn aan vitamine D zijn eigeel, lever, zalm, haring, sardines, shiitakes en oesters. Voedingsmiddelen die rijk zijn aan vitamine K_2 zijn ganzenlever, Goudse kaas, zuurkool, eigeel, boter, gemalen rundergehakt en lever.

Kalium: Lage kaliumwaarden worden in verband gebracht met osteoporose. Zorg ervoor dat je wanneer mogelijk kaliumrijke voedingsmiddelen consumeert. Voedingsmiddelen die rijk zijn aan kalium zijn avocado, kokoswater, zalm, bot, tonijn, gevogelte, rundvlees, pompoen, bloemkool, zuivelproducten (melk, room, kaas, yoghurt), artisjokken, bananen, erwten, citrusfruit, gedroogde abrikozen, pruimen, rozijnen, eikelpompoen, paddenstoelen, groene bladgroente, peulvruchten, meloenen, aardappels (met schil) en tomaten.

Bottenbouillon: Drink dagelijks bottenbouillon vanwege het hoge calciumgehalte ervan, maar meer nog vanwege het collageen dat het bevat (zie pagina 217). Probeer de komende 28 dagen elke dag een klein kopje zelfgemaakte bottenbouillon te drinken.

Gunstige micronutriënten ter preventie en behandeling van osteoporose en osteopenie:

Vitamine A	*Calcium*	*Silicium*
Vitamine B_9	*Chroom*	*Zink*
Vitamine B_{12}	*Koper*	*Omega 3-vetzuren*
Vitamine D	*Magnesium*	*Omega 6-vetzuren*
Vitamine E	*Mangaan*	*(GLA)*
Vitamine K	*Fosfor*	
Borium	*Kalium*	

Aanbevolen superfoods: Kies zo vaak mogelijk de onderstaande superfoods boordevol micronutriënten. Deze rijke voedingsmiddelen bevatten een hoog gehalte aan essentiële micronutriënten waarvan is aangetoond dat ze gunstig zijn voor sterke botten. We hebben je 28-daagse menusuggesties aangepast door deze rijke voedingsmiddelen toe te voegen. Kies zo veel mogelijk van deze rijke voedingsmiddelen als je je eigen menu's samenstelt of buiten de deur eet en vergeet niet voedingsmiddelen die BEJ's bevatten op de juiste wijze te bereiden.

Eiwitten

Bottenbouillon	*Lamsvlees*	*Sint-jakobsschelpen*
Dungeness-krab	*Mosselen*	*Snapper*
Garnalen	*Oesters*	*Tonijn*
Haring	*Orgaanvlees*	*Varkensvlees*
Kalkoen	*Regenboogforel*	*Venusschelpen*
Kip	*Rundvlees*	*Wild*
Krab	*Sardines*	*Zalm*

Zuivel

Kaas, vooral Goudse	Room
Melk	Yoghurt

Vetten

Boter	(100 procent puur)	Kokosolie
Chocolade	Eieren (met dooiers)	SKINNYFat*

Hoewel het grootste deel van het vet in SKINNYFat afkomstig is van MCT's, die het normale verteringsproces omzeilen en de vetstofwisseling ondersteunen, is deze combinatie van oliën speciaal ontwikkeld om precies de juiste hoeveelheid langeketen triglyceriden (LCT's) te bevatten om de afgifte te bevorderen van galzuren die benodigd zijn voor een goede opname en gebruik van de vetoplosbare vitamines A, D, E en K en andere essentiële micronutriënten, waaronder carotenoïden, calcium en magnesium, waarvan een groot deel essentieel is voor de botgroei.

Niet-zetmeelhoudende groente

Asperges	Knoflook	Sperziebonen
Avocado	Kool	Spinazie (gekookt;
Bloemkool	Mosterdkiemen	niet vaak gebruiken)
Boerenkool	Paksoi	Spruitjes
Broccoli	Peultjes	Tomaten
Champignons	Pompoen	Uien
Donkere bladgroente	Romainesla	Zuurkool
Kiemen	Snijbiet	

Zetmeelproducten

Aardappels	Haver	Quinoa
(met schil)	Kikkererwten	Zilvervliesrijst
Eikelpompoen	Limabonen	Zoete aardappel
Erwten	Linzen	

Fruit

Ananas	Kokoswater (tel mee	Meloenen
Appels	als fruit, niet als	Papaja
Bananen	drank; controleer	Pruimen
Bessen	zorgvuldig op suiker)	Rozijnen
Dadels	Mango's	

Noten en zaden

Amandelen	Lijnzaad	Sesamzaad
Cashewnoten	Paranoten	Walnoten
Chiazaad	Pecannoten	Zonnebloempitten
Hazelnoten	Pijnboompitten	
Hennepzaad	Pinda's	

Gunstige specerijen

Gember	Kruidnagel	Vijfkruidenpoeder
Kaneel	Kurkuma	Zwarte peper
Knoflookpoeder	Peterselie	
Koriander	Uienpoeder	

Dagelijkse dranken

Groene thee	Mineraalwater
Koffie	Water

Eventuele aanvullende essentiële micronutriëntsupplementen:
Calcium: Personen met osteoporose of osteopenie moeten proberen de ADH van 1000 tot 1200 mg van dit mineraal via voeding of in supplementvorm binnen te krijgen.

Opmerking: Neem geen calciumsupplement in in combinatie met de ochtend- of avonddosis Nutreince; neem de extra calcium overdag in. Als je extra vitamine D of vitamine K neemt, kun je dit tegelijk met je calciumsupplement in de middag innemen.

Vitamine D: Deze vitamine is belangrijk voor het behoud van botten en tanden. Nutreince bevat 2000 mg vitamine D_3, sommige personen zouden echter kunnen overwegen met extra D_3 te supplementeren.

Opmerking: Neem geen vitamine D-supplementen in met de avonddosis Nutreince, doe dit tegelijk met de ochtenddosis of midden op de dag.

Vitamine K_2: Deze vitamine is nodig voor de synthese van osteocalcine, een uniek eiwit in het bot, dat calcium naar het botweefsel aantrekt en een rechtstreeks verband heeft met de botmineraaldichtheid. Vitamine K_2 is ook vereist voor de carboxylatie (aanhechten van een koolstofdioxide) van MGP (Matrix Gla Protein), dat de vorming van calciumkristallen in de bloedvaten en slagaders rechtstreeks blokkeert. Nutreince bevat 80 mcg vitamine K (27 mcg K_1 en 54 mcg K_2), sommige personen willen dit wellicht aanvullen.

Opmerking: Neem geen vitamine K-supplementen in met de avonddosis Nutreince, doe dit tegelijk met de ochtenddosis of midden op de dag.

Omega 3's: Het innemen van EPA en DHA uit omega 3's van dierlijke bron kan helpen om botmassa te behouden en verhogen, calciumabsorptie, -retentie en -afzetting in de botten te verbeteren en de botsterkte te vergroten. Daarnaast kan een tekort aan omega 3's tot ernstig botverlies en osteoporose leiden. Probeer dagelijks de ADH van 1,6 gram (1600 mg) via voeding of in supplementvorm binnen te krijgen.

Opmerking: Je kunt ongeveer 1000 mg omega 3's in supplementvorm tezamen met je ochtenddosis multivitamine (Nutreince) en 1000 mg met je avonddosis multivitamine innemen. Kies voor Origin Omega of probeer indien mogelijk een omega 3-supplement te vinden met een hoger EPA- dan DHA-gehalte.

Omega 6 (GLA): Uit enkele studies komt naar voren dat mensen die niet voldoende essentiële vetzuren (met name EPA en GLA) binnenkrijgen een grotere kans op botverlies hebben dan mensen die over normale niveaus van deze vetzuren beschikken. Uit een studie van vrouwen ouder dan 65 jaar met osteoporose kwam naar voren dat degenen die EPA- en GLA-supplementen namen in de loop van drie jaar minder botverlies hadden dan degenen die een placebo slikten. Veel van deze vrouwen hebben ook een verhoogde botdichtheid ervaren. In tegenstelling tot andere vormen van omega 6, die als ontstekingsbevorderend worden beschouwd, heeft GLA anti-ontstekingseigenschappen die vergelijkbaar zijn met die van omega 3's.

Opmerking: Je kunt GLA in supplementvorm samen met je multivitamine innemen.

Eventuele aanvullende gunstige supplementen:
Verteringsenzymen: Deze kunnen je spijsvertering en beschikbaarheid en absorptie van micronutriënten verbeteren. Zoek naar een product met amylase, protease en lipase, naast verschillende andere verteringsenzymen. Bromelaïne, ossengal, pancreatine, papaïne, pepsine en betaïne HCL kunnen allemaal gunstig voor de gezondheid zijn. Betaïne HCL is mogelijk speciaal voor dit protocol belangrijk omdat het de absorptie van calcium en magnesium ondersteunt, twee belangrijke micronutriënten voor de vorming van sterke botten.

DHEA: Er is aangetoond dat dit supplement de botgroei stimuleert en osteoporose helpt te voorkomen. DHEA moet echter met zorg worden ingenomen, omdat te hoge doses het natuurlijke vermogen van het lichaam om zelf DHEA aan te maken kunnen onderdrukken en tot leverschade kunnen leiden (zoals een onderzoek op dieren heeft uitgewezen). Het innemen van antioxidanten (zoals vitamine C en E en selenium, wordt aanbevolen om oxidatieve schade aan de lever te voorkomen.

Opmerking: We raden strontium niet aan, aangezien het hetzelfde dragereiwit voor transport gebruikt als calcium, en daarom concurrentie veroorzaakt. Het is dan ook geen essentieel micronutriënt en kan een vals beeld van verbetering geven van je DEXA-scan omdat het een hogere dichtheid heeft dan calcium.

Voorbeeldmenu voor sterke botten

De voedingsmiddelen die gelimiteerd zijn, staan *schuingedrukt*, zodat je ze gemakkelijk kunt herkennen. Alle pesto's, boters, SKINNY-Fat-dressings en SKINNYFat-kruidenoliën passen in het protocol voor sterke botten, dus maak waar toepasbaar je eigen keuze.

Dag 1 (zondag)
9.00 Griekse yoghurt met fruit (pagina 426) of gebakken appel op zijn Food Factors (pagina 427)
13.00 Traditionele Triple Threat-shake (pagina 400)
17.00 Hete chili-kip (pagina 437)
21.00 Triple Threat-pudding (pagina 402)

Dag 2 (maandag)

7.30 Traditionele Triple Threat-shake (pagina 400)
12.00 Restje hete chili-kip
15.30 Traditionele Triple Threat-shake (pagina 400)
19.30 Zalm met sperziebonen en pesto of boter naar keuze (pagina 405-409)

Dag 3 (dinsdag)

7.30 Triple Threat-cheesecake (pagina 403)
12.00 Grote salade met restje zalm en sperziebonen en KCAFFQFat-dressing naar keuze (pagina 413-414)
15.30 Traditionele Triple Threat-shake (pagina 400)
19.30 Griekse kip (pagina 433)

Dag 4 (woensdag)

7.30 Traditionele Triple Threat-shake (pagina 400)
12.00 Restje Griekse kip
15.30 Triple Threat-pudding (pagina 402)
19.30 Snelle tandoori-garnalen (pagina 432) met verkoelende komkommerraïta (pagina 411)

Dag 5 (donderdag)

7.30 Traditionele Triple Threat-shake (pagina 400)
12.00 Grote salade met restje snelle tandoori-garnalen en KCAFFQFat-dressing naar keuze (pagina 413-414)
15.30 Triple Threat-pudding (pagina 402)
19.30 Snelle zalmkoekjes (pagina 423) met KCAFFQFat-tartaarsaus (pagina 413) en in de oven geroosterde spruiten (pagina 451)

Dag 6 (vrijdag)

7.30 Triple Threat-cheesecake (pagina 403)
12.00 Broccoli-kaassoep (pagina 420); gebruik Goudse kaas in dit recept
15.30 Traditionele Triple Threat-shake (pagina 400)

19.30   Gegrilde steak met pesto naar keuze (pagina 405-406) en bloemkoolpuree (pagina 452)

Dag 7 (zaterdag)
9.00 Snelle zalmkoekjes (pagina 423) en eieren naar keuze
13.00 Traditionele Triple Threat-shake (pagina 400)
17.00 *Fish and Chips* (pagina 448)
21.00 Triple Threat-chocolade-ijs (pagina 404)

Hormoonregulering

Dit programma is speciaal ontworpen voor mensen die last hebben van storingen in de hormoonhuishouding. Dit protocol zal je helpen een interne omgeving te scheppen die je hormonen op natuurlijke wijze zal reguleren en in balans zal brengen.

Het protocol voor hormoonregulering is bedoeld voor mensen met:

- Te hoge of lage niveaus aan cortisol, progesteron, oestrogeen, androgenen, testosteron of schildklierhormoon
- Hypothyreoïdie

Aanpassingen die je voor je specifieke aandoening(en) in het algemene 28-daagse Food Factor moet aanbrengen:

Tien gulden regels: Hoewel je voor elk van de aandoeningsspecifieke protocollen alle tien gulden regels moet volgen, hebben we voor de beste resultaten met dit protocol de volgende regels enigszins aangepast of juist als essentieel aangemerkt.

2: Het elimineren van obesogenen is van groot belang omdat dit hormoonverstoorders zijn. Zorg ervoor dat je alle EKA's, BHA's en ftalaten zorgvuldig uit je leven bant.

5: Stressvermindering is heel belangrijk voor hormonaal evenwicht, aangezien stress de afgifte van cortisol verhoogt. Dit is een hormoon dat ervoor zorgt dat je meer trek krijgt en meer vet in de buikzone opslaat. Als je verder alles goed doet, zal een hoog cortisolgehalte al je hormonen in de war schoppen. Zorg ervoor dat je stressverminderende technieken toepast.

6: Hoewel langdurige cardiosessies nog meer hormoon- en bijnieruitputting kan veroorzaken, kunnen zowel onze REL-cardio-work-out als onze One Set To Failure-gewichttraining een gunstig effect hebben. Deze twee types work-out stimuleren een hoos aan gunstige hormonale reacties in het lichaam.

7: Door non-toxische huishoudelijke en verzorgingsproducten te kopen, voorkom je verstoringen van je hormoonstelsel. Probeer de tien trucs om huishoudelijke toxines te verminderen

8: Het gebruik van Nutreince als je multivitamine gedurende dit protocol kan extreem behulpzaam zijn omdat het naar ons weten de enige multivitamine op de markt is die voldoende hoeveelheden van een groot aantal van de essentiële micronutriënten bevat waarvan is aangetoond dat ze een gunstig effect hebben op de voorkoming en genezing van een verstoorde hormoonhuishouding, waaronder alle acht vormen van vitamine E, 400 mg ionisch magnesiumcitraat, 600 mg ionisch calciumcitraat, 425 mg choline en 200C AA vitamine D_3. Als je voor een andere multivitamine kiest, raadpleeg dan de ABA's voor optimale supplementatie en doe onze vergelijkingstest op MultivitaminStackUpQuiz.com.

9: Het tweemaal daags drinken van Triple Threat-shakes is vooral belangrijk als je dit protocol volgt, aangezien het hormoon leptine een belangrijke hormoon is om alle andere hormonen in balans te houden. Je zou het kunnen zien als het meesterhormoon dat gevoelens van honger en verzadiging helpt te reguleren. Als je 's ochtends als eerste een Triple Threat-shake of -pudding neemt, maak je een goede start van de dag met de juiste hoeveelheid eiwitten en vet, wat belangrijk is om je leptinewaarden de rest van de dag onder controle te houden.

Dagelijkse limieten: De dagelijkse limieten voor het protocol voor hormoonregulering zijn iets strenger dan voor het algemene programma. Besteed de komende 28 dagen echter met name aandacht aan de volgende aanbevelingen.

Verzadigd vet: Zorg ervoor dat je voldoende vet consumeert om optimale resultaten te behalen met dit protocol. Dit is de beste manier om de aanmaak van testosteron en andere hormonen te verhogen. Cholesterol is nodig voor de vorming van gezonde celmembranen en is een voorspeller voor alle steroïde hormonen (waaronder progesteron, oestrogeen en follikelstimulerend hormoon). Het is onmogelijk om een juiste hormoonbalans te hebben zonder voldoende hoeveelheden verzadigde vetten. Focus je op het consumeren van KCAFFoFat, eierdooiers, kokosolie, avocado's en andere gezonde bronnen van verzadigd vet.

Gunstige micronutriënten op het protocol voor hormoonregulering voor het in balans brengen van je hormonen:

Vitamine A	*Vitamine E*	*Magnesium*
Vitamine B$_1$	*Calcium*	*Selenium*
Vitamine B$_5$	*Choline*	*Zink*
Vitamine B$_6$	*Chroom*	*Omega 3-vetzuren*
Vitamine C	*Koper*	*Omega 6-vetzuren*
Vitamine D	*IJzer*	*(GLA)*

Aanbevolen superfoods: Kies zo vaak mogelijk de onderstaande superfoods boordevol micronutriënten. Deze rijke voedingsmiddelen bevatten een hoog gehalte aan essentiële micronutriënten waarvan is aangetoond dat ze gunstig zijn voor regulering van de hormonen. We hebben je 28-daagse menusuggesties aangepast door deze rijke voedingsmiddelen toe te voegen. Kies zo veel mogelijk van deze voedingsmiddelen als je je eigen menu's samenstelt of buiten de deur eet en vergeet niet voedingsmiddelen die BEJ's bevatten op de juiste wijze te bereiden.

Eiwitten

Bottenbouillon	Lamsvlees	Sint-jakobsschelpen
Garnalen	Mosselen	Snapper
Haring	Oesters	Tonijn
Kabeljauw	Orgaanvlees	Varkensvlees
Kalkoen	Regenboogforel	Venusschelpen
Kip	Rundvlees	Wild
Krab	Sardines	Zalm

Zuivel

Kaas	Room
Melk	Yoghurt

Vetten

Boter	Chocolade (100	Eieren (met dooiers)
Cacaoboter	procent puur)	SKINNYFat*

*Gebruik waar mogelijk SKINNYFat in recepten, omdat het hiermee vrijwel onmogelijk is vet in het lichaam op te slaan. Uit door vakgenoten beoordeeld onderzoek komt ook naar voren dat MCT-olie (het voornaamste ingrediënt van SKINNYFat) de stofwisseling verhoogt, lichaamsvet vermindert en insulinegevoeligheid en glucose-intolerantie verbetert. Daarnaast is van de ingrediënten in SKINNYFat aangetoond dat ze de aanmaak van schildklierhormonen optimaliseren en de absorptie en aanwending van belangrijke micronutriënten voor de hormoonregulering ondersteunen, waaronder vitamine A, D en E en de mineralen calcium en magnesium.

Niet-zetmeelhoudende groente

Asperges	Mosterdkiemen	Selderij
Avocado	Paddenstoelen	Snijbiet
Bloemkool	(kastanjecham-	Spinazie
Boerenkool	pignons/shiitake)	Spruitjes
Broccoli	Paprika's	Tomaten
Donkere bladgroente	Peultjes	Uien
Knoflook	Romainesla	Zuurkool
Kool		

Zetmeelproducten

Aardappels	Kidneybonen	Zilvervliesrijst
(met schil)	Linzen	Zoete aardappel
Erwten	Quinoa	

Fruit

Aardbeien	Limoenen	Rozijnen
Bananen	Papaja	Sinaasappels
Grapefruit	Pruimen	Watermeloen

Noten en zaden

Amandelen	Lijnzaad	Pompoenpitten
Cashewnoten	Paranoten	Sesamzaad
Chiazaad	Pecannoten	Walnoten
Hazelnoten	Pijnboompitten	Zonnebloempitten
Hennepzaad	Pinda's	

Gunstige specerijen

Anijs	Kurkuma	Uienpoeder
Kaneel	Mosterdzaad	Zwarte peper
Knoflookpoeder	Saffraan	

Dagelijkse dranken

Groene thee	Mineraalwater	Water
Koffie	Oolong-thee	Zwarte thee

Eventuele aanvullende essentiële micronutriëntsupplementen:
Vitamine C: Uit studies is gebleken dat supplementeren met vitamine C kan helpen het progesteronniveau te verhogen en het cortisolniveau in balans te brengen. Als je echter statines slikt, raadpleeg dan eerst je arts voordat je je inname van vitamine C verhoogt, aangezien een dosis van meer dan 100 mg de werking van je medicijnen kan verstoren.

Vitamine D: Als je een andere multivitamine dan Nutreince gebruikt (dat 2000 IE vitamine D_3 bevat), is het aan te raden om extra te supplementeren met 2000 IE vitamine D als je een teveel aan androgenen of een trage schildklier hebt.

Omega 3's: Het is belangrijk een balans te creëren van omega 3 en omega 6 om je hormonen op de juiste manier te reguleren. Omega 3's kunnen ook helpen hoge cortisolniveaus onder controle te krijgen. Probeer dagelijks de ADH van 1,6 gram (1600 mg) via voeding of in supplementvorm binnen te krijgen.

Opmerking: Je kunt omega 3's in supplementvorm tegelijk met je multivitamine (Nutreince) innemen. Kies voor Origin Omega of probeer indien mogelijk een supplement te vinden met een hoger EPA- dan DHA-gehalte.

Omega 6 (GLA): Hoewel we er tijdens het Food Factor-programma naar streven het omega 6-niveau laag en in balans met omega 3 te houden, is gamma-linoleenzuur (GLA) een omega 6 vetzuur dat antiontstekingseigenschappen heeft die vergelijkbaar zijn met omega 3's, in tegenstelling tot andere omega 6-vormen die juist als ontstekingsveroorzakend worden beschouwd. Uit studies blijkt dat supplementatie met GLA gezonde progesteronwaarden ondersteunt.

Opmerking: Je kunt GLA in supplementvorm tegelijk met je ochtend- of avonddosis multivitamine (Nutreince) innemen.

Selenium en jodium: Een multivitamine met jodium kan de schildklierfunctie ondersteunen. Wees echter voorzichtig met het innemen van hoge doses jodium. De hoeveelheid jodium in Nutreince wordt door de meeste mensen met hypothyreoïdie goed getolereerd. De absorptie van jodium wordt aanzienlijk vergroot door supplementatie met selenium, een belangrijke synergist. Hoewel de ochtenddosis van Nutreince al 70 mg selenium bevat, raadden we je als je thyroïditis hebt aan daarnaast tegelijk met je ochtenddosis Nutreince 200 mcg extra in de vorm van selenomethionine in te nemen. Andere synergetische micronutriënten van jodium, vitamine A en E, ijzer en zink krijg je al in ruime hoeveelheden binnen, evenals vitamine D, waaraan degene die aan deze aandoening lijden waarschijnlijk een tekort hebben.

Eventuele aanvullende gunstige supplementen:
Verteringsenzymen: Deze kunnen je spijsvertering en beschikbaarheid en absorptie van micronutriënten verbeteren. Zoek naar een product met amylase, protease en lipase en een groot aantal andere verteringsenzymen, zoals bromelaïne, ossengal, pancreatine, papaïne, pepsine en betaïne HCL. Verteringsenzymen zijn belangrijk voor de absorptie van eiwit en aminozuren en veel aminozuren kunnen het vermogen van de endocriene klieren om normale hormoonwaarden te produceren herstellen.

Fosfatidylserine: Dit supplement wordt vaak ingezet om het cortisolgehalte naar beneden te brengen.

L-theanine: Van dit aminozuur, dat een bestanddeel is van groene thee, is aangetoond dat het stresshormoonwaarden, waaronder cortisol, naar beneden brengt. Het verbetert ook de slaap en vermindert gespannenheid.

L-lysine en L-arginine: Samen kunnen deze aminozuren helpen het cortisolniveau naar beneden te brengen en angstgevoelens te verminderen.

Ashwagandha: Dit kruidensupplement kan spanningsklachten verminderen en het cortisolniveau verlagen.

Rhodiola: Dit supplement wordt gebruikt voor het verminderen van stress, het verbeteren van de mentale focus en het verminderen van cortisolniveaus en depressieve gevoelens.

Monnikspeper: Dit supplement is veilig en effectief voor het verhogen van het progesteronniveau.

Sint-janskruid: Dit kruidensupplement wordt gebruikt voor een laag progesteron- of oestrogeenniveau. Er is van aangetoond dat het de lichamelijke en geestelijke symptomen van PMS verlicht.

Zaagpalm: Dit supplement verlaagt het androgenengehalte bij een teveel aan androgenen.

Maca: Dit is een knol uit de familie van radijsachtigen die van oudsher wordt ingezet om de hormoonaanmaak en het libido te stimuleren. Veel vrouwen melden een vermindering van PMS-symptomen, een betere huid en verhoogde vruchtbaarheid, terwijl mannen een verhoogd libido, hogere spermaproductie en betere slaap ervaren.

Voorbeeldmenu voor hormoonregulering

De voedingsmiddelen die gelimiteerd zijn, staan *schuingedrukt*, zodat je ze gemakkelijk kunt herkennen. Alle pesto's, boters, SKINNY-Fat-dressings en SKINNYFat-kruidenoliën passen in het protocol voor hormoonregulering, dus maak waar toepasbaar je eigen keuze.

Dag 1 (zondag)
9.00 Griekse yoghurt met fruit (pagina 426) of gebakken appel op zijn Food Factors (pagina 427)
13.00 Traditionele Triple Threat-shake (pagina 400)
17.00 Hete chili-kip (pagina 437) met optioneel een supersimpele wrap (pagina 453)
21.00 Triple Threat-pudding (pagina 402)

Dag 2 (maandag)
7.30 Traditionele Triple Threat-shake (pagina 400)
12.00 Restje hete chili-kip
15.30 Traditionele Triple Threat-shake (pagina 400)
19.30 Zalm met peultjes en pesto of boter naar keuze (pagina 405-409)

Dag 3 (dinsdag)
7.30 Triple Threat-cheesecake (pagina 403)
12.00 Grote salade met restje zalm en peultjes en KCAFFQ-Fat-dressing naar keuze (pagina 413-414)
15.30 Traditionele Triple Threat-shake (pagina 400)
19.30 Griekse kip (pagina 433)

Dag 4 (woensdag)
7.30 Traditionele Triple Threat-shake (pagina 400)
12.00 Restje Griekse kip
15.30 Triple Threat-pudding (pagina 402)
19.30 Snelle tandoori-garnalen (pagina 432) met verkoelende komkommerraïta (pagina 411)

Dag 5 (donderdag)
7.30 Traditionele Triple Threat-shake (pagina 400)
12.00 Grote salade met restje snelle tandoori-garnalen en KCAFFQFat-dressing naar keuze (pagina 413-414)
15.30 Triple Threat-pudding (pagina 402)
19.30 Mexicaanse wrap met kip (pagina 434)

Dag 6 (vrijdag)
7.30 Traditionele Triple Threat-shake (pagina 400)
12.00 Broccoli-kaassoep (pagina 420)
15.30 Traditionele Triple Threat-shake (pagina 400)
19.30 Gegrilde steak met pesto naar keuze (pagina 405-406) en bloemkoolpuree (pagina 452)

Dag 7 (zaterdag)
9.00 Franse uientaart (pagina 420)
13.00 Traditionele Triple Threat-shake (pagina 400)
17.00 *Fish and Chips* (pagina 448)
21.00 Triple Threat-chocolade-ijs (pagina 404)

9

Overheerlijke recepten

Bereid je voor om enkele van de lekkerste gerechten te eten die je ooit hebt gegeten. We menen het! Bij sommige gerechten zul je letterlijk je vingers aflikken. We hebben een groot aantal van deze geweldige recepten op onze reizen over de hele wereld voor het Calton Project verzameld. Hoewel we ze hier en daar een beetje hebben aangepast zodat ze in ons Food Factor-programma passen, bevatten deze recepten nog steeds een verscheidenheid aan verrukkelijke en verleidelijke smaken.

Vergeet niet alle informatie die we in hoofdstuk 5 hebben besproken in praktijk te brengen als je de ingrediënten voor de recepten in dit hoofdstuk koopt. Doe je best de komende 28 dagen lokale, biologische, grasgevoerde, niet-GGO voedingsmiddelen van hoge kwaliteit te vinden en kopen. Afhankelijk van verkrijgbaarheid en je budget, kun je ons goed-beter-best-systeem gebruiken om eiwitten en voorraadkastproducten te kopen en de lijst met veertien veilige en twintig te vermijden voedingsmiddelen gebruiken om groente en fruit te kiezen. Zoek op internet of ga naar mymiracleplan.com om enkele van de zeldzamere ingrediënten te vinden en het boodschappen iets gemakkelijker en minder duur te maken. Je vind hier niet alleen kortingsbonnen, maar ook links naar enkele van onze favoriete keukenspullen en -gadgets. Daarnaast geven we links naar onze favoriete leveranciers waarvan we weten dat ze voedingsmiddelen en huishoudelijke producten van hoge kwaliteit leveren tegen goedkopere prijzen dan je in de winkel kunt vinden.

Verander de recepten hier en daar gerust naar je eigen smaak. Als er bijvoorbeeld vis in een recept voorkomt, maar je liever garnalen eet of als je meer trek hebt in broccoli dan in asperges, vervang deze voedingsmiddelen dan gerust door elkaar. Of als je een van de specerijen niet lekker vindt, laat die dan weg of verminder de voorgeschreven hoeveelheid. Daarnaast zul je merken dat onze Triple Threat-recepten altijd Nutreince voor de micronutriënten, SKINNY-Fat voor de middellange- en langeketen vetten en IN.POWER voor de eiwitten bevatten. Vervang bepaalde ingrediënten echter gerust met producten die aan je eigen dieetvoorkeur tegemoet komen. Als je bijvoorbeeld een andere multivitamine gebruikt of de voorkeur geeft aan een plantaardige proteïnepoeder, kun je Nutreince of IN.POWER door je eigen merk vervangen (als je een multivitamine in pilvorm gebruikt, slik deze dan tegelijk met je maaltijd, verwerk niet als pil in het recept). Als je een andere bron van vet dan SKINNYFat wilt gebruiken, is dat ook prima. Hoewel je aanpassingen de algehele voordelen iets zullen verminderen en het profiel en de smaak van de micronutriënten iets zullen veranderen, is het voornaamste dat je in staat bent een smakelijk alternatief te creëren dat aan je dieetvoorkeuren voldoet.

O ja, nog één ding: bij elk recept wordt vermeld voor hoeveel personen het bedoeld is, maar we hebben gemerkt dat veel mensen die het Food Factor-programma volgen het fijn vinden om de recepten te verdubbelen en die maaltijd meerdere keren per week te eten of een portie voor later gebruik in te vriezen. Dit maakt de zaken een stuk gemakkelijker als je krap in je tijd zit, dus wellicht wil je deze tijdbesparende tactiek ook overwegen.

In onze gratis Cooking with the Caltons-video's in het Micronutrient Miracle Motivation and Resource Center op mymiracleplan.com kun je ons aan het werk zien terwijl we enkele van onze favoriete recepten bereiden.

Triple Threat-recepten

Als je SKINNYFat nog niet eerder hebt gebruikt, begin dan met slechts 1 theelepel aan je shakes of koffies toe te voegen en voer de hoeveelheid langzaam naar de vereiste hoeveelheid op. Het kan ongeveer een week duren voordat je aan deze olie gewend bent.

Traditionele Triple Threat-shake

Degenen met een kleiner postuur, waarvan het doelgewicht onder de 68 kilo ligt, moeten de small-medium-recepten gebruiken, terwijl degenen met een hoger doelgewicht voor de medium-large-recepten, die een grotere hoeveelheid eiwitten per shake leveren, kunnen kiezen.

Voor 1 persoon

Small-medium
240 ml water
klein bolletje ijs
1 zakje ochtend- of avonddosis Nutreince
1 eetl. KCAFFQFat Original
1 maatschep AF.HϾAJ-proteïnepoeder

Medium-large
240 ml water
klein bolletje ijs
1 zakje ochtend- of avonddosis Nutreince
2 eetl. KCAFFQFat Original
2 maatscheppen AF.HϾAJ-proteïnepoeder

1. Doe het water met het ijs in een blender en mix tot een gladde massa.
2. Zet de blender op een langzame stand en voeg de Nutreince toe. Laat de blender draaien en voeg het KCAFFQFat en vervolgens de AF.HϾAJ toe.
3. Verhoog de snelheid 20 tot 30 seconden van langzaam naar medium om deze heerlijke shake op te kloppen.

Optioneel: *Vervang het water door koude koffie. Als je alleen hete koffie hebt, kun je 120 ml hete koffie en 120 gr ijs gebruiken in plaats van 240 ml water. Dit recept is verrukkelijk met de ochtenddosis Nutreince met vanillesmaak.*

Dubbele chocolade-mokka Triple Threat-shake

Voor 1 persoon

240 ml koude biologische
fairtrade koffie
1 maatschep AF.H☺AJ-proteïne-
poeder

1 zakje avonddosis Nutreince
met chocoladesmaak
1 theel. cacaopoeder met stevia
1 eetl. KCAFFQFat Original

Mix alle ingrediënten in een blender en giet over ijs, of mix het ijs mee voor een koude ijsdrank.

Optioneel: *Wil je een dubbele chocolade-mokka Triple Threat-shake voor je ontbijt? Geen probleem. Maak dit recept simpelweg met een ochtenddosis Nutreince met vanille- of neutrale smaak en voeg naar smaak meer cacaopoeder toe.*

Triple Threat-kaneelshake
Een heerlijk recept voor de winterse feestdagen.

Voor 1 persoon

240 ml koud water met
of zonder koolzuur
1 maatschep AF.H☺AJ-proteïne-
poeder

1 eetl. KCAFFQFat Original
1 zakje ochtenddosis Nutreince
met vanillesmaak
½ theel. biologische kaneel

Mix alle ingrediënten in een blender door elkaar en tast toe!

Triple Threat-peperkoekkoffie

Wie heeft nog behoefte aan een koekje als je deze Triple Threat tot je beschikking hebt?

Voor 1 persoon

240 ml warme biologische fairtrade koffie
1 maatschep AF.HEAJ-proteïnepoeder
1 zakje Nutreince met vanillesmaak

5-10 drupjes vloeibare stevia met toffeesmaak
1 eetl. KCAFFQFat Original
½ theel. biologisch vanille-extract
½ theel. biologisch kaneelpoeder
⅛ theel. biologisch gemberpoeder

Mix alle ingrediënten in een blender door elkaar. Als je een fan van ijskoffie bent, kun je gerust koude koffie nemen en over ijs gieten voor eenzelfde heerlijke traktatie, maar dan koud.

Triple Threat-pudding

Dit is een gewe dige pudding voor een snel en gemakkelijk ontbijt of als tussendoortje midden op de dag.

Voor vier puddingen die als maaltijdvervanger kunnen worden gebruikt.

¾ eetl. grasgevoerde gelatine
240 ml water
240 ml volle kokosmelk (BHA-vrij blik) of biologische grasgevoerde slagroom
½ eetl. biologisch vanille-extract
½ eetl. biologisch kaneelpoeder
1 eetl. cacaopoeder met stevia (als je een avonddosis Nutreince met chocoladesmaak maakt)
1 eetl. biologische, grasgevoerde, gezouten boter (het zout helpt om de zoete smaak te versterken)
1 eetl. KCAFFQFat Original
4 zakjes avonddosis Nutreince met chocoladesmaak
4 maatscheppen AF.HEAJ-proteïnepoeder

1. Los de gelatine op laag vuur in het water op.
2. Doe de kokosmelk of slagroom in de blender met vanille, kaneel, cacaopoeder (als je chocoladepudding maakt), boter en KCAFFQFat en mix tot een glad geheel.
3. Voeg als de gelatine is opgelost het gelatinemengsel aan de blender toe terwijl je deze op een laag toerental laat draaien.
4. Voeg tijdens het mixen de AF.HƏAJ toe.
5. Mix goed door elkaar en giet in vier bakjes. Dek af en zet in de koelkast.

Opmerking: Als je veel spiermassa probeert te kweken, wil je wellicht 4 extra scheppen AF.HƏAJ toevoegen, zodat elk van de vier puddingen 2 scheppen in totaal bevat.

Triple Threat-cheesecake

Voor vier cheesecakes die als maaltijdvervanger kunnen worden gebruikt.

¾ eetl. grasgevoerde gelatine
240 ml water
1 kuipje (16 eetl.) biologische
  roomkaas
½ eetl. kaneelpoeder
½ eetl. vanillepoeder
½ eetl. cacaopoeder met stevia

(als je een avonddosis Nutreince met chocoladesmaak maakt)
4 zakjes ochtend- of avonddosis Nutreince
4 maatscheppen AF.HƏAJ-proteïne-poeder
1 eetl. KCAFFQFat Original

1. Los de gelatine op halfhoog vuur in het water op.
2. Doe alle overige ingrediënten in een blender of foodprocessor en mix samen met het gelatinewater tot een glad mengsel.
3. Giet in vier bakjes en laat afkoelen in de koelkast.
4. Goed voor één maaltijd. Eet smakelijk!

Triple Threat-chocolade- of vanille-ijs

Voor vier porties ijs die als maaltijdvervanger kunnen worden gebruikt.

1. Start met het recept voor de Triple Threat-pudding.
2. Maak een Triple Threat-pudding (chocolade of vanille), maar giet niet in bakjes.
3. Giet in een ijsmachine en volg de instructies van de machine.

Pesto's, boters en SKINNYFat-kruidenoliën

Deze speciale boters en oliën zijn waarlijk wonderbaarlijk. Ze zijn niet alleen goed voor je vanwege de nutriënten in de kruiden, specerijen en overige ingrediënten, maar ze besparen je ook nog eens tijd. Ja, dat lees je goed! Je bespaart kostbare tijd door deze fantastische vetten van tevoren te bereiden, ze in een ijsblokjesbakje of siliconenvorm in te vriezen en ze vervolgens aan je recepten toe te voegen als je ze nodig hebt. Ze geven elk recept net een beetje extra smaak. Je gasten zullen onder de indruk zijn als je ze een gerecht voorschotelt dat met een van onze pesto's of boters is verrijkt.

Traditionele pesto

Voor 1 portie

50 gr verse biologische basilicumblaadjes
50 gr versgeraspte, biologische Parmezaanse kaas of Pecorino Romano

35 gr biologische pijnboompitten
2 grote tenen knoflook, in kwarten
ongeraffineerd zeezout naar smaak
60-120 ml KCAFFQFat Olive

1. Doe basilicum, kaas, pijnboompitten, knoflook en zout in een foodprocessor en mix tot de ingrediënten fijngehakt zijn.
2. Voeg terwijl je de foodprocessor op lage snelheid laat draaien angzaam het KCAFFQFat toe tot het mengsel een dikke, gelijkmatige structuur heeft.
3. Bewaar in de koelkast of schep in een ijsblokjesvorm en vries in voor later gebruik.

Zuivelvrije, notenvrije basilicumpesto

Voor 1 portie

100 gr verse biologische basilicumblaadjes
sap van ½ citroen

2 grote tenen knoflook, in kwarten
ongeraffineerd zeezout naar smaak
60 ml KCAFFoFat Olive

1. Mix alle ingrediënten in een blender of foodprocessor tot een glad mengsel.
2. Bewaar in de koelkast of schep in een ijsblokjesvorm en vries in voor later gebruik.

Pesto van zongedroogde tomaten (zuivelvrij)

Voor 1 portie

55 gr biologische zongedroogde
tomaten
handvol biologische macadamia-
noten

2 tenen knoflook
ongeraffineerd zeezout en biologische peper naar smaak
60 ml KCAFFoFat Olive

1. Laat de gedroogde tomaten 30 minuten in warm water wellen.
2. Mix alle ingrediënten in een blender of foodprocessor tot een glad mengsel. Voeg indien nodig extra KCAFFoFat toe.
3. Bewaar in de koelkast of giet in een ijsblokjesvorm en vries in voor later gebruik.

Kruidenboter

Kies indien verkrijgbaar verse biologische kruiden. Gebruik anders gedroogde biologische kruiden.

Voor 1 portie

½ eetl. biologische tijm
½ eetl. biologische salie
½ eetl. biologische rozemarijn
½ eetl. biologische peterselie

2 eetl. KCAFFQFat Olive
8 eetl. biologische, grasgevoerde, gezouten boter op kamertemperatuur

1. Mix alle kruiden met het KCAFFQFat in een blender of foodprocessor tot een glad mengsel.
2. Voeg de boter toe en mix wederom tot een glad mengsel.
3. Bewaar in de koelkast of schep in een ijsblokjesvorm en vries in voor later gebruik.

Kan-er-niet-genoeg-van-krijgen-kerrieboter

Voor 1 portie

2 theel. biologisch kerriepoeder
2 theel. biologische kurkuma
2 theel. verse geraspte gember
2 eetl. KCAFFQFat Original

8 eetl. biologische, grasgevoerde, gezouten boter op kamertemperatuur

1. Rooster de kerrie en kurkuma 2 minuten in een droge koekenpan.
2. Mix alle ingrediënten in een blender of foodprocessor tot een glad mengsel.
3. Bewaar in de koelkast of schep in een ijsblokjesvorm en vries in voor later gebruik.

Knoflook-parmezaanboter

Voor 1 portie

8 eetl. biologische, grasgevoerde,
  gezouten boter op kamertemperatuur
2 eetl. KCAFFoFat Olive
50 gr versgeraspte, biologische

Parmezaanse kaas
1 theel. biologisch knoflookpoeder
½ theel. biologisch uienzout
¼ theel. biologische peper

1. Mix alle ingrediënten in een blender of foodprocessor tot een glad mengsel.
2. Bewaar in de koelkast of schep in een ijsblokjesvorm en vries in voor later gebruik.

Kaliumrijke avocadoboter

Voor 1 portie

2 kleine avocado's, gehalveerd,
  ontpit en geschild
2 eetl. KCAFFoFat Olive
sap van 1 citroen
4 eetl. biologische, grasgevoerde, ge-

zouten boter op kamertemperatuur
1 teen knoflook, fijngehakt
½ theel. biologisch komijnpoeder
ongeraffineerd zeezout en biologische peper naar smaak

1. Mix alle ingrediënten in een blender of foodprocessor tot een glad mengsel.
2. Bewaar in de koelkast of schep in een ijsblokjesvorm en vries in voor later gebruik.

Pittige boter voor vetverlies

Voor 1 portie

½ theel. biologisch chilipoeder
½ theel. biologisch paprikapoeder
½ eetl. biologisch knoflookpoeder
¼ theel. biologisch uienpoeder
¼ theel. biologische cayennepeper

2 eetl. KCAFFQFat Olive
8 eetl. biologische, grasgevoerde, gezouten boter op kamertemperatuur

1. Mix alle kruiden met het KCAFFQFat in een blender of foodprocessor tot een glad mengsel.
2. Voeg de boter toe en mix wederom tot een glad mengsel.
3. Bewaar in de koelkast of schep in een ijsblokjesvorm en vries in voor later gebruik.

SKINNYFat-kruidenolie met pizzasmaak

Voor 1 portie

30 gr verse biologische basilicumblaadjes
30 gr verse biologische oregano
3 tenen knoflook, fijngehakt

1-2 gehalveerde chilipepers (optioneel)
1 fles KCAFFQFat Olive

1. Verwarm de oven voor op 150 °C.
2. Was basilicum en oregano en doe alle ingrediënten in een ovenschaal. Giet het KCAFFQFat eroverheen.
3. Zet 40 minuten in de voorverwarmde oven.
4. Laat afkoelen, zeef de olie en giet terug in de glazen KCAFFQFat-fles.

Opmerking: Plak een etiket op de fles. Je wilt deze olie niet per ongeluk voor je Triple Threat-shake gebruiken!

skinnyFat-hete-peper-kruidenolie

Voor 1 portie

5-15 biologische pepers, gehalveerd (gebruik indien mogelijk een mengsel van verschillende soorten)
1 fles KCAFFQFat Olive

1. Verwarm de oven voor op 150 °C.
2. Doe de pepers in een ovenschaal en giet het KCAFFQFat eroverheen.
3. Zet 40 minuten in de voorverwarmde oven.
4. Laat afkoelen, zeef de olie en giet terug in de glazen KCAFFQFat-fles.

Opmerking: Verwijder de pitjes of gebruik minder hete pepers als je de olie minder pittig wilt maken. Vergeet niet een etiket op de fles te plakken. Je wilt deze olie niet per ongeluk voor je Triple Threat-shake gebruiken!

Sauzen, dips, dressings en smaakmakers

Romige Alfredosaus

Voor 1 portie

4 eetl. biologische, grasgevoerde, ongezouten boter
1 groot losgeklopt biologisch weide-ei
120 ml biologische, grasgevoerde slagroom
1 teen knoflook, fijngehakt
65 gr versgeraspte, biologische Parmezaanse kaas
biologische peper naar smaak

1. Smelt de boter op laag vuur in een sauspan.
2. Voeg het ei en de room toe en roer op halfhoog vuur door elkaar.
3. Voeg de knoflook toe en voeg tijdens het roeren langzaam de kaas toe, om klonter te voorkomen.
4. Voeg de peper toe als de kaas volledig is opgelost.
5. Bewaar in de koelkast of giet in een ijsblokjesvorm en vries in voor later gebruik.

Optioneel: Voeg in plakjes gesneden portobello's toe voor een aards accent en vleesachtige structuur.

Tzatziki (Griekse komkommersaus)

Voor 4 personen

500 gr biologische volle Griekse yoghurt (liefst niet vetvrij)
2 eetl. KCAFFQFat Olive
2 grote biologische komkommers, ontpit, geraspt en uitgelekt in zeef om overtollig vocht kwijt te raken (laat de schil zitten voor de kleur)

4 tenen knoflook, fijngehakt
2 theel. geraspte citroenschil
2 eetl. vers citroensap
4 eetl. fijngehakte verse biologische dille
ongeraffineerd zeezout naar smaak

Doe alle ingrediënten in een kom en laat ten minste 30 minuten staan alvorens te eten.

Verkoelende komkommerraïta

Deze verkoelende traditionele Indiase salade is perfect als bijgerecht bij snelle tandoori-garnalen (pagina 432), Gegrilde tandoori-spiesjes (pagina 440) of Indiaas knoflook-kaas-'naanbrood' (pagina 454).

Voor 4 personen

500 gr biologische volle Griekse yoghurt
2 eetl. KCAFFQFat Olive
2 grote biologische komkommers, zaden verwijderd, 1 in blokjes en 1 geraspt met dunschiller en uitgelekt in zeef om overtollig

vocht kwijt te raken (laat de schil zitten voor de kleur)
¼ theel. biologisch korianderpoeder
¼ theel. biologisch komijnpoeder
10 gr verse biologische koriander, fijngehakt
ongeraffineerd zeezout naar smaak

Doe alle ingrediënten in een kom en laat ten minste 30 minuten staan alvorens te eten.

5-minuten sᴋɪɴɴʏFat-mayonaise

Je zult nooit meer mayonaise uit een potje of flesje kopen nadat je deze heerlijke 5-minuten mayonaise hebt geproefd. Door deze gezonde ingrediënten te gebruiken, maak je de beste mayo ooit.

Voor 1 portie

2 grote losgeklopte biologische weide-eidooiers
1 groot losgeklopt heel biologisch weide-ei
1 eetl. biologische mosterd

¼ theel. ongeraffineerd zeezout
¼ theel. biologische peper
1 eetl. vers citroensap of biologische wittewijnazijn (of appelazijn)
240 ml ᴋᴄᴀꜰꜰQFat Original

1. Mix eieren, mosterd, zout, peper en citroensap of azijn in een blender of foodprocessor op lage of gemiddelde snelheid tot een glad mengsel.
2. Giet terwijl de blender langzaam draait het ᴋᴄᴀꜰꜰQFat erbij.
3. Als alle ᴋᴄᴀꜰꜰQFat is vermengd, heb je een romige, gladde, zelfgemaakte mayonaise.
4. Bewaar in de koelkast.

Opmerking: Zorg dat de eieren op kamertemperatuur zijn. Probeer nooit mayonaise te maken met koude eieren.

Optioneel
- *Currymayo: voeg biologisch kerriepoeder en biologische cayennepeper naar smaak toe. Past goed in een kipsalade.*
- *Cajunmayo: voeg biologische cajunkruiden en biologische cayennepeper naar smaak toe. Lekker bij snelle zalmkoekjes (pagina 423).*

Simpele Italiaanse skinnyFat-dressing

Voor 1 portie

65 ml KCAFFQFat Olive
4 eetl. biologische rodewijnazijn
1 eetl. knoflook, fijngehakt

ongeraffineerd zeezout en biologische peper naar smaak

Doe alle ingrediënten in een glazen pot met een goed afsluitbaar deksel. Schud voor gebruik. Eet smakelijk!

skinnyFat-parmezaan-peperkorreldressing

Voor 1 portie

120 ml simpele Italiaanse KCAFFQ-Fat-dressing (hierboven)
4 volle theel. biologische geraspte Parmezaanse kaas (koop kaas aan één stuk en rasp hem zelf om cellulosepoeder te vermijden)

65 gr biologische zure room of biologische Griekse yoghurt
versgemalen peper naar smaak

Mix de dressing, kaas en zure room of yoghurt met een staafmixer tot een glad mengsel. Voeg de peperkorrels toe en tast toe!

skinnyFat-tartaarsaus

Voor 1 portie

100 gr 5-minuten KCAFFQFat-mayonaise (pagina 412)
2 eetl. fijngehakte augurken
1 eetl. biologische witte azijn of wittewijnazijn

1 theel. van je favoriete biologische mosterd
sap van een ¼ citroen
snufje ongeraffineerd zeezout
snufje biologische peper

Meng alle ingrediënten in een kommetje door elkaar en laat ten minste 30 minuten staan alvorens te serveren.

Romige skinnyFat-blauwekaasdressing (of dip)

Dit is een van Jaysons favorieten. Hij gebruikt het op kipvleugels, in slawraps en hij heeft altijd wel wat klaarstaan. Denk eraan, deze dip zorgt ervoor dat je vet verbrandt. Je mag er ruim van gebruiken!

Voor 1 portie

100 gr 5-minuten KCAFFQFat-mayonaise (pagina 412)
100 gr blauwe kaas (glutenvrij!)

85 gr biologische zure room
120 gr biologische roomkaas

Mix alle ingrediënten in een blender tot een glad mengsel. Als je wat grovere brokjes blauwe kaas in je dip wilt, mix dan met zure room en roomkaas en verkruimel de blauwe kaas vervolgens met de hand in het mengsel.

Hete kipvleugelsaus (oftewel Jaysons Hete Rooie)
Kan lang bewaard worden en geeft elke maaltijd een opkikker.

Voor 200 ml

160 ml biologische witte azijn (appelazijn, rijstazijn of wittewijnazijn kunnen ook heel goed)
2 theel. KCAFFQFat Original
2 theel. biologisch chilipoeder
¼ theel. biologisch gerookt paprikapoeder
½ theel. biologisch zoet paprikapoeder
1 eetl. biologisch knoflookpoeder

½ theel. biologisch uienpoeder
½ theel. biologisch cayennepeper
¼ theel. ongeraffineerd zeezout
stevia naar smaak (Jayson gebruikt ½-1 klein schepje, begin met een klein beetje en voeg eventueel meer toe naar smaak)
1 theel. grasgevoerde gelatine
2 eetl. biologische, grasgevoerde, gezouten boter, gesmolten

1. Roer alle ingrediënten, behalve de gelatine en boter, in een klein pannetje door elkaar.
2. Plaats op halfhoog vuur. Voeg als de inhoud warm is de gelatine toe, om klonten te voorkomen. Laat op het vuur staan tot de saus begint te borrelen en dikker begint te worden.
3. Verwijder de pan van het vuur en laat afkoelen.
4. Bewaar in een luchtdichte glazen fles in de koelkast.
5. Als je de saus wilt gebruiken (bijvoorbeeld over je kipvleugels zie recept op pagina 429), warm de kant-en-klare saus dan op en voeg er boter aan toe. Voeg de boter pas toe als je de saus daadwerkelijk wilt gebruiken. Nadat je de boter hebt toegevoegd, kun je de saus niet lang meer bewaren.

4-ingrediënten hollandaisesaus

Voor 4 personen

3 grote losgeklopte biologische weide-eidooiers
¼ theel. biologisch Dijonmosterd

1 eetl. vers citroensap
100 gr biologische, grasgevoerde, ongezouten boter, gesmolten

1. Doe eidooiers, mosterd en citroensap in een blender of foodprocessor. Mix 10 seconden.
2. Zet de blender of foodprocessor op hoge snelheid en giet een dun stroompje van de boter in het eimengsel. Als het goed is, wordt de saus onmiddellijk dikker.
3. Houd de saus au bain-marie warm. (Doe saus zodra die klaar is in een kommetje en plaats in een pan met heet water dat halverwege het kommetje komt.)

Hemelse guacamole

Voor 1 portie

2 rijpe avocado's
1 kleine biologische ui
1 teen knoflook
1 rijpe biologische tomaat

1 biologische chilipeper
sap van 1 limoen
ongeraffineerd zeezout naar smaak
biologische peper naar smaak

1. Halveer de avocado's, verwijder de pitten en schep het vruchtvlees in een kom.
2. Hak de ui en knoflook fijn.
3. Snijd de tomaat en chilipeper fijn.
4. Prak de avocado's in de kom fijn en voeg ui, knoflook, tomaat en chilipeper naar smaak toe. Roer door elkaar.
5. Breng op smaak met limoensap, zout en peper.
6. Zet 30 minuten koel alvorens te serveren.

Optioneel: *Heb je haast? Prak dan de avocado's en voeg daar simpelweg 2 eetlepels biologische salsa aan toe. Het is dan misschien niet helemaal zelfgemaakt, maar evengoed lekker.*

Bolognesesaus di mama

Oké, dit is misschien niet helemaal het recept van Mira's Italiaanse moeder. Maar het is een simpele manier om supersnel een heerlijk maal op tafel te zetten door een suikervrije biologische tomatensaus te verrijken met grasgevoerd rundergehakt.

Voor 4 personen

1 eetl. KCAFFqFat Olive
600 gr grasgevoerd rundergehakt
1½ fles van je favoriete tomatensaus, maar zorg er wel voor dat deze biologisch is en geen suiker, soja of Afaoliën bevat

25 gr versgeraspte biologische harde Italiaanse kaas, zoals parmezaan, Grana Padano of pecorino Romano

1. Verhit het KCAFFQFat op halfhoog vuur in een diepe pan met dikke bodem en rul het gehakt bruin.
2. Voeg de tomatensaus en kaas toe als het gehakt gaar is.
3. Laat ten minste 30 minuten sudderen om de smaken met elkaar te laten vermengen.
4. Serveer over courghetti (pagina 443) of je favoriete glutenvrije pasta als zetmeeloptie voor die week.

Kei-lekkere ketchup

Voor 1 portie

Dit is een ketchuprecept dat zijn weerga niet kent. Het is suikervrij, biologisch en kan goed bewaard worden in de koelkast.

350 gr biologische tomatenpuree (BHA-vrije blikken)
120 ml water
2 eetl. biologische wittewijnazijn
1 theel. biologisch uienpoeder
1 theel. biologische piment

½ theel. biologisch knoflookpoeder
biologische cayennepeper naar smaak
ongeraffineerd zeezout en biologische peper naar smaak
stevia-extract naar smaak

1. Kook de tomatenpuree indien mogelijk eerst in een snelkookpan om de lectines te verwijderen.
2. Doe alle ingrediënten in een sauspan en roer op halfhoog vuur tot een glad mengsel.
3. Laat afkoelen en bewaar in een glazen pot in de koelkast.

Soepen

Bottenbouillon

Voor 1 portie

Botten (je kunt rauwe of gekookte kipkarkassen, mergpijpen van de slager, ribben enzovoort gebruiken, probeer botten van grasgevoerd vlees van hoge kwaliteit te vinden)

2-3 eetl. biologische appelazijn
knoflook naar smaak (ten minste 15 minuten voor verhitting fijngehakt)
ongeraffineerd zeezout naar smaak

1. Doe alle ingrediënten in een slowcooker. Voeg zo veel water toe tot de botten bedekt zijn. Vergeet niet de azijn toe te voegen. Dit is het ingrediënt dat de mineralen uit de botten trekt.
2. Breng aan de kook en zet het vuur laag.
3. Geduld is een schone zaak. Hoe langer je de bouillon laat pruttelen, hoe beter hij zal smaken. Laat kippenbouillon 24 uur in de slowcooker pruttelen en runderbouillon tot 48 uur.
4. Zet het vuur uit en laat de bouillon afkoelen.
5. Zeef de afgekoelde bouillon door een kaasdoek of een fijne zeef en bewaar alleen de vloeistof.
6. Zet in de koelkast. Als de bouillon is afgekoeld, kan zich een dikke, wasachtige vetlaag (talk) op het oppervlak vormen. Verwijder deze laag en gooi weg of bewaar als bakvet.

Thaise noedelsoep met garnalen

Voor 4 personen

480 ml kokosmelk
240 ml kippenbouillon (zelfgemaakt of een kant-en-klare biologische, suikervrije versie)
160 ml coconut aminos (van Coconut Secret)
50 gr verse biologische koriander, fijngehakt
60 ml vers limoensap (of het sap van 1 limoen)
2 tenen knoflook, fijngehakt

4 eetl. verse geraspte gember
650 gr wilde garnalen, gepeld en van darm ontdaan
1 eetl. KCAFFQFat Original
300 gr biologische sperziebonen
2 biologische wortels, in lange repen gesneden
biologische chilivlokken naar smaak
1 pak Miracle Noodles (of shirataki- of kelpnoedels) (optioneel)

1. Doe kokosmelk, bouillon, coconut aminos, koriander, limoen, knoflook, gember en chilivlokken in een kom.
2. Voeg de garnalen toe en roer goed zodat ze volledig met het kruidenmengsel zijn bedekt.
3. Verwarm het KCAFFQFat op halfhoog vuur in een grote pan. Voeg het garnalenmengsel toe en kook ongeveer 15 minuten.
4. Voeg de sperziebonen en wortels toe en kook ongeveer 5 minuten.
5. Voeg de Miracle Noodles* toe voor een gevuldere soep (optioneel).

*Kortingsbon beschikbaar op mymiracleplan.com

Broccoli-kaassoep

Voor 4 personen

720 ml kippenbouillon (zelfgemaakt of een kant-en-klare biologische, suikervrije versie)
1 broccoli, in kleine roosjes (je kunt de steeltjes ook gebruiken)
225 gr biologische roomkaas
2 eetl. biologische, grasgevoerde, gezouten boter

240 ml biologische, grasgevoerde slagroom
200 gr biologische geraspte cheddar (koop kaas aan één stuk en rasp hem zelf om cellulosepoeder te vermijden)
ongeraffineerd zeezout naar smaak
biologische peper naar smaak

1. Door de broccoli in de bouillon te koken, blijven de nutriënten die de broccoli tijdens het koken verliest behouden.
2. Schep wanneer de broccoli gaar is (check met een vork) de helft van de roosjes in een kom en zet deze apart.
3. Doe de bouillon en de rest van de broccoli in een blender of foodprocessor en mix tot een glad mengsel.
4. Doe roomkaas, boter, slagroom en cheddar in een grote pan met dikke bodem. Verwarm op laag vuur en blijf roeren om aanbranden te voorkomen.
5. Voeg wanneer het kaasmengsel volledig is gesmolten de gepureerde broccoli en bouillon toe en roer alles op laag vuur door elkaar.
6. Voeg de achtergehouden broccoliroosjes toe om de soep wat textuur te geven.
7. Voeg zout en peper toe.

Ontbijtgerechten:
voor alle momenten van de dag

Franse uientaart

De inspiratie voor deze taart deden we op toen we in Frankrijk waren. We werden verliefd op de uientaart in Nice en met dit recept wanen we ons weer helemaal terug.

Voor 2 personen als hoofdmaaltijd of voor 4 personen als bijgerecht

1 eetl. biologische, grasgevoerde gezouten boter, plus iets extra om de eieren te bakken
2 middelgrote biologische gele uien, in stukjes van 2,5 à 5 cm gesneden
1 grote teen knoflook (of 2 kleine tenen), fijngehakt
3 takjes verse biologische tijm
½ theel. biologische chilivlokken, of naar smaak (wij gebruiken 1 theel. omdat we van pittig houden)
¼ theel. ongeraffineerd zeezout
¼ theel. biologische peper
4 biologische weide-eieren

2 eetl. versgeraspte biologische Parmezaanse kaas (of een vergelijkbare kaas)
1 gare biologische kippendijfilet, in blokjes gesneden (als je geen restje in de koelkast hebt, kun je een ander restje vlees nemen of snel een kippendijfilet in stukjes snijden en in een andere koekenpan bruinbakken)
85 gr versgeraspte biologische gruyère (biologische Goudse kaas is een goede keuze voor de protocollen voor sterke botten en cardiovasculaire gezondheid)

1. Smelt de boter in een keramische of vergelijkbare koekenpan met een doorsnede van 26 cm.
2. Voeg uien, knoflook, tijm, chilivlokken, zout en zwarte peper toe.
3. Bak het geheel op halfhoog tot hoog vuur tot de uien gekaramelliseerd zijn. Verwijder de takjes tijm.
4. Haal het uienmengsel van het vuur en zet ze in een kommetje apart.
5. Sla de eieren stuk in een kom en klop ze los. Voeg de Parmezaanse kaas toe.
6. Plaats de koekenpan op halfhoog vuur en voeg een beetje boter toe.
7. Giet het ei-parmezaanmengsel in de koekenpan zodat de hele bodem bedekt is.
8. Dek de pan af tot het ei als een pannenkoek gestold is (ongeveer 2 tot 3 minuten).
9. Verdeel de gekookte kip gelijkmatig over het ei en bedek het geheel met de gekaramelliseerde uien.
10. Strooi de geraspte gruyère over de hele taart.
11. Dek de pan af en kook ongeveer 5 minuten of tot de kaas gesmolten is.
12. Snijd de taart in vier stukken en serveer.

Bloemkoolrösti met kaas

Serveer met een gebakken ei erop als heerlijk bijgerecht bij vlees.

Voor 4 personen

1 biologische bloemkool
1 losgeklopt biologisch weide-ei
1 maatschep AF.H©AJ-proteïne-
poeder
50 gr biologische geraspte cheddar
(koop kaas aan één stuk en rasp
hem zelf om cellulosepoeder te
vermijden)

25 gr versgeraspte, biologische
Parmezaanse kaas
½ theel. ongeraffineerd zeezout
1 theel. biologische peper
1 theel. biologisch uienpoeder
1 theel. biologisch knoflookpoeder
1 theel. biologische cajunkruiden
biologische, grasgevoerde, gezouten
boter

1. Stoom de bloemkool tot deze zacht is.
2. Stamp met een pureestamper tot een grove puree.
3. Roer de overige ingrediënten, behalve de boter, erdoor.
4. Smelt de boter in een koekenpan, voeg de bloemkool toe en bak knapperig op halfhoog vuur.

Snelle zalmkoekjes

Voor 4 personen

2 blikjes wilde zalm
2 biologische weide-eieren
1 maatschep AF.HEDAJ-proteïne-
poeder
½ biologische ui, fijngehakt
2 theel. biologische viskruiden

2 theel. biologische cajunkruiden
ongeraffineerd zeezout naar smaak
biologische peper naar smaak
biologische, grasgevoerde, gezouten
boter

1. Doe alle ingrediënten in een kom. Vorm hier 4 grote of 8 kleine zalmkoekjes van.
2. Smelt een beetje boter in een grote koekenpan. Bak de zalmkoekjes aan een kant bruin, draai ze om en bak vervolgens de andere kant bruin.
3. Haal de pan van het vuur.

Optioneel

• *Voor een broodje ei: plaats de gebakken zalmkoekjes op bakpapier en smeer op elke koek 15 gram biologische roomkaas. Zet onder de grill tot de kaas is gesmolten. Bak 1 ei per zalmkoekje. Leg de gebakken eieren op de koekjes en serveer.*

• *Voor een salade: plaats de gekookte zalmkoekjes op een bedje van sla. Voeg kleurrijke groente en je favoriete* SKINNY*Fat-dressing toe.*

Eiwitrijke ontbijtmuffins

Je kunt allerlei restjes in deze muffins verwerken en zo heerlijke ontbijthapjes maken die je kunt invriezen en makkelijk mee te nemen zijn.

Voor 6 muffins

6 plakken biologische, grasgevoerde bacon
⅓ biologische ui, fijngehakt
1 teen knoflook fijngehakt
5 biologische weide-eieren
60 ml biologische zure room (de volle versie)
65 gr vers gehakte of geraspte biologische kaas of combinatie van kazen naar keuze

ongeraffineerd zeezout naar smaak
biologische peper naar smaak
biologische cayennepeper naar smaak
biologische kruiden naar smaak
⅓ biologische tomaat, fijngehakt
50 gr gekookte biologische spinazie of asperges

1. Verwarm de oven voor op 160 °C.
2. Vet een muffinblik in met ghee, kokosolie, KCAFFQFat, boter of bewaard vet, of gebruik een bakblik. Je zult slechts zes van de vormpjes gebruiken (misschien zeven, afhankelijk van de hoeveelheid groente en bacon)
3. Bak de bacon bruin en snijd in stukjes. Gebruik het resterende vet om de ui en knoflook in te bakken tot de ui glazig is.
4. Klop in een kommetje de eieren los met de zure room, kaas en kruiden.
5. Vul elk van de muffinvormen tot 2/3 met het eimengsel zodat er bovenop voldoende ruimte overblijft voor de bacon en groente.
6. Vermeng de gebakken ui en knoflook, tomaat en spinazie of asperges met de bacon in de nu lege eierkom. Verdeel het mengsel gelijkmatig over het eimengsel in de vormpjes.
7. Bak ongeveer 25 minuten in de voorverwarmde oven of totdat ze gaar zijn. Laat volledig afkoelen voordat je ze uit de vormpjes haalt.

Rolletjes van gerookte zalm met roomkaas

Serveer deze rolletjes als onderdeel van een Noors ontbijt boordevol omega 3's. Jayson eet hier graag een ei naast, omdat dit een heerlijke manier is om de nutriëntrijke dooier mee op te vegen. Je kunt ze ook heel goed vooraf klaarmaken, zodat je altijd iets achter de hand hebt om 's ochtends snel mee te nemen. Deze rolletjes vormen bovendien een heerlijk voorgerecht.

Voor 2 personen

225 gr wilde gerookte zalm in plakken
225 gr roomkaas op kamertemperatuur
1 eetl. vers citroensap

¼ theel. ongeraffineerd zeezout
⅛ theel. biologische peper
fijngehakte biologische dille, chilipeper of rucola (optioneel)

1. Leg de plakken zalm naast elkaar en laat ze elkaar iets overlappen zodat ze een vierkant vormen.
2. Vermeng alle overige ingrediënten (en eventuele kruiden naar wens) in een kom tot een glad mengsel.
3. Smeer het mengsel gelijkmatig over de zalm.
4. Rol de zalm langzaam en strak op. Er moet een brede rol ontstaan.
5. Snijd de rol in stukjes van ongeveer 2,5 cm. (Snijd diagonaal als je het helemaal chic wilt doen.)

Griekse yoghurt met fruit

Voor 1 persoon

185 gr biologische Griekse yoghurt
met een hoog vetpercentage

1 theel. biologische kaneel
stevia naar smaak
1 portie van je favoriete fruit

Roer alle ingrediënten in een kom door elkaar en tast toe.

Yoghurtvariaties

• Als je geen Griekse yoghurt met een hoog vetpercentage kunt vinden, voeg dan 2 eetlepels KCAFFQFat toe en roer goed door het gezoete yoghurtmengsel.

• Als je alleen gewone (niet Griekse) volle yoghurt kunt vinden, voeg dan 1 maatschep AF.HDAJ-proteïnepoeder aan het gezoete yoghurtmengsel toe.

• Als je alleen gewone (niet Griekse) halfvolle yoghurt kunt vinden, voeg dan 1 eetlepel KCAFFQFat en 1 maatschep AF.HDAJ-proteïnepoeder aan het gezoete yoghurtmengsel toe.

Gebakken appel op zijn Food Factors

Voor 1 persoon

1 biologische appel
1 eetl. biologische, grasgevoerde, gezouten boter
1 theel. biologische kaneel
steviapoeder of druppels naar smaak

125 gr biologische Griekse yoghurt met een hoog vetpercentage
10 druppels vloeibare stevia met vanillesmaak (of vanille-extract en stevia naar smaak)

1. Verwarm de oven voor op 180 °C.
2. Maak een 'appelbakje': verwijder met een appelboor de pitten en maak een gat met een doorsnee van ongeveer 2,5 cm. Boor niet helemaal tot de bodem.
3. Doe de boter, kaneel en stevia in het appelgat.
4. Plaats de appel in een ovenschaal en vul de schaal met water tot de appels half onderstaan.
5. Bak 30 tot 45 minuten in de voorverwarmde oven of tot ze zacht zijn.
6. Vermeng in een kommetje de yoghurt en de vanillestevia of het gezoete vanille-extract.
7. Haal de appels uit de oven en plaats ze in een serveerschaaltje. Schep een klodder van de gezoete yoghurt op elk van de appels. Als je geen volle Griekse yoghurt kunt vinden, raadpleeg dan de tips onder het kopje 'Yoghurtvariaties' en het recept van Griekse yoghurt met fruit op pagina 426.

Wortelpannenkoeken met roomkaasglazuur

Wie lust er nu geen toetje als ontbijt? Deze heerlijke geglazuurde pannenkoeken vindt iedereen lekker, hoe oud je ook bent.

Voor 2 personen

Pannenkoeken
1 biologische wortel, geraspt
35 gr AF.HDAJ-proteïnepoeder
35 gr kokosmeel
¾ theel. aluminiumvrij bakpoeder
¾ theel. biologische kaneel
¾ theel. biologische pompoenkruiden
2 fijngehakte wortels
  (ongeveer 150 gr)
snufje ongeraffineerd zeezout
65 gr biologische Griekse yoghurt
4 biologische weide-eieren
120 ml water
120 ml kokosmelk (BHA-vrij blik)

stevia naar smaak
¼ theel. biologisch vanille-extract
gehakte walnoten, rozijnen of
  kokosnoot (optioneel)
biologische, grasgevoerde, gezouten
  boter

Glazuur
2 eetl. roomkaas, op kamertemperatuur
2 eetl. biologische slagroom
  of kokosroom
stevia

1. Zet de geraspte wortel apart.
2. Meng AF.HDAJ-proteïnepoeder, kokosmeel, bakpoeder, kaneel, pompoenkruiden, gehakte wortel en zout in een kom door elkaar.
3. Meng yoghurt, eieren, water, kokosmelk, stevia en vanille-extract in een blender of foodprocessor op lage stand.
4. Voeg de droge ingrediënten toe en meng nogmaals tot alles goed vermengd is. Zet de blenderkom apart en laat het beslag 10 minuten rusten.
5. Verhit een kleine hoeveelheid (ongeveer 1 theelepel) boter op halfhoog vuur in een koekenpan.
6. Roer de geraspte wortel door het beslag in de blenderkom.
7. Giet ongeveer 60 ml beslag in de pan. Bak de ene zijde bruin en vervolgens de andere.
8. Bereid ondertussen het roomkaasglazuur voor door alle ingrediënten in een kom door elkaar te kloppen.
9. Smeer het glazuur over de pannenkoeken. Eet smakelijk!

Hoofdgerechten

Kipvleugels

Voor 4 personen

KCAFFQFat Original
900 gr vleugels van biologische,
vrije-uitloopkippen
hete kipvleugelsaus (oftewel Jaysons
Hete Rooie) met gesmolten boter
(pagina 414) of gesmolten

knoflook-parmezaanboter
(pagina 408)
8 middelgrote biologische worte s,
in repen
8 stengels biologische bleekselderij,
in repen

1. Vul een frituurpan tot de vullijn met KCAFFQFat en verhit de olie tot 160 °C of gebruik een diepe braadpan en thermometer als je geen frituurpan hebt.
2. Frituur de kipvleugels tot ze knapperig zijn.
3. Verwarm de saus van je keuze in een grote pan.
4. Haal de kipvleugels uit de olie en leg ze op een met keukenpapier bekleed bord om de overtollige olie te absorberen.
5. Doe de vleugels in een kom met de gewenste saus en schud snel om zodat ze rondom met saus zijn bedekt.

Serveer deze vleugels met de wortel- en selderijrepen en romige SKINNY Fat-blauwekaasdressing (pagina 414) als gezonde dipsaus.

Sint-jakobsschelpen in citroenbotersaus

Voor 4 personen

170 gr biologische, grasgevoerde, gezouten boter	½ eetl. versgeraspte, biologische Parmezaanse kaas
3 eetl. knoflook, fijngehakt	1 theel. ongeraffineerd zeezout
900 gr grote sint-jakobsschelpen (ongeveer 20)	⅛ theel. biologische peper
	sap van 1 citroen

1. Smelt de boter in een grote pan.
2. Roer de knoflook erdoor en bak ongeveer 30 seconden.
3. Voeg de sint-jakobsschelpen toe en bak enkele minuten aan één kant. Draai om en bak tot het vlees doorzichtig is.
4. Verwijder de sint-jakobsschelpen. Roer de overige ingrediënten door de boter.
5. Giet de saus voor het serveren over de sint-jakobsschelpen.

Camarão na moranga

(oftewel Braziliaanse garnalenstoofschotel in een pompoen)

Telkens als we in Rio de Janeiro zijn, reserveren we een tafel in ons favoriete restaurant op het strand van Ipanema. Vanaf de eerste keer dat we dit gerecht proefden, waren we verkocht. Er is niets zo opwindend als wanneer dit gerecht op tafel verschijnt: deze grote, oranje pompoen, omgetoverd tot een kom vol met garnalen; waarlijk een lust voor het oog en een feest voor de smaakpapillen. Als we gasten hebben, zetten we het dan ook vaak op tafel.

Voor 4 personen

1 middelgrote biologische pompoen	½ theel. biologische peper
900 gr wilde garnalen, gepeld en van darm ontdaan, bewaar de schillen	2 middelgrote biologische uien, fijngehakt (in twee porties verdeeld)
720 ml kokosmelk	
2 biologische laurierblaadjes	4 grote tenen knoflook, fijngehakt (in twee porties verdeeld)
½ theel. versgemalen nootmuskaat	
½ theel. ongeraffineerd zeezout	2 eetl. KCAFFQFat Original

3 takjes verse biologische rozemarijn, fijngehakt
2 eetl. biologisch kerriepoeder
10 grote biologische romatomaten, fijngehakt (je kunt ook 2 blikken biologische tomatenblokjes gebruiken)
1 biologische chilipeper
50 gr verse biologische koriander, grof gehakt
225 gr roomkaas, op kamertemperatuur

1. Verwarm de oven voor op 200 °C.
2. Snijd een ronde cirkel uit de bovenkant van de pompoen. Verwijder met een lepel of je handen alle zaden en draden uit het binnenste van de pompoen. Was de pompoen grondig van binnen en buiten en dep het binnenste vervolgens met keukenpapier droog.
3. Verpak de pompoen in aluminiumfolie en plaats hem met de opening naar beneden op een bakplaat. Bak de pompoen ongeveer 1 uur in de voorverwarmde oven, of totdat hij zacht is.
4. Laat ondertussen de schillen van de garnalen, kokosmelk, laurierbladen, nootmuskaat, zout, peper, de helft van de uien en de helft van de knoflook 20 minuten op laag vuur zachtjes in een klein pannetje pruttelen.
5. Zeef de vloeistof uit de kleine pan. Gooi alles weg wat in de zeef achterblijft. Zet deze romige, geurige saus apart.
6. Verwarm het KCAFFQFat op halfhoog vuur in een grote koekenpan. Voeg de overige ui toe. Fruit de ui tot deze glazig is.
7. Voeg rozemarijn, kerriepoeder, tomaten, peper en resterende knoflook toe. Doe een deksel op de pan en laat 25 minuten koken.
8. Verwijder het deksel en voeg de garnalen en de saus toe. Kook de garnalen tot ze roze en doorzichtig zijn.
9. Haal de pan van het vuur. Voeg de koriander toe en zet apart.
10. Haal de pompoen als deze zacht en gaar is uit de oven en zet hem rechtop.
11. Smeer de roomkaas over het warme, zachte 'vlees' aan de binnenkant van de pompoen. Zorg dat de hele binnenkant met een dunne laag bedekt is.
12. Giet het garnalenstoofmengsel in de pompoen.
13. Zet de hele pompoen, nog steeds in aluminiumfolie, weer op de bakplaat en bak nog eens 20 minuten.

14. Verwijder de pompoen uit de oven en laat afkoelen. Zet hem op een grote serveerschaal. Zorg er bij het serveren voor dat je naast de stoofschotel ook wat van het met roomkaas bedekte vlees van de pompoen opschept. Eet smakelijk!

Snelle tandoori-garnalen

Voor 4 personen

1 theel. biologisch chilipoeder
¾ theel. biologisch kerriepoeder
½ theel. biologisch komijnpoeder
¼ theel. biologische kaneel
¼ theel. ongeraffineerd zeezout
½-1 theel. biologische cayennepeper (optioneel)
700 gr middelgrote tot grote wilde gamba's, gepeld en van darm ontdaan (je kunt ook een tandoori mixed grill maken door andere eiwitbronnen in hapklare stukken te snijden om te grillen)
1 middelgrote biologische ui, in dunne ringen gesneden
10 takjes verse biologische koriander, fijngehakt
sap van 1 limoen

1. Plaats het rooster vlak onder de grill.
2. Verhit de grill voor.
3. Meng alle droge ingrediënten in een kom.
4. Schud de gamba's en uienringen in de kom om ze met de kruiden te bedekken.
5. Leg de met kruiden bedekte gamba's en uien op een ingevette bakplaat.
6. Bak de gamba's en uien tot ze roze en glazig zijn (ongeveer 7 minuten).
7. Verwijder de gamba's uit de oven, besprenkel ze met het limoensap en strooi de koriander erover.
8. Serveer met de verkoelende komkommerraïta (pagina 411).

Griekse kip

Voor 4 personen

Spinazielaag
KCAFFQFat Original
300 gr biologische spinazie
120 gr biologische feta
2 biologische weide-eieren
1 middelgrote, biologische ui, fijngehakt

Kipmengsel
2 eetl. KCAFFQFat Original
700 gr biologische vrije-uitloop kippendijfilet, in stukjes gesneden
2 theel. biologisch knoflookpoeder
2 theel. biologische gedroogde oregano

Toplaag
90 gr biologische feta om te verkruimelen
115-225 ml biologische tomatensaus

1. Verwarm de oven voor op 160 °C.
2. Vet een ovenschaal in met een dunne laag KCAFFQFat.
3. Maak de spinazielaag door de spinazie eerst 15 minuten te koken om de oxalaten te verwijderen. Meng de spinazie met de feta, eieren en uien in een kom door elkaar. Verdeel het mengsel over de bodem van de ingevette ovenschaal.
4. Verhit het KCAFFQFat voor het kipmengsel op halfhoog vuur in een koekenpan. Voeg de kip, knoflook en oregano toe en bak tot de kip niet langer roze is van binnen.
5. Lepel een laag kip over de laag spinazie.
6. Lepel als toplaag de verkruimelde feta en tomatensaus over de kip.
7. Zet 30 minuten in de voorverwarmde oven. Laat 5 minuten staan alvorens te serveren.

Mexicaanse wrap met kip

Voor 1 persoon

1 Supersimpele wrap (pagina 453)
120 gr gare kippendijfilets van
biologische vrije-uitloopkippen
1 plak of 30 gr van je favoriete
biologische kaas

¼ avocado, in partjes of 2 eetl.
hemelse guacamole
(pagina 416)
2 eetl. biologische salsa

Vul de wrap met alle ingrediënten en tast toe!

Optioneel
- *Probeer eens een warme burrito. Vul een wrap met de kip en de kaas, verpak in aluminiumfolie en verwarm het geheel in de oven. Eet vervolgens met guacamole, zure room en salsa.*
- *Probeer eens een quesadilla. Leg een laag kaas en een laag gehakt boven op de wrap, vouw dicht en verwarm. Serveer met een klodder guacamole, salsa en zure room.*
- *Doe een van je favoriete salades, zoals een garnalensalade of kipkerriesalade in de wrap voor een lunchgerecht dat gemakkelijk mee te nemen is. Verpak in alle gevallen in aluminiumfolie. Je kunt de folie tijdens het eten steeds een stukje terugvouwen zodat er niets van de vulling verloren gaat.*

Langzaam in bier gesmoord rundvlees

Voor 4 personen

700 gr biologisch runderstoofvlees
2 biologische uien, fijngehakt
2 eetl. KCAFFQFat Original
2 theel. biologische verse tijm
2 eetl. arrowroot
1 theel. ongeraffineerd zeezout

½ theel. biologische peper
1 eetl. biologische tomatenpuree
240 ml runderbouillon (zelfgemaakt of een kant-en-klare biologische, suikervrije versie)
240 ml donker glutenvrij bier

1. Doe alle ingrediënten in een slowcooker of in een grote pan met dikke bodem en zet op laag tot middelhoog vuur.
2. Laat 3,5 uur onder af en toe roeren sudderen.
3. Schep het vlees met een schuimspaan in een kom en zet apart.
4. Breng de vloeistof aan de kook en laat op laag vuur sudderen tot deze nog iets meer is ingedikt.
5. Doe het vlees weer terug in de vloeistof en haal de pan van het vuur.
6. Serveer boven op bloemkoolpuree (pagina 452).

Chinese gebakken 'rijst'

Voor 4 personen

4 biologische weide-eieren
1 bloemkool
2 eetl. KCAFFQFat Original
2 eetl. sesamolie
1 ui, fijngehakt
2 wortels, in kleine blokjes
5 eetl. coconut aminos

1 blikje waterkastanjes
1 blikje bamboescheuten
75 gr diepvrieserwten
700 gr gaar eiwit (je kunt restjes gebruiken of snel wat kipfilet of gamba's grillen)
1 eetl. vissaus (suikervrij)

1. Verhit wat KCAFFQFat of boter in een kleine koekenpan op halfhoog vuur, maak roerei en zet apart.
2. Maak de 'rijst' door met een rasp of foodprocessor korreltjes ter grootte van een rijstkorrel van de bloemkool te vormen.
3. Verhit de KCAFFQFat en sesamolie op halfhoog vuur in een wok of extra grote koekenpan. Voeg de ui en wortels toe en bak ongeveer 4 minuten.
4. Voeg de bloemkool, coconut aminos, waterkastanjes, bamboescheuten, erwten en vissaus doe en roer goed door om alle groente te bedekken. Laat 4 minuten bakken.
5. Voeg de gare kip of vis en roerei toe en roer goed door om alles gelijkmatig te bedekken.
6. Laat nog eens 5 tot 10 minuten op laag vuur bakken.

Hete chili-kip

Deze chili-kip in combinatie met een blauwekaasdip is een echte topper.

Voor 4 personen

4 eetl. KCAFFQFat Original
700 gr biologisch kipgehakt (je kunt desgewenst ook biologisch rundergehakt of gekiemde zwarte bonen voor een vegetarische/veganistische versie gebruiken)
1 grote. biologische ui, fijngehakt
2 stengels biologische bleekselderij, fijngehakt
2 grote. biologische wortels, fijngehakt
4 tenen knoflook, fijngehakt

2 blikken tomatenblokjes (BHA-vrij blik)
2 eetl. biologisch chilipoeder
1 theel. biologisch komijnpoeder
1 theel. biologische gedroogde oregano
½ theel. biologische cayennepeper
ongeraffineerd zeezout naar smaak
biologische peper naar smaak
60 gr biologische verkruimelde blauwe kaas (glutenvrij!)
3 eetl. biologische wittewijnazijn

1. Verhit het KCAFFQFat op halfhoog vuur in een grote keramische pan.
2. Voeg de kip toe en bak bruin.
3. Roer ui, selderij, wortel, knoflook, gehakte tomaten en alle specerijen erdoorheen.
4. Zet een deksel op de pan en laat ongeveer 4 uur pruttelen. Optie: doe alle ingrediënten na het aanbruinen van de kip 4 uur in een slowcooker.
5. Voeg vlak voor het serveren de kaas en azijn toe en roer door elkaar.

Opmerking: kook de tomaten in een snelkookpan om het lectinegehalte te verminderen/elimineren alvorens ze aan het recept toe te voegen.

Griekse lamskebab

Voor 4 personen

geraspte schil van 1 citroen
ongeraffineerd zeezout naar smaak
biologische peper naar smaak
2 eetl. fijngehakte verse biologische oregano
2 biologische uien, elk in kwarten gesneden
2 biologische groene courgettes, in grove stukken gesneden
2 biologische gele courgettes, in grove stukken gesneden
2 biologische tomaten, elk in kwarten gesneden
700-900 gr biologische lamslende, in blokjes van 2-5 cm gesneden
120 gr biologische feta (optioneel)

1. Verwarm de oven voor op 180 °C.
2. Meng citroenrasp, zout, peper en oregano in een grote kom door elkaar.
3. Leg uien, courgette en pompoen op een ingevette bakplaat en bak 5 tot 10 minuten in de voorverwarmde oven, of tot de groente zacht is. Bak ze niet helemaal gaar.
4. Doe de zachte groente, tomaten en het lamsvlees in de kom met het citroenmengse en schep om tot alles gelijkmatig bedekt is.
5. Zet de grill op halfhoge stand.
6. Steek de met specerijen bedekte stukjes lamsvlees en de groente afwisselend op acht spiesjes.
7. Gril de spiesjes tot ze licht geschroeid zijn.
8. Verkruimel eventueel de feta eroverheen.

Ossenhaas met peperkorst

Dit is heerlijk in combinatie met onze 4-ingrediënten hollandaisesaus (pagina 415).

Voor 4 personen

1 biologische, grasgevoerde ossenhaas (900 gr) of 4 tournedos
1 eetl. KCAFFQFat Original
3 eetl. biologische peperkorrels
(probeer een mooie driekleuren-mix te vinden voor een variëteit aan smaken)
4 theel. ongeraffineerd zeezout

1. Breng het vlees ten minste 30 minuten voor het bereiden op kamertemperatuur.
2. Verwarm de oven voor op 200 °C.
3. Dep het vlees droog en wrijf in met het KCAFFQFat.
4. Maal de peper in een schone koffiemolen of een pepermolen. Vermeng de gemalen peper met het zout en wrijf de hele ossenhaas hiermee in.
5. Bak de ossenhaas 45 minuten of de tournedos 15 minuten in de voorverwarmde oven. Gebruik een vleesthermometer om de temperatuur te controleren. Medium rare (63 °C) is het doel.
6. Laat het vlees 10 minuten rusten alvorens het te serveren.

Gegrilde tandoori-spiesjes

Deze spiesjes smaken goed met de verkoelende komkommerraïta (pagina 411) en Indiaas knoflook-kaas-'naanbrood' (pagina 454)

Voor 4 personen

300 gr biologische Griekse yoghurt
2 eetl. vers citroensap
2 eetl. KCAFFQFat Olive
3 eetl. verse geraspte gember
1 theel. ongeraffineerd zeezout
1 theel. biologische kurkuma
1 theel. biologische garam masala (Indiase specerij)
1 theel. biologische cayennepeper (of meer voor extra pittigheid)
1 theel. biologisch paprikapoeder
2 tenen knoflook, fijngehakt
½ biologische broccoli, in grove roosjes gesneden

½ biologische bloemkool, in grove roosjes gesneden
1 grote biologische witte ui, in 8 stukken gesneden
1 biologische groene of gele courgette, in schijven van 2 cm dik
2 middelgrote biologische tomaten, elk in 8 parten gesneden
700 gr eiwit, in blokjes van 2-5 cm gesneden (kies één eiwitsoort of een combinatie van kip, gamba's en rundvlees van hoge kwaliteit)

1. Meng yoghurt, citroensap, KCAFFQFat, gember, zout, kurkuma, garam masala, cayennepeper, paprikapoeder en knoflook in een grote kom door elkaar.
2. Stoom de broccoli, bloemkool en ui heel even in een stoompan. Stoom ze echter niet helemaal gaar. Ze hoeven alleen iets zachter te worden.
3. Doe de zachte groenten met de courgette, tomaten en het vlees in de kom en schep het geheel goed om zodat alles met het yoghurtmengsel wordt bedekt.
4. Dek de kom af en zet ten minste 30 minuten in de koelkast.
5. Zet de grill op halfhoge stand.
6. Maak acht spiesjes. Steek de met yoghurt bedekte stukjes eiwit en de groente afwisselend op acht spiesjes.
7. Gril de spiesjes tot ze licht geschroeid zijn.

Moqueca (oftewel Braziliaanse visstoofpot)

Bom apetite! Dit is hoe je in Brazilië 'eet smakelijk' zegt. Als je moqueca hebt besteld, zal het je zeker smaken. Deze visstoofpot, die oorspronkelijk uit Bahia, Brazilië, komt is ongelooflijk lekker en zelfs wie niet van vis houdt, zal er zijn vingers bij aflikken.

Voor 4 personen

6 eetl. KCAFFQFat Original
1 biologische ui, fijngehakt
1 teen knoflook, fijngehakt
1 biologische rode paprika
   (geroosterd als je de tijd hebt),
   fijngehakt
800 gr tomatenblokjes (uit BHA-vrij
   blik)
1 biologische groene chilipeper,
   fijngehakt
700 gr wilde witte vis (bijvoorbeeld
   zeebaars, dorade, bot of snapper)
   in blokjes van 2,5 cm gesneden

¼ eetl. cayennepeper (wij gebruiken
   1 eetl. omdat we van pittig houden)
5 gr verse biologische koriander,
   fijngehakt
1 blik kokosmelk (of volle room als
   je het niet zo zoet wilt)
2 eetl. vers limoensap
ongeraffineerd zeezout naar smaak
   (voor ons ½ theel.)
biologische peper naar smaak
   (voor ons ½ theel.)

1. Verhit het KCAFFQFat op halfhoog vuur in een sauspan.
2. Fruit de uien aan tot ze glazig zijn.
3. Voeg knoflook en paprika toe en bak enkele minuten mee.
4. Voeg tomaten, chilipeper, vis, cayennepeper en koriander toe en laat zachtjes sudderen tot de vis uit elkaar begint te vallen.
5. Giet de kokosmelk erbij en verwarm even mee. Laat niet meer koken.
6. Voeg het limoensap en wat zout en zwarte peper toe.

Rustieke portobellopizza's

Voor 4 personen

4 grote portobello's, ontdaan van steel en lamellen
4 eetl. KCAFFQFat-kruidenolie met pizzasmaak (pagina 409)
ongeraffineerd zeezout naar smaak
biologische peper naar smaak
4-8 eetl. biologische pizzasaus naar smaak (suikervrij) of onze bolognesesaus di mama (pagina 416)
4-8 biologische olijven, in schijfjes gesneden
2 ansjovisfilets (optioneel, maar aanbevolen voor de smaak en omega 3's)
8-16 plakjes biologische peperoni
350 gr biologische gekookte Italiaanse worst (optioneel)
4-8 tenen knoflook, geroosterd en geplet
120-240 gr biologische geraspte mozzarella (koop aan één stuk en rasp hem zelf om cellulosepoeder te vermijden)
biologische chilivlokken (optioneel)

1. Verwarm de oven voor op 220 °C.
2. Smeer elk van de portobellohoedjes in met 1 eetlepel KCAFFQFat en bestrooi met een snufje zout en gemalen zwarte peper.
3. Gril de portobello's 15 tot 20 minuten (afhankelijk van hun grootte) in de voorverwarmde oven, of tot ze zacht zijn, maar nog wel hun vorm hebben.
4. Laat de portobello's afkoelen.
5. Laat de portobello's uitlekken of dep ze droog om overtollig vocht te verwijderen.
6. Lepel 1 tot 2 eetlepels saus in elke portobello.
7. Beleg met olijven, stukjes ansjovisfilets (eventueel), peperoni, Italiaanse worst (eventueel), knoflook, kaas, chilivlokken (eventueel) en nog wat versgemalen zwarte peper.
8. Zet de portobello's weer terug in de oven tot de kaas is gesmolten en bruin begint te worden, zoals op een pizza.
9. Dien onmiddellijk op. *Buon appetito!*

Courghetti of spaghetti van courgetteslierten

Voor 2 tot 4 personen

4 grote biologische courgettes   1 eetl. KCAFFQFat Olive
1 eetl. ongeraffineerd zeezout

1. Maak courgettenoedels met een juliennesnijder, mandoline of spiraalsnijder. (Het is de moeite waard een goede spiraalsnijder aan te schaffen. We vinden de lange slierten die je ermee maakt geweldig. Je kunt ze zelfs net als echte spaghetti om je vork wikkelen. Een kleine investering met talloze gebruiksmogelijkheden.)
2. Doe de courgetteslierten in een vergiet en schep om met zout. Het zout helpt om het vocht uit de courgette te trekken en zorgt ervoor dat de slierten nog meer op noedels lijken. Plaats de vergiet in een kom om het vocht op te vangen. Laat 20 minuten staan.
3. Spoel de courgetteslierten goed af en dep ze droog.
4. Bak de courghetti met wat KCAFFQFat ongeveer 1 minuut in een grote koekenpan. Voeg vervolgens naar keuze een pesto (pagina 405-406), bolognesesaus (pagina 410), Alfredosaus (pagina 416) of een eigen saus toe.
5. Warm goed door en serveer.

Rustiek platbrood

Je kunt met dit recept ook soepstengels of minipizza's maken.

Voor 2 personen

- 1 biologische bloemkool
- 120 gr geraspte biologische mozzarella (gebruik geen vochtige, verse buffelmozzarella)
- 1 biologisch weide-ei
- ½ theel. biologische gedroogde basilicum
- ½ theel. biologische gedroogde oregano
- ½ theel. biologisch knoflookpoeder
- ½ theel. biologisch uienpoeder
- ½ theel. ongeraffineerd zeezout
- ½ theel. biologische chilivlokken

1. Verwarm de oven voor op 200 °C. Bekleed een bakplaat met bakpapier.
2. Maak de 'rijst' door met een rasp of foodprocessor korreltjes ter grootte van een rijstkorrel van de bloemkool te vormen.
3. Stoom de 'rijst'. Dit kan in een pan met stoommandje. De bedoeling is dat de bloemkoolkorrels zacht en bijna doorzichtig zijn.
4. Laat afkoelen.
5. Gebruik een zeef, kaasdoek of schone theedoek om de bloemkool zo droog mogelijk te maken. Als je denkt dat je klaar bent, doe het dan nog een keer. Het kan niet droog genoeg zijn.
6. Roer de droge bloemkool met kaas, ei, basilicum, oregano, knoflookpoeder, uienpoeder, zout en chilivlokken goed door elkaar.
7. Vorm met een lepel en spatel een dunne rechthoek van het bloemkoolmengsel op het bakpapier.
8. Bak ongeveer 35 minuten in de voorverwarmde oven, of tot het goudbruin is.
9. Verwijder de bakplaat uit de oven en beleg de bodem met de gewenste ingrediënten (zie hieronder).
10. Plaats de belegde bodem weer in de oven en bak nog eens 10 minuten.
11. Serveer met een salade erbij.

Optioneel

Kies wat je in huis hebt om de pizza te beleggen.

- *Traditionele pizza: tomatensaus, mozzarella en peperoni.*

- *Perfecte pestopizza: pesto en gekookte garnalen.*
- *Grieks brood: kip, tomatensaus en feta.*
- *'Franse uientaart': gekaramelliseerde uien en gruyère.*
- *Op zijn Marokkaans: worst, mozzarella en tomatensaus op smaak gebracht met komijnpoeder, korianderpoeder en paprikapoeder.*

Coq au vin

Tijdens ons bezoek aan Parijs hadden we het geluk een dag bij Marie-Blanche de Broglie in de leer te mogen. We maakten een traditionele coq au vin en ze leerde ons Franse bereidingswijzen en nog veel meer over Franse culinaire tradities, naast waardevolle tips over gasten ontvangen op zijn Frans. Hoewel we *au revoir* hebben gezegd tegen de bloem in de traditionele coq au vin, doet onze aangepaste versie niet onder voor het originele recept.

Voor 4 personen

4 plakken biologische, grasgevoerde bacon
5 biologische kippenpoten of 1 hele kip, in stukken gesneden
250 gr champignons
2 grote of 3 middelgrote uien, fijngehakt
ongeraffineerd zeezout naar smaak
biologische peper naar smaak

1 eetl. arrowroot
2 grote. biologische wortels, fijngehakt
4 tenen knoflook, fijngehakt
240 ml biologische droge rode wijn
2 eetl. biologische tomatenpuree
2 biologische laurierblaadjes
180 ml kippenbouillon (zelfgemaakt of een kant-en-klare, biologische, suikervrije versie)

1. Bak de bacon op halfhoog vuur in een koekenpan. Haal de bacon uit de pan als hij knapperig is. Verkruimel en zet apart tot later gebruik.
2. Bak de kip in het resterende vet in de pan aan alle kanten bruin.
3. Doe de aangebruinde kip met de rest van de ingrediënten in een slowcooker.
4. Laat ongeveer 7 uur op zacht vuur garen.
5. Verwijder voor het serveren de laurierblaadjes en strooi de verkruimelde bacon eroverheen.

Gesneden varkensvlees op zijn Thais

Voor 4 personen

120 ml kokosmelk
80 ml coconut aminos (van Coconut Secret)
25 gr verse biologische koriander, fijngehakt
60 ml vers limoensap (of het sap van 1 limoen)

2 eetl. verse geraspte gember
700 gr biologische varkenshaas, in hapklare stukken gesneden
1 eetl. KCAFFQFat Original
300 gr biologische sperziebonen
2 biologische wortels, in lange, dunne repen gesneden

1. Meng de kokosmelk, coconut aminos, koriander, limoen en gember in een kom door elkaar.
2. Voeg het varkensvlees toe en roer goed om zodat het vlees gelijkmatig met het mengsel bedekt is.
3. Verhit het KCAFFQFat op halfhoog vuur in een wok of grote koekenpan. Voeg het varkensvleesmengsel toe en bak ongeveer 3-5 minuten.
4. Voeg de sperziebonen toe en bak ongeveer 5 minuten mee.
5. Voeg de wortels toe en schep slechts 1 minuut om, zodat ze knapperig blijven.

Optioneel
- *Serveer als vulling in een wrap van een blaadje sla of kool.*
- *Voeg toe aan een salade of neem mee als koude lunch.*

Heerlijk gehaktbrood boordevol micronutriënten

Je hoeft niet langer te gruwelen van lever. Je kunt het verstoppen in dit heerlijke gerecht. Als je verse lever van grasgevoerde koeien bij de boer koopt, zoals wij, is de rijke, zijdeachtige textuur ervan een verrijking voor dit gehaktbrood.

Voor 4 personen

350 gr biologische lever
700 gr grasgevoerd rundergehakt
100 gr champignons of andere paddenstoelen (wij gebruiken graag geweld gedroogd eekhoorntjesbrood)
100 gr biologische verkruimelde blauwe kaas (glutenvrij)
1 eetl. biologisch knoflookpoeder
1 eetl. biologisch uienpoeder

2 theel. biologische chilivlokken
1 eetl. ongeraffineerd zeezout
1 eetl. biologische peper
1 eetl. biologisch chipotlepoeder
175 ml biologische tomatensaus
25 gr versgeraspte of fijngesneden biologische kaas (optioneel, maar wij vinden Port-du-Salut heel lekker in dit gerecht)

1. Verwarm de oven voor op 180 °C.
2. Maal de lever in een blender of foodprocessor fijn tot deze vloeibaar is.
3. Doe het gehakt en de champignons in een glazen ovenschaal en giet de vloeibare lever erbij. Voeg blauwe kaas, knoflookpoeder, uienpoeder, chilivlokken, chipotlepoeder, peper en zout toe.
4. Kneed de ingrediënten met je handen door elkaar en vorm er een 'broodje' van. Zet 30 minuten in de voorverwarmde oven.
5. Haal uit de oven en verdeel de tomatensaus en geraspte kaas erover. Zet nog eens 10 minuten in de oven tot de kaas gesmolten is.

Fabuleuze fajita's

Voor 4 personen

4 eetl. KCAFFQFat Olive
1 theel. biologisch chilipoeder
1½ theel. biologische gedroogde oregano
1 theel. ongeraffineerd zeezout
1 theel. biologisch paprikapoeder
1 theel. biologisch uienpoeder
1 theel. biologisch knoflookpoeder
½-1 theel. biologische cayennepeper (optioneel)

1½ theel. biologisch komijnpoeder
700 gr biologische kippendijfilet, in reepjes gesneden (je kunt ook garnalen of rundvlees gebruiken)
2 biologische rode paprika's, in reepjes gesneden
2 biologische gele paprika's, in reepjes gesneden
2 biologische uien, in dunne reepjes gesneden

1. Maak een marinade door 2 eetlepels KCAFFQFat, chilipoeder, oregano, zout, paprikapoeder, uienpoeder, knoflookpoeder, cayennepeper (optioneel) en komijn in een grote kom door elkaar te mengen.
2. Voeg de kip toe en roer goed om zodat deze gelijkmatig met de marinade bedekt is.
3. Dek de kom af en zet 1 tot 5 uur in de koelkast.
4. Verwarm het resterende KCAFFQFat op halfhoog vuur in een grote koekenpan.
5. Voeg de rode paprika, gele paprika en uien toe en laat ze afgedekt, onder af en toe roeren, smoren tot ze zacht beginnen te worden.
6. Voeg de kip toe. Roer alles goed om, zodat ook de groente met de kruiden wordt bedekt.
7. Het gerecht is klaar als de kip gaar is.
8. Serveer met de hemelse guacamole (pagina 416), biologische salsa, geraspte biologische kaas (manchego), biologische zure room en supersimpele wraps (optioneel, pagina 453).

Fish and Chips

Tijdens een reis door Engeland namen we ons voor het perfecte recept voor *fish and chips* te vinden. In elke plaats die we aandeden vroegen we plaatselijke bewoners in welk restaurant ze de lekkerste *fish and chips* serveerden en gingen het dan zelf uittesten. We hebben heel wat plaatsen bezocht tijdens die reis, maar ons favoriete restaurant zat in Dartmouth. (We gingen er een paar keer naar terug, om zeker van onze zaak te zijn.) Het was de combinatie van schelvis en rijstebloem in een glutenvrij beslag dat het voor ons deed. Dus we namen het recept mee naar huis en eten het nu af en toe als een zetmeeltraktatie.

Voor 4 personen

KCAFFQFat Original
½ eetl. aluminiumvrij bakpoeder
1½ theel. ongeraffineerd zeezout
½ theel. versgemalen biologische peper
200 gr biologische rijstebloem
1 groot losgeklopt biologisch weide-ei

180 ml koolzuurhoudend water
2 grote biologische rode aardappels of 2 biologische zoete aardappels in frieten ter grootte van ongeveer een wijsvinger gesneden
4 wilde schelvisfilets van elk 120 gr (vers of diepvries; kabeljauw kan ook)

1. Vul een frituurpan tot de vullijn met KCAFFQFat en verhit de olie tot 160 °C of gebruik een diepe braadpan en thermometer als je geen frituurpan hebt.
2. Meng bakpoeder, zout, peper en 160 gram van het rijstemeel door elkaar. Klop het ei los met het koolzuurhoudende water en voeg toe aan het beslag. Meng tot eén glad beslag.
3. Strooi de resterende 40 gram rijstebloem op een bord om de vis doorheen te halen.
4. Frituur de aardappelfrieten 6 tot 8 minuten, of tot ze goudbruin en knapperig zijn.
5. Verwijder de chips uit de pan en laat ze uitlekken op een bord met keukenpapier om de overtollige olie af te voeren.
6. Schep de chips op een bakplaat en houd ze warm in een voorverwarmde oven terwijl je de vis frituurt.
7. Haal een visfilet door de rijstebloem (zodat een dun laagje ontstaat) en haal vervolgens door het beslag. Een dun laagje is het beste. Doe dit met alle filets en frituur ze ongeveer 5 minuten, waarbij je ze één keer omdraait.
8. Serveer met biologische azijn (de traditionele versie) of KCAFFQFat-tartaarsaus (pagina 413).

Shepherd's pie

Toen we in Londen waren, werd het ons onmiddellijk duidelijk dat deze stad de beste plek was om goed Indiaas te eten. Daarom besloten we een op en top Engels gerecht een pittige twist te geven. Tijdens onze zondagse maaltijden met onze uitgebreide familie was het altijd een enorm succes, daarom willen we je het hier niet onthouden.

Voor 4 personen

Toplaag
1 volledig recept voor bloemkoolpuree (pagina 452)

Onderste laag
2 eetl. KCAFFQFat Olive
2 biologische uien, fijngehakt
2 tenen knoflook, fijngehakt
700 gr grasgevoerd rundergehakt

2 eetl. biologisch kerriepoeder
2 eetl. biologische kurkuma
1 eetl. biologisch komijnpoeder
½ theel. biologisch gemberpoeder
½ eetl. biologische kaneel
½-1 theel. biologische cayennepeper
1 pak diepvriesdoperwten
2 wortels, in kleine blokjes gesneden

1. Maak de bloemkoolpuree en zet apart. Verwarm de oven voor op 180 °C.
2. Verwarm het KCAFFQFat op halfhoog vuur in een grote koekenpan. Fruit de uien en knoflook tot de uien glazig zijn.
3. Voeg het rundergehakt toe en bak bruin aan.
4. Voeg alle specerijen, doperwten en wortels toe. Zet het vuur halfhoog en bak ongeveer 15 minuten mee.
5. Verdeel het vleesmengsel over de bodem van een ovenschaal van 23 x 34 cm. Verdeel de bloemkoolpuree als volgende laag eroverheen. Je kunt de schaal tot gebruik in de koelkast zetten of in een voorverwarmde oven van 180 °C zetten tot de schotel door en door heet is.

Sensationele bijgerechten en handige wraps

In de oven geroosterde spruiten

Voor 4 personen

400 gr biologische spruiten
2 eetl. KCAFFQFat Olive (spekvet of boter mag ook)

grof ongeraffineerd zeezout
biologische peper

1. Verwarm de oven voor op 160 °C.
2. Snijd grote spruiten in tweeën, snijd een stukje van de onderkant en verwijder eventuele lelijke blaadjes.
3. Leg de spruiten op een bakplaat, besprenkel ze met het KCAFFQFat en bestrooi met zout en peper.
4. Zet 25 tot 30 minuten in de voorverwarmde oven.
5. Gooi geblakerde blaadjes die eraf zijn gevallen niet weg, deze zijn verrukkelijk.

Optioneel

• *Maak het gerecht wat pittiger met cayennepeper en* SKINNY*Fat-hetepeper-kruidenolie (pagina 410).*

• *Geef er een Italiaans tintje aan door er* SKINNY*Fat-kruidenolie met pizzasmaak (pagina 409) overheen te sprenkelen en er Parmezaanse kaas over te strooien.*

Bloemkoolpuree

Voor 4 personen

1 biologische bloemkool in stukjes
2 eetl. biologische, grasgevoerde, gezouten boter
2 eetl. biologische roomkaas

½ theel. biologisch knoflookpoeder
¼ theel. biologisch uienpoeder
ongeraffineerd zeezout naar smaak
biologische peper naar smaak

1. Stoom de bloemkool tot deze zacht is.
2. Doe de bloemkool en de overige ingrediënten in een blender of foodprocessor en mix tot een glad mengsel. Wij vinden het lekker als de puree een beetje grof is, omdat de textuur dan meer aan aardappelpuree doet denken.

Zoete aardappel-appelschotel

Voor 4 personen

3 grote biologische zoete aardappels, in plakjes
3 middelgrote, biologische appels, in plakjes

8 eetl. biologische, grasgevoerde, gezouten boter, in stukjes gesneden
1 eetl. biologische kaneel

1. Verwarm de oven voor op 180 °C.
2. Leg de zoete aardappels en appels in laagjes in een ovenschaal van 23 x 34 cm.
3. Strooi boter en kaneel erover.
4. Bak 40 minuten in de voorverwarmde oven, of tot de ingrediënten zacht zijn.

Supersimpele wraps

Je kunt deze vers maken of van tevoren een grote stapel maken en in de koelkast bewaren om er een snelle maaltijd mee te toveren.

Voor 1 grote of 2 kleine wraps (eet slechts 1 recept per persoon per maaltijd)

1 biologisch weide-ei
1 eetl. KCAFFQFat Original
1 eetl. versgeraspte, biologische Parmezaanse kaas
1 eetl. water
1 eetl. AF.HGDAJ-proteïnepoeder
½ eetl. boekweitmeel
½ eetl. kokosmeel

1. Doe alle ingrediënten in een kom en meng tot een beslag.
2. Verwarm een klein beetje KCAFFQFat in een kleine keramische koekenpan.
3. Giet het beslag in een dunne laag over de hele bodem van de pan.
4. Dek de pan af en laat bakken tot zich bubbels op het oppervlak vertonen. Wees geduldig.
5. Draai de wrap om en bak nog 1 minuut aan de andere kant.

Indiaas knoflook-kaas-'naanbrood'

Dit 'brood' is heerlijk bij een Indiase gekruide maaltijd, zoals snelle tandoori-garnalen (pagina 432) of gegrilde tandoori-spiesjes (pagina 440). Als je meer 'naanbroden' wilt maken, bijvoorbeeld voor de rest van het gezin, houd ze dan warm in de oven terwijl je de rest bakt. Doe een klein klontje boter tussen de naans. Zie ze vervolgens aan tafel in een oogwenk verdwijnen.

Voor 1 wrap, precies goed voor 1 persoon (als je een protocol volgt om af te vallen, eet deze dan niet te vaak)

1 biologisch weide-ei
1 eetl. KCAFFQFat Original
1 eetl. versgeraspte, biologische Parmezaanse kaas
1 eetl. water
1 eetl. AF.HDAJ-proteïnepoeder
½ eetl. boekweitmeel

½ eetl. kokosmeel
½ theel. biologisch knoflookpoeder
1 theel. knoflook, fijngehakt
30 gr biologische mozzarella, in kleine stukjes
biologische, grasgevoerde, gezouten boter

1. Doe alle ingrediënten in een kom en meng tot een beslag.
2. Verwarm een klein beetje boter op halfhoog vuur in een kleine keramische koekenpan.
3. Giet het beslag in een dunne laag over de hele bodem van de pan.
4. Dek de pan af en bak tot zich bubbels op het oppervlak vormen.
5. Draai de naan om en bak nog 30 tot 60 seconden aan de andere kant.

Nagerechten

Misschien heb je al opgemerkt dat er geen nagerechten in je menu's worden vermeld. Dit komt omdat je menu's je elke dag van een bevredigende hoeveelheid nutriëntrijke voeding voorzien, zodat je geen behoefte aan meer voeding hebt. We geven je hier toch enkele recepten voor nagerechten die je kunt gebruiken voor speciale gelegenheden, zoals verjaardagen en feestdagen. We maken deze lekkernijen ook weleens van tevoren klaar en vriezen ze dan in kleine, eenpersoonsporties in. In het zeldzame geval dat we toch behoefte hebben aan een toetje, kunnen we ze laten ontdooien. Eet deze heerlijke toetjes echter maar af en toe, vooral als je doel is om af te vallen. Om jezelf dagelijks te verwennen, kun je de Triple Threat-puddings en -ijsjes als maaltijdvervangers gebruiken. Ze passen in het protocol en bevredigen je zoetbehoefte.

Brownies met roomkaasvulling

Voor 12 brownies

1 volledig recept voor chocolade-
   browniebeslag (pagina 457)
120 gr roomkaas, op kamertemperatuur

1 biologisch weide-ei
3 eetl. Lakanto-zoetstof
   (luo han guo of monnikfruit)
¼ theel. biologisch vanille-extract

1. Verwarm de oven voor op 180 °C. Vet een bakvorm van 16 x 23 cm in met KCAFFQFat of kokosolie.
2. Maak het beslag voor de chocoladebrownies maar bak ze nog niet.
3. Doe alle andere ingrediënten in een kom om de roomkaasvulling te maken.
4. Giet 3/4 van het browniebeslag in de vorm.
5. Giet daarop een laag roomkaasvulling en daarbovenop weer ¼ van het resterende browniebeslag.
6. Snijd met een mes door de bovenste brownielaag zodat er patronen van roomkaas ontstaan.
7. Zet ongeveer 35 minuten in de voorverwarmde oven. Bewaar n de koelkast.

Romige cheesecake met chocoladekoekjesbodem

Voor 12 tot 16 plakken

Bodem (optioneel)
25 gr kokosmeel
25 gr amandelmeel
3 eetl. KCAFFQFÆt Original
1 biologisch weide-ei
50 gr cacaopoeder met stevia
½ theel. ongeraffineerd zeezout

Vulling
1130 gr roomkaas, op kamertemperatuur
250 ml biologische volle zure room
3 biologische weide-eieren
stevia naar smaak
1 eetl. biologisch vanille-extract
1 theel. geraspte citroenschil

1. Vet een springvorm in en bedek de bodem met plasticfolie. Hierdoor gaart de room gelijkmatiger in de cheesecake. De folierand moet rondom ten minste 5 cm hoog zijn.
2. Vul een grote braadslee met ongeveer 2,5 cm water om een bain-marie voor je springvorm te creëren. Zet in oven en verwarm de oven op 180 °C.
3. Voor de bodem: meng alle ingrediënten voor de bodem in een kom. Duw het deeg met je handen in de springvorm en vorm zo een dunne bodem.
4. Doe de ingrediënten voor de vulling in een kom en meng tot een superglad mengsel.
5. Vul de springvorm met de vulling. Zet de springvorm in het verwarmde waterbad in de oven.
6. Bak 1 uur of tot het midden gestold is.
7. Haal uit de oven en laat afkoelen. Steek een mes tussen de afgekoelde cheesecake en de springvorm en trek het mes rondom langs de rand van de vorm voordat je de cheesecake uit de vorm haalt.

Chocoladebrownies (zuivelvrij)

Voor 12 brownies

120 gr suikervrije, pure chocola
1 eetl. KCAFFQFat Original
2 kleine zeer rijpe avocado's,
 gehalveerd, ontpit en geschild
25 gr cacaopoeder met stevia
1 eetl. kokosmeel
1 eetl. biologisch vanille-extract
1 theel. aluminiumvrij bakpoeder
5 eetl. Lakanto-zoetstof (luo han guo of monnikfruit)

snufje ongeraffineerd zeezout

Roomkaas-chocoladeglazuur (optioneel)
225 gr biologische roomkaas
8 eetl. biologische, grasgevoerde, gezouten boter
400 gr Lakanto-zoetstof
35 gr cacaopoeder met stevia

1. Verwarm de oven voor op 180 °C.
2. Vet een bakvorm van 16 x 23 cm in met KCAFFQFat of kokosolie.
3. Smelt de chocolade en KCAFFQFat in een klein pannetje op het fornuis. Laat niet aanbranden.
4. Doe de avocado's in een blender en mix tot een gladde massa.
5. Meng de gesmolten chocolade en fijngemalen avocado's in een grote kom door elkaar.
6. Voeg de resterende ingrediënten toe en gebruik een garde of houten lepel om het geheel tot een weelderig donker beslag om te roeren.
7. Giet in de ingevette bakvorm en zet 35 minuten in de voorverwarmde oven.
8. Bewaar in de koelkast om de brownies lekker smeuïg te houden.
9. **Optioneel:** klop alle ingrediënten voor het glazuur door elkaar en smeer gelijkmatig over de afgekoelde brownies.

Chiazaad-chocoladepudding

Voor 1 tot 2 personen

3 eetl. chiazaad
240 ml biologische melk (kokosmelk, amandelmelk slagroom of volle melk)

2 theel. cacaopoeder met stevia of 2 theel. ongezoete cacao en stevia naar smaak
1 eetl. biologisch vanille-extract

1. Meng alle ingrediënten in een kom door elkaar.
2. Laat een nacht in de koelkast staan.

Optioneel: *als je een fijnere textuur wilt, mix dan alle ingrediënten in een blender of foodprocessor tot een glad mengsel. Zet in de koelkast.*

Conclusie

Leven volgens de Food Factor

Nu is het tijd om al je nieuwverworven kennis in praktijk te brengen en je eigen wonder tot stand te brengen. Als je erover nadenkt, hebben we heel veel informatie besproken en onderweg een heleboel ongelooflijke zaken ontdekt. Je beschikt nu over een 28-daags stap-voor-stap-programma dat het vermogen in zich heeft je gezondheid en je leven te transformeren. De informatie die we in dit boek met je hebben gedeeld, geeft je de macht in handen je micronutriëntenpeil op een optimaal niveau te brengen en zo je gezondheid te verbeteren. Nu is het aan jou om die kleine, maar o zo krachtige micronutriënten aan het werk te zetten en het leven te gaan leiden waar je altijd van hebt gedroomd.

Hoewel onze tijd samen er hier bijna opzit, kun je ons op je 28-daagse reis met je meenemen door ons Micronutrient Miracle Motivation and Resource Center te bezoeken en je aan te melden voor ons persoonlijk begeleide 28-daagse programma. Het mooiste is dat dit helemaal gratis is, dus je hebt niets te verliezen. Wanneer je je aanmeldt, krijg je waardevolle kortingsbonnen voor rijke voedingsmiddelen, kortingen op Calton Nutrition-producten, handige overzichten om snel van start te gaan en persoonlijke evaluatieformulieren, receptenvideo's, work-outs, beweegadviezen en zelfs dagelijkse tips en aanmoedigingsmails van, je raadt het al, ons! De waarheid is dat niets wat de moeite waard is ooit gemakkelijk is, maar wanneer je je aanmeldt voor ons persoonlijk begeleide programma, zullen wij je bij elke stap op de weg bijstaan om er zeker van te zijn dat je in de goede richting blijft gaan.

Zoals je hebt gezien, is het 28-daagse Food Factor-programma niet een of andere variatie op de nog altijd populaire eet-minder-en-beweeg-meer-diëten die er de afgelopen vijftig jaar zijn geweest. Ook wordt er niet van je gevraagd je kernovertuigingen ten aanzien van voeding opzij te zetten of streng calorieën te tellen. De Food Factor is een heel ander programma. Het is erop gericht een toestand van voldoende micronutriënten te bereiken door op zo'n beetje elk gebied in je leven veranderingen door te voeren, van het voedsel dat je in de boodschappenkarretje laadt tot je leefgewoonten, de keuze van je multivitamine en zelfs je afwasmiddel. Alle kleine beetjes helpen en elke positieve stap die je maakt, zal je een stap dichter brengen bij de optimale gezondheid die je wenst. Het Food Factor-programma eist nog iets anders van je: het vereist vertrouwen. Vertrouwen in het feit dat wetenschappelijk onderzoek erop duidt dat je gezondheidskwalen, overgewicht of lage energiepeil in feite veroorzaakt worden door een tekort aan essentiële micronutriënten. Vertrouwen dat het doorvoeren van de vereiste veranderingen deze tekorten zal terugdringen. En tot slot vertrouwen dat wanneer je het harde werk hebt gedaan, je gezondheid waarlijk zal verbeteren. Net als in alle andere gevallen waarin vertrouwen geboden is, kan niemand je garanties bieden. We kunnen je echter met volle zekerheid zeggen dat de stappen die we in het Food Factor-programma hebben uiteengezet, indien correct uitgevoerd, je gezondheid zullen verbeteren. We zijn er persoonlijk getuige van geweest bij duizenden van onze cliënten, mensen net als jij, die met een breed scala aan ziekten en aandoeningen bij ons aanklopten en hun gezondheid drastisch hebben weten te verbeteren. Het Food Factor-programma werkt omdat het gericht is op het terugdringen van de conditie waarvan is aangetoond dat het een oorzakelijke factor is in bijna elke ziekte of aandoening waardoor de wereld tegenwoordig wordt geplaagd: micronutriëntdeficiëntie. Wanneer de tekorten die er de oorzaak van zijn dat het lichaam een ziekte of aandoening vertoont zijn opgeheven, kan het lichaam zichzelf helen en verbetert de ziekte of aandoening of geneest zelfs helemaal. Dit is de belichaming van onze hypothese van optimale micronutriëntenstatus voor gezondheid die we voor het eerst in hoofdstuk één hebben genoemd. Hoewel dit een wonder kan lijken, is het in feite nutritionele wetenschap die zijn werk doet. In de loop der jaren zijn we er heilig van overtuigd geraakt dat voeding het nieuwe geneesmiddel is. Jij beschikt nu over de nutritionele kennis die je nodig hebt om je lichaam te helen en je gezondheid op een peil te brengen dat je nooit voor mogelijk had gehouden. Dit is jouw tijd om de schade van het verleden te herstellen, je gezondheid terug te eisen en een geweldig leven te gaan leiden. Misschien zul je, net als Jeff in hoofdstuk 1, eindelijk het gewicht verliezen dat een negatief effect had op je gezondheid en je ervan weerhield het leven ten volle te leven. Of misschien zul je, net als Mabel uit hoofdstuk 2 en Craig uit de inleiding, merken dat je weer beter kunt zien of dat je bloeddruk verbetert. Of zul je net als Evelyn, wier verhaal we in hoofdstuk 3 hebben gedeeld, eindelijk je eetbuien overwinnen waar je al een heel leven mee worstelt. Hoe je wonderbaarlijke transformatie er ook uit zal zien, we willen dat je weet dat we trots op je zijn dat je vastberaden bent je gezondheid te verbeteren en je aan het programma te houden. We weten hoeveel opofferingen en moeite het kost het 28-daagse programma te voltooien. Hoewel je misschien een paar keer de boot in zult gaan als je eten in een restaurant bestelt of boodschappen doet, of af en toe een work-outsessie mist, zijn we er zeker van dat je uiteindelijk verbaasd zult zijn over hoe gemakkelijk alle veranderingen eigenlijk zijn toe te passen en te volgen. Het is een feit dat het implementeren van ons simpele drie-staps-programma naar een optimale micronutriëntenstatus door toxische micronutriëntrovende arme voedingsmiddelen te elimineren, je leefgewoonten te verbeteren en slim te supplementeren een tweede natuur wordt, zodra je je voorneemt dat je gezondheid op de eerste plaats komt.

Je kunt er zeker van zijn dat je positieve veranderingen ondergaat, als je vrienden, bekenden en collega's je plotseling vertellen dat ze een verandering aan je zien. Wees alert als dit begint plaats te vinden en gebruik die positieve bekrachtiging als motivatie om je reis voort te zetten en het Food Factor-programma tot basis van je gezonde leefstijl te maken. Sommigen van jullie zullen misschien besluiten na het 28-daagse programma door te gaan met het elimineren van suiker, tarwe, soja, GGO's en andere micronutriënt- en gezondheidsrovende voedingsmiddelen en leefgewoonten. Je zult misschien vinden dat deze permanente veranderingen perfect aansluiten bij je leefstijl. Anderen zullen misschien vinden dat het de juiste weg is om af en toe, tijdens een speciale gelegenheid, weer wat van de geëlimineerde voedingsmiddelen te nuttigen. Dat is ook prima. Het Food Factor-programma geeft jou de keuze. Zolang je je het grootste deel van de tijd aan de kernfilosofieën houdt, zul je de komende jaren voorkomen dat je weer tekorten oploopt. Als je er echter voor kiest arme voedingsmiddelen en destructieve leefgewoonten weer in je leven toe te laten, wees dan gewaarschuwd. Veel van deze voedingsmiddelen en leefgewoonten kunnen verslavend zijn en veroorzaken dat je heel snel terugvalt.

Denk eraan dat hoe verder je afdwaalt van je algemene of specifieke protocol, hoe groter de kans is dat je weer een micronutriëntdeficiëntie en de mogelijk daarmee gepaard gaande ziekte of aandoening zult oplopen. Maar maak je geen zorgen: ongeacht welk pad je vanaf nu kiest, we weten dat de principes en lessen die je tot dusver hebt geleerd en tijdens je 28-daagse programma zult implementeren, het vermogen hebben je gezondheid op werkelijk wonderbaarlijke wijze te verbeteren. Hoe zal jouw wonder eruitzien? Niemand weet het zeker, maar wat we wel weten is dat je aan het beginpunt staat van een van de mooiste reizen die een mens kan ondernemen, de reis om de beste versie van jezelf te worden en uitmuntende gezondheid te ontdekken. Ga dus op weg en leef je optimale leven.

Kom om te beginnen naar ons Micronutrient Miracle Motivation and Resource Center op mymiracleplan.com en meld je aan voor je persoonlijk begeleide 28-daagse Food Factor-programma. We kunnen niet wachten om met je te werken. Als je er toch bent, kun je andere succesverhalen lezen, en vergeet niet ons over jouw wonder te vertellen. We kijken uit naar je e-mail.

Dankwoord

We willen graag een aantal personen bedanken die ervoor hebben gezorgd dat het schrijven van *Food Factor* een vloeiend en uiterst plezierig proces is geweest. Ten eerste Lora, onze uitgeefster, die in eerste instantie contact met ons opnam omdat ze een fan was van onze eerdere boeken en geloofde dat we nog meer te vertellen hadden. Dank dat je de trein aan het rollen hebt gebracht. Zonder jou zouden we ons 28-daagse programma nooit op papier hebben gezet om het met de wereld te delen. Jouw geloof in onze boodschap heeft deze hele onderneming mogelijk gemaakt. Vervolgens Celeste, die naast onze literair agent bovenal onze vriendin is. Jij hebt ons ingewijd in de business van boekverkopen en je persoonlijke betrokkenheid en professionele touch bij elk aspect van dit boek is van onschatbare waarde geweest.

We hadden geen succesvol programma kunnen creëren zonder succesvolle cliënten. Dus we danken alle mensen die hun gezondheid in onze handen hebben gelegd en in ons en de kracht van micronutriënttherapie geloofden. Met name willen we Craig, Kym, Jeff, Mabel, Winona, Rock en Evelyn, en onze inner circle bedanken, wier ervaringen nog vele jaren een inspiratie en motivatie voor anderen zullen vormen. Dank jullie wel dat jullie je verhalen en successen zo eerlijk en onzelfzuchtig met ons hebben gedeeld.

Dank aan de fantastische bedrijven die zich hebben aangesloten bij het Calton Global Health Initiative. Jullie hebben jullie fantastische producten gul weggegeven en bewezen dat jullie werkelijk toegewijd zijn aan de gezondheid van Amerika. Aan onze Diamond Mastermind Group: Brent, Brett, Cassie, Izabella, Michael, Tami en Trevor, dank voor alles wat jullie doen om anderen met jullie boodschap te helpen, jullie maken een waar verschil in de wereld. We willen ook graag onze Certified Micronutrient Specialists (CMS) bedanken voor het onderwijzen van hun cliënten en patiënten over de rol die voldoende micronutriënten kunnen spelen in voorkoming en genezing van ziekte. Tot slot, dank aan ons kernteam bij Calton Nutrition dat het allemaal mogelijk maakt: Camper, Jeanne, Gina, Brandon, Vaine, Stacie, Mike en Sarah. We leunen meer op jullie dan jullie beseffen. Jullie steunen ons altijd en laten ons nooit in de steek. Dank jullie wel dat jullie deelnemen aan deze strijd en het helpen van anderen een optimaal leven te leiden.

Noten

Inleiding

1 cdc.gov/bloodpressure/faqs.htm.
2 P. Anand, A. B. Kunnumakara, C. Sundaram et al., 'Cancer is a Preventable Disease that Requires Major Lifestyle Changes,' *Pharmaceutical Research* 25, nr. 9 (september 2008); 2097-16.
3 Q. Xu, C. G Parks, L. A. DeRoo et al., 'Multivitamin Use and Telomere Length in Women,' *American Journal of Clinical Nutrition* 89, nr. 6 (juni 2009): 1857-63.
4 crnusa.org/CRNfoundation/HCCS/chapters/CRNFrostSullivan-fullreport 0913.pdf.

Hoofdstuk 1

1 NHANES 1999-2004 * Vitamine D-gegevens uit NHANES 2003-2006.
2 theheartfoundation.org/heart-disease-facts/heart-disease-statistics/.
3 seer.cancer.gov/statfacts/html/all.html.
4 niams.nih.gov/Health_Info/Bone/Osteoporosis/osteoporosis_ff.asp.
5 diabetes.org/diabetes-basics/statistics/.
6 drhyman.com/blog/2011/04/08/how-dietary-supplements-reduce-health-care-costs/.
7 'Dr. Oz's Ultimate Supplement Checklist,' The Dr. Oz Show: doctoroz.com/videos/dr-ozs-ultimate-supplement-checklist, geraadpleegd in 2011.
8 World Health Organization, World Health Report, 2000 (Geneve: World Health Organization, 2000).
9 T. H. Tulchinsky. 'Micronutrient Deficiency Conditions: Global Health Issues,' *Public Health Reviews* 32 (2010): 243-55.

10 D. Ruston et al., 'The National Diet & Nutrition Survey: Adults Aged 19 to 64 Years, Volume 4,' Food Standards Agency: food.gov.uk/multimedia/pdfs/ndnsv3.pdf, geraadpleegd in 2011.
11 H. K. Lu et al., 'High Prevalence of Vitamin D Insufficiency in China: Relationship with the Levels of Parathyroid Hormone and Markers of Bone Turnover,' PLoS ONE 7, nr. 11 (2012): e47264. doi:10.1371/journal.pone.0047264.
12 wam.ae/en/news/emirates/1395274836939.html.
13 Vitamin and Mineral Nutrition Information System (VMNIS): 'Global Prevalence of Vitamin A Deficiency in Population at Risk: 1995-2005,' World Health Organization (WHO): who.int/vmnis/database/vitamina/x/en/, geraadpleegd in 2010.
14 dailymail.co.uk/news/article-2543724/Rickets-soar-children-stay-indoors -Number-diagnosed-disease-quadruples-ten-years.html#ixzz3AYczNJLL.
15 worldhistoryforusall.sdsu.edu/themes/keytheme1.htm.
16 world.time.com/2012/12/14/what-if-the-worlds-soil-runs-out/.
17 J. Marler, J. Wallin, 'Human Health, The Nutritional Quality of Harvested Food and Sustainable Farming Systems,' Nutrition Security Institute: nutritionsecurity.org/PDF/NSI_White%20Paper_Web.pdf, geraadpleeg in 2010.
18 senate.gov/reference/resources/pdf/modernmiraclemen.pdf
19 J. Marler, J. Wallin, 'Food Nutrition Has Been Declining! Minerals Go Down, Disease Goes Up!', Nutrition Security Institute: nutritionsecurity.org/PDF/Food%20Nutrition%20Decline.pdf, geraadpleegd in 2010.
20 I. Loladze, 'Hidden Shift of the Ionome of Plants Exposed to Elevated CO2 Depletes Minerals at the Base of Human Nutrition,' Ed. Ian T Baldwin. eLife 3 (2014): e02245. PMC. Web. 18 maart 2015.
21 online.wsj.com/news/articles/SB10001424052970203400604578073182907123760.
22 nongmoproject.org/learn-more/what-is-gmo/.
23 non-gmoreport.com/articles/may10/consequenceso_widespread_glyphosate_use.php.
24 yesmagazine.org/issues/can-animals-save-us/joel-salatin-how-to-eat-meat-and-respect-it-too.
25 R. Pirog, A Benjamin. 'Checking the Food Odometer: Comparing Food Miles for Local versus Conventional Produce Sales to Iowa Institutions 2003,' Leopold Center for Sustainable Agriculture: leopold.iastate.edu/pubs /staff/files/food_travel072103.pdf, geraadpleegd in 2003.
26 ers.usda.gov/media/157859/fau125_1_.pdf.
27 organicconsumers.org/corp/foodtravel112202.cfm.
28 chgeharvard.org/sites/default/files/resources/local_nutrition.pdf.
29 R. D. Shaver. 'By-product Feedstuffs in Dairy Cattle Diets in the Upper Mid-

west,' University of Wisconsin-Extension: uwex.edu/ces /dairynutrition/documents/byproductfeedsrevised2008.pdf, geraadpleegd in 2011.
30 A. Tolan, J. Robertson, C. R. Orton, M. J. Head, A. A. Christie en B. A. Millburn, 'Studies on the Composition of Food,' *British Journal of Nutrition* 31 (1974), 185-200. doi:10.1079/BJN19740024.
31 fda.gov/AdvisoryCommittees/CommitteesMeetingMaterials/VeterinaryMedicineAdvisoryCommittee/ucm222635.htm.
32 Farmed salmon and human health, The Pure Salmon Campaign: puresalmon.org/human_health.html, geraadpleegd in 2011.
33 'Food Irradiation and Vitamin Loss 2007,' Food and Water Watch: foodandwaterwatch.org/factsheet/food-irradiation-and-vitamin-loss/, geraadpleegd in 2010.
34 Food Irradiation Q&As, Mercola: mercola.com/article /irradiated/irradiation.htm, geraadpleegd in 2011.
35 Food Irradiation—The Problems and Concerns: Position Statement of The Food Commission-July 2002. The Food Commission: foodmagazine.org.uk/campaigns/irradiation_concerns/, geraadpleegd in 2010.
36 cdc.gov/mmwr/preview/mmwrhtml/mm4840a1.htm.
37 K. M. Fairfield en R. H. Fletcher, 'Vitamins for Chronic Disease Prevention in Adults: Scientific Review,' *Journal of the American Medical Association* 2002. 287, nr. 23(19 juni 2002):3116-26. doi:10.1001/jama.287.23.3116 PMID:12069675.
38 P. H. Langsjoen, S. Vadhanavikit, K. Folkers, 'Response of Patients in Classes III and IV of Cardiomyopathy to Therapy in a Blind and Crossover Trial with Coenzyme Q10,' Proceedings of the National Academy Sciences of the United States of America 82, nr. 12 (juni 1985), 4240-44. PMID: 3858877.
39 M. F. Holick, 'Vitamin D and Sunlight: Strategies for Cancer Prevention and Other Health Benefits,' *Clinical Journal of the American Society of Nephrology* 3, nr. 5 (september 2008): 1548-54. PMID: 18550652.
40 P. J. Goodwin, M. Ennis, K. I. Pritchard, J. Koo, N. Hood, 'Frequency of Vitamin D (Vit D) Deficiency a Breast Cancer (BC) Diagnosis and Association with Risk of Distant Recurrence and Death in a Prospective Cohort Study of T1-3, N0-1, M0 BC,' *Journal of Clinical Oncology* 20, nr. 26 (mei 2008): 511. American Society of Clinical Oncology: Asco.org/ASCOv2/Meetings/Abstracts?&vmview=abst_detail_view&confID=55&abstractID=31397, geraadpleegd in 2011.
41 M. Kivipelto et al., 'Homocysteine and Holo-trans-cobalamin and the Risk of Dementia and Alzheimer's Disease: The Rotterdam Study,' *Journal of Nutrition* 16, nr. 7 (november 2009): 808-13. PMID: 19453410.
42 webmd.com/alzheimers/news/20140806/low-vitamin-d-levels-may-boost-alzheimers-risk-study-finds.
43 L. C. Clark, 'Decreased Incidence of Prostate Cancer with Selenium Supple-

mentation: Results of a Double-Blind Cancer Prevention Trial,' *British Journal Urology* 81, nr. 5 (mei 1998): 730-34. PMID: 9634050.
44 N. G. Stephens, 'Randomised Controlled Trial of Vitamin E in Patients with Coronary Disease: Cambridge Heart Antioxidant Study (CHAOS),' *Lancet* 23, nr. 347 (9004) (maart 1996): 781-86.
45 M. G. Showel et al., 'Antioxidants for Male Subfertility,' *Cochrane Database System Review* 19, nr. 1, (januari 2011): CD007411. doi: 10.1002/14651858. CD007411.pub2. 46 Ibid.
47 J. M. Howard. 'Red Cell Magnesium and Glutathione Peroxidase in Infertile Women—Effects of Oral Supplementation with Magnesium and Selenium,' *Magnesium Research* 7, nr. 1 (maart 1994): 49-57.
48 J.M. Geleijnse et al., 'Dietary Intake of Menaquinone Is Associated with a Reduced Risk of Coronary Heart Disease: The Rotterdam Study,' *Journal of Nutrition* 134, nr. 11 (november 2004): 3100-3105, cardient.com/referencelibrary/rotterdam-vitamin-k2-study, geraadpleegd in 2014.
49 S. Kanellakis et al., 'Changes in Parameters of Bone Metabolism in Postmenopausal Women Following a 12-Month Intervention Period Using Dairy Products Enriched with Calcium, Vitamin D, and Phylloquinone (Vitamin K_1) or Menaquinone-7 (Vitamin K_2): The Postmenopausal Health Study II, '*Calcified Tissue International* 90, nr. 4 (april 2012): 251-62. doi: 10.1007/s00223-012-9571-z. Epub 4 maart 2012. The National Center for Biotechnology Information: ncbi.nlm nih.gov/pubmed/22392526, geraadpleegd in 2013.
50 crnusa.org/CRNfoundation/HCCS/chapters/CRNFrostSullivan-fullreport 0913.pdf.
51 'How Dietary Supplements Reduce Health Care Costs,' Dr. Mark Hyman: drhyman.com/how-dietary-supplements-reduce-health-care-costs-3250/, geraadpleegd in 2011.
52 M. Hyman, 'Paradigm Shift. The End of "Normal Science" in Medicine Understanding Function in Nutrition, Health, and Disease,' *Alternative Therapies in Health and Medicine* 10, nr. 5 (sept-okt 2004), Dr. Hyman: drhyman.com/downloads/Paradigm-Shift.pdf, geraadpleegd in 2011.

Hoofdstuk 2

1 M. R. Turner en K. Talbot, 'Functional Vitamin B_{12} Deficiency,' *Practical Neurology* 9, nr. 1 (februari 2009): 37-41.
2 A. Duncan et al., 'Quantitative Data on the Magnitude of the Systemic Inflammatory Response and Its Effect on Micronutrient Status Based on Plasma Measurements,' *American Journal Clinical Nutrition*. 95, nr. 1 (januari 2012): 64-71.

Hoofdstuk 3

1. https://credit-suisse.com/us/en/news-and-expertise/topics/health-care.article.html/article/pwp/news-and-expertise/2013/09/en/is-sugar-turning-theeconomy-sour.html.
2. forbes.com/sites/alicegwalton/2012/08/30/how-much-sugar-are-americans-eating-infographic/.
3. http://articles.mercola.com/sites/articles/archive/2011/05/02/is-sugar-toxic.aspx.
4. spectracell.com/media/uploaded/3/0e2747083_1388158470_303nutrientchart1013-pdf.pdf.
5. M. L. Pelchat, A. Johnson, R. Chan, J. Valdez en J. D. Ragland, 'Images cf Desire: Food-Craving Activation During fMRI,': NeuroImage 23 (2004)1486-93.
6. M. G. Tordoff, 'Adrenalectomy Decreases NaCl Intake of Rats Fed Low-Calcium Diets,' *American Journal of Physiology* 270 (1996): R11-R21.
7. card.iastate.edu/iowa_ag_review/winter_05/article5.aspx.
8. accessdata.fda.gov/scripts/cdrh/cfdocs/cfcfr/CFRSearch.cfm?fr=184.1866.
9. goranlab.com/pdf/Ventura%20Obesity%202010-sugary%20beverages.pdf.
10. ers.usda.gov/topics/crops/sugar-sweeteners/background.aspx#.U-uhvFYVrwI.
11. non-gmoreport.com/articles/jun08/sugar_beet_industry_converts_to_gmo.php.
12. articles.chicagotribune.com/2011-05-24/health/ct-met-gmo-food-labeling—20110524_1_gmos-food-safety-foods-market/2.
13. M. Lenoir et al., 'Intense Sweetness Surpasses Cocaine Reward,' *PLoS ONE* 2, nr. 8 (2007): e698. doi:10.1371/journal.pone.0000698.
14. N. M. Avena et al., 'Evidence for Sugar Addiction: Behavioral and Neurochemical Effects of Intermittent, Excessive Sugar Intake,' *Neuroscience and Biobehavioral Reviews* 32, nr. 1 (2008):20-39. doi:10.1016/j.neubiorev.2007.04.019.
15. S. M. Grundy, 'Hypertriglyceridemia, Insulin Resistance, and the Metabolic Syndrome,' *American Journal of Cardiology* 83, nr. 9: 25-29.
16. health.harvard.edu/fhg/updates/update1204b.shtml.
17. nytimes.com/2011/04/17/magazine/mag-17Sugar-t.html?pagewanted=9&_r=3.
18. D. B. Boyd, 'Insulin and Cancer,' *Integrative Cancer Therapy* 2, nr. 4 (december 2003): 315-29.
19. B. Arcidiacono et al., 'Insulin Resistance and Cancer Risk: An Overview of the Pathogenetic Mechanisms,' *Experimental Diabetes Research* 2012 (2012), artikel-ID 789174, 12 pagina's. doi:10.1155/2012/789174.
20. Y. Onodera, J-M. Nam, M. J. Bissell, 'Increased Sugar Uptake Promotes Oncogenesis via EPAC/RAP1 and O-GlcNAc Pathways,' *Journal of Clinical Investigation* 124, nr. 1 (2014): 367-84. doi:10.1172/JCI63146.

21 heart.org/HEARTORG/GettingHealthy/NutritionCenter/HealthyEating/Added-Sugars-Add-to-Your-Risk-of-Dying-from-Heart-Disease_UCM_460319_Article.jsp.
22 theguardian.com/lifeandstyle/2014/oct/16/sugar-soft-drinks-dna-ageing-study.
23 K. A. Page et al., 'Effects of Fructose vs Glucose on Regional Cerebral Blood Flow in Brain Regions Involved with Appetite and Reward Pathways,' *Journal of the American Medical Association* 309, nr.1 (2013): 63-70, PMC. Web. 18 maart 2015.
24 K. Teff et al., 'Dietary Fructose Reduces Circulating Insulin and Leptin, Attenuates Postprandial Suppression of Ghrelin, and Increases Triglycerides in Women,' *Journal of Clinical Endocrinology & Metabolism* 89, nr. 6 (2004): 2963-72.
25 wheatbellyblog.com/2014/09/lose-grains-save-green-excerpt-wheat-belly-total-health/.
26 S. Drago et al., 'Gliadin, zonulin, and gut permeability: Effects on celiac and non-celiac intestinal mucosa and intestinal cell lines,' *Scandinavian Journal of Gastroenterology* 41, nr. 4 (april 2006): 408-19.
27 health.harvard.edu/newsweek/Glycemic_index_and_glycemic_load_for_100_foods.htm.
28 ars.usda.gov/SP2UserFiles/Place/80400525/Data/isoflav/Isoflav_R2.pdf.
29 M. Behr et al. 'Estrogens in the Daily Diet: In Vitro Analysis Indicates That Estrogenic Activity Is Omnipresent in Foodstuff and Infant Formula,' *Food and Chemical Toxicology* 49, nr. 10 (oktober 2011): 2681-88.
30 A. Cassidy et al., 'Biological Effects of a Diet of Soy Protein Rich in Isoflavones on the Menstrual Cycle of Premenopausal Women,' *American Journal of Clinical Nutrition* 60, nr. 3 (september 1994): 333-40.
31 washingtonpost.com/wp-dyn/content/article/2004/05/04/AR2005033109963.html.
32 V. de Graff, K. M. Fox en S. Ira, *Concepts of Human Anatomy and Physiology* (Boston, MA: Wm C. Brown Publishers, 1995).
33 preventdisease.com/news/13/122013_Soy-Causes-Insulin-Resistance-Reduction-Hormones-Involved-In-Blood-Sugar-Fat.shtml.
34 worldwildlife.org/industries/soy.
35 ers.usda.gov/data-products/adoption-of-genetically-engineered-crops-in-the-us/recent-trends-in-ge-adoption.aspx#.U-5wDksVrwI.
36 euroresidentes.com/Blogs/2005/12/scientists-in-spain-link-additive-to.htm.
37 holisticmed.com/aspartame2/aspart.p10a.
38 dorway.com/doctors-speak-out/dr-blaylock/excitotoxins-neurodegeneration-neurodevelopment/.

39 niehs.nih.gov/health/topics/agents/sya-bpa/.
40 S. M. Duty et al., 'Personal care product use predicts urinary concentrations of some phthalate monoesters,' *Environmental Health Perspectives* 113, nr. 11 (2005): 1530-35, PMC. Web. 18 maart 2015.
41 S. Perrine en H. Hurlock, *The New American Diet*. (Emmaus, PA: Rodale, 2009).
42 S. Soriano et al., 'Rapid insulinotropic action of low doses of bisphenol-A on mouse and human islets of langerhans: role of estrogen receptor,' *PLoS ONE* 7, nr. 2 (2012): e31109. doi:10.1371/journal.pone.0031109.
43 R. W. Stahlhut et al., 'Concentrations of Urinary Phthalate Metabolites Are Associated with Increased Waist Circumference and Insulin Resistance in Adult U.S. Males,' *Environmental Health Perspectives* 115, nr. 6 (juni 2007): 876-82, Epub 14 maart 2007.
44 A. Deutschmann et al., 'Bisphenol A Inhibits Voltage-Activated Ca2 Channels In Vitro: Mechanisms and Structural Requirements,' *Molecular Pharmacology* (november 2012); DOI: 10.1124/mol.112.081372.
45 P. S. Liu, F. W. Tseng, en J. H. Liu, 'Comparative Suppression of Phthalate Monoesters and Phthalate Diesters on Calcium Signalling Coupled to Nicotinic Acetylcholine Receptors,' *Journal of Toxicological Sciences* 34, nr. 3 (2009): 255-263; Web. europepmc.org/abst ract/MED/19483380/reload=0; jsessionid=rZ-dodFtvtcBr5cQMNAqD.12.
46 M. R. Wills et al., 'Phytic Acid and Nutritional Rickets in Immigrants,' *Lancet* 1, nr. 7754 (8 april 1972): 771-73.
47 R. Nagel, 'Living with Phytic Acid,' *Wise Traditions* (maart 2010). The Weston A. Price Foundation: westonaprice.org/food-features/living-with-phytic-acid, geraadpleegd in 2010.
48 W. Chai, 'Effect of different cooking methods on vegetable oxalate content,' Journal of Agricultural and Food Chemistry 53, nr. 8 (2005): 3027-30, DOI: 10.1021/jf048128d 49 pubs.acs.org/doi/pdf/10.1021/jf048128d.
50 J. Shemer en D.LeRoith, 'The Interaction of Brain Insulin Receptors with Wheat Germ Agglutinin,' *Neuropeptides* 9, nr. 1 (januari 1987): 1-8.
51 G. Ponzio, A. Debant, J. O. Contreras, en B. Rossi, 'Wheat Germ Agglutinin Mimics Metabolic Effects of Insul in without Increasing Receptor Autophosphorylation,' *Cell Signal* 2, nr. 4 (1990): 377-86.
52 N. Kitano et al., 'Detection of antibodies against wheat germ agglutinin bound glycoproteins on the islet-cell membrane,' *Diabetes Medicine* 5, nr. 2 (maart 1988):139-44.
53 J. L. Messina, J. Hamlin, en J. Larner, 'Insulin-mimetic actions of wheat germ agglutinin and concanavalin A on specific mRNA levels,' *Archives of Biochemistry and Biophysics* 254, nr. 1 (april 1987): 110-5.

54 I. J. Goldstein en R. D. Poretz, *The Lectins*. (Orlando, FL: Academic Press, 1986), 529-52.
55 Y. Shechter, 'Bound Lectins That Mimic Insulin Produce Persistent Insulin-Like Activities,' *Endocriology* 113, nr. 6 (december 1983): 1921-26.
56 P. J. D'Adamo, *Live Right for Your Type*. 1e editie (New York: Penguin Putnam Inc. 2001), 168.
57 A. Pusztai, 'Dietary Lectins Are Metabolic Signals for the Gut and Modulate Immune and Hormonal Functions,' *European Journal of Clinical Nutrition* 47, nr. 10 (oktober 1993): 691-99 (A. Pusztai, Rowett Research Institute, Bucksburn, Aberdeen, VK).
58 vrp.com/digestive-health/digestive-health/lectins-their-damaging-role-in-intestinal-health.
59 B. A. Myers, J. Hathcock, et al., 'Effects of Dietary Soya Bean Trypsin Inhibitor Concentrate on Initiation and Growth of Putative Preneoplastic Lesions in the Pancreas of the Rat,' *Food and Chemical Toxicology* 29, nr. 7 (juli 1991): 437-43.
60 J. J. Rackis en M. R. Gumbmann. 'Protease Inhibitors Physiological Properties and Nutritional Significance,' Antinutrients and Natural Toxicants in Foods, Robert L. Ory, ed. (Westport, CT: Food and Nutrition Press, 1981), 203-38.
61 cancer.net/cancer-types/pancreatic-cancer/statistics.
62 westonaprice.org/health-topics/plants-bite-back/.
63 K. S. Kiran et al., 'Inactivation of Trypsin Inhibitors in Sweet Potato and Taro Tubers During Processing.' *Plant Foods for Human Nutrition* 58, nr. 2 (voorjaar 2003): 153-63.
64 medicaldaily.com/daily-glass-wine-protects-against-thinning-bones-well-drugs-241737.
65 I. Sommer et al., 'Alcohol Consumption and Bone Mineral Density in Elderly Women.' Public Health Nursing 16, nr. 4 (april 2013): 704-12, DOI: 10.1017/S136898001200331X. Epub 17 juli 2012.
66 C. A., Camargo et al., 'Prospective Study of Moderate Alcohol Consumption and Mortality in US Male Physicians,' *Archives of Internal Medicine* 159, nr. 79 (1997): 79-85.
67 C. S. Fuchs et al. 'Alcohol Consumption and Mortality Among Women,' *The New England Journal of Medicine* 332, nr. 19, (1995): 1245-50.
68 M. J. Barger-Lux et al., 'Caffeine and the Calcium Economy Revisited,' *Osteoporosis International* 5, nr. 2 (maart 1995): 97-102.
69 T. A. Morck, S. R. Lynch en J. D. Cook, 'Inhibition of Food Iron Absorption by Coffee,' *American Journal of Clinical Nutrition* 37, nr. 3 (1983): 416-20.
70 L. Hallberg en L. Rossander, 'Effect of Different Drinks on the Absorption of Non-Heme Iron from Composite Meals,' *Human Nutrition—Applied Nutrition* 36, nr. 2 (1982): 116-23.

71 sciencedaily.com/releases/2012/06/120629120445.htm.
72 M. Nelson et al., 'Impact of Tea Drinking on Iron Status in the UK: A Review,' *Journal of Human Nutrition & Dietetics* 17, nr. 1 (februari 2004): 43-54.

Hoofdstuk 4

1 J. Dollahite, D. Franklin en R. McNew, 'Problems Encountered in Meeting the Recommended Dietary Allowances for Menus Designed According to the Dietary Guidelines for Americans,' *Journal of the American Dietetic Association* 95, nr. 3, (maart 1995): 341-44, 347; quiz 345-46. PMID: 7860947.
2 J. C. Winston, 'Health Effects of Vegan Diets,' *American Journal of Clinical Nutrition* 89, nr. 5 (2009): 1627S-3S; eerst online gepubliceerd op 11 maart 2009. DOI: 10.3945/ajcn.2009.26736N.
3 P. Mariani et al., 'The Gluten-Free Diet: A Nutritional Risk Factor for Adolescents with Celiac Disease?' *Journal of Pediatric Gastroenterolgy Nutrition* 27, nr. 5 (november 1998):519-23. PMID: 9822315.
4 ajcn.nutrition.org/content/89/5/1627S.full.
5 G. K. Davey et al., 'EPIC-Oxford: Lifestyle Characteristics and Nutrient Intakes in a Cohort of 33,883 Meat-eaters and 31,546 Non-meat-eaters in the UK,' *Public Health Nutrition* 6, nr. 3 (2003): 259.
6 B. D. Hokin, 'Cyanocobalamin (Vitamin B-12) Status in Seventh-Day Adventist Ministers in Australia,' *American Journal of Clinical Nutrition* 70, nr. 3 (1999): 576S-578S.
7 H. Truby et al., 'Commercial Weight Loss Diets Meet Nutrient Requirements in Free Living Adults Over 8 Weeks: A Randomized Controlled Weight Loss Trial,' *Nutrition Journal* 7, nr. 25 (2008). DOI: 10.1186/1475-2891-7-25.
8 L. Pachocka en L. Klosiewicz-Latoszek. 'Changes in Vitamins Intake in Overweight and Obese Adults after Low-Energy Diets,' *Rocz. Panstw. Zakl. Hig.* 53 (3 (2002): 243-52, PMID: 12621879. National Center for Biotechnology Information: ncbi.nlm.nih.gov/pubmed/12621879, geraadpleegd in 2011.
9 medicine.virginia.edu/clinical/departments/medicine/divisions/digestive-health/nutrition-support-team/nutrition-articles/ODonnellArticle.pdf.
10 cnn.com/2009/HEALTH/conditions/03/20/economic.stress/index.html?_s=P-M:HEALTH.
11 M. Hamer, G. Owen en J. Kloek, 'The Role of Functional Foods in the Psychobiology of Health and Disease,' *Nutrition Research Reviews* 18, nr. 1 (juni 2005): 7.
12 K. A. Matthews en B. B. Gump, 'Chronic Work Stress and Marital Dissolution Increase Risk of Posttrial Mortality in Men from the Multiple Risk Factor Intervention Trial,' *Archives of Internal Medicine* 162, nr. 3 (februari 2002): 309-15.

13 G. Veen et al., 'Salivary Cortisol, Serum Lipids, and Adiposity in Patients with Depressive and Anxiety Disorders.' *Metabolism* 58, nr. 6 (juni 2009): 821-27.
14 J. F. Thayer, S. S. Yamamoto en J. F. Brosschot, 'The relationship of autonomic imbalance, heart rate variability and cardiovascular disease risk factors,' *International Journal of Cardiology* 141, nr. 2 (28 mei 2010): 122-31.
15 A. Heraclides, T. Chandola, D. R. Witte en E. J. Brunner. 'Psychosocial Stress at Work Doubles the Risk of Type 2 Diabetes in Middle-Aged Women: Evidence from the Whitehall II Study,' *Diabetes Care* 32, nr. 12 (december 2009): 2230-35.
16 J. Kruk, 'Self-Reported Psychological Stress and the Risk of Breast Cancer: A Case-Control Study,' *Stress* 15, nr. 2 (maart 2012): 162-71. DOI: 10.3109/10253890.2011.606340. Epub 29 aug. 2011.
17 R. Ballentine, MD, *Diet and Nutrition* (Honesdale, PA: Himalayan Institute Press, 1978).
18 psychologytoday.com/articles/200304/vitamin-c-stress-buster.
19 Dr. Oz's Cure for Stubborn Belly Fat, First for Women (14 maart 2011): 32-37,
20 D. S. Taylor, 'Stress Can Cause Nutrient Deficiencies; Enough of the Right Nutrients Can Prevent Stress, and Controlling Stress Can, in Turn, Prevent Nutrient Deficiencies,' *Better Nutrition* 1989-90.
21 menshealth.com/nutrition/multivitamin-stress.
22 T. Hamazaki, 'The effect of docosahexaenoic acid on aggression in young adults. A placebo-controlled double-blind study,' *Journal of Clinical Investigation* 97, nr. 4 (15 februari 1996): 1129-33.
23 J. Delarue et al., 'Fish Oil Prevents the Adrenal Activation Elicited by Mental Stress in Healthy Men,' *Diabetes & Metabolism* 29, nr. 3 (juni 2003): 289-95.
24 E. Noreen et al., 'Effects of Supplemental Fish Oil on Resting Metabolic Rate, Body Composition, and Salivary Cortisol in Healthy Adults,' *Journal of the International Society of Sports Nutrition* 7, nr. 31 (2010). DOI:10.1186/1550-2783-7-31.
25 R. J. Maughan, 'Role of Micronutrients in Sport and Physical Activity,' *British Medical Bulletin* 55, nr. 3 (1999): 683-90.
26 E. R. Eichner, 'Sports Anemia, Iron Supplements, and Blood Doping,' *Medicine & Science in Sports & Exercise* 24, supp. 9 (september 1992): S315-18.
27 mensfitness.com/nutrition/supplements/can-calcium-supplements-protect-against-exercise-related-bone-loss.
28 A. Cordova et al., 'Effect of Training on Zinc Metabolism: Changes in Serum and Sweat Zinc Concentrations in Sportsmen,' *Annals of Nutrition and Metabolism* 42, nr. 5 (1998): 274-82.
29 H. Forrest, N. Henry en C. Lukaski, 'Update on the Relationship between Magnesium and Exercise,' *Magnesium Research* 19, nr. 3 (2006): 180-89.

30 A. J. Alberg et al., 'Household Exposure to Passive Cigarette Smoking and Serum Micronutrient Concentrations,' *American Journal of Clinical Nutrition* 72, nr. 6 (december 2000): 1576-82.
31 National Research Council, *Hidden Costs of Energy: Unpriced Consequences of Energy Production and Use*. (Washington DC: The National Academies Press, 2010).
32 Q. Gu, C. F. Dillion en V. L. Burt, 'Prescription Drug Use Continues to Increase: US Prescription Drug Data for 2007-2008,' NCHS Data Brief 42 (september 2010). Centers for Disease Control and Prevention: cdc.gov/nchs/data/databriefs/db42.htm, geraadpleegd in 2011.
33 newsnetwork.mayoclinic.org/discussion/nearly-7-in-10-americans-take-prescription-drugs-mayo-clinic-olmsted-medical-center-find/.
34 hscic.gov.uk/catalogue/PUB11291.
35 jppr.shpa.org.au/lib/pdf/gt/gt0603.pdf.
36 lef.org/magazine/mag2006/mar2006_report_drugs_01.htm.
37 D. Benton et al., 'The Impact of Selenium Supplementation on Mood.' *Biological Psychiatry* 29, nr. 11 (1991): 1092-98.
38 N. Mokhber et al., 'Effect of Supplementation with Selenium on Postpartum Depression: A Randomized Double-Blind Placebo-Controlled Trial,' *Journal Maternal-Fetal & Neonatal Medicine* 24, nr. 1 (2011): 104-8.
39 H. C. Corbett, 'Natural Alternatives to the Top 10 Most Prescribed Drugs,' prevention.com/mind-body/natural-remedies/top-10-prescription-drugs-and-natural-remedies.
40 S. Billioti de Gage et al., 'Benzodiazepine Use and Risk of Alzheimer's Disease: Case-Control Study,' *BMJ* 349 (2014): g5205.
41 m.medicalxpress.com/news/2014-09-long-term-pills-anxiety-problems-linked.html.
42 forbes.com/sites/melaniehaiken/2012/02/29/the-latest-statin-scare-are-you-at-risk/.
43 cbsnews.com/news/13-million-more-americans-would-take-statins-if-new-guidelines-followed-study/.
44 smh.com.au/national/health/oecd-says-australians-take-too.many-pills-and-must-tackle-nations-obesity-problem-20131121-2xyqn.html.
45 H. Cederberg et al., 'Increased Risk of Diabetes with Statin Treatment Is Associated with Impaired Insulin Sensitivity and Insulin Secretion: A 6-Year Follow-up Study of the METSIM cOhort,' *Diabetologia* (maart 2015).
46 X. Huang et al., 'Statins, Plasma Cholesterol, and Risk of Parkinson's Disease: A Prospective Study,' *Movement Disorders* (14 januari 2015). doi: 10.1002/mds.26152.
47 L. Eleanor, 'The Lipitor Dilemma,' *Smart Money: The Wall Street Journal Magazine of Personal Business*, november 2003.

48 'Antacids—Aluminum, Calcium, and Magnesium-Containing Preparations,' University of Maryland Medical Center: umm.edu/health/medical-reference-guide/complementary-and-alternative-medicine-guide/depletion/antacids-aluminum-calcium-and-magnesiumcontaining-preparations, geraadpleegd in 2011.
49 lef.org/magazine/mag2006/mar2006_report_drugs_01.htm.
50 M. Calton en J. Calton, *Naked Calories* (Cleveland, OH: Changing Lives Press, 2010): 124-25
51 H. Smith, *Diagnosis in Paediatric Haematology*. (New York: Churchill Livingstone, 1996): 6-40.
52 ewg.org/skindeep/top-tips-for-safer-products/.
53 rodalenews.com/nonstick-safe.
54 L. Pelton en K. Hawkins, *Drug-Induced Nutrient Depletion Handbook*, 2e ed. (Hudson, OH: Lexi-Comp Inc., 2001).
55 R. Pelton en J. B. LaValle, *Drugs and Their Effects on Nutrition In: The Nutritional Cost of Prescription Drugs*, 2e ed. (Englewood, CO: Morton Publishing Co., 2004).
56 F. Vaglini en B. Fox, *The Side Effects Bible: The Dietary Solution to Unwanted Side Effects of Common Medications* (New York: Broadway Books, 2005).
57 invitehealth.com/Drug-Induced-Nutrient-Depletion.html.

Hoofdstuk 5

1 S. Pandrangi en L. F. LaBorde, 'Retention of Folate, Carotenoids, and Other Quality Characteristics in Commercially Packaged Fresh Spinach,' *Journal of Food Science* 69, nr. 9 (2004): C702-C707. doi: 10.1111/j.1365-2621.2004.tb09919.x.
2 F. Beltrán-González et al., 'Effects of Agricultural Practices on Instrumental Colour, Mineral Content, Carotenoid Composition, and Sensory Quality of Mandarin Orange Juice, cv. Hernandina,' *Journal of the Science and of Food and Agriculture* 88 (2008): 1731-38.
3 theguardian.com/environment/2014/jul/11/organic-food-more-antioxidants-study.
4 epa.gov/pesticides/food/risks.htm.
5 sciencemag.org/content/341/6147/740.
6 rmit.edu.au/browse;ID=e3hoqm8befvj1.
7 ncbi.nlm.nih.gov/pmc/articles/PMC1115659/.
8 food.dtu.dk/english/News/2013/07/Most-pesticides-in-foreign-fruit.
9 todaytonightadelaide.com.au/stories/vegetable-chemicals.
10 thehealthyhomeeconomist.com/bone-broth-calcium/.

11 lef.org/protocollen/health_concerns/heavy_metal_detoxification_10.htm.
12 en.wikipedia.org/wiki/AquAdvantage_salmon.
13 ncbi.nlm.nih.gov/pubmed/?term=Becker+J+American+Journal+of+Preventive+Medicine.
14 C. R. Markus, B. Oliver, G. E. Panhuysen et al., 'The Bovine Protein Alpha-Lactalbumin Increases the Plasma Ratio of Tryptophan to the Other Large Neutral Amino Acids, and in Vulnerable Subjects Raises Brain Serotonin Activity, Reduces Cortisol Concentration, and Improves Mood under Stress,' *American Journal of Clinical Nutrition* 71, nr. 6 juni 2000): 1536-44.
15 C. R. Markus, B. Oliver, E. H. de Haan, et al., 'Whey Protein Rich in Alpha-Lactalbumin Increases the Ratio of Plasma Tryptophan to the Sum of the Other Large Neutral Amino Acids and Improves Cognitive Performance in Stress-Vulnerable Subjects,' *American Journal of Clinical Nutrition* 75, nr. 6 (juni 2002): 1051-56.
16 D. A. Camfield et al., 'Dairy Constituents and Neurocognitive Health in Ageing,' *British Journal of Nutrition* 106, nr. 2 (juli 2011): 159-74.
17 usdec.files.cms-plus.com/Publications/CardioHealth_English.pdf. Geraadpleegd op 14 juni 2013.
18 X. Zhang and A. C. Beynen, 'Lowering Effect of Dietary Milk-Whey Protein v. Casein on Plasma and Liver Cholesterol Concentrations in Rats,' *British Journal of Nutrition* 70, nr. 1 juli 1993): 139-46.
19 H. G. Shertzer et al., 'Dietary Whey Protein Lowers the Risk for Metabolic Disease in Mice Fed a High-Fat Diet,' *Journal of Nutrition* 141, nr. 4 (april 1, 2011): 582-87.
20 X. Lan-Pidhainy en T. M. Wolever, 'The Hypoglycemic Effect of Fat and Protein Is Not Attenuated by Insulin Resistance,' *American Journal of Clinical Nutrition* 91. nr. 1 (januari 2010): 98-105.
21 wheyoflife.org/sites/default/files/us-whey-proteins-and-weight-management.pdf.
22 H. Matsumoto et al., 'New Biological Function of Bovine Alpha-Lactalbumin: Protective Effect Against Ethanol- and Stress-Induced Gastric Mucosal Injury in Rats,' *Bioscience Biotechnology and Biochemistry* 65, nr. 5 (mei 2001): 1104-11.
23 P. W. Parodi, 'A Role for Milk Proteins and Their Peptides in Cancer Prevention,' *Current Pharmaceutical Design* 13, nr. 8 (2007): 813-28.
24 Z. Zhang et al., 'Quantitative Analysis of Dietary Protein Intake and Stroke Risk,' *Neurology* 83, nr. 1 (1 juli 2014): 19-25. doi: 10.1212/WNL.0000000000000551. Epub 11 juni 2014.
25 news.illinois.edu/news/14/0225cholesterol_FredKummerow.html.
26 C. A. Mierlo et al., 'Weight Management Using a Meal Replacement Strategy:

Meta and Pooling Analysis from Six Studies,' *International Journal of Obesity and Related Metabolic Disorders* 27, nr. 5 (mei 2003): 537-49.
27 nutritionj.com/content/pdf/1475-2891-11-98.pdf.
28 D. Jakubowicz et al., 'Incretin, Insulinotropic and Glucose-Lowering Effects of Whey Protein Pre-load in Type 2 Diabetes: A Randomised Clinical Trial,' *Diabetologia* 57, nr. 9 (2014): 1807.
29 S. Nuttall, U. Martin, A. Sinclair en M. Kendall, 'Glutathione: In Sickness and in Health,' *Lancet* 351, nr. 9103 (1998): 645-46.
30 innovatewithdairy.com/SiteCollectionDocuments/Mono_Immunity_0304.pdf.
31 D. E. Chatterton et al., 'Anti-inflammatory Mechanisms of Bioactive Milk Proteins in the Intestine of Newborns,' *International Journal of Biochemistry & Cell Biology* 45, nr. 8 (2013): 1730-47.
32 I. Rahman en W. MacNee, 'Oxidative Stress and Regulation of Glutathione in Lung Inflammation,' *European Respiratory Journal* 16, nr. 3 (september 2000): 534-54.
33 J. Viña et al., 'Molecular Bases of the Treatment of Alzheimer's Disease with Antioxidants: Prevention of Oxidative Stress,' *Molecular Aspects of Medicine* 25, nr. 1-2 (feb-apr 2004): 117-23.
34 biosciencetechnology.com/news/2013/11/protein-sets-bodys-response-fight-infection.
35 P. W. Parodi, 'A Role for Milk Proteins and Their Peptides in Cancer Prevention,' *Current Pharmaceutical Design* 13, nr. 8 (2007): 813-28.
36 S. C. De Rosa et al., 'N-acetylcysteine Replenishes Glutathione in HIV Infection,' *European Journal of Clinical Investigation* 30, nr. 10 (oktober 2000): 915-29.
37 E. O. Farombi, J. O. Nwankwo en G. O. Emerole, 'The Effect of Modulation of Glutathione Levels on Markers for Aflatoxin B1-induced Cell Damage,' *African Journal of Medicine and Medical Sciences* 34, nr. 1 (maart 2005): 37-43.
38 H. Matsumoto, Y. Shimokawa, Y. Ushida, T. Toida en H. Hayasawa, 'New Biological Function of Bovine Alpha-Lactalbumin: Protective Effect against Ethanol- and Stress-Induced Gastric Mucosal Injury in Rats,' *Bioscience, Biotechnology, and Biochemistry* 65, nr. 5 (mei 2001): 1104-11.
39 cdc.gov/features/vitalsigns/cardiovasculardisease/. Geraadpleegd op 14 juni 2013.
40 usdec.files.cms-plus.com/Publications/CardioHealth_English.pdf. Geraadpleegd op 14 juni 2013.
41 X. Zhang en A. C. Beynen, 'Lowering Effect of Dietary Milk-Whey Protein v. Casein on Plasma and Liver Cholesterol Concentrations in Rats,' *British Journal of Nutrition* 70, nr. 1 (juli 1993): 139-46.
42 D. S. Willoughby, J. R. Stout en C. D. Wilborn. 'Effects of Resistance Training

and Protein Plus Amino Acid Supplementation on Muscle Anabolism, Mass, and Strength,' *Amino Acids.* 32, nr. 4, (2007): 467-77, Epub 20 sept. 2006.
43 drhyman.com/blog/2010/05/19/glutathione-the-mother-of-all-antioxidants/#-close.
44 L. Patrick, 'Mercury Toxicity and Antioxidants: Part 1: Role of Glutathione and Alpha-Lipoic Acid in the Treatment of Mercury Toxicity,' *Alternative Medical Review*, 7, nr. 6 (december 2002): 456-71.
45 L. Kromidas, L. D. Trombetta en I. S. Jamall, 'The Protective Effects of Glutathione Against Methylmercury cytotoxicity,' *Toxicology Letters* 51, nr. 1 (maart 1990): 67-80.
46 C. A. Lang et al., 'High Blood Glutathione Levels Accompany Excellent Physical and Mental Health in Women Ages 60 to 103 Years,' *Journal of Laboratory and Clinical Medicine* 140, nr. 6 (december 2002) : 413-17.
47 J. H. Promislow, D. Goodman-Gruen, D. J. Slymen en E. Barrett-Connor, 'Protein Consumption and Bone Mineral Density in the Elderly: The Rancho Bernardo Study,' *American Journal of Epidemiology* 155, nr. 7 (1 april 2002): 636-44.
48 H. Kaunitz en C. S. Dayrit, 'Coconut Oil Consumption and Coronary Heart Disease,' *Philippine Journal of Internal Medicine* 30 (1992): 165-71.
49 heall.com/body/healthupdates/food/coconutoil.html 'An Interview with Dr. Raymond Peat, A Renowned Nutritional Counselor Offers His Thoughts about Thyroid Disease.'
50 M. Clark, 'Once a Villain, Coconut Oil Charms the Health Food World,' *New York Times* (1 maart 2011), nytimes.com/2011/03/02/dining/02Appe.html?pagewanted=all&_r=1&.
51 Dr. Mary G. Enig, PhD., FACN,. Bron: 'Coconut: In Support of Good Health in the 21st Century.'
52 N. Baba, 'Enhanced Thermogenesis and Diminished Deposition of Fat in Responce to Overfeeding with Diet Containing Medium-Chain Triglycerides,' *American Journal of Clinical Nutrition* 35 (1982): 379.
53 J. J. Kabara et al., 'Fatty Acids and Derivatives as Antimicrobial Agents,' *Antimicrobial Agents and Chemotherapy.* 2, nr. 1 (1972): 23-28.
54 A. Ruzin et al., 'Equivalence of Lauric Acid and Glycerol Monolaurate as Inhibitors of Signal Transduction in Staphylococcus Aureus,' *Journal of Bacteriology* 182, nr. 9 (mei 2000): 2668-71,
55 D. O. Ogbolu et al., 'In Vitro Antimicrobial Properties of Coconut Oil on Candida Species in Ibadan, Nigeria,' *Journal of Medicinal Food* 10, nr. 2 (juni 2007): 384-87.
56 W. Dean en J. English, 'Medium-Chain Triglycerides (MCTs): Beneficial Effects on Energy, Atherosclerosis and Aging,' Retrieved from: nutritionreview.org/library/mcts.php.

57 M. P. St-Onge en A. Bosarge, 'Weight-Loss Diet That Includes Consumption of Medium-Chain Triacylglycerol Oil Leads to a Greater Rate of Weight and Fat Mass Loss Than Does Olive Oil,' American Journal of Clinical Nutrition 87, nr. 3 (maart 2008): 621-26. ajcn.org/cgi/content/abstract/87/3/621.
58 R. J. Stubbs en C. G. Harbron, 'Covert Manipulation of the Ratio of Medium- to Long-Chain Triglycerides in Isoenergetically Dense Diets: Effect on Food Intake in Ad Libitum Feeding Men,' *International Journal of Obesity and Related Metabolic Disorders* 20, nr. 5 (mei 1996): 435-44.
59 M. A. Regerm et al., 'Effects of Beta-hydroxybutyrate on Cognition in Memory-Impaired Adults.' *Neurobiology of Aging* 25, nr. 3 (maart 2004): 311-14.
60 E. H. Kossoff en A. L. Hartman, 'Ketogenic Diets: New Advances for Metabolism-Based Therapies,' *Current Opinion In Neurology* (8 februari 2012).
61 M. Gasior, M. A. Rogawski, A. L. Hartman, 'Neuroprotective and Disease-Modifying Effects of the Ketogenic Diet,' *Behavioural Pharmacology* 17, nr. 5-6 (september 2006): 431-39.
62 MP St-Onge and A. Bosarge, 'Weight-Loss Diet That Includes Consumption of Medium-Chain Triacylglycerol Oil Leads to a Greater Rate of Weight and Fat Mass Loss Than Does Olive Oil,' *American Journal of Clinical Nutrition* 87, nr. 3 maart 2008): 621-26. ajcn.org/cgi/content/abstract/87/3/621.
63 A. Mente, M. J. O'Donnell, S. Rangarajan, et al., 'Association of Urinary Sodium and Potassium Excretion with Blood Pressure,' *New England Journal of Medicine* 371, nr. 7 (14 augustus 2014): 601-11. doi: 10.1056/NEJMoa 1311989.
64 ecowatch.com/2014/08/11/clean-chai-demand-pesticide-free-tea/.

Hoofdstuk 6

1 ualberta.ca/~csps/JPPS9(1)/Loebenberg.R/tablets.htm.
2 thornefx.com/build-better-multi-multi-ampm-complex/.
3 G. Tang, 'Bioconversion of Dietary Provitamin A Carotenoids to Vitamin A in Humans' *American Journal of Clinical Nutrition* 91, nr. 5 (mei 2010): 1468S-1473S. doi: 10.3945/ajcn.2010.28674G. Epub 3 maart 2010.
4 ajcn.nutrition.org/content/91/5/1468S.full.
5 'Most Multivitamin Extras Don't Add Up,' *Tufts University Health & Nutrition Letter* (1 februari 2010). Goliath: goliath.ecnext.com/coms2/gi_0199-12432585/ Most-multivitamin-extras-don-t.html, geraadpleegd in 2010.
6 E. Serbinova, D. Han en L. Packer, 'Free Radical Recycling and Intramembrane Mobility in the Antioxidant Properties of Alpha-tocopherol and Alpha-tocotrienol,' *Free Radical Biology and Medicine* 10, nr. 5 (1991): 263-75.
7 J. Iwamoto, T. Takeda en S. Ichimura, 'Combined Treatment with Vitamin K2

and Bisphosphonate in Postmenopausal Women with Osteoporosis,' *Yonsei Medical Journal* 44, nr. 5 (30 oktober 2003): 751-56.
8 lpi.oregonstate.edu/infocenter/vitamins/vitaminK/.
9 nlm.nih.gov/medlineplus/druginfo/natural/924.html.
10 L. D. Botto en Q. Yang. '5,10-Methylenetetrahydrofolate Reductase Gene Variants and Congenital Anomalies: A Huge Review,' *American Journal of Epidemiology* 151, nr. 9 (1 mei 2000): 862-77.
11 ods.od.nih.gov/factsheets/Magnesium-HealthProfessional/.
12 P. Willner et al., 'Depression Increases "Craving" for Sweet Rewards in Animal and Human Models of Depression and Craving,' *Psychopharmacology* 136, nr. 3 (april 1998): 272-83.
13 health.walmart.com/Vitamins-Article/us/assets/generic/multiple-vitamin-mineral-supplements/~default.
14 H. van den Berg en T. van Vliet, 'Effect of simultaneous, single oral doses of betacarotene with lutein or lycopene on the beta-carotene and retinyl ester responses in the triacylglycerol-rich lipoprotein fraction of men,' *American Journal of Clinical Nutrition* 68, nr. 1 (juli 1998): 82-89.
15 healio.com/ophthalmology/retina-vitreous/news/print/ocular-surgery-news/%7Ba4218ad9-3ea3-4248-aadc-88ad14c1b5a2%7D/researchers-continue-to-find-nutritions-value-in-preventing—even-treating—amd.

Hoofdstuk 7

1 fueluptraining.com/free-workouts/daily-hiit/.
2 K. A. Stokes, M. E. Nevill, G. M. Hall en H. K. Lakomy, 'The Time Course of the Human Growth Hormone Response to a 6 S and a 30 S Cycle Ergometer Sprint,' *Journal of Sports Sciences* 20, nr. 6 (juni 2002): 487-94.
3 shape.com/fitness/workouts/8-benefits-high-intensity-interval-training-hiit/slide/6.
4 sciencedaily.com/releases/2012/08/120806161816.htm.
5 news.appstate.edu/2010/11/29/study-shows-resistance-training-benefits-cardiovascular-health/.

Register

4-ingrediënten hollandaisesaus 415
5 minuten SKINNYFat-mayonaise 412

A

aanbevolen voedingsmiddelen 305, 308-309
aandoeningen die eindigen op -itis, micronutriënten ter preventie en behandeling 61
aanvullende essentiële micronutriëntsupplementen
 protocol auto-immuunziekten, chronische ontstekingen 341
 protocol cardiovasculaire gezondheid 375
 protocol gezonde spijsvertering 348
 protocol hormoonregulering 393
 protocol ketogeen 364
 protocol regulering van de bloedsuikerspiegel 356
 protocol sterke botten 385
 protocol vetverlies 332
ABC's van optimale supplementatie 75, 242
 absorptie 243-248
 bevorderlijke hoeveelheden en vormen 248-258
 concurrerende micronutriënten 259-263
 synergetische micronutriënten 263-267
acne, micronutriënten ter preventie en behandeling 60
adequate micronutriëntinname 30
ADHD (aandachtstekort) stoornis
 micronutriënten ter preventie

en behandeling 60
protocol voor 358
aids, protocol voor 358
alcohol 130-131
beperking 304
algemene 28-daagse Food
Factor-programma 272
allergieën, micronutriënten ter
preventie en behandeling 60
alopecia, protocol voor 336
alternatieven voor meel 229, 230
alternatieven voor suiker 229, 230-231
Alzheimer/dementie
micronutriënten ter preventie en behandeling 60
protocol voor 336
androgenen, te hoog niveau, protocol voor 389
androgenen, te laag niveau, protocol voor 389
angst/paniek, micronutriënten ter preventie en behandeling 60
appel, gebakken op zijn Food Factors 427
artritis, micronutriënten ter preventie en behandeling 60
astma 166, 181
micronutriënten ter preventie en behandeling 60
protocol voor 336
autisme, micronutriënten ter preventie en behandeling 60
auto-immuunziekten, chronische ontstekingen, protocol 336

B

beroerte, micronutriënten ter preventie en behandeling 60
bestraling 191
bevorderlijke vormen van specifieke micronutriënten 254-257
blindheid/nachtblindheid, micronutriënten ter preventie en behandeling 60
bloedarmoede, micronutriënten ter preventie en behandeling 60
bloemkoolrösti met kaas 422
bottenbouillon 418
BPA en ftalaten 123-124
brandend maagzuur/ gastro-oesofageale reflux (gerd), protocol voor 344
broccoli-kaassoep 420
brood, rustiek plat- 444
brood, naan- Indiaas knoflook-kaas- 454
brownies met roomkaasvulling 455
brownies, chocolade (zuivelvrij) 457

C

cafeïne 131-132
 beperking 304
calcium *Zie* orkest van
 micronutriënten
camarão na moranga (oftewel
 Braziliaanse garnalenstoofschotel in een pompoen) 430
cardiovasculaire gezondheid,
 protocol 370
cardiovasculaire ziekte/hart-
 kwaal, micronutriënten ter
 preventie en behandeling 60
carpaletunnelsyndroom,
 micronutriënten ter preventie
 en behandeling 60
Chinese gebakken 'rijst' 436
chloor *Zie* orkest van micronutriënten
chocoladekoekjesbodem,
 romige cheesecake met 456
chocoladepudding, chiazaad-
 458
choline *Zie* orkest van
 micronutriënten
chronische ontsteking, protocol
 voor 336
chronische vermoeidheid
 micronutriënten ter preventie
 en behandeling 61
 protocol voor 336
chroom *Zie* orkest van micronutriënten
citroenbotersaus, sint-ja-

kobsschelpen in 430
cobalamine *Zie* orkest van
 micronutriënten
coeliakie, protocol voor 336
cognitieve stoornis, micronutriënten ter preventie en
 behandeling 61
colitis (dikkedarmontsteking)
 of colitis ulcerosa, protocol
 voor 344
conserven 197
constipatie, micronutriënten ter
 preventie en behandeling 61
consumptiedieren 46
coq au vin 445
cortisol, te hoog niveau, protocol voor 389
cortisol, te laag niveau, protocol
 voor 389
courghetti of spaghetti van
 courgetteslierten 443
cysteïne *Zie* orkest van micronutriënten

D

DA *Zie* orkest van micronutri-
 enten
dagelijkse dranken 235-236
dagelijkse limieten
 algemene programma 312
 protocol auto-immuunziekten, chronische ontste-
 kingen 338

protocol cardiovasculaire gezondheid 372
protocol gezonde spijsvertering 346
protocol hormoonregulering 391
protocol ketogeen 360
protocol regulering van de bloedsuikerspiegel 354
protocol sterke botten 382
protocol vetverlies 329
dagelijkse micronutriëntrovers DMR's 124-125
alcohol 130-131
cafeïne 131-132
door leefgewoonten 178-183
fosforzuur 129-130
fytaten (fytinezuur) 125-126
in voedingsmiddelen en dranken 136-137
lectines 127-128
oxalaten (oxaalzuur) 126-127
persoonlijke analyse 134-138
tannines 132-133
trypsineremmers 128-129
depressie, micronutriënten ter preventie en behandeling 61
DGA Zie orkest van micronutriënten
DGLA Zie orkest van micronutriënten
DHA Zie orkest van micronutriënten
diabetes type 1, micronutriënten ter preventie en behandeling 61
diabetes type 2, micronutriënten ter preventie en behandeling 61
dieetdebat 141
dieetdoctrines 146
diepvriesvoedsel 197
dips 410
hemelse guacamole 416
romige SKINNYFat-blauwekaasdressing (of dip) 414
DMR's in voedingsmiddelen en dranken 136-137
dressings 228, 410
romige SKINNYFat-blauwekaasdressing (of dip) 414
simpele Italiaanse SKINNYFat-dressing 413
SKINNYFat-parmezaan-peperkorreldressing 413
dubbele chocolade-mokka triple threat-shake 401
dysglycemie (glucose-intolerantie), protocol voor 352

E

eczeem, protocol voor 336
eiwitrijke ontbijtmuffins 424
eiwitten, de beste kiezen 201
EPA Zie orkest van micronutriënten

epilepsie, protocol voor 358
essentiële aminozuren 68
essentiële mineralen 67
essentiële vetzuren (efa's) 67
essentiële vitamines 67
  vetoplosbaar 67
  wateroplosbaar 67

F

fajita's, fabuleuze 448
fenomeen van Raynaud, protocol voor 336
fenylalanine *Zie* orkest van micronutriënten
fibromyalgie, micronutriënten ter preventie en behandeling 61
filosofie van rijke en arme voedingsmiddelen 100
fish and chips 448
foliumzuur *Zie* orkest van micronutriënten
Food Factor-programmaplanner 92-95
fosfor *Zie* orkest van micronutriënten
fosforzuur 129-130
Franse uientaart 420
ftalaten, en BPA 123-124
fytaten (fytinezuur) 125-126

G

garnalen, tandoori snelle 432
garnalenstoofschotel, Braziliaanse in een pompoen (camarão na moranga) 430
gebakken appel op zijn Food Factors 427
gegrilde tandoori-spiesjes 440
gehaktbrood, heerlijk boordevol micronutriënten 447
gelimiteerde voedingsmiddelen 303-304
gerookte zalm met roomkaas, rolletjes van 425
gesneden varkensvlees op zijn Thais 446
gevogelte en eieren 210
goed-beter-best-systeem 211
gewichtsverlies als dieetfilosofie 148
gezonde dranken 232
  dagelijkse dranken 235-236
  koffie en thee 232-234
  wijn, bier en sterkedrank 234-235
gezonde oliën 222
  SKINNYFat 223
  goed-beter-best-systeem 226-227
gezonde spijsvertering, protocol 344
ggo's 43, 191
glucose-fructosesiroop 106
glutamine *Zie* orkest van

micronutriënten
gluten, waarin verstopt zitten
(tabel 3.4) 116
glycine *Zie* orkest van micronutriënten
goed-beter-best-systeem
   gevogelte en eieren 211
   groente en fruit 200
   oliën en vetten 226-227
   proteïnepoeders 220-221
   vlees van herkauwers en varkens 206
   zeevoedsel 214-215
   zuivel 209
grauwe staar, micronutriënten ter preventie en behandeling 61
Griekse kip 433
Griekse lamskebab 438
Griekse yoghurt met fruit 426
groente en fruit 188-191
   goed-beter-best-systeem 200
gulden regels Food Factor-programma 273
gunstige micronutriënten
   protocol auto-immuunziekten, chronische ontstekingen 338
   protocol cardiovasculaire gezondheid 373
   protocol gezonde spijsvertering 346
   protocol hormoonregulering 391
   protocol ketogeen 362
   protocol regulering van de bloedsuikerspiegel 354
   protocol sterke botten 383
   protocol vetverlies 330

H

hartkwaal, protocol voor 370
heerlijk gehaktbrood boordevol micronutriënten 447
hemelse guacamole 416
hete chili-kip 437
hete kipvleugelsaus (oftewel Jaysons Hete Rooie) 414
histidine *Zie* orkest van micronutriënten
hiv, micronutriënten ter preventie en behandeling 61
hoofdgerechten 429
   camarão na moranga (oftewel Braziliaanse garnalenstoofschotel in een pompoen) 430
   Chinese gebakken 'rijst' 436
   coq au vin 445
   courghetti of spaghetti van courgetteslierten 443
   fabuleuze fajita's 448
   fish and chips 448
   gegrilde tandoori-spiesjes 440
   gesneden varkensvlees op zijn Thais 446
   Griekse kip 433
   Griekse lamskebab 438

heerlijk gehaktbrood boordevol micronutriënten 447
hete chili-kip 437
kipvleugels 429
langzaam in bier gesmoord rundvlees 435
Mexicaanse wrap met kip 434
moqueca (oftewel Braziliaanse visstoofpot) 441
ossenhaas met peperkorst 439
rustiek platbrood 444
rustieke portobellopizza's 442
Shepherd's pie 450
sint-jakobsschelpen in citroenbotersaus 430
snelle tandoori-garnalen 432
hoog cholesterol/trigliceridenspiegel
 micronutriënten ter preventie en behandeling 61
 protocol voor 358
hormoonregulering, protocol 389
huidontsteking/eczeem, micronutriënten ter preventie en behandeling 61
huidziekten/psoriasis
 protocol voor 336
 micronutriënten ter preventie en behandeling 62
hunkeringscyclus 101
hypertensie/hoge bloeddruk
 micronutriënten ter preventie en behandeling 61
 protocol voor 370
hypoglycemie (lichte suikerstofwisselingsstoornis), protocol voor 352
hypothyreoïdie, protocol voor 389

I

IBD (inflammatoire darmziekte), protocol voor 344
ijzer Zie orkest van micronutriënten
immunoglobuline A nefropathie (nieraandoening), micronutriënten ter preventie en behandeling 61
IN.POWER 220, 299, 308, 322, 333, 349, 353, 366, 381, 399
ingrediënten die goede absorptie belemmeren 247
isoleucine Zie orkest van micronutriënten

J

Jaysons Hete Rooie, hete kipvleugelsaus 414
jicht, micronutriënten ter preventie en behandeling 61
jodium Zie orkest van micronutriënten

K

kalium *Zie* orkest van micronutriënten
kaliumrijke avocadoboter 408
kan-er-niet-genoeg-van-krijgen-kerrieboter 407
kanker
  micronutriënten ter preventie en behandeling 61
  protocol voor 358
kebab, lams- Griekse 438
ketchup, kei-lekkere 417
ketogeen, protocol 358
keurmerken
  Beter Leven 203
  EKO 203
  Europees biologisch keurmerk 203
  Pure Graze 203
  Scharrelkeurmerk 203
kip, Griekse 433
kip, hete chili- 437
kip, Mexicaanse wrap met 434
kipvleugels 429
kleurrijke groente 307
knoflook-parmezaanboter 408
koffie en thee 232-234
koper *Zie* orkest van micronutriënten
kruidenboter 407
kruidenoliën 405
  SKINNYFat-hete-peper-kruidenolie 410
  SKINNYFat-kruidenolie met pizzasmaak 409

L

lamskebab, Griekse 438
langzaam in bier gesmoord rundvlees 435
leaky gut syndroom (lekkende darm), protocol voor 344
lectines 127-128
lekkende darm (leaky gut syndroom), protocol voor 344
leucine *Zie* orkest van micronutriënten
lichaamsbeweging 155
lupus, protocol voor 336
lysine *Zie* orkest van micronutriënten

M

maagzweren, micronutriënten ter preventie en behandeling 61
macromineralen 67
maculadegeneratie, micronutriënten ter preventie en behandeling 61
magnesium *Zie* orkest van micronutriënten
mangaan *Zie* orkest van micronutriënten

mayonaise, 5 minuten SKINNY-
Fat- 412
medicijnen
  voorgeschreven 159
  vrij verkrijgbare 165
methionine Zie orkest van
  micronutriënten
Mexicaanse wrap met kip 434
micronutriëntdeficiëntie 13, 27,
  51, 60, 72, 143, 240, 460
micronutriëntdepletie 22, 74,
  155, 164
micronutriënten ter preventie
  en behandeling (tabel 1.3) 60
micronutriëntrovers
  dagelijkse inname (tabel 3.9)
  138
  door leefgewoonten (tabel
  4.5) 178
  door leefstijl (tabel 4.6) 184
  in voedingsmiddelen en
  dranken (tabel 3.8) 136
migraine/hoofdpijn, micronutriënten ter preventie en
  behandeling 61
molybdeen Zie orkest van
  micronutriënten
monosodium glutamate (msg)
  121
  pseudoniemen 122
moqueca (oftewel Braziliaanse
  visstoofpot) 441
muffins, eiwitrijke ontbijt- 424
multiple sclerose, protocol voor
  336

multivitamine 239
Nutreince 64, 90, 105, 156,
  223, 268, 296, 308, 329
multivitaminevergelijkingsquiz
  270, 297

N

naanbrood, Indiaas knof-
  look-kaas- 454
nagerechten 455
  brownies met roomkaas-
  vulling 455
  chiazaad-chocoladepudding
  458
  chocoladebrownies (zuivelvrij) 457
  romige cheesecake met
  chocoladekoekjesbodem
  456
natrium Zie orkest van micronutriënten
neurologische problemen
  (multiple sclerose, Parkinson,
  Alzheimer), protocol voor
  358
niacine Zie orkest van micronutriënten
nierstenen, micronutriënten
  ter preventie en behandeling
  61
nieuwe wereldwijde voedsel-
  systeem 44
Nutreince 64, 90, 105, 156,

223, 268, 296, 308, 329
nutrivoor 72

O

obesitas, micronutriënten ter
preventie en behandeling 61
obesogenen 120
oestrogeen, te hoog niveau,
protocol voor 389
oestrogeen, te laag niveau,
protocol voor 389
omega 3 Zie orkest van micronutriënten
omega 6 Zie orkest van micronutriënten
One Set to Failure-gewichttraining 283
weekschema 289
ontbijtgerechten: voor alle
momenten van de dag
bloemkoolrösti met kaas 422
eiwitrijke ontbijtmuffins 424
Franse uientaart 420
gebakken appel op zijn Food
Factors 427
Griekse yoghurt met fruit 426
rolletjes van gerookte zalm
met roomkaas 425
snelle zalmkoekjes 423
wortelpannenkoeken met
roomkaasglazuur 428
ontbijtmuffins, eiwitrijke 424
ontstekingen (aandoeningen

die eindigen op -itis), micronutriënten ter preventie en
behandeling 61
onvruchtbaarheid (man),
micronutriënten ter preventie
en behandeling 61
onvruchtbaarheid (vrouw),
micronutriënten ter preventie
en behandeling 62
orkest van micronutriënten 67
ornithine Zie orkest van
micronutriënten
ossenhaas met peperkorst 439
osteoporose/osteopenie
micronutriënten ter preventie
en behandeling 62
protocol voor 358, 379
overgangsklachten, micronutriënten ter preventie en
behandeling 62
overgewicht/obesitas
protocol voor 327. 358
overige gewrichts- en botproblemen, protocol voor 379
overzicht aandoeningen en
belangrijkste micronutriënten
ter preventie en behandeling
60-62
oxalaten (oxaalzuur) 126-127

P

pannenkoeken, wortel- met
roomkaasglazuur 428

pantotheenzuur *Zie* orkest van
 micronutriënten
pernicieuze anemie, protocol
 voor 336
persoonlijke analyse van dmr's
 134-135
persoonlijke eetschema 307
persoonlijke micronutriënten-
 deficiëntielijst 62
persoonlijke micronutriënttoereikendheidsanalyse
 83-91
pesticidenresiduen 191
pesto van zongedroogde
 tomaten (zuivelvrij) 406
pesto's 405
 pesto van zongedroogde
 tomaten (zuivelvrij) 406
 traditionele pesto 405
 zuivelvrije, notenvrije basilicumpesto 406
pittige boter voor vetverlies 409
pizza's, portobelle- rustieke 442
platbrood, rustiek 444
PMS, micronutriënten ter
 preventie en behandeling 62
portobellopizza's, rustieke 442
prikkelbaredarmsyndroom,
 protocol voor 344
progesteron, te hoog niveau,
 protocol voor 389
progesteron, te laag niveau,
 protocol voor 389
proline *Zie* orkest van micronutriënten

proteïnepoeder kiezen 215
 goed-beter-best-systeem
 220-221
 in.power 220
pseudoniemen msg 122
pseudoniemen suiker 112-113
psoriasis/huidziekten
 protocol voor 336
 micronutriënten ter preventie
 en behandeling 62
pyridoxine *Zie* orkest van
 micronutriënten

R

regelmatig blauwe plekken,
 micronutriënten ter preventie
 en behandeling 62
regulering van de bloedsuikerspiegel, protocol 352
reumatoïde artritis, protocol
 voor 336
riboflavine *Zie* orkest van
 micronutriënten
rijst, Chinese gebakken 'rijst'
 436
roken en vervuiling 158
rolletjes van gerookte zalm met
 roomkaas 425
romige Alfredosaus 410
romige SKINNYFat-blauwekaasdressing (of dip) 414
roomkaasvulling, brownies met
 455

rundvlees, langzaam in bier gesmoord 435
rusteloze benen, micronutriënten ter preventie en behandeling 62
rustiek platbrood 444
rustieke portobellopizza's 442

S

sauzen 410
  4-ingrediënten hollandaisesaus 415
  5 minuten SKINNYFat-mayonaise 412
  bolognesesaus di mama 416
  hete kipvleugelsaus (oftewel Jaysons Hete Rooie) 414
  kei-lekkere ketchup 417
  romige Alfredosaus 410
  SKINNYFat-tartaarsaus 413
  tzatziki (Griekse komkommersaus) 411
  verkoelende komkommerraïta 411
schildklierhormoon, te hoog niveau, protocol voor 389
schildklierhormoon, te laag niveau, protocol voor 389
schildklierproblemen, micronutriënten ter preventie en behandeling 62
schizofrenie, micronutriënten ter preventie en behandeling 62
sclerodermie, protocol voor 336
selenium *Zie* orkest van micronutriënten
serine *Zie* orkest van micronutriënten
Shepherd's pie 450
ships, fish and 448
silicium *Zie* orkest van micronutriënten
simpele Italiaanse SKINNYFat-dressing 413
sinistere suikervervangers 111
sint-jakobsschelpen in citroenbotersaus 430
SKINNYFat 223, 225
SKINNYFat-parmezaan-peperkorreldressing 413
SKINNYFat-tartaarsaus 413
slapeloosheid, micronutriënten ter preventie en behandeling 62
smaakmakers 228, 410
snelle tandoori-garnalen 432
snelle zalmkoekjes 423
soepen 418
  bottenbouillon 418
  broccoli-kaassoep 420
  Thaise noedelsoep met garnalen 419
soja 117, 120
  antinutriënten 118-119
  gen-soja 119
  soja, waarin verstopt zit

(tabel 3.5) 120
spaghetti of courghetti van courgetteslierten 443
spataderen, micronutriënten ter preventie en behandeling 62
specerijen 227
specifieke gezondheidsproblemen 325
specifieke micronutriënten, bevorderlijke vormen (tabel 6.2) 254
specifieke protocollen
auto-immuunziekten, chronische ontstekingen 336
cardiovasculaire gezondheid 370
gezonde spijsvertering 344
hormoonregulering 389
ketogeen 358
regulering van de bloedsuikerspiegel 352
sterke botten 379
vetverlies 327
spierpijn en -kramp, micronutriënten ter preventie en behandeling 62
spiesjes, gegrilde tandoori- 440
spijsverteringsproblemen, protocol voor 358
sporenmineralen 68
sportfanaten, protocol voor 327
spruiten, in de oven geroosterde 451
sterke botten, protocol 379
stoofpot, Braziliaanse vis-
(moqueca) 441
stress 151
omega 3 154
stressmatig eten 152
suiker 100, 107
micronutriëntverlies door 102-103
pseudoniemen 112-113
sinistere vervangers 111
supplement
bepalen of je supplement aan de absorptieregels voldoet (tabel 6.1) 249
bepalen of je supplement de regels voor concurrentie en synergie volgt (tabel 6.4) 267
bepalen of je supplement voldoet aan de regels voor bevorderlijke hoeveelheden en vormen (tabel 6.3) 258
supplementatie 238, 249, 258, 267

T

tabellen
aandoeningen en belangrijkste micronutriënten ter preventie en behandeling (tabel 1.3) 60
aantal benodigde calorieën voor 100 procent rdi-toereikendheid in zes populaire

diëten (tabel 4.2) 145
bepalen of je supplement aan
de absorptieregels voldoet
(tabel 6.1) 249
bepalen of je supplement de
regels voor concurrentie en
synergie volgt (tabel 6.4)
267
bepalen of je supplement
voldoet aan de regels voor
bevorderlijke hoeveelheden
en vormen (tabel 6.3) 258
bevorderlijke vormen van
specifieke micronutriënten
(tabel 6.2) 254
dagelijkse inname micronutriëntrovers (tabel 3.9)
138
dagelijkse micronutriëntrovers door leefgewoonten
(tabel 4.5) 178
dagelijkse micronutriëntrovers in voedingsmiddelen
en dranken (tabel 3.8) 136
de vele namen voor msg
(tabel 3.6) 122
de vele namen voor suiker
(tabel 3.3) 112
lijst van niet-zetmeelhoudende groente die je volop mag
eten (tabel 7.3) 308
micronutriënten die door
H2-blokkers worden
aangetast (tabel 4.3) 166
micronutriëntenverlies door
suiker (tabel 3.1) 102
onafhankelijk onderzoek naar
zes populaire dieetprogramma's (tabel 4.1) 144
overzicht dagelijkse micronutriëntrovers door leefstijl
(tabel 4.6) 184
percentage van de Amerikaanse bevolking van 2 jaar
en ouder met adequate
micronutriëntinname op
basis van de gemiddelde
behoefte tabel 1.1) 30
persoonlijke micronutriëntdeficiëntielijst (tabel 1.4) 62
suikervervangers die je moet
bannen (tabel 3.2) 111
tijdlijn voor een ZMT-workout (tabel 7.1) 281
tips ter preventie van plastics
(tabel 3.7) 124
toxines in voedsel en hun
gevaren (tabel 4.4) 170
vergelijking van adequaatheidscijfers voor vitamine
B12 (tabel 1.2) 34
waarin gluten verstopt zitten
(tabel 3.4) 116
waarin soja verstopt zit (tabel
3.5) 120
weekschema voor One Set to
Failure gewichttraining per
spier (tabel 7.2) 289
tandoori-spiesjes, gegrilde 440
tandoori, garnalen snelle 432

tannines 132-133
tarwe 113
testosteron, te hoog niveau,
  protocol voor 389
testosteron, te laag niveau,
  protocol voor 389
Thaise noedelsoep met garnalen
  419
thiamine *Zie* orkest van micronutriënten
threonine *Zie* orkest van
  micronutriënten
thyroïditis (schildklierontsteking), protocol voor 336
tijdlijn ZMT-work-out 281-282
timing 309
toevallen/epilepsie, micronutri-
  enten ter preventie en behandeling 62
toxines
  in huishoudelijke producten
    168, 171-176
  in voedsel en hun gevaren
    170-171
toxische belasting 168
traditionele pesto 405
traditionele triple threat-shake
  400
triple threat 400
  dubbele chocolade-mokka
    triple threat-shake 401
  traditionele triple threat-
    shake 400
  triple threat-cheesecake 403
  triple threat-chocolade- of
    vanille-ijs 404
  triple threat-kaneelshake 401
  triple threat-peperkoekkoffie
    402
  triple threat-pudding 402
  triple threat-cheesecake 403
  triple threat-chocolade- of
    vanille-ijs 404
  triple threat-kaneelshake 401
  triple threat-peperkoekkoffie
    402
  triple threat-pudding 402
triple threat-shake 298
trypsineremmers 128-129
tryptofaan *Zie* orkest van
  micronutriënten
type 1 diabetes, protocol voor
  336, 352
type 2 diabetes, protocol voor
  352, 358
tyrosine *Zie* orkest van micronutriënten
tzatziki (Griekse komkommersaus) 411

U

uientaart, Franse 420

V

vaak ziek/zwak immuunstelsel,
  micronutriënten ter preventie

en behandeling 62
valine *Zie* orkest van micronutriënten
varkensvlees, gesneden op zijn Thais 446
veilige en te vermijden producten 195
verkoelende komkommerraïta 411
verkoudheden, micronutriënten ter preventie en behandeling 62
verminderde kwaliteit voedsel 37
vetverlies, protocol 327
visstoofpot, Braziliaanse (moqueca) 441
vitamine A *Zie* orkest van micronutriënten
vitamine B1 (thiamine) *Zie* orkest van micronutriënten
vitamine B12 (cobalamine) *Zie* orkest van micronutriënten
vitamine B2 (riboflavine) *Zie* orkest van micronutriënten
vitamine B3 (niacine) *Zie* orkest van micronutriënten
vitamine B5 (pantotheenzuur) *Zie* orkest van micronutriënten
vitamine B6 (pyridoxine) *Zie* orkest van micronutriënten
vitamine B7 (biotine) *Zie* orkest van micronutriënten
vitamine B9 (foliumzuur) *Zie* orkest van micronutriënten
vitamine C (ascorbinezuur) *Zie* orkest van micronutriënten
vitamine D *Zie* orkest van micronutriënten
vitamine E *Zie* orkest van micronutriënten
vitamine K *Zie* orkest van micronutriënten
vitiligo, protocol voor 336
vlees 202
goed-beter-best-systeem 206
voedingsmiddelen
aanbevolen 305, 308-309
gelimiteerde 303-304
voedselbewerking 48
voorbeeldmenu's
protocol auto-immuunziekten, chronische ontstekingen 342
protocol cardiovasculaire gezondheid 377
protocol gezonde spijsvertering 350
protocol hormoonregulering 396
protocol ketogeen 367
protocol regulering van de bloedsuikerspiegel 357
protocol sterke botten 387
protocol vetverlies 334
voorgeschreven medicijnen 159
voorkomen botproblemen bij

het ouder worden, protocol
  voor 379
voorraadkast opschonen 96
voorraadkastproducten 222
vragen en antwoorden 319-324
vreetbuien/voortdurend trek,
  protocol voor 327
vrij verkrijgbare medicijnen
  165

W

weekschema voor One Set to
  Failure gewichttraining 289
wegen 290
wijn, bier en sterkedrank
  234-235
wortelpannenkoeken met
  roomkaasglazuur 428
wrap, Mexicaanse met kip 434
wraps, supersimpele 453

Y

yoghurt, Griekse met fruit
  426

Z

zalm met roomkaas, rolletjes
  van gerookte 425
zalmkoekjes, snelle 423
zeevoedsel 211, 213
  goed-beter-best-systeem
  214-215
zero movement training (ZMT)
  278
  tijdlijn 281-282
ziekte van Addinson, protocol
  voor 336
ziekte van Basedow (hyperthyreoïdie), protocol voor 336
ziekte van Crohn, protocol voor
  336
ziekte van Parkinson, protocol
  voor 336
zink *Zie* orkest van micronutriënten
zout 227-228
zuivel zonder zorgen 207
  goed-beter-best-systeem 209
zuivelvrije
  chocoladebrownies 457
  notenvrije basilicumpesto 406
zwak immuunstelsel/vaak ziek,
  micronutriënten ter preventie
  en behandeling 62

Lees ook van Karakter Uitgevers!

Sap gezond

De gezonde power van groente en fruit in een glas!
Met complete sapkuren voor de meest voorkomende
kwalen en ziekten

CHERIE CALBOM & MAUREEN KEANE

De gezonde power van groente en fruit in een glas! Het drinken van verse groente- en fruitsappen is dé nieuwe manier om voldoende groente en fruit tot je te nemen. Als je 's morgens start met een glas versgeperst sap, dan heb je de dagelijks benodigde vitaminen en mineralen al binnen en krijgt je systeem een kickstart.

Daarnaast zijn er ook sappen die juist iets specifieks voor je doen. Ze zijn effectief tegen darmkrampen, reinigen je lichaam, helpen diarree of juist verstopping te voorkomen, etc. Met *Sap gezond* geven Cherie Calbom en Maureen Keane een handige A-Z-gids met complete sapkuren voor de zeventig meest voorkomende kwalen en ziektes. Ze geven duidelijk aan welke soorten groente en fruit wanneer het meest effectief zijn. Zo helpt een sap van spinazie, groene pepers en wortel om acne tegen te gaan en helpen broccoli en knoflook tegen pijnlijke rugspieren.

ISBN 978 90 452 0733 9

Lees ook van Karakter Uitgevers!

De suikerdetox

Ontdek de verwoestende werking van suiker op je lichaam

BROOKE ALPERT & PATRICIA FARRIS

De bewijzen dat suiker slecht is voor het lichaam stapelen zich op. Suiker, vooral overmatig gebruik van suiker, verstoort een evenwichtige en natuurlijke opname van vitaminen en mineralen in de darmen. Mensen die veel zoet eten, neigen te veel te eten omdat de suikers op den duur de eetlust niet meer bevredigen.

Suikergebruik kan een verslaving worden. Per jaar nemen we per persoon een kleine 40 kilo suiker tot ons. Door suiker overmatig te gebruiken, apart en (verstopt) in allerlei producten, zijn we er verslaafd aan geraakt en ondermijnen we onze gezondheid. Zozeer zelfs dat we er goed ziek van kunnen worden en zelfs onze levensduur erdoor verkorten.

De suikerdetox is een zeer praktisch boek dat de gevaren van het eten van suiker – zowel geraffineerd als ongeraffineerd, kunstmatig én natuurlijk – inzichtelijk maakt. Het is geschreven door een voedingsdeskundige en een dermatoloog. Juist deze combinatie maakt het boek uniek: suiker heeft een verwoestende uitwerking op je lijf, je huid, je gezicht en je uitstraling. Door middel van een stapsgewijze detox, en handvatten die je helpen suiker op een verantwoorde manier weer aan je dieet toe te voegen, helpt *De suikerdetox* je voor eens en altijd af te rekenen met de sluipmoordenaar die suiker kan zijn.

ISBN 978 90 452 0475 8

Lees ook van Karakter Uitgevers!

De dertien geboden

Dertien dingen die mentaal sterke mensen niet doen

AMY MORIN

De 13 geboden gaat over mentale kracht. Mentaal sterke mensen vermijden negatief gedrag, zoals zelfmedelijden, jaloezie of spijt hebben van genomen keuzes. In plaats daarvan richten ze zich op het positieve en gaan ze de uitdagingen aan om het beste uit zichzelf en hun omgeving te halen.

In *De 13 geboden* geeft Amy Morin praktische richtlijnen om haar lezers te helpen de 13 grootste valkuilen te herkennen. De combinatie van aansprekende voorbeelden en de nieuwste psychologische inzichten, biedt strategieën voor het voorkomen van destructieve gedachten en neerslachtige emoties, zodat de weg naar geluk en succes vrij is en je op een positieve manier werkt aan de kansen die er zijn. Morin leert je jezelf te wapenen tegen emotionele tegenslagen en om te gaan met de onvermijdelijke ontberingen van het leven. Ze deelt hoe ze in de periode nadat ze op haar 26e weduwe werd de mentale kracht vond om het leven te omarmen. Mentale kracht gaat niet over stoer zijn; het gaat over de kunst om de uitdagingen van het leven aan te kunnen.

De 13 geboden zal...
...het enige boek in zijn soort zijn dat zich richt op de emotionele, cognitieve en gedragsvaardigheden die nodig zijn om mensen te helpen voorkomen in de 13 grootste valkuilen te stappen die zo gebruikelijk zijn in de wereld van vandaag.
...stap-voor-stap strategieën bieden om een duurzame en betekenisvolle verandering te bereiken.
...een aantal van de meest voorkomende denkfouten tonen.
...lezers laten zien dat iedereen kan leren positief te denken waardoor onbereikbare doelen bereikbaar worden.

ISBN 978 90 452 0468 0

Lees ook van Karakter Uitgevers!

Het Dukan dieet

De Franse oplossing voor permanent gewichtsverlies

DR. PIERRE DUKAN

Wil je ook van die extra kilo's af?
Verval je telkens weer in je oude eetgewoonten?
Wil jij ook lekker eten en tegelijkertijd afvallen?

Het Dukan Dieet van dr. Pierre Dukan is de Franse medische oplossing voor permanent gewichtsverlies!
- geen calorieën tellen
- 100 voedingsmiddelen die onbeperkt gegeten mogen worden
- hongerlijden is verleden tijd
- inclusief lunchgerechten die makkelijk mee te nemen zijn
- gebaseerd op de Franse keuken, dus culinair aantrekkelijke maaltijden
- met recepten en weekmenu's

Met *Het Dukan Dieet* val je geleidelijk af in 4 fasen.
Fase 1 is een aanvalsfase die zorgt voor snel gewichtsverlies (3-5 kilo). Deze fase duurt gemiddeld een week en zorgt voor een motiverende start. In fase 2 – de cruisefase – bereik je je streefgewicht door 1 kilo per week af te vallen. In fase 3 – de stabilisatiefase – consolideer je het bereikte gewichtsverlies en voorkom je het jojo-effect dat normaal gesproken optreedt. Fase 4 – de volhardingsfase – is het ultieme doel: permanent gewichtsverlies door het volhouden van een gezond en uitgebalanceerd eetpatroon.

ISBN 978-90-452-0744-5